Pflege-Report 2020

Klaus Jacobs

Adelheid Kuhlmey

Stefan Greß

Jürgen Klauber

Antje Schwinger

(Hrsg.)

Pflege-Report 2020

Neuausrichtung von Versorgung und Finanzierung

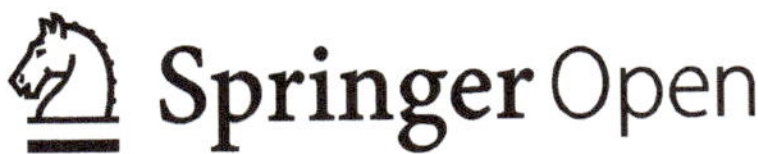

Hrsg.
Klaus Jacobs, Prof. Dr.
Wissenschaftliches Institut der AOK
Berlin, Deutschland

Adelheid Kuhlmey, Prof. Dr.
Charité – Universitätsmedizin Berlin
Berlin, Deutschland

Stefan Greß, Prof. Dr.
Hochschule Fulda
Fulda, Deutschland

Jürgen Klauber
Wissenschaftliches Institut der AOK
Berlin, Deutschland

Antje Schwinger, Dr.
Wissenschaftliches Institut der AOK
Berlin, Deutschland

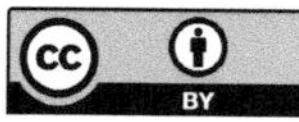

ISBN 978-3-662-61361-0
https://doi.org/10.1007/978-3-662-61362-7

ISBN 978-3-662-61362-7 (eBook)

Die Deutsche Nationalbibliothek verzeichnet diese Publikation in der Deutschen Nationalbibliografie; detaillierte bibliografische Daten sind im Internet über http://dnb.d-nb.de abrufbar.

Planung/Lektorat: Fritz Kraemer
Springer ist ein Imprint der eingetragenen Gesellschaft Springer-Verlag GmbH, DE und ist ein Teil von Springer Nature.
Die Anschrift der Gesellschaft ist: Heidelberger Platz 3, 14197 Berlin, Germany

Vorwort und Einführung

Die anhaltende Diskussion um die Finanzsituation der Pflegeversicherung zeigt: Nach der Reform des Pflegebedürftigkeitsbegriffs bleiben vielfältige Fragen unbeantwortet. Zum einen zeigt sich, dass die Reform im Rahmen des PSG II nicht nachhaltig finanziert ist. Zum anderen sorgen die steigenden Eigenanteile in der stationären Langzeitpflege für Diskussionen über die Funktionsfähigkeit und die Legitimation der Pflegeversicherung. Damit eng verknüpft ist die Frage, wie eine ausreichende Dynamisierung der Leistungen der Pflegeversicherung unter Berücksichtigung der bereits angekündigten Maßnahmen zur Verbesserung der Personalsituation – mehr und besser vergütete Pflegekräfte – zu gewährleisten ist. Außerdem bestehen weiterhin Fehlanreize aufgrund divergierender Rahmenbedingungen zwischen dem ambulanten und stationären Sektor. Schließlich gibt es vielfältige Hinweise auf Unter- und Fehlversorgung bei der Gesundheitsversorgung von Pflegebedürftigen – sei es bei der Prävention, der medizinischen Versorgung oder der Rehabilitation –, womit zugleich Fragen mit Blick auf die Schnittstellen zwischen Kranken- und Pflegeversicherung angesprochen sind.

Der Pflege-Report 2020 adressiert vor diesem Hintergrund die aus Sicht der Herausgeber unumgängliche Diskussion um eine strukturelle Neuausrichtung von Pflegeversorgung und Pflegefinanzierung. Die öffentliche Diskussion fokussiert vor allem auf Finanzierungsfragen im engeren Sinn und springt damit erkennbar zu kurz. Deshalb soll in den Beiträgen des Pflege-Reports 2020 bewusst ein Schwerpunkt auf zumeist unzureichend adressierte Reformaspekte gelegt werden, die vor allem leistungs- und steuerungsstruktureller Natur sind. Finanzierungsfragen werden in diesem Band natürlich auch thematisiert – werden aber in der Abfolge den Beiträgen mit vorwiegend leistungs- und steuerungsstrukturellen Fragestellungen nachgestellt.

In dem einführenden Beitrag von *Robert Paquet* geht der Autor ein Vierteljahrhundert nach ihrer Einführung auf den strukturellen Reformbedarf in der Pflegeversicherung ein. Paquet geht in diesem Zusammenhang von den wesentlichen Weichenstellungen bei der Einführung der Pflegeversicherung aus. Einige dieser Grundsatzentscheidungen hätten sich im Zeitablauf als sehr robust erwiesen. Dies gelte insbesondere für die Entscheidung für ein Finanzierungsmodell im Rahmen einer Sozialversicherung, die Anbindung an die Krankenversicherung sowie die Einstufung durch den Medizinischen Dienst. Probleme der Qualität und der Transparenz wurden dagegen erst später aufgegriffen und gesetzlich geregelt. Ungeklärt seien dagegen weiterhin die Finanzierung der Investitionskosten und die Operationalisierung des Teilleistungscharakters der Pflegeversicherung. Als Lösungsvorschläge stellt der Autor die Anhebung von Leistungssätzen durch die Pflegeversicherung, die Einführung von Steuerzuschüssen durch den Bund, die Übernahme der Investitionskosten durch die Länder und ergänzende private Versicherungen zur Diskussion.

Die folgenden Beiträge nehmen primär eine Neuausrichtung der Leistungsstrukturen in den Blick. Im ersten Beitrag zu diesem Schwerpunkt vergleichen *Markus Kraus, Sophie Fößleitner und Monika Riedel* die Steuerungs-, Finanzierungs- und Leistungsstruktur des deutschen Pflegesystems mit der institutionellen Ausgestaltung in Schweden, den Niederlanden und in Spanien. In dieser international vergleichenden Perspektive werden eine Reihe von Vorteilen des deutschen Systems deutlich. Durch die einheitliche Finanzierung und Kriterien zur Begutachtung komme es in Deutschland zu vergleichsweise wenigen geographischen Variationen bei der Leistungsgewährung. Vorteilhaft sei auch die Finanzierung von Pflege- und Betreuungsleistungen aus einer Hand. Nicht zuletzt stehe die Finanzierung aus Beitragsmitteln nicht wie in steuerfinanzierten Systemen in Konkurrenz zu anderen Verwendungszwecken. Die Abgrenzung zwischen Ausgaben für Pflege und Gesundheit sei zudem nicht nur in Deutschland problematisch und damit ein möglicher Grund für die vergleichsweise niedrigen öffentlichen Pflegeausgaben in Deutschland.

Antje Schwinger und *Chrysanthi Tsiasioti* analysieren in ihrem Beitrag die Organisations- und Finanzierungszuständigkeit von häuslicher Krankenpflege und medizinischer Behandlungspflege. Während ambulant Pflegebedürftige Behandlungspflege als Sachleistung der Krankenversicherung erhielten, zahlten vollstationär Versorgte wegen der Finanzierungszuständigkeit der Pflegeversicherung die gleichen Leistungen anteilig selbst. Diese seit nunmehr 25 Jahren fortwährende Ungleichbehandlung bedürfe einer Lösung. Zentrales Ziel aller Reformanstrengungen müsse es demnach sein, die medizinische Behandlungspflege sektorübergreifend einheitlich entweder bei der Kranken- oder der Pflegeversicherung anzusiedeln. Die in der Debatte häufig geforderte Finanzierung der medizinischen Behandlungspflege als GKV-Leistung sei aber nicht alternativlos, da diese auch in der SPV als „Vollleistung" implementiert werden könne. Wünschenswert wäre, dass Fragen nach den Steuerungsmöglichkeiten und der besseren Wirtschaftlichkeit der Leistungserbringung in der Reformdiskussion einen höheren Stellenwert erhielten. Mit Blick auf das bei einer Aufhebung der gesplitteten Finanzierungsverantwortung zu verlagernde Finanzvolumen sei ferner eine verbesserte Empirie angeraten.

Andreas Büscher geht in seinem Beitrag auf die Bedarfslagen in der häuslichen Pflege ein. Ein erklärtes Ziel der Pflegeversicherung bestehe in der Priorität der häuslichen gegenüber der stationären Pflege. Dazu sehe die Pflegeversicherung eine Reihe von Leistungen vor, die in Ergänzung der Pflege durch Angehörige den Verbleib des pflegebedürftigen Menschen in der häuslichen Umgebung ermöglichen sollen. Die Betrachtung häuslicher Pflegearrangements verdeutliche jedoch, dass die Bedarfslagen oftmals komplexer seien als die vorgesehenen Leistungen. Veränderungen und Erweiterungen des Leistungsspektrums der Pflegeversicherung im Laufe der Jahre verdeutlichten das Bemühen, die Leistungen weiterzuentwickeln. Die häuslichen Pflegearrangements unterschiedlicher Bedarfslagen erforderten nach Ansicht des Autors jedoch weitere Ergänzungen und Anpassungen. Dazu zählten etwa die Verbesserung der Beratungsangebote, die Erweiterung des Leistungsspektrums ambulanter Pflegedienste, neue Leistungsformen etwa im Rahmen eines Pflegebudgets und die bessere Verknüpfung von pflegerischer und gesundheitlicher Versorgung.

Miriam Räker, Antje Schwinger und *Jürgen Klauber* analysieren in ihrem Beitrag die durch Pflegeversicherte genutzten Leistungen der Pflegeversicherung sowie die privat erbrachten Leistungen. Mit Hilfe einer Online-Befragung wurden rund 1.100 Hauptpflegepersonen zu den, finanziell und zeitlich, aufgebrachten Eigenleistungen befragt. Die Analysen zeigten, dass die ambulante Pflege maßgeblich durch die Hauptpflegeperson und weitere in die Pflege eingebundene Personen getragen werde. Es sei ein deutlicher

Zusammenhang zwischen Belastungsfaktoren bezogen auf das Vorliegen einer Demenz sowie der Pflegeschwere und der selbst geleisteten Pflege und Betreuung festzustellen. Privat aufgewendete Mittel wurden demnach nur von jedem Vierten der Befragten angegeben. Die finanziellen privaten Aufwendungen seien wiederum bei demenziell Erkrankten überproportional hoch und stiegen mit dem Pflegegrad an. Einkommen, Bildung oder Erwerbstätigkeit hingegen hätten keinen signifikanten Einfluss auf die privat aufgewendeten finanziellen Mittel. Wenn auch die Mehrzahl der Pflegehaushalte die Situation bewältigen könne, zeige bis zu ein Viertel der Haushalte hohe Belastungswerte. Die Erhebung rücke damit Fragen nach gezielter Unterstützung und differenzierten Leistungszuschnitt in den Fokus.

Heinz Rothgang, *Thomas Kalwitzki* und *Janet Cordes* entwickeln in ihrem Beitrag eine Systematik zur Leistungsdefinition und Leistungsbemessung im Sockel-Spitze-Tausch. Die pauschalierte Leistungsgewährung führe dazu, dass im stationären Sektor eine wachsende Lücke zwischen pflegebedingten Kosten und den Leistungen der Pflegeversicherung entstünde. Im ambulanten Sektor sei aus dem gleichen Grund von einer kompensatorisch eingeschränkten Leistungsinanspruchnahme auszugehen. Beide Effekte seien letztendlich Konsequenz einer fehlenden individuellen Bedarfsorientierung. Die Autoren schlagen daher vor, eine Finanzreform der Pflegeversicherung mit einer Strukturreform zu verbinden, die eine bedarfsorientierte Pflege in jeder Wohnform ermögliche. Hierzu sei es erforderlich, die übernahmefähigen Leistungen bzw. Leistungsbereiche der Pflegeversicherung unabhängig vom Ort der Erbringung zu definieren und mit einem einheitlichen Preisschema zu hinterlegen. Anhand dieses Kataloges werde es möglich, die individuell bedarfsorientierte Leistungsmenge zu bemessen und den Pflegebedürftigen zuzuordnen. Dies könne zudem genutzt werden, um das Pflegegeld des heutigen Zuschnitts weiterzuentwickeln.

Bernhard Edmunds und *Simone Habel* analysieren in ihrem Beitrag neuere und künftig notwendige Entwicklungen der sogenannten 24-Stunden-Pflege. In der häuslichen Pflege durch migrantische Live-in-Pflegekräfte habe sich in den beiden letzten Jahrzehnten neben einem Schwarzmarkt auch ein grauer Markt mit verschiedenen Formen der partiellen rechtlichen Formalisierung etabliert. Hierbei erwiesen sich in allen derzeit bestehenden Modellen die extrem ausgedehnten Arbeitszeiten in rechtlicher und ethischer Hinsicht als größte Herausforderung. Daher bedürfe es einer Weiterentwicklung hin zu einer arbeits- und sozialrechtlichen Gleichstellung dieser Erwerbstätigkeit. Einer solch notwenigen Entwicklung stünden jedoch gesellschaftliche Faktoren entgegen. Dazu gehörten die Aufrechterhaltung stereotyper Geschlechterrollen, die Ethnisierung von Sorgearbeit im globalen Norden und die Vermarktlichung von Pflege.

Der zweite inhaltliche Schwerpunkt des Reports nimmt die Neuausrichtung der Steuerungsstrukturen in den Blick. *Klaus Jacobs* befasst sich in seinem Beitrag mit der Frage, inwieweit wettbewerbliche Steuerung zur Verbesserung der Pflegeversorgung verstärkt genutzt werden könnte. Hierzu betrachtet er das Konzept der solidarischen Wettbewerbsordnung in der GKV und wertet die Erfahrungen aus, die seit der Einführung von freier Kassenwahl und Risikostrukturausgleich mit wettbewerblicher Versorgungssteuerung in der Krankenversicherung gemacht wurden. Vor diesem Hintergrund fällt die Beurteilung der Zweckmäßigkeit vertragswettbewerblicher Steuerungsstrukturen in der Pflegeversicherung negativ aus. Insbesondere sei im Pflegekontext eine wesentliche Funktionsbedingung des GKV-Wettbewerbskonzepts nicht hinreichend erfüllt. Die Fähigkeit der überwiegend alten, multimorbiden und oftmals zudem kognitiv beeinträchtigten pflegebedürftigen Versicherten zur rationalen individuellen Kassen- bzw. Tarifwahl sei zumindest in Frage zu stellen. Außerdem gebe es bislang kein Konzept zur Ausgestaltung eines pflegekompatiblen Risikostrukturausgleichs. Dieser Befund unterstreiche gleichzeitig die Skepsis gegenüber der Forderung nach einer Integration von Pflege- und Krankenversicherung.

Der Beitrag von *Clemens Becker, Ramona Auer, Kilian Rapp, Stefan Grund* und *Jürgen M. Bauer* beschäftigt sich mit der Schnittstelle von Rehabilitation und Pflege. Aufgrund des demographischen Wandels steige die Zahl hochbetagter multimorbider Menschen mit Rehabilitationsbedarf. Für diese Menschen sei es entscheidend, den funktionellen Abbau zu verhindern, Mobilitätseinschränkungen zu reduzieren, Vereinsamung vorzubeugen und Teilhabe zu sichern. Die Autoren konstatieren Fortschritte bei der Einwicklung geeigneter Versorgungskonzepte. So sei die stationäre geriatrische Rehabilitation in vielen deutschen Bundesländern etabliert und der Nutzen wissenschaftlich fundiert. Weitere Versorgungsformen wie die ambulante und mobile geriatrische Rehabilitation würden aufgrund der bestehenden Bedarfe weiter ausgebaut und wissenschaftlich begleitend optimiert. Die Weiterentwicklung dieser Konzepte würde zudem durch zahlreiche Innovationsfonds-Projekte des G-BA vorangetrieben und durch eine europaweite Zusammenarbeit unterstützt.

Im folgenden Beitrag gehen *Thomas Pfundstein* und *Marcus Bemsch* der Frage nach, inwieweit individuelle Pflegeleistungen kommunal gesteuert werden könnten bzw. sollten. Die Autoren analysieren zunächst das ambivalente Verhältnis der Länder und Kommunen zur Pflegestrukturplanung. Entsprechende Initiativen auf Landes- oder kommunaler Ebene begegneten demnach immer wieder dem Vorbehalt, dass das Primat der Marktorientierung Bedarfsplanung nicht zulasse. Als Konsequenz seien trotz entsprechender Optionen im SGB XI in den Landespflegegesetzen nur wenige Anforderungen an die Pflegestrukturplanung zu finden. Eine gute sozialräumlich orientierte Pflegestrukturplanung könne nach Ansicht der Autoren jedoch sehr wohl infrastrukturelle Entwicklungen befördern und vor Unter-, Fehl- und Überversorgung bewahren. Eine bessere kommunale Koordination im Bereich des Wohnens, des Ausbaus der Barrierefreiheit und der Sicherung der Teilhabe im Hinblick auf die Leistungen der Pflegeversicherung sei sogar dringend erforderlich.

Care und Case Management stellt *Thomas Klie* als zentrale Steuerungsinstrumente im Kontext von Pflegebedürftigkeit in das Zentrum seines Beitrags. Für die Steuerung der Versorgung in der Langzeitpflege komme den beiden genannten Instrumenten sowohl auf der Fall- als auch auf der Systemebene eine bedeutsame Rolle zu. Dies gilt für das Case Management als Verfahrensweise in Humandiensten, aber auch als Organisation regionaler Akteure der für die Langzeitpflege relevanten Sektoren wie der gesetzlichen Krankenversicherung, der Teilhabe, der Kommunen, Einrichtungen und Dienste. Es gebe keine Region in Deutschland, die auf Care und Case Management im Sinne einer Case-Management-Organisation verzichten könne und dürfe. Zu eklatant seien die Versorgungsprobleme und Infrastrukturdefizite, zu dramatisch Formen der Unter- und Fehlversorgung von Pflegebedürftigen. Der Autor fordert außerdem neue bundes- und landesgesetzliche Rahmenregelungen, um alle Beteiligten zum Aufbau integrierter Versorgungstrukturen zu verpflichten und entsprechende Anreize zu schaffen.

Uwe Bettig stellt in seinem Beitrag innovative Steuerungsinstrumente zur Leistungserbringung aus Einrichtungsperspektive vor. Der zentrale Ansatz zur Leistungserbringung liege demnach darin, diese auf allen Ebenen optimal einzusetzen. Das Personalmanagement in stationären Pflegeeinrichtungen stelle sich immer mehr strategisch auf diese Herausforderung ein, es nutze jedoch nicht alle sinnvollen Steuerungsinstrumente. Das in anderen Branchen etablierte Kompetenzmanagement helfe vor allem, das Personalmanagement nachhaltiger auszurichten. Die verstärkte Betrachtung der Prozesse unter Einbeziehung der Mitarbeiterperspektive ist hilfreich, um die Mitarbeiterzufriedenheit und letztlich auch die Bewohnerzufriedenheit zu erhöhen. Letztlich müssten die Einrichtungen künftig noch viel mehr mitarbeiterorientiert arbeiten, führen und Verantwortung sinnvoll delegieren. All dies müsse zur Grundlage des Controllings werden, um den Unternehmenserfolg langfristig abzusichern.

Die abschließenden Beiträge des Reports beschäftigen sich mit der Neuausrichtung der Finanzierung der Pflegeversicherung. Der Beitrag von *Dietmar Haun* widmet sich dem Thema der unterschiedlich hohen Eigenanteile an den Kosten der stationären Langzeitpflege in den Bundesländern. Der Autor untersucht für vier Bundesländer sowohl die Kosten der stationären Heimpflege als auch die Determinanten regionaler Kostenvariationen. Die Ergebnisse belegen eine teilweise fast ebenso hohe Variation der Kosten innerhalb der Länder als zwischen den Ländern. Je nach Bundesland bestehen hohe Kostenunterschiede zwischen städtischen und ländlichen Kreisregionen, großen und kleinen Einrichtungen und zwischen privaten Heimträgern und den anderen Trägerorganisationen. Der Autor schlussfolgert, dass in der bisherigen Debatte um Reformen der Pflegefinanzierung die hohen regionalen Kostenvariationen in der stationären Langzeitpflege eine zu geringe Beachtung fänden.

Markus Lüngen diskutiert in seinem Beitrag die Einführung einer Pflegebürgerversicherung als Weg zum Ausbau solidarischer Finanzierungsoptionen in der Pflegeversicherung. Die Umsetzung einer Pflegebürgerversicherung sei demnach eine Möglichkeit, um insbesondere die Einnahmenseite der Pflegeversicherung zu stabilisieren. Der Beitrag untersucht, welche Hürden existieren und inwieweit deren Ursachen in den fehlenden Methoden bzw. Daten oder aber in der politischen Umsetzung oder juristischen Aufarbeitung liegen. Festgehalten werden könne nach Ansicht des Autors, dass die Ausgestaltung eines Risikoausgleichs zwischen Sozialer und Privater Pflegeversicherung die komplexeste methodische Herausforderung darstellen dürfte. Andere Bereiche wie die Verbeitragung aller Einkommensarten, die Einbeziehung der Kapitalansparungen und die Festlegung der Beitragsbemessungsgrenze schienen eher politische bzw. rechtliche Herausforderungen darzustellen.

Martin Albrecht und *Richard Ochmann* diskutieren in ihrem Beitrag Stand und Perspektiven ergänzender privater Vorsorge für den Fall der Pflegebedürftigkeit. Zur Absicherung des Risikos der Pflegebedürftigkeit gelten nach Ansicht der Autoren private, kapitalbildende Vorsorgeformen als besonders geeignet. Fehlende private Vorsorge belastete zudem die Träger der subsidiären Sozialhilfe – was ein wesentlicher Grund für die Einführung der Pflegeversicherung gewesen sei. Angesichts der hohen und steigenden finanziellen Eigenanteile der Pflegebedürftigen werde diskutiert, den Versicherungsumfang der sozialen Pflegeversicherung auszuweiten. Wegen der Art der gegenwärtigen Beitragsfinanzierung wäre dies verteilungspolitisch und unter Nachhaltigkeitsaspekten nach Einschätzung der Autoren fragwürdig. Andererseits könnten private Pflegezusatzversicherungen die entstehenden Sicherungslücken kaum füllen. Notwendig seien daher neue Ansätze, um die wachsenden privaten Sparguthaben und Vermögenswerte stärker auch für die Pflegefinanzierung einzusetzen – anstatt sie durch Ausweitung solidarisch finanzierten Versicherungsschutzes für Erbschaften zu sichern.

Publikationen wie der Pflege-Report 2020 haben zwangsläufig einen längeren Vorlauf, begonnen mit der ersten Konzepterstellung im Herausgeberkreis über die Ansprache geeigneter Autorinnen und Autoren, die Erstellung der Beiträge und deren Qualitätssicherung bis hin zur verlagstechnischen Aufbereitung und Umsetzung. Während des Großteils dieser Arbeiten an der vorliegenden Publikation war vom neuartigen Coronavirus und der durch ihn ausgelösten Infektionskrankheit COVID-19 noch keine Rede. Das hat sich jedoch sehr schnell grundlegend geändert: Speziell in Bezug auf die Versorgung der Pflegebedürftigen – ambulant wie stationär, familiär wie professionell – hat sich das Virus in beinahe jeder denkbaren Hinsicht massiv ausgewirkt.

Dass in dieser Situation Maßnahmen der gezielten Krisenbewältigung im unmittelbaren Interesse der Pflegebedürftigen und der Pflegenden absolute Priorität hatten und haben, ist selbstverständlich. Jede Diskussion über Strukturreformen muss demgegenüber zwangsläufig hintanstehen. Damit werden diese Reformen unserer Einschätzung nach zwar mutmaßlich ein Stück aufgeschoben, aber keineswegs aufgehoben. Im Gegenteil: Wir sind der Auffassung, dass bei der Bewältigung der Coronakrise in vielerlei Hinsicht umso deutlicher wird, wie sinnvoll und notwendig strukturelle Reformen der Pflegeversorgung und ihrer Finanzierung sind. Vielleicht tragen die konkreten Erfahrungen der Krisenbewältigung sogar dazu bei, diese Reformen zum geeigneten Zeitpunkt mit besonderer Entschlossenheit und reformpolitischem Mut anzugehen.

Unser Dank gilt den Autorinnen und Autoren für die Überlassung der Beiträge und die kollegiale Zusammenarbeit. Wir möchten auch den Mitarbeiterinnen und Mitarbeitern des WIdO für die Tatkraft bei der Fertigstellung des Pflege-Reports danken, insbesondere Susanne Sollmann für die redaktionelle Betreuung. Nicht zuletzt gehört dem Kollegium des Springer-Verlags unser Dank für die professionelle verlegerische Betreuung.

Klaus Jacobs
Adelheid Kuhlmey
Stefan Greß
Jürgen Klauber
Antje Schwinger
Berlin und Fulda
Mai 2020

Inhaltsverzeichnis

I Schwerpunktthema

1 Struktureller Reformbedarf in der Pflegeversicherung – ein Vierteljahrhundert nach ihrer Einführung 3
Robert Paquet
1.1 **Einleitung** 4
1.1.1 Pflegeversicherungsgesetz 1994 5
1.2 **Strukturen der Pflegeversicherung** 5
1.2.1 Institutionelle Weichenstellungen 5
1.2.2 Das Leistungssystem 10
1.3 **Vor neuen Herausforderungen** 14
1.4 **In der Kritik: Das Teilleistungssystem** 15
1.5 **Lösungsansätze** 16
1.6 **Schlussbemerkung und Fazit** 18
Literatur 19

2 Pflegesysteme im internationalen Vergleich 23
Markus Kraus, Sophie Fößleitner und Monika Riedel
2.1 **Einleitung** 24
2.2 **Länderportraits** 26
2.2.1 Schweden 26
2.2.2 Niederlande 28
2.2.3 Spanien 31
2.3 **Diskussion** 33
2.4 **Fazit** 36
Literatur 36

3 Zur Organisations- und Finanzierungszuständigkeit von häuslicher Krankenpflege (SGB V) und medizinischer Behandlungspflege (SGB XI) 39
Antje Schwinger und Chrysanthi Tsiasioti
3.1 **Einleitung** 40
3.2 **Hintergrund und Handlungsdruck** 41
3.3 **Organisations- und Finanzierungszuständigkeit in wessen Hand?** ... 43
3.4 **Schätzung der Behandlungspflege-Kosten bei Verlagerung der Finanzierungsverantwortung** 45
3.4.1 Finanzierungsverantwortung durch die GKV 45
3.4.2 Finanzierungsverantwortung durch die SPV 49
3.5 **Zusammenfassung und Fazit** 49
Anhang 51
Literatur 52

4   Bedarfslagen in der häuslichen Pflege 55
Andreas Büscher

4.1   **Einleitung** 56
4.2   **Charakteristika häuslicher Pflegearrangements** 57
4.3   **Weiterentwicklung der Leistungen der Pflegeversicherung** 59
4.4   **Erwartungen an zukünftige Unterstützungsmöglichkeiten
       durch die Pflegeversicherung** 61
       Literatur 63

**5   Was leisten ambulante Pflegehaushalte? Eine Befragung
       zu Eigenleistungen und finanziellen Aufwänden** 65
Miriam Räker, Antje Schwinger und Jürgen Klauber

5.1   **Einleitung** 67
5.2   **Methodik, Übersicht zur Pflegesituation und Repräsentativität der Datengrundlage**   68
5.2.1 Methodik 68
5.2.2 Übersicht zur Pflegesituation und Repräsentativität der Datengrundlage 69
5.3   **Nutzung von Unterstützungsleistungen der Pflegeversicherung sowie sonstiger
       Dienstleistungen** 73
5.4   **Privat getragene Kosten und geleistete Pflege** 76
5.4.1 Privat getragene Kosten 76
5.4.2 Privat und durch Dienstleister erbrachte Pflege 79
5.5   **Unterstützungsbedarfe und Bewältigung der Pflegesituation** 82
5.5.1 Weiterer Unterstützungsbedarf 82
5.5.2 Gründe für die Nichtinanspruchnahme von Unterstützungsleistungen 84
5.5.3 Bewältigung der Pflegesituation 86
5.6   **24-Stunden-Pflegearrangements** 88
5.7   **Zusammenfassung und Fazit** 92
       Literatur 93

**6   Möglichkeiten und Grenzen einer Leistungsdefinition und individuellen
       Leistungsbemessung im Kontext Langzeitpflege** 97
Heinz Rothgang, Thomas Kalwitzki und Janet Cordes

6.1   **Einleitung** 98
6.2   **Möglichkeiten und Grenzen einer Leistungsdefinition** 99
6.2.1 Modularisierung der Pflegeleistungen 100
6.2.2 Sektorenfreie Verpreisung der Module bei formeller Pflege 102
6.2.3 Einbindung der Zivilgesellschaft: Pflegegeld 2.0 103
6.3   **Institutionelle Ausgestaltung: Von der individuellen Bedarfsfeststellung
       zum Versorgungsarrangement** 105
6.3.1 Erste Instanz: Individuelle Bedarfsfeststellung 105
6.3.2 Zweite Instanz: Individueller Pflegeplan, Case- und Care-Management 105
6.3.3 Dritte Instanz: Erbringung der Pflegeleistungen 106
6.4   **Fazit** 106
       Literatur 108

7 Von der Schwarzarbeit zum „grauen Markt" – und darüber hinaus? Neuere und künftig notwendige Entwicklungen der sog. 24-Stunden-Pflege 111
Bernhard Emunds und Simone Habel
7.1 **Einleitung** 112
7.2 **Das Phänomen der Live-in-Pflege** 113
7.3 **Der „graue Markt" der sog. 24-Stunden-Pflege** 114
7.4 **Drei zentrale Herausforderungen für die Weiterentwicklung** 116
7.5 **Gesellschaftliche Hemmnisse für eine arbeits- und sozialrechtliche Gleichstellung** 118
7.6 **Fazit** 120
Literatur 120

8 Die Pflegeversicherung: eine vertragswettbewerbsfreie Zone 123
Klaus Jacobs
8.1 **Reformbedarf bei der Steuerung der Pflegeversorgung** 124
8.2 **Reformalternative: Wettbewerb wie in der GKV?** 126
8.2.1 Die Konzeption der „Solidarischen Wettbewerbsordnung" 126
8.2.2 Voraussetzungen für Vertragswettbewerb 128
8.2.3 Fehlende Voraussetzungen in der SPV 130
8.3 **Fazit und Ausblick** 131
Literatur 132

9 Geriatrische Rehabilitation – Aktueller Stand und zukünftige Entwicklung 135
Clemens Becker, Ramona Auer, Kilian Rapp, Stefan Grund und Jürgen M. Bauer
9.1 **Einleitung** 137
9.2 **Prävention und Rehabilitation an der Schnittstelle zur Pflege** 138
9.2.1 Prävention bei Pflege 138
9.2.2 Rehabilitation vor Pflege 138
9.2.3 Kurzzeitpflege und Übergang in die Rehabilitation 139
9.3 **Rehabilitative Versorgungsformen für pflegebedürftige ältere Menschen** 140
9.3.1 Evidenz der stationären Rehabilitation bei älteren Menschen 140
9.3.2 Versorgung in der stationären geriatrischen Rehabilitation in Deutschland 140
9.3.3 Ambulante geriatrische Rehabilitation 141
9.3.4 Mobile geriatrische Rehabilitation 142
9.4 **Innovative Modellprojekte zur Verbesserung der Prävention und rehabilitativen Versorgung älterer Menschen** 143
9.4.1 Modell zur Prävention bei drohendem Pflegebedarf 143
9.4.2 Rehabilitation in der Kurzzeitpflege 144
9.5 **Rehabilitative Versorgungstrukturen für ältere Menschen mit Pflegebedarf in Europa** 145
9.6 **Fazit** 146
Literatur 146

10   Vom Markt und den Sorgen – sollen individuelle Pflegeleistungen kommunal gesteuert werden? 149
Thomas Pfundstein und Marcus Bemsch
10.1   **Einleitung** 150
10.2   **Problemstellung** 151
10.2.1   Hohe Dynamik des soziodemographischen Wandels mit disparaten regionalen Entwicklungen 151
10.2.2   Die Pflegeversicherung: Teilleistungen für Teilbedarfe 152
10.2.3   Zwischen Baum und Borke – die Infrastrukturverantwortung für Alter und Pflege 155
10.3   **Handlungsoptionen** 157
10.3.1   Ebenen der kommunalen Gestaltungsoptionen 157
10.3.2   Die Landesoptionen – zwischen Verpflichtung und Förderung 157
10.3.3   Landkreise und kreisfreie Städte 159
10.3.4   Orts- und Quartiersebene 160
10.4   **Fazit** 161
    Literatur 162

11   Care und Case Management – Steuerung im Kontext von Pflegebedürftigkeit 165
Thomas Klie
11.1   **Einleitung** 166
11.2   **Case Management und Langzeitpflege: Im Mittelpunkt die Person?** 167
11.3   **Case Management lege artis** 168
11.4   **Case Management und Empirie** 170
11.5   **Steuerungsfunktionen des Care und Case Managements** 172
11.6   **Ausblick** 174
    Literatur 175

12   Steuerungsinstrumente für Einrichtungen: Innovative Ansätze zur Steuerung der Leistungserbringung 177
Uwe Bettig
12.1   **Ausgangslage** 178
12.2   **Untersuchung zur Nutzung von Steuerungsinstrumenten im Bereich des Personalmanagements** 179
12.3   **Personal und Prozesse als Ausgangspunkte der Steuerung** 182
12.4   **Fazit** 188
    Literatur 188

13 Pflegefinanzierung in regionaler Perspektive: Ergebnisse eines Vier-Länder-Vergleichs zu den Selbstkosten der stationären Langzeitpflege 191
Dietmar Haun

13.1 Einleitung 192

13.2 Selbstkosten in der Langzeitpflege: Unterschiede zwischen den Bundesländern .. 193

13.3 Selbstkosten der stationären Langzeitpflege in regionaler Betrachtung: ein Vier-Länder-Vergleich 196

13.3.1 Daten und Methoden 196

13.3.2 Ergebnisse 199

13.4 Fazit 206

Literatur 207

14 Ausbau solidarischer Finanzierungsoptionen in der Pflegeversicherung. Führt der Weg zur Pflegebürgerversicherung? 209
Markus Lüngen

14.1 Hintergrund 210

14.2 Finanzierungsquellen einer Pflegebürgerversicherung 211

14.3 Optionen einer Pflegebürgerversicherung 212

14.3.1 Ausgestaltung eines Risikoausgleichs 212

14.3.2 Einbeziehung von Kapitalansparungen 214

14.3.3 Verbeitragung aller Einkommensarten, gesamte finanzielle Leistungsfähigkeit 215

14.3.4 Höhe der Beitragsbemessungsgrenze 216

14.3.5 Ausgestaltung der Ausgabenseite 216

14.4 Finanzielle Auswirkungen einer Pflegebürgerversicherung 216

14.5 Fazit 217

Literatur 218

15 Ergänzende private Vorsorge für den Fall der Pflegebedürftigkeit – Stand und Perspektiven 221
Martin Albrecht und Richard Ochmann

15.1 Zur Rolle der privaten Vorsorge bei der Absicherung des Pflegerisikos 222

15.2 Die aktuelle Situation der ergänzenden privaten Vorsorge für den Fall der Pflegebedürftigkeit 224

15.2.1 Verbreitung von Pflegezusatzversicherungen 224

15.2.2 Private Ausgaben für Pflege im internationalen Vergleich 224

15.2.3 Gründe der geringen Verbreitung freiwilliger Pflegezusatzversicherungen 225

15.2.4 Alternative private Formen der Absicherung gegen Pflegerisiken 228

15.3 Perspektiven der ergänzenden privaten Vorsorge des Pflegerisikos 229

15.3.1 Finanzierungsoptionen einer zukünftigen Sicherungslücke 229

15.3.2 Zusätzliche Potenziale ergänzender privater Vorsorge 231

15.4 Fazit 234

Literatur 234

II   Daten und Analysen

16   Pflegebedürftigkeit in Deutschland 239
Sören Matzk, Chrysanthi Tsiasioti, Susann Behrendt, Kathrin Jürchott und Antje Schwinger

16.1   **Datengrundlage und Methodik** 240
16.2   **Pflegeprävalenzen und Versorgungsformen bei Pflegebedürftigkeit** 240
16.2.1   Prävalenz der Pflegebedürftigkeit 240
16.2.2   Versorgungsformen bei Pflegebedürftigkeit 244
16.2.3   Ambulante Unterstützungs- und Entlastungsleistungen 246
16.3   **Kennzahlen zur medizinisch-therapeutischen Versorgung von Pflegebedürftigen** . 253
16.3.1   Ambulante ärztliche Versorgung 253
16.3.2   Versorgung mit häuslicher Krankenpflege in der ambulanten Pflege 256
16.3.3   Stationäre Versorgung 259
16.3.4   Versorgung mit Arzneimitteln 264
16.3.5   Versorgung mit Heilmittelleistungen 270
       Literatur 276

       Serviceteil 279
       Die Autorinnen und Autoren 280
       Stichwortverzeichnis 293

Schwerpunktthema

Inhaltsverzeichnis

Kapitel 1 Struktureller Reformbedarf in der Pflegeversicherung
– ein Vierteljahrhundert nach ihrer Einführung – 3
Robert Paquet

Kapitel 2 Pflegesysteme im internationalen Vergleich – 23
Markus Kraus, Sophie Fößleitner und Monika Riedel

Kapitel 3 Zur Organisations- und Finanzierungszuständigkeit
von häuslicher Krankenpflege (SGB V) und
medizinischer Behandlungspflege (SGB XI) – 39
Antje Schwinger und Chrysanthi Tsiasioti

Kapitel 4 Bedarfslagen in der häuslichen Pflege – 55
Andreas Büscher

Kapitel 5 Was leisten ambulante Pflegehaushalte? Eine
Befragung zu Eigenleistungen und finanziellen
Aufwänden – 65
Miriam Räker, Antje Schwinger und Jürgen Klauber

Kapitel 6 Möglichkeiten und Grenzen einer Leistungsdefinition
und individuellen Leistungsbemessung im Kontext
Langzeitpflege – 97
Heinz Rothgang, Thomas Kalwitzki und Janet Cordes

Kapitel 7 Von der Schwarzarbeit zum „grauen Markt" – und
darüber hinaus? Neuere und künftig notwendige
Entwicklungen der sog. 24-Stunden-Pflege – 111
Bernhard Emunds und Simone Habel

Kapitel 8   Die Pflegeversicherung: eine vertragswettbewerbsfreie Zone – 123
Klaus Jacobs

Kapitel 9   Geriatrische Rehabilitation – Aktueller Stand und zukünftige Entwicklung – 135
Clemens Becker, Ramona Auer, Kilian Rapp, Stefan Grund und Jürgen M. Bauer

Kapitel 10   Vom Markt und den Sorgen – sollen individuelle Pflegeleistungen kommunal gesteuert werden? – 149
Thomas Pfundstein und Marcus Bemsch

Kapitel 11   Care und Case Management – Steuerung im Kontext von Pflegebedürftigkeit – 165
Thomas Klie

Kapitel 12   Steuerungsinstrumente für Einrichtungen: Innovative Ansätze zur Steuerung der Leistungserbringung – 177
Uwe Bettig

Kapitel 13   Pflegefinanzierung in regionaler Perspektive: Ergebnisse eines Vier-Länder-Vergleichs zu den Selbstkosten der stationären Langzeitpflege – 191
Dietmar Haun

Kapitel 14   Ausbau solidarischer Finanzierungsoptionen in der Pflegeversicherung. Führt der Weg zur Pflegebürgerversicherung? – 209
Markus Lüngen

Kapitel 15   Ergänzende private Vorsorge für den Fall der Pflegebedürftigkeit – Stand und Perspektiven – 221
Martin Albrecht und Richard Ochmann

Struktureller Reformbedarf in der Pflegeversicherung – ein Vierteljahrhundert nach ihrer Einführung

Robert Paquet

1.1 Einleitung – 4
1.1.1 Pflegeversicherungsgesetz 1994 – 5

1.2 Strukturen der Pflegeversicherung – 5
1.2.1 Institutionelle Weichenstellungen – 5
1.2.2 Das Leistungssystem – 10

1.3 Vor neuen Herausforderungen – 14

1.4 In der Kritik: Das Teilleistungssystem – 15

1.5 Lösungsansätze – 16

1.6 Schlussbemerkung und Fazit – 18

Literatur – 19

© Der/die Autor(en) 2020
K. Jacobs et al. (Hrsg.), *Pflege-Report 2020*, https://doi.org/10.1007/978-3-662-61362-7_1

1

■■ **Zusammenfassung**

Vor einem Vierteljahrhundert wurde die Pflegeversicherung als neuer Zweig der sozialen Sicherung gegründet. Verbunden damit war die Entscheidung für bestimmte institutionelle Strukturen und Gestaltungsprinzipien. Einige davon haben einen engen Bezug zu aktuellen Problemen. Der Beitrag beschreibt die wichtigsten damaligen Weichenstellungen, wie die Entscheidung für eine Sozialversicherung, ihre Anbindung an die Krankenversicherung, für die Pflegeeinstufung durch den Medizinischen Dienst und zum Leistungssystem. Probleme der Qualität und Transparenz der Pflegeleistungen wurden erst später aufgegriffen und gesetzlich geregelt. Die Fragen der Investitionsfinanzierung der Heime und des Teilleistungs-Charakters der Pflegeversicherung hingen von Anfang an in der Luft. Die heute damit zusammenhängenden Probleme verweisen eher auf damalige „Nicht-Entscheidungen" als auf bewusste Absichten: Politische Kompromisse haben die Pflegeversicherung immer schon geprägt. Abschließend werden die möglichen Lösungen für den vorhergesagten Anstieg des „Eigenanteils" der Pflegebedürftigen in der stationären Pflege diskutiert. Es gibt alternative Lösungsansätze zum „Sockel-Spitze-Tausch" bzw. zum Übergang zu einer „Vollversicherung".

Nearly a quarter of a century ago, the German long-term care insurance was founded as a new branch of the social security system. This was linked to the decision for specific institutional structures and design principles. Some of these are closely related to current problems. The article describes the main strategic measures at the time, such as the decision in favour of social insurance, its connection to statutory health insurance funds, the determination of the need for nursing care by the Medical Review Board of the health insurance funds and the range of benefits. The aspects of quality of care and transparency of the insurance benefits were taken up later and subjected to legal regulation. The issues of investment financing of nursing homes and the „partial benefit" character of long-term care insurance were pending unsolved from the very beginning. Today's associated problems rather point back to „non-decisions" at the time than to wilful intentions: Political compromises have always shaped long-term care insurance. The paper concludes with the discussion of possible solutions for the predicted increase of „self-payment" in nursing homes. There are alternatives to remodelling long-term care insurance towards a full coverage system.

1.1 Einleitung

Die aktuelle Diskussion um die Pflegeversicherung wird beherrscht vom Problem der steigenden „Eigenanteile" in der stationären Pflege. Hier sieht sich die Politik herausgefordert, nach neuen Lösungen zu suchen. Wie meist bei gesundheits- und pflegepolitischen Fragen drängen Äußerungen mit alarmistischem Tonfall in den Vordergrund. So titelte z. B. „Die Welt" am 22.11.2019 „Pflegekosten werden drastisch steigen", obwohl die Studie der Bertelsmann Stiftung, über die berichtet wurde, eher nüchtern denkbare Finanzierungsalternativen darstellt (Bertelsmann Stiftung 2019). Oder Tim Szent-Ivanyi, der in den Dresdner Neuesten Nachrichten (vom 2.1.2020, Seite 2) zum Jahresauftakt behauptet: „Die Pflegeversicherung leistet nicht mehr das, was sie soll." Reflexhaft folgt der Druck auf die Tränendrüse: Die Eigenanteile „können sich viele Rentner nicht mehr leisten, weshalb sie auf Sozialhilfe angewiesen sind."[1]

Dabei werden grundlegende Reformen der Pflegeversicherung gefordert. Tatsächlich nimmt der Handlungsbedarf zu, jedoch keineswegs sprunghaft. Daher ist es sinnvoll, jetzt an politischen Lösungen zu arbeiten, ohne in Hektik zu verfallen. Wenn von „strukturellem Reformbedarf" die Rede ist, sollte man be-

---

[1] Tatsächlich liegt die Zahl der Empfänger von Hilfe zur Pflege (in Einrichtungen) von 2011 bis 2018 fast konstant um die 250.000. ► https://www.destatis.de/DE/Themen/Gesellschaft-Umwelt/Soziales/Sozialhilfe/Tabellen/liste-hilfe-pflege.html. (Zugegriffen: 24. Januar 2020).

rücksichtigen, dass es verschiedene „prägende Strukturen" der Pflegeversicherung gibt, die miteinander zusammenhängen. Dafür lohnt ein Blick in die Vergangenheit und insbesondere auf das Pflegeversicherungsgesetz von 1994 (PflegeVG 1994) (und seine parlamentarische Vorgeschichte), mit dem der damals neue Sozialversicherungszweig gegründet wurde. Mit seiner Einführung waren zahlreiche grundlegende Gestaltungsentscheidungen verbunden.

Von heute aus sieht man, dass sich viele der damals begründeten Strukturen bewährt haben und anpassungs- bzw. entwicklungsfähig waren. Andere Problemthemen wurden zwar erkannt, aber auch wegen politischer Kompromisse ausgeklammert oder vertagt. Einige dieser Probleme wurden zwischenzeitlich angegangen. Wieder andere Themen lagen in den 90er Jahren noch nicht im Blickfeld und stellen heute z. T. die früheren konzeptionellen Vorgaben in Frage.

In einer knappen Rückschau sollen – ohne Anspruch auf Vollständigkeit – einige der damaligen Strukturentscheidungen und ihre Weiterentwicklung skizziert werden. Aufgegriffen werden die institutionellen Weichenstellungen und Fragen des Leistungsbereichs. Eingegangen wird auch auf die Frage der Investitionsfinanzierung der Einrichtungen und die Ausgestaltung der Versicherung als Teilleistungssystem. Gerade diese Regelungen waren damals und in der Folgezeit von konzeptioneller Indifferenz geprägt. Im Anschluss wird auf die Kritik am Teilleistungssystem eingegangen; denkbare Lösungsmöglichkeiten werden angesprochen. Abschließend wird auf zwei Strukturprobleme hingewiesen, die in der aktuellen Diskussion unterbelichtet sind.

1.1.1 Pflegeversicherungsgesetz 1994

Das Pflegeversicherungsgesetz hat eine Vorgeschichte, auf die hier nur in wenigen Stichworten eingegangen werden kann: In den achtziger Jahren nahm die Pflegebedürftigkeit zu und wurde zunehmend zum Problem. Gleichzeitig nahmen die Pflegemöglichkeiten in den Familien und Nachbarschaften ab (Verstädterung, Auflösung großfamiliärer Zusammenhänge, Zunahme der Einpersonenhaushalte etc.). Die Kommunen und Länder ächzten unter der Zunahme der Kosten für die Hilfe zur Pflege (Sozialhilfe). Die anderen Sozialversicherungszweige (Renten- und Krankenversicherung) waren für das Problem nicht „zuständig" und hätten auch kaum geeignete Einwirkungsmöglichkeiten gehabt. Der Druck auf die Politik, eine Lösung zu finden, wuchs seit den siebziger Jahren an. In der Koalitionsvereinbarung von CDU/CSU und FDP für die 12. Legislaturperiode des Deutschen Bundestages hieß es daher unter (der letzten) Ziffer 34 zur Sozialpolitik: „Die Bundesregierung wird bis zum 1.6.1992 dem Deutschen Bundestag einen Gesetzentwurf zur Absicherung bei Pflegebedürftigkeit vorlegen." (Koalitionsvereinbarung 1991) Bis zum Entwurf der Koalitionsfraktionen im Deutschen Bundestag hat es allerdings bis 1993 gedauert (Pflege-VG 1993). Darin wurde Pflegebedürftigkeit – und das war ein gewaltiger Schritt – „als ein unabhängig vom Lebensalter bestehendes **allgemeines Lebensrisiko**" anerkannt, das einer solidarischen Absicherung bedarf. So das Vorblatt des Gesetzentwurfs (Hervorhebung des Autors).

1.2 Strukturen der Pflegeversicherung

1.2.1 Institutionelle Weichenstellungen

■ ■ **Sozialversicherung oder Leistungsgesetz?**
Der zentrale Streitpunkt bei der Einführung der Pflegeversicherung war, in welcher Form das Problem angegangen werden sollte. Das kommt im damaligen Gesetzentwurf noch in

dankenswerter Klarheit zum Ausdruck.[2] Als „Alternativen" wurden benannt:

„a) Verbesserung der Pflegeleistungen nach dem Bundessozialhilfegesetz,
b) steuerfinanziertes Pflegeleistungsgesetz,
c) freiwillige private Pflegeversicherung mit steuerlichen Anreizen,
d) private Pflege-Pflichtversicherung für alle Bürger auf der Grundlage des Kapitaldeckungsverfahrens."

Dabei kann man heute froh sein, dass die **Konstruktion einer neuen Sozialversicherung** gewählt worden ist. Eine Verbesserung der Leistungen im Rahmen der Sozialhilfe wäre nach wie vor mit einer Bedürftigkeitsprüfung verbunden gewesen und hätte dem Charakter des „allgemeinen Lebensrisikos" nicht Rechnung getragen. Außerdem wären die Sozialhilfeträger nicht entlastet worden, was damals ein zentrales Anliegen der Reform war (bei Ländern und Kommunen). Im Vorblatt hieß es: „Pflegebedürftig zu werden, bedeutet regelmäßig eine hohe Kostenbelastung, die in den meisten Fällen zu einer wirtschaftlichen Überforderung der Betroffenen und damit verbunden zum Verlust von Vermögen und zum sozialen Abstieg führt, in den nicht selten Kinder oder Eltern der Pflegebedürftigen mit hineingezogen werden." In der Begründung wird auf Seite 61 darauf hingewiesen: „In den alten Bundesländern müssen … rund 80 v. H. der stationär versorgten Pflegebedürftigen Sozialhilfe in Anspruch nehmen, in den neuen Bundesländern sind es fast 100 v. H.".

Bei einem steuerfinanzierten Leistungsgesetz – der damals meistdiskutierten Alternative – wären die Kosten, aber auch die Aufbringung der Mittel schwer kalkulierbar gewesen und man hätte mit größerem „Abgabenwiderstand" rechnen müssen als bei der Finanzierung durch Sozialabgaben. Die Attraktivität einer freiwilligen Privatversicherung muss man heute – nach den Erfahrungen mit der Riester-Rente (und auch dem „Pflege-Bahr") – noch

skeptischer einschätzen als damals. Private Versicherungen auf der Grundlage des Kapitaldeckungsverfahrens stellen sich heute angesichts der fortdauernden Niedrigzinsphase als problematisch dar; die Behauptung ihrer Überlegenheit gegenüber dem Umlageprinzip verliert immer mehr an Plausibilität. Dabei waren die privatwirtschaftlichen Alternativen vor allem ein Anliegen der FDP, der es durchaus schwerfiel, der Sozialversicherungslösung zuzustimmen.

Mit der Entscheidung für eine Sozialversicherung war die **Finanzierung durch Beiträge verbunden.** Das hatte und hat alle Vorteile, die der Einzug im Rahmen des Gesamtsozialversicherungsbeitrags mit sich bringt. Es zieht aber auch solche Regelungen nach sich, die als „Gerechtigkeitsdefizite" diskutiert werden: Wie in der gesetzlichen Krankenversicherung werden in der sozialen Pflegeversicherung (SPV) (für die Pflichtversicherten) nur die Arbeitseinkommen und Lohnersatzleistungen (insbesondere Renten) verbeitragt, nicht aber andere Einkommensarten. Außerdem wird mit der Beitragsbemessungsgrenze gegen die „vertikale Gerechtigkeit" verstoßen.[3]

Bemerkenswert ist eine Besonderheit, die in der deutschen Sozialversicherung nur für die SPV eingeführt wurde:[4] Mit dem Kinder-Berücksichtigungsgesetz (KiBG 2004) wurde die Kindererziehung im Beitragsrecht der SPV berücksichtigt. Versicherte zwischen 23 und 60 Jahren ohne Kinder zahlen seitdem einen Beitragszuschlag von 0,25 % zur Pflegeversicherung. Der Kinderzuschlag ist ein konzeptioneller Eingriff in die übliche Beitragsfinanzierung der Sozialversicherung, dessen gedanklicher Ansatz z. B. auch auf die Rentenversicherung übertragbar wäre, dort aber bisher politisch nicht von relevanten Kräften aufgegriffen wurde.

■■ Verwaltung durch die Krankenversicherung

Sicher war es auch ein geschickter Schachzug, für die neue Sozialversicherung **keine ei-**

---

[2] Heutige Gesetzentwürfe werden bekanntlich in der Regel im Vorblatt als „alternativlos" bezeichnet.

[3] Vgl. dazu zuletzt Rothgang (2019).
[4] Die zugrundeliegende Überlegung könnte auch auf die Rentenversicherung bezogen werden.

genständige Organisation aufzubauen. Das gilt auch für die Selbstverwaltung („Organleihe"). Die Pflegeversicherung sollte der Krankenversicherung folgen, die jeweilige Organisation der gesetzlichen Krankenversicherung (GKV) bzw. das jeweilige Unternehmen der privaten Krankenversicherung (PKV) sollte die Administration übernehmen. Auf diese Weise konnte zum Beispiel die Finanzierung mit dem Beitragseinzug relativ unaufwendig eingeleitet werden.

Dabei ist eine Besonderheit, dass die Pflegeversicherung de facto als **Einheitsversicherung** mit einem vollständigen Ausgabenausgleich konzipiert wurde. Trotzdem wurde sie in die Hand der wettbewerblich ausgerichteten Kassen gelegt. Deren Wettbewerb war allerdings gerade mit dem zu Beginn des Jahres 1993 in Kraft getretenen Gesundheitsstrukturgesetz (GKV-GSG 1992) neu geordnet und forciert worden. Daraus erwuchs ein Spannungsverhältnis zwischen beiden Aufgabenbereichen der Kassen, das zum Teil bis heute anhält. Das ist gelegentlich an den Berührungspunkten beider Leistungsbereiche, etwa der Prävention oder Rehabilitation, zu spüren. Immer wieder wurde den Kassen der Vorwurf gemacht, durch ihre Konzentration auf den für sie existentiell bedeutsamen Wettbewerb in der GKV käme es zu einer Vernachlässigung ihrer Aufgaben im Bereich der Pflegeversicherung. Die Kassen würden zu wenig tun, um Pflegebedürftigkeit zu verhindern bzw. durch geeignete Maßnahmen, etwa die geriatrische Rehabilitation, einzudämmen. Ein immerwährender Streitpunkt ist die Zuordnung der „medizinischen Behandlungspflege", die gegenwärtig von der Pflegeversicherung finanziert wird. Begründet war das ausschließlich mit der finanziellen Entlastung der GKV – ein Grund, der sich inzwischen erledigt hat. Nach dem Charakter der Leistung gehört sie zweifellos in die Zuständigkeit der Krankenversicherung (Rothgang und Müller 2013).

Trotz der konzeptionellen Unterschiede von Kranken- und Pflegeversicherung gab es immer wieder Vorschläge, die Pflegeversicherung als einen Leistungsbereich in die GKV zu integrieren und ebenfalls wettbewerblich auszurichten. Verbunden mit einem angemessenen Risikostrukturausgleich sollten die Kassen damit z. B. motiviert werden, einerseits durch Gesundheitsförderung und Prävention dem Eintritt der Pflegebedürftigkeit vorzubeugen bzw. durch Rehabilitationsmaßnahmen ihr Fortschreiten zu verzögern. Andererseits erhoffte man sich, dass die Kassen versichertenorientierte Pflegearrangements entwickeln und mehr auf die individuellen Problemlagen der Pflegebedürftigen eingehen. Mit der zunehmenden Skepsis der Politiker gegenüber wettbewerblichen Lösungen in der Sozialpolitik wurden solche Überlegungen jedoch immer seltener geäußert. Seit längerer Zeit sind sie praktisch aus der öffentlichen Diskussion verschwunden. Der mit den aktuellen Leistungsverbesserungen in der Pflegeversicherung und den Einkommenssteigerungen der Pflegekräfte einhergehende Kosten- und Beitragssatzanstieg könnte allerdings das Interesse an einer wettbewerblichen Effizienzsteigerung im Pflegebereich wieder wecken. Eine Renaissance der Integrations-Debatte wäre somit nicht völlig überraschend.

■ ■ Pflegeinfrastruktur und Vertragssystem

Wettbewerb sollte allerdings bei den Anbietern von ambulanten und stationären Pflegeleistungen herrschen. Dafür gab es zwar kein explizites Konzept, aber z. B. der nahezu vollständige **Verzicht auf Bedarfsplanung** (bzw. auf die staatliche Bereitstellung dieser Dienste) weist in diese Richtung. Wenn Pflegedienste bzw. Pflegeheime die entsprechenden personellen und qualitativen Zulassungsvoraussetzungen erfüllen, haben sie Anspruch auf einen Vertrag mit den Pflegekassen. Es gilt das Prinzip „wer kann, der darf". Damit gibt es kein zielorientiertes bzw. systematisches Zusammenwirken der beteiligten Institutionen. Letztlich hat man auf die freigemeinnützigen und privaten Träger (bzw. Unternehmen) vertraut und darauf, dass deren mutmaßliche Gemeinwohlorientierung anhalten würde. Dass alle diese Einrichtungen sich unternehmerisch verhalten würden, wurde nicht erwartet; die Dynamik des **Marktes** wurde fast komplett unterschätzt. Der sich entwickelnde **Wettbewerb** wurde nicht gesteuert. Erst in jüngster Zeit werden konzeptionelle Vorgaben (z. B. Personalschlüssel) diskutiert, bei denen jedoch fragwürdig ist, wieviel sie tatsächlich zur Qualität beitragen.

Es gab und gibt auch keine selektiven Vertragsmöglichkeiten für die Pflegekassen und dementsprechend keine Fallsteuerung für die Pflegebedürftigen. (Wo sollte auch ein entsprechendes Motiv für die Pflegekassen herkommen?) Herr des Verfahrens ist allein der Pflegebedürftige, der mit den Diensten bzw. stationären Einrichtungen Verträge schließen muss. Die Pflegekasse übernimmt nur die entsprechenden Zuschüsse.

Insoweit gibt es zwar ein **Vertragssystem** mit den Pflegekassen, das aber zahnlos gegenüber den Leistungserbringern ist. Die Verträge haben keine Steuerungswirkung, weder in regionaler Hinsicht (unterschiedliche Bedarfe) noch in Fragen der Qualität (so sind z. B. auch keine finanziellen Anreize für eine bessere Pflegequalität möglich).

Dieses Verfahren unterstreicht zwar die Autonomie der Pflegebedürftigen, setzt sie aber dem Wettbewerb der Anbieter aus. Gegenüber den Einrichtungen bzw. Pflegediensten sind sie als Einzelne regelmäßig in einer relativ schwachen Position (auch das ist ein Aspekt des Teilleistungsprinzips). Dabei ist das Angebot – trotz einiger Verbesserungen – immer noch nicht transparent genug. Beispielsweise wird man erst mit dem seit November 2019 funktionierenden System zur Qualitätsbewertung von Heimen das Angebot besser bewerten können. Außerdem stößt das Autonomie-Konzept in den Fällen an seine Grenze, in denen Hilfe zur Pflege in Anspruch genommen werden muss; der Sozialhilfeträger ist dann regelmäßig gehalten, für die Pflegebedürftigen das preisgünstigste Leistungsangebot zu wählen.

▪ ▪ Pflichtversicherung

In gewisser Weise revolutionär war die **Bestimmung des versicherungspflichtigen Personenkreises** (§§ 18–23 SGB IV), die sich heute fast wie eine Vorahnung der Bürgerversicherung liest. Alle Erwerbstätigen und Bezieher von Lohnersatzeinkommen (Rentner, Arbeitslosengeld-Empfänger etc.) sowie die Sozialhilfeempfänger wurden versicherungspflichtig.[5] Die Familienversicherung galt in der SPV wie in der GKV. In der privaten Pflegeversicherung (PPV) herrscht das Individualprinzip. Auch Beamte, Abgeordnete und höherverdienende Angestellte mussten sich versichern. Sie hatten die Option, neben der SPV auch die PPV als Versicherung zu wählen.

Ebenso bahnbrechend war die Vorgabe eines **identischen Leistungsrahmens für die soziale und die private Pflegeversicherung.** Störend ist dabei nur, dass es zwischen SPV und PPV keine Finanzierungssolidarität gibt.[6] Die unterschiedlichen Finanzierungssysteme bestehen nebeneinander fort.

Die Begründung der Gesetzesinitiative war und ist in diesem Punkt modern und nach wie vor zutreffend: Hingewiesen wird auf die künftige demographische Entwicklung, die durch steigende Lebenserwartung und eine Zunahme des Anteils der über 75-Jährigen an der Wohnbevölkerung gekennzeichnet sei. Diese Altersgruppe sei in erhöhtem Maße vom Risiko der Pflegebedürftigkeit betroffen. Zugleich wird jedoch darauf hingewiesen, dass hier kein Automatismus vorliegt: „Es ist also völlig falsch zu glauben, im gleichen Maß wie die Zahl der älteren Mitbürger würde auch die der Pflegebedürftigen steigen. Die Älteren werden jünger, sie werden jünger in ihrer gesundheitlichen Verfassung. Sie sind vitaler."

Bewusst war auch, dass der Bevölkerungsanteil jüngerer Menschen, die pflegen können, abnimmt. „Veränderungen in den Lebensbedingungen und familiären Beziehungen führen zu einer weiteren Zunahme der Kleinfamilien und Einpersonenhaushalte [...] Diese gesellschaftlichen Entwicklungen erschweren die häusliche Pflege. Sie verstärken die Notwendigkeit, die soziale Absicherung der Pflegebedürftigen und der Pflegepersonen auf tragfähige

---

5   Also lange vor Einführung einer allgemeinen Krankenversicherungspflicht durch das GKV-WSG (2007).

6   Vgl. zuletzt wieder Rothgang (2019).

Grundlagen zu stellen." (alle Zitate: Pflege-VG 1993, S. 62)

▪▪ Ambulant vor stationär

Trotz dieses Wandels der gesellschaftlichen Rahmenbedingungen setzte das Pflege-VG auf den **Grundsatz „ambulant vor stationär"**. Dabei war den Autoren des Gesetzentwurfs durchaus klar, dass es nicht nur darum gehen kann, finanzielle Hilfen zu gewähren. Es ging ihnen auch um die Entwicklung einer differenzierten Pflegeinfrastruktur und um weit darüber hinausreichende gesellschaftspolitische Ziele: „Erforderlich ist … ein grundlegender Neuansatz mit einem umfassenden Gesamtkonzept, das neben den erforderlichen Sach- und Geldleistungen auch die pflegerische Infrastruktur mit ihren ambulanten, stationären und teilstationären Versorgungseinrichtungen umfasst und auch den Pflegekräften, sowohl den Pflegeberufen als auch den häuslichen und ehrenamtlichen Kräften, einen gebührenden Platz einräumt. Nur mit einem solchen Gesamtkonzept wird es gelingen, die notwendige Initialzündung auszulösen, die in unserer Gesellschaft für die Pflegebedürftigen eine neue Kultur des Helfens entstehen läßt." (Pflege-VG 1993, S 77)

Mittlerweile haben sich zwischen den ambulanten Pflegediensten und den Pflegeheimen verschiedene Versorgungsformen etabliert (z. B. Pflege-Wohngemeinschaften) die zwar formal als ambulant eingestuft (und vergütet) werden, tatsächlich aber (kleinere) stationäre Einrichtungen sind. Dabei ist es bedarfsgerecht, dass sich zwischen den Sektoren ambulant und stationär weitere Angebots- und Übergangsformen herausbilden und das auch gesetzgeberisch nachvollzogen wird. Ein grundsätzliches Problem ist jedoch, dass über die Versorgungsqualität in diesen intermediären Einrichtungen wenig bekannt ist und bislang keine systematische Überprüfung stattfindet.

Möglicherweise ist im Bereich der Pflege der Grundsatz „ambulant vor stationär" insgesamt weniger sinnfällig als in der Gesundheitsversorgung. Schon im Bereich der medizinischen Versorgung muss hier mit Augenmaß geurteilt werden: So müssen die Übergänge zwischen den Sektoren z. B. durch ein funktionierendes Entlassmanagement mit einem aktiven Sozialdienst, teilstationären Leistungsangeboten und Formen der Kurzzeitpflege[7] etc. organisiert werden. Nur unter diesen Bedingungen ist der Grundsatz sinnvoll.

Unter dem Gesichtspunkt der sozialen Teilhabe, der mit dem neuen Pflegebedürftigkeitsbegriff eine herausragende Bedeutung erhält, ist der Grundsatz „ambulant vor stationär" bei den Pflegeleistungen noch kritischer zu hinterfragen: Angesichts etwa der veränderten Familienstrukturen kann es zur Vereinsamung der Pflegebedürftigen kommen. So entspricht es nicht dem Sinn der Pflege zu Hause, wenn der Pflegedienst als einziger Sozialkontakt verbleibt. Wie mit dem Problem der zunehmenden Vereinsamung alter (und vor allem hochaltriger) Menschen umzugehen ist, wird inzwischen als gesellschaftliches und politisches Problem wahrgenommen. Für Pflegebedürftige, die zwar ambulant, jedoch nicht mit familiärer Unterstützung gepflegt werden, wiegt das Problem noch schwerer.

Dieser Zusammenhang war auch schon den Koalitionsfraktionen beim Pflege-VG bewusst: In Artikel 18 (Änderung des Bundessozialhilfegesetzes) heißt es beispielsweise in dem neugefassten § 68 Abs. 5: „Um der Gefahr einer Vereinsamung des Pflegebedürftigen entgegenzuwirken, sollen bei der Leistungserbringung auch die Bedürfnisse des Pflegebedürftigen nach Kommunikation berücksichtigt werden."

▪▪ Das Problem der Investitionsfinanzierung

Eine weitere grundsätzliche Weichenstellung des Pflege-VG war die Entscheidung für eine **monistische Finanzierung**. Pflegedienste und Pflegeheime sollten über den Preis finanziert

---

[7] Hier besteht Handlungsbedarf, der auch im Koalitionsvertrag von 2018 aufgegriffen worden ist. In einem Antrag der Koalitions-Fraktionen, der am 18.12.2019 angenommen wurde, wird die Reform der Kurzzeitpflege angemahnt (BT-Drucksache 19/16045).

1

werden, der die Betriebs- und Investitionskosten decken sollte.[8] Faktisch kam es dann jedoch mindestens zu einer Anlehnung an das Konzept der „**dualen Finanzierung**", wie es für die stationären Einrichtungen im Gesundheitswesen gilt. Allerdings haben die Länder bereits seit Anfang der 90er Jahre ihre **Investitionsverpflichtungen** im Bereich der Krankenhäuser immer weniger erfüllt. Im Bereich der Pflegeversicherung kann man sagen, dass die Länder eigentlich nie angefangen haben Investitionen zu tätigen.

Aus dem im Fraktionsentwurf zum Pflegeversicherungsgesetz (Pflege-VG 1993) noch in § 69 vorgesehenen Bundeszuschuss für die Investitionsförderung der Pflegeeinrichtungen wurde schon in der Beschlussempfehlung für den Bundestag[9] ein „Finanzierungsbeitrag der Länder": „Die Länder wirken darauf hin, daß ein Teil der Einsparungen, die den Sozialhilfeträgern durch die Einführung der Pflegeversicherung entstehen, zur Finanzierung der Investitionskosten der Pflegeeinrichtungen eingesetzt wird, indem sie einen Finanzierungsbeitrag zu Händen des Bundesversicherungsamtes leisten [...]. Die Einzelheiten zum Umfang des Finanzierungsbeitrags und zur Bemessung der Anteile der Länder werden in einem Staatsvertrag geregelt, der rechtzeitig vor dem Inkrafttreten der Leistungen zur stationären Pflege zwischen Bund und Ländern abgeschlossen wird."

Diese schöne Idee wurde im Kompromiss mit dem Bundesrat noch weiter aufgeweicht. In § 9 „Aufgaben der Länder", der im Wesentlichen heute noch gilt, hieß es dann: „Die Länder sind verantwortlich für die Vorhaltung einer leistungsfähigen, zahlenmäßig ausreichenden und wirtschaftlichen pflegerischen Versorgungsstruktur. Das Nähere zur Planung und zur Förderung der Pflegeeinrichtungen wird durch Landesrecht bestimmt [...]. Zur finanziellen Förderung der Investitionskosten der Pflegeeinrichtungen sollen Einsparungen ein-

gesetzt werden, die den Trägern der Sozialhilfe durch die Einführung der Pflegeversicherung entstehen." Damit ging jede Verbindlichkeit verloren. Auch in § 82 „Finanzierung der Pflegeeinrichtungen" wird nur geregelt, dass der von den Pflegebedürftigen zu tragende Investitionszuschlag um die Anteile aus Landeszuschüssen vermindert werden muss.[10] Ob es diese Zuschüsse tatsächlich gibt, blieb dabei völlig offen.

Bemerkenswert ist in diesem Zusammenhang, dass von Anfang an in § 72 „Zulassung zur Pflege durch Versorgungsvertrag" der Vorrang von freigemeinnützigen und privaten Trägern postuliert wurde (Absatz 3). Auch damit war und ist es den Ländern möglich, sich aus der Planung und Sicherstellung einer angemessenen Pflege-Infrastruktur weitgehend zurückzuziehen. Durch die Vorrang-Regelung hätte es jeder Versuch einer Bedarfsplanung mit denselben Schwierigkeiten zu tun, denen die Krankenhausbedarfsplanung der Länder gegenübersteht: der grundgesetzlich garantierten Berufsfreiheit und den privaten Entscheidungsrechten der Träger zu Investitionen, Standorten etc.

1.2.2 Das Leistungssystem

■■ Differenzierung, Knappheit und „Dynamisierung"

Das **Leistungssystem war von Anfang an differenziert** aufgebaut. Dabei ging es nicht nur um die Pflegestufen, sondern auch um das Wahlrecht der Pflegebedürftigen zwischen Sachleistung und Pflegegeld. Letzteres sollte den Pflegebedürftigen dazu dienen, die „erforderliche Grundpflege und hauswirtschaftliche Versorgung durch eine Pflegeperson in geeigneter Weise selbst" sicherzustellen (S. 81). Auch hier ging es wieder um die Stärkung der Autonomie der Pflegebedürftigen; letztlich steht dahinter die Idee eines individuellen Pflegebudgets.

---

[8]   Explizit im Vorblatt des Fraktionsentwurfs Pflege-VG 1993 (Ziffer B 5).

[9]   Bundestags-Drs. 12/5920.

[10]   PflegeVG (1994), Bundesgesetzblatt 1994, Teil I Nr. 30, S. 1038.

Darüber hinaus wurden u. a. eingeführt:

- Urlaubs-Pflegevertretung,
- Tages- und Kurzzeitpflege
- Zuschüsse zu Pflegehilfsmitteln und die
- Erweiterung der sozialen Sicherung der Pflegepersonen.

Alle diese Leistungen wurden im Laufe der Zeit weiterentwickelt und ausgebaut, insbesondere die Versorgungsformen zwischen ambulant und stationär. Als „strukturelle" Veränderung ist bei den Leistungen am ehesten der Übergang zu den fünf Pflegegraden zu bewerten, der mit der Umsetzung des neuen Pflegebegriffs in der 18. Wahlperiode des Deutschen Bundestages verbunden war (insbesondere PSG II 2015). Im Pflegeversicherungsgesetz konzentrierte man sich dagegen zunächst auf die körperlichen Einschränkungen und entsprechende Hilfen. Die Fragen der sozialen Integration und vor allem das Demenz-Problem wurden zwar ansatzweise gesehen, aber zunächst nicht berücksichtigt. Hier gab es gesellschaftliche Lernprozesse, die in einem ersten Schritt zur Einführung besonderer Beratungsangebote und bescheidener Finanzhilfen (bis zu 460 € im Jahr) für „Pflegebedürftige mit erheblichem Betreuungsbedarf" geführt hatten (Pflegeleistungs-Ergänzungsgesetz, PflEG 2001). Der nächste Schritt kam mit dem Pflege-Weiterentwicklungsgesetz (2008), in dem die Leistungen für Menschen mit „eingeschränkter Alltagskompetenz" ausgeweitet wurden.

Bei der Einführung der Pflegeversicherung wurden die Leistungen zunächst eher knapp kalkuliert, sollten aber die Kosten der ambulanten Pflegeeinsätze und der Pflegeleistungen in Heimen „in der Regel" decken. Mit diesem System wurden Kostenbegrenzung und Berechenbarkeit erreicht; die Reform durfte auch die Arbeitgeber und den Koalitionspartner FDP nicht überfordern. Zur Akzeptanz des neuen Sozialversicherungszweiges war ein niedriger Einstiegs-Beitragssatz erforderlich.

Es würde hier zu weit führen, die einzelnen (jeweils meist verspäteten) Anpassungen der Leistungssätze nachzuverfolgen. Die stärkste Ausweitung hat jedenfalls im Zusammenhang mit der Einführung des neuen Pflegebedürftigkeitsbegriffs stattgefunden. Mit dem PSG II wurden die drei Pflegestufen durch die differenzierteren fünf Pflegegrade abgelöst. Die Leistungssätze wurden dabei merklich erhöht. Im Zusammenhang mit der Ausweitung des Kreises der Leistungsberechtigten (vor allem bei Demenzerkrankungen) führte das zu einem Anstieg der Gesamtausgaben der Pflegeversicherung, die erhebliche Beitragssatzerhöhungen zur Folge hatte, zuletzt zu Beginn des Jahres 2019.

Die **Dynamisierung** der Leistungen ist ein bis heute nicht überzeugend gelöstes Problem. In § 30 wurde die Bundesregierung zwar ermächtigt, durch Rechtsverordnung (mit Zustimmung des Bundesrates) die „Höhe der Leistungen im Rahmen des geltenden Beitragssatzes und der sich daraus ergebenden Einnahmeentwicklung anzupassen". Die restriktive Tendenz der Formulierung im Pflege-VG ist jedoch unverkennbar. Bis zur ersten Anpassung im Pflege-Weiterentwicklungsgesetz 2008 hatten die Leistungen daher durch die Inflation und die Kostensteigerungen der Pflegedienstleistungen ständig an Wert verloren. 2008 kam dann die Verpflichtung, die Notwendigkeit und Höhe einer Anpassung *alle drei Jahre* durch die Bundesregierung zu prüfen. Außerdem kam der (noch heute geltende) Hinweis auf eine Referenzgröße hinzu: „Als ein Orientierungswert für die Anpassungsnotwendigkeit dient die kumulierte Preisentwicklung in den letzten drei abgeschlossenen Kalenderjahren; dabei ist sicherzustellen, dass der Anstieg der Leistungsbeträge nicht höher ausfällt als die Bruttolohnentwicklung im gleichen Zeitraum. Bei der Prüfung können die gesamtwirtschaftlichen Rahmenbedingungen mit berücksichtigt werden." Auch das klingt noch sehr engherzig. Im Zweiten Pflegestärkungsgesetz (PSG II 2015) wurde als nächster Überprüfungszeitpunkt das Jahr 2020 eingesetzt. Das war verständlich, waren doch die Leistungssätze für die fünf Pflegegrade eben neu geordnet und insgesamt angehoben worden. Unbefriedigend

1

bleibt allerdings, dass es keine automatische Anpassungsregel gibt, wie etwa für die Leistungen der Rentenversicherung oder die Höhe der Bezugsgröße (§ 18 SGB IV) etc.

▪▪ Pflegeeinstufung

Eine wichtige Richtungsentscheidung des Pflege-VG 1993 war auch, die **Feststellung der Pflegebedürftigkeit dem Medizinischen Dienst** der Krankenversicherung (MDK) zuzuweisen. Die PPV bekam eine Sonderregelung; sie konnte sozusagen ihren eigenen Medizinischen Dienst aufbauen. Das Begutachtungsverfahren für die Pflegestufen war an sich nicht umstritten. Problematisch war in den ersten Jahren der Ausbau der MDKs, um die notwendigen Gutachter-Kapazitäten bereitzustellen. Diese Schwierigkeiten waren jedoch nach wenigen Jahren überwunden. Seitdem steht der MDK in Sachen Pflege nicht mehr im Zentrum der Kritik. Das nach der Einführung des neuen Pflegebedürftigkeitsbegriffs umgestellte Verfahren zur Feststellung des Pflegebedarfs hat sich bewährt und findet Anerkennung (Krupp und Hielscher 2019). Aktuelle Umfragen zeigen sogar eine relativ hohe Zufriedenheit der Pflegebedürftigen mit dem MDK. Bei den jährlichen Versichertenbefragungen „gaben knapp 88 % der Befragten an, dass sie mit der Pflegebegutachtung insgesamt zufrieden sind.“[11]

Allerdings gibt es in den verschiedenen MDKs Unterschiede in den Einstufungen, die – auch unter Berücksichtigung der regionalen Altersstrukturen – über zufällige Varianzen hinausgehen. Hier gibt es nach wie vor Mängel in der Koordination und Abstimmung, die bei einem bundesweit einheitlichen Leistungsanspruch und einem einheitlichen solidarischen Finanzierungssystem erklärungsbedürftig sind. Auch wenn die aktuelle Reform der Medizinischen Dienste (MD) (MDK-Reformgesetz 2019) nicht durch die (verbliebenen) Probleme der Pflegebegutachtung ausgelöst wurde (sondern durch die Prüfung der

Krankenhausrechnungen für die GKV), stärkt sie die fachliche Unabhängigkeit der Dienste und könnte zu einer besseren Zusammenarbeit der regionalen MDs beitragen.

▪▪ Die Frage der Leistungsqualität

Beim Start der Pflegeversicherung blieben Fragen der **Leistungstransparenz** für die Pflegebedürftigen und Fragen der **Leistungsqualität** weitgehend ausgeklammert. Zur Qualität gab es im ursprünglichen Gesetzentwurf überhaupt keine expliziten Regelungen. Im schließlich beschlossenen Gesetz gab es allerdings den § 80 „Qualitätssicherung“. Danach sollten „die Spitzenverbände der Pflegekassen, die Bundesarbeitsgemeinschaft der überörtlichen Träger der Sozialhilfe, die Bundesvereinigung der kommunalen Spitzenverbände und die Vereinigungen der Träger der Pflegeeinrichtungen auf Bundesebene […] gemeinsam und einheitlich Grundsätze und Maßstäbe für die Qualität und die Qualitätssicherung der ambulanten und stationären Pflege sowie für das Verfahren der Durchführung von Qualitätsprüfungen (vereinbaren). Sie arbeiten dabei mit dem Medizinischen Dienst der Spitzenverbände der Krankenkassen, den Verbänden der Pflegeberufe und den Verbänden der Behinderten eng zusammen.“ Das gesamte Qualitäts-Thema kam somit überhaupt erst durch das Abstimmungsverfahren mit dem Bundesrat ins Gesetz. Bekanntlich waren vor der Föderalismusreform[12] fast alle größeren Gesetze im Bundesrat zustimmungspflichtig, so auch das Pflegeversicherungsgesetz.

Mehr Aufmerksamkeit wurde dem Thema erst mit dem Pflege-Qualitätssicherungsgesetz gewidmet (PQSG 2001). Durch dieses Gesetz wurde die Qualitätssicherung als elftes Kapitel des SGB XI ausgebaut (§§ 112 ff.). Nachgelegt wurde mit dem Pflege-Weiterentwicklungsgesetz vom 28. Mai 2008.

Für diese schrittweise Entwicklung sollte man Verständnis haben; beim Start der Pflegeversicherung mussten überhaupt erst An-

---

[11] MDK-Gemeinschaft: Pressemitteilung vom 11.04.2019; Erklärung von Dr. Peter Pick, Geschäftsführer des MDS.

[12] Die entsprechende Grundgesetzänderung trat zum 1. September 2006 in Kraft.

gebotsstrukturen aufgebaut und Erfahrungen gesammelt werden. Auch in der GKV ist die Versorgungsqualität erst seit der Jahrtausendwende Gegenstand systematischer Beobachtung und Regulierung. Erst mit der zunehmenden Professionalisierung des Gemeinsamen Bundesausschusses (G-BA) und der Gründung des Instituts für Qualitätssicherung und Transparenz im Gesundheitswesen (§ 137a SGB V) wurden hier die entscheidenden Schritte vollzogen. Hervorzuheben ist dabei die Ausrichtung der Leistungen am Maßstab der evidenzbasierten Medizin. Ein vergleichbarer Schritt steht in der Pflegeversicherung noch aus.

In der GKV entwickelte sich die Qualitätssicherung zunächst im stationären Bereich. Mit den niedergelassenen Praxen tut man sich dagegen immer noch schwer. Auch in der Pflegeversicherung zielt man zurzeit vor allem auf die Pflegeheime. Es scheint einfacher zu sein, Qualitätssicherung für größere Einheiten einzuführen als für einzelne und kleinere Akteure. Im Bereich der ambulanten Pflege weiß man daher bisher wenig über die Qualität.

Auch was sich in der familiären Pflege abspielt und wie z. B. das Pflegegeld verwendet wird, ist weitgehend unbekannt. Die Versorgungsqualität in den intermediären Wohnformen (Pflege-WGs etc.) ist erst jüngst in den Blick der Öffentlichkeit geraten. Die Politik hat mit dem Entwurf eines Gesetzes zur Stärkung der intensivpflegerischen Versorgung und Rehabilitation in der gesetzlichen Krankenversicherung – Intensivpflege- und Rehabilitationsstärkungsgesetz (GKV-IPREG 2019) reagiert. Diese „Ambulantisierung der Pflege" schreitet voran, über die Qualität der entsprechenden Leistungen kann jedoch gestritten werden. „Diese Wohnformen sind für die Bewohner und Betreiber zwar finanziell attraktiv, unterliegen aber keinem Qualitätssicherungsverfahren wie die Heime. Daher müssen nun zeitnah Qualitätsmaßstäbe für neue Wohn- und Pflegeformen entwickelt werden", so Prof. Dr. Christoph Straub, Vorstandsvorsitzender der Barmer bei der Vorstellung des „Pflegereports 2019" (Rothgang und Müller 2019).

Die Qualitätsmessung soll **Transparenz** für die Pflegebedürftigen und ihre Angehörigen schaffen. Auch dieser Bereich der Pflegeversicherung wurde erst nach und nach entwickelt. So wurde mit dem Pflege-Qualitätssicherungsgesetz (PQSG 2001) ein **Bewertungssystem** („Pflegenoten") für die Heime eingeführt (§ 115 SGB XI). Die entsprechende Vereinbarung zwischen dem Spitzenverband Bund der Pflegekassen, den Verbänden der Pflegeheimbetreiber, der Sozialhilfe und den kommunalen Spitzenverbänden (unter Beteiligung des MDS) über die Kriterien der Veröffentlichung sowie die Bewertungssystematik der Qualitätsprüfungen (Pflege-Transparenzvereinbarung stationär PTVS) kam jedoch erst Ende 2008 zustande. Die Kritik an diesem System war hart: Es beschönige die Verhältnisse und weise regelmäßig zu gute „Noten" aus, die eine entscheidungsleitende Differenzierung der Heime nicht ermöglichten.

Mit dem PSG II wurde daher ein neues Bewertungssystem eingeführt. Die Evaluierung der Einführungsphase führt allerdings erneut zu Zweifeln an seiner Tauglichkeit. „Bei den Pflegeeinrichtungen müssen viele Prozess- und Ergebnisdefizite vorliegen, damit negative Bewertungskategorien wie ‚erhebliche bzw. schwerwiegende' Qualitätsdefizite zum Tragen kommen. Ähnlich wie bei den Pflegenoten besteht die Gefahr, dass der Großteil der Einrichtungen überwiegend mit ‚keine oder geringe Qualitätsdefizite' oder ‚moderate Qualitätsdefizite' abschneiden wird, obwohl bei den Bewohnerinnen und Bewohnern deutliche Mängel festgestellt wurden. Gute und schlechte Qualität wäre so nur schwer zu unterscheiden", kommentierte Dr. Peter Pick, Geschäftsführer des Medizinischen Dienstes Spitzenverband Bund (MDS) (Pick 2019).

Auch die Transparenz über die Leistungsansprüche und die Inanspruchnahme-Möglichkeiten war für die Anspruchsberechtigten von Anfang an eine „Baustelle". In diesem Bereich der **Beratung** wurde mit dem Pflege-Qualitätssicherungsgesetz (2001) nachgebessert. Danach haben die Pflegekassen die Pflegebedürftigen und ihre Angehörigen so zu beraten, dass sie ihre Rechte und Ansprüche wirksam wahrnehmen können. Mit dem Pflegeleistungs-Ergänzungsgesetz (PflEG 2001) wurde das Beratungsangebot für Schwerstpflegebedürftige erweitert, insbesondere für Demenzkranke. Einen gewissen Durchbruch gab es mit dem Pflege-Weiterentwicklungsgesetz vom 28. Mai 2008. Es schreibt die Bildung von regionalen **Pflegestützpunkten** vor, die zuständig sind für Beratung, Fallmanagement und die Erstellung individueller Versorgungspläne. Die Pflegekassen müssen mit ihnen eng zusammenarbeiten. Die Einrichtung der Stützpunkte in der Fläche ist jedoch nach wie vor lückenhaft; wie sie tatsächlich arbeiten und ob sie die erhofften Wirkungen entfalten, ist weitgehend unbekannt.

1.3 Vor neuen Herausforderungen

Aus der Sicht der Leistungsempfänger bleibt die Pflegeversicherung zwar oft hinter den Erwartungen zurück. In Wirklichkeit erwies sich die neue Sozialversicherung jedoch als modern und entwicklungsfähig. Schon die damalige Gesetzesbegründung liest sich über weite Strecken wie aktuell, war vorausschauend und wäre auch aus heutiger Sicht als problembewusst zu bezeichnen.

In den 25 Jahren seit ihrer Einführung ist jedenfalls eine Menge passiert. Die Leistungen wurden weiter differenziert und insgesamt ausgebaut. Die Finanzierung wurde angepasst und erweitert. Pflegeberatung und Qualitätssicherung wurden überhaupt erst entwickelt etc. Viele Strukturelemente haben sich im Großen und Ganzen bewährt: die Gesamtkonstruktion als Sozialversicherung, die „Organleihe"[13] durch die GKV und das Einstufungsverfah-

ren durch den Medizinischen Dienst etc. Das System entwickelte sich somit **pfadabhängig und evolutionär**, was in der Sozialgesetzgebung nichts Ungewöhnliches ist.

Der größte Vorwurf, den man der Pflegeversicherung machen kann, ist vielleicht, dass die Erneuerung des Pflegebedürftigkeitsbegriffs – trotz der intensiven Vorbereitung in diversen Kommissionen – relativ so spät umgesetzt wurde. Dabei war allen Beteiligten klar, dass diese Neuerung zu einer massiven Ausweitung des Leistungsvolumens führen würde. Daher kann man in der Rückschau verstehen, dass man sich auf dem Höhepunkt der Finanzkrise eine massive Erhöhung der Lohnnebenkosten nicht zugetraut hat. Nachdem dann deutlich wurde, dass Deutschland die Krise relativ glimpflich übersteht, wurde das Vorhaben in der 18. Wahlperiode auch zügig wieder aufgegriffen.

„Struktureller" Reformbedarf besteht somit einerseits da, wo Probleme (als politische Kompromisse) bereits von Anfang an „eingebaut" waren (z. B. die Parallelität von SPV und PPV; das Problem der Investitionskosten für die Heime; der Verzicht auf eine Bedarfsplanung) oder sich durch die Defizite in anderen Sozialversicherungszweigen verschärfen (zunehmende Lücken bei der Alterssicherung; mangelnde Anreize der GKV für Prävention und Rehabilitation Pflegebedürftiger etc.). Andererseits haben sich neue Probleme entwickelt bzw. zugespitzt, die durch die Veränderung der Leistungsstufen ausgelöst wurden und sich mit dem Personalmangel in der Pflege (bzw. den steigenden Kosten seiner Bewältigung) verschärfen. So stoßen mehrere Entwicklungen aufeinander und verstärken sich: Die Verbesserung der Pflegequalität erfordert mehr Personal und mehr Investitionen: Dadurch steigen die Gesamtkosten stärker als die Leistungssätze; vor allem im stationären Bereich erhöhen sich damit die „Eigenanteile" der Pflegebedürftigen. Das treibt die Politik um, insbesondere weil sie das **Versprechen der SPV zur Lebensstandardsicherung** gefährdet sieht. Pflegebedürftigkeit dürfe kein Armutsrisiko sein; wenn man pflegebedürftig

---

[13] Von „Organleihe" spricht das deutsche öffentliche Recht, insbesondere beim Verwaltungsrecht, wenn ein Organ eines Hoheitsträgers für einen anderen Hoheitsträger tätig wird und dabei nach außen als Organ des entleihenden Hoheitsträgers auftritt (wikipedia 2020).

werde, dürfe man nicht in die Fürsorge abrutschen.[14]

Allerdings war immer klar, dass die Pflegeversicherung nur die zusätzlichen Kosten der Pflege tragen kann und die Alterseinkommen (Rente etc.) den Lebensunterhalt decken müssen (Jacobs und Paquet 2015). Diese Grundvorstellung ist jedoch mittlerweile von zwei Seiten unter Druck geraten: Einerseits sind die Kosten sowohl der Pflegeleistungen im engeren Sinne als auch der Unterbringung („Hotelkosten") erheblich gestiegen, andererseits ist die Sicherung der Altersversorgung prekär geworden: Eine immer größere Gruppe von Versicherten wird keine ausreichenden Alterseinkommen mehr erreichen (wegen der neuen und unstetigen Beschäftigungsverhältnisse, der Ausdehnung des Teilzeit- und Niedriglohnsektors etc.).

Vor diesem Hintergrund werden verschiedene Maßnahmen zur Problemlösung diskutiert: Am prominentesten etwa der „Sockel-Spitze-Tausch"[15] (Rothgang und Kalwitzki 2018) bzw. die Einführung einer Pflege-Vollversicherung. Ansatzpunkt der Kritik ist der Charakter der Pflegeversicherung als Teilleistungssystem.

---

[14] Exemplarisch Cornelia Prüfer-Storcks, Senatorin für Gesundheit und Verbraucherschutz der Freien und Hansestadt Hamburg, und Andreas Storm, Vorstandsvorsitzender der DAK-Gesundheit, bei einer Veranstaltung der Freien und Hansestadt Hamburg zum Thema am 5.11.2019 in Berlin.

[15] Gemeint ist damit, dass die Pflegeversicherung je nach Pflegegrad nicht mehr nur einen Pauschalbetrag („Sockel") trägt, sondern bedarfsgerecht die vollen Leistungskosten tragen soll (einschließlich der bisherigen „Spitze"). Der „Eigenanteil" erhielte damit den Charakter eines *festen* Zuzahlungsbetrags zum „Sockel". Künftige Kostensteigerungen („Spitze") würden somit nicht mehr durch den Eigenanteil aufzufangen sein, sondern würden *variabel* durch die Pflegeversicherung gedeckt.

1.4 In der Kritik: Das Teilleistungssystem

Eine „Strukturentscheidung" für diese Ausgestaltung hat es bei der Einführung der Pflegeversicherung allerdings nur insoweit gegeben, als fixe Leistungsbeträge festgelegt wurden. In § 4 Abs. 2 des Fraktionsentwurfs hieß es: „Bei häuslicher und teilstationärer Pflege ergänzen die Leistungen der Pflegeversicherung die familiäre, nachbarschaftliche oder sonstige ehrenamtliche Pflege und Betreuung. Bei vollstationärer Pflege werden die Pflegebedürftigen von pflegebedingten Aufwendungen entlastet; die Aufwendungen für Unterkunft und Verpflegung tragen die Pflegebedürftigen selbst." Die Formulierung gilt mit kleinen redaktionellen Änderungen bis heute. In der Begründung der Regelung wird dieses Leistungsvolumen zwar gegen eine „Vollversorgung" abgegrenzt. Die vorgesehenen Leistungen in den drei Stufen sollten jedoch im ambulanten Bereich „grundsätzlich dem Bedarf gerecht werden". „Reichen die Leistungen der Pflegeversicherung im Einzelfall nicht aus, muß der Pflegebedürftige die weitergehenden Leistungen mit eigenen Mitteln bezahlen", ggf. unter Inanspruchnahme der Sozialhilfe. „Bei vollstationärer Pflege besteht die Eigenleistung des Versicherten in der Übernahme der Kosten für Unterkunft und Verpflegung. Dies ist zumutbar, da der Versicherte diese Kosten außerhalb der Einrichtung auch selbst zu tragen hätte."

Im bis heute unveränderten § 25 „Wirtschaftlichkeitsgebot" wird die Abgrenzung zur „Vollversorgung" weiter verstärkt: Im Gegensatz zur Krankenversicherung (§ 12 SGB V) müssen die Leistungen nicht „ausreichend" sein. Dieser Begriff begründet in der GKV den Leistungsanspruch nach dem Behandlungsbedarf in jedem Einzelfall. Aus Gründen der Kostenbegrenzung (vgl. auch das Gebot der Beitragssatzstabilität in § 79) kann daher „das Wirtschaftlichkeitsgebot in der sozialen Pflegeversicherung nicht das Gebot *ausreichender* Leistungsgewährung umfassen." Die Leistungsansprüche wurden somit **typisiert** und

1

in ihrer Höhe begrenzt. Sie sollten aber – das geht auch aus den Begründungen des Pflege-VG für die ambulanten Pflegesachleistungen (§ 32) und die vollstationären Leistungen (§ 39) hervor – „in der Regel [...] zur Deckung des Pflegebedarfs ausreichen" bzw. die Pflegekosten der Heime „abdecken".

Durch die Kostenentwicklung und die lange unterbliebene Leistungsanpassung der Pflegeversicherung sowie durch die ausbleibende Investitionsfinanzierung der Länder ging die Schere zwischen den Leistungssätzen und den tatsächlichen Pflegekosten allerdings immer mehr auf. **Erst damit trat der Teilleistungscharakter der Pflegeversicherung so deutlich hervor,** wie er heute diskutiert wird.

Trotz dieser Entwicklung dürfen die Vorteile dieses Systems nicht aus dem Auge verloren werden:

- Es wirkt funktional **staatsentlastend,** indem es dem **Versicherten** die letzte Verantwortung dafür überlässt, welche Leistungen er sich in welcher Qualität einkauft. Der Gesetzgeber erspart sich damit eine genauere Regulierung der Leistungen (gegenüber dem Status quo, in dem die Leistungsangebote grundsätzlich nach oben offen sind und die privaten Zahlungen von den Pflegebedürftigen nach ihrem persönlichen Bedarf eingesetzt werden können).
- Es fördert die **Beitragssatzstabilität.** Auf Basis der demographischen Entwicklung und der Eintrittswahrscheinlichkeiten von Pflegebedarf können die Gesamtausgaben der Pflegeversicherung relativ gut geschätzt werden.
- Der Pflegebedürftige ist **Vertragspartner** der Leistungserbringer. Positiv ist dabei das freiheitliche Element der Eigenverantwortung. Andererseits haben wir es hier mit einem Personenkreis zu tun (auch Demente), für den „Konsumentensouveränität" nur bedingt unterstellt werden kann. Umso wichtiger sind die institutionelle Qualitätssicherung der Leistungen und die Beratung der Pflegebedürftigen (und ihrer Angehörigen) bei der Auswahl der Leistungen und ihrer Anbieter. Wünschenswert wäre somit

eine bessere „Steuerung", die die Selbstbestimmung der Pflegebedürftigen wahrt und nicht in einen institutionellen Paternalismus abgleitet.

- Andererseits muss eingeräumt werden, dass die Autonomie der Pflegebedürftigen zur Fehlsteuerung führt, wenn auf breiter Front die Eigenanteile individuell nicht mehr getragen werden können. Wie bereits erwähnt, ist die Grundidee gestört, sobald die Pflegebedürftigen auf Hilfe zur Pflege angewiesen sind. Dann dürften alle Entscheidungen von Kostenerwägungen dominiert werden.

1.5 Lösungsansätze

Vor allem für die vollstationäre Versorgung wird ein starker Anstieg der Eigenanteile vorhergesagt (Rothgang et al. 2019). Ausschlaggebend dafür sind u. a. die Vorgaben der Konzertierten Aktion Pflege zur besseren Bezahlung der Pflegekräfte und zur verbesserten Personalausstattung der Einrichtungen. Die dadurch erhöhten Pflegekosten würden vollständig an die Pflegebedürftigen weitergegeben (Rothgang 2019). Zur Lösung des Problems werden der Sockel-Spitze-Tausch[16] bzw. der Übergang zu einer Vollversicherung (ohne Eigenanteil) gefordert (z. B. SPD 2019, S 18).

Diese Umgestaltung hätte allerdings einen Preis:

- Ein Vollversicherungssystem hätte weitreichende Wirkungen für die Finanzstabilität. Im Gegensatz zur Planbarkeit des „Zuschusssystems" liefe die Vollversicherung auf die Einrichtung eines Sachleistungssystems mit individualisierten Ansprüchen hinaus. Das würde auch die Einteilung in die Pflegegrade in Frage stellen, die ja letztlich die Fortsetzung der „Typisierung" von Leis-

---

[16]   Z. B. die Senatorin für Gesundheit und Verbraucherschutz der Freien und Hansestadt Hamburg, Cornelia Prüfer-Storcks, am 5. November 2019 bei einer Veranstaltung zum Thema in der Landesvertretung von Hamburg in Berlin.

tungsansprüchen darstellt. Der Eigenanteil hätte nur noch den Charakter einer Selbstbeteiligung an den Pflegekosten.

- Statt der Pauschalierung der Leistungen müsste das System im einzelnen Anspruchsfall prüfen, welche Leistungen „ausreichend"[17] und angemessen wären. Das System müsste schon gesetzlich die Ansprüche genauer definieren und grundsätzlich auch den Entscheidungspfad für die Art der in Anspruch genommenen Leistungen vorschreiben. Das wäre aufwendig und streitbehaftet.
- Als Grundlage dieses Systems und zur Vermeidung von *Moral Hazard* müssten in der Folge die Leistungsansprüche durch die Selbstverwaltung detailliert bestimmt werden. Dazu müsste ein institutionelles Arrangement geschaffen werden, das z. B. dem gemeinsamen Bundesausschuss im SGB V (§ 91) nachgebildet wäre.
- Zu prüfen wäre außerdem, wie weit sich der Sockel-Spitze-Tausch unterschiedlich auf die Verhältnisse in der stationären und der ambulanten Pflege auswirken würde, die doch recht verschiedene Kostenstrukturen aufweisen. (Die Pflegestärkungsgesetze waren dagegen darauf ausgerichtet, die Leistungssätze im ambulanten und stationären Bereich aneinander anzugleichen!) Auch die Zahlungswege (einschließlich des dann als Selbstbeteiligung wirkenden Eigenanteils) müssten völlig neu konzipiert werden: Die Pflegeversicherung könnte die Leistungserbringer direkt vergüten; die Zwischenposition des Pflegebedürftigen für den Finanztransfer wäre nicht mehr erforderlich.

Daneben ist zu bedenken, dass immer mehr Pflegebedürftige ambulant versorgt werden. Die Ambulantisierung der Pflege und der Ausbau der intermediären Pflegeformen sind langfristige Trends (Heger et al. 2019).

Im Zusammenhang mit dem Anspruch der Lebensstandardsicherung muss außerdem gesehen werden, dass dafür nicht in erster Linie die Pflegeversicherung zuständig ist. Dementsprechend reagiert die Politik mit Maßnahmen zur Stabilisierung der Altersrenten, insbesondere im Niedriglohnsektor („Grundrente" etc.). Alle Pläne zur Sicherung und Erhöhung der Alterseinkommen dienen letztlich auch dazu, ggf. die Eigenanteile der Pflegeversicherung besser verkraften zu können.

Ein gesellschaftspolitischer Einwand kommt hinzu: Die Politik tendiert im Moment dahin, dass die eigenen Mittel der Pflegebedürftigen und ihrer Angehörigen (Einkommen und Vermögen) im Pflegefall weniger (oder gar nicht mehr) herangezogen werden sollen. Dabei sind die Vermögen der deutschen Privathaushalte so hoch wie nie (Bundesbank 2019, S 13). Es ist jedoch nicht Sinn der Pflegeversicherung, ein „Erbenschutzprogramm" zu sein. Insoweit ist das zum 1.1.2020 in Kraft getretene Angehörigen-Entlastungsgesetz (2019) zwar politisch verständlich, setzt aber mit der sehr großzügigen Entlastung unterhaltsverpflichteter Angehöriger in der Sozialhilfe ein falsches Signal. Denn die Sicherung auskömmlicher Alterseinkommen und die (z. B. steuerliche) Förderung der Vermögensbildung sollen doch vor allem dem Ziel dienen, die „Wechselfälle des Lebens" finanziell aus eigener Kraft zu bewältigen. Wenn im Pflegefall trotzdem darauf verzichtet wird, diese Mittel heranzuziehen, tut sich zumindest ein Widerspruch in den Zielen der Politik auf.

Alternative Lösungsansätze sind insbesondere:

- Die **Anhebung der Leistungssätze** der Pflegeversicherung, was zwangsläufig zu höheren Beitragssätzen führen würde. Innerhalb der bisherigen Systematik sollte dabei an erster Stelle mit einer regelhaften Dynamisierung der Leistungen nach § 30 SGB XI begonnen werden. In den maßgeblichen „Orientierungswert" sollten dabei nicht nur die allgemeine Inflationsrate, sondern z. B. auch die speziellen Dienstleistungskosten der Pflegeanbieter eingehen (spezielle Lohnentwicklung und Personalstruktur etc.).

---

17   Im Sinne des § 12 SGB V für die Krankenversicherung.

1

- Die Einführung von **Steuerzuschüssen** zur Pflegeversicherung. Sie würde eine Steigerung der Leistungen ohne Beitragssatzanhebung ermöglichen bzw. den Beitragssatzanstieg dämpfen. Auch der GKV-Spitzenverband fordert dies. Die „versicherungsfremden Leistungen" sollten vom Staat übernommen werden. Dazu zählt der GKV-SV vor allem die Leistungen der sozialen Sicherung der Pflegepersonen (§ 44 SGB XI) und die Leistungen im Rahmen der stationären Pflege von Menschen mit Behinderung (§ 43a SGB XI). Diese Leistungen sind in der SPV in den letzten Jahren deutlich gestiegen und beliefen sich im Jahr 2018 auf rund 2,6 Mrd. € (Kiefer 2019, S. 24).
- Die Übernahme der **Investitionskosten** für die Pflegeheime durch die Länder, so wie es ursprünglich im Pflege-VG 1994 vorgesehen war. Gemäß § 9 SGB XI liegt die Verantwortung für die Planung und Förderung der Pflegeeinrichtungen in der Zuständigkeit der Länder. Wenn diese Kosten übernommen würden, führte das unmittelbar zu einer Entlastung der Pflegebedürftigen (§ 82 SGB XI). Die in § 9 Satz 3 SGB XI erwähnten Einsparungen in der Sozialhilfe fallen auch heute noch an und beliefen sich im Jahr 2015 auf rund fünf Milliarden Euro (Bericht der Bundesregierung 2016 nach § 10 SGB XI). Allein im Jahr 2018 haben die Einrichtungen den Pflegebedürftigen 4,1 Mrd. € an Investitionskosten in Rechnung gestellt (Kiefer 2019). Möglicherweise könnte sich auch der Bund mit einem Zuschuss an der Investitionsfinanzierung beteiligen, so wie es in der ursprünglichen Fassung des Fraktionsentwurfs zum Pflege-VG geregelt werden sollte.
- **Ergänzende private Versicherungen** sind ebenfalls eine Möglichkeit der finanziellen Vorsorge. Die Form einer *freiwilligen* Zusatzversicherung, wie sie im Vierzehnten Kapitel (§§ 126 ff. SGB XI) vorgesehen ist, hat jedoch das Problem der Treffgenauigkeit. Selbst wenn die Förderbeträge höher wären (und gleichgültig ob sie aus der

Pflegeversicherung oder aus Steuermitteln kommen) gilt, dass gerade bei denjenigen, die mit dem Eigenanteil überfordert wären, die Wahrscheinlichkeit zum Abschluss einer ausreichenden Versicherung am geringsten wäre. Dieses Grundproblem wird auch durch die neuesten Vorschläge der PKV für Zusatzversicherungen nicht gelöst.[18] Eine verpflichtende Lösung könnte dagegen organisatorisch im kollektiven System verbleiben und liefe praktisch auf eine Erweiterung des *Pflegevorsorgefonds* hinaus (Aufbau eines kollektiven Kapitalstocks zur Überbrückung des Renteneinstiegs der „Babyboomer" bzw. zur Entlastung der Beitragssätze ab dem Jahr 2035 nach den §§ 131 ff. SGB XI).

Weiter werden diskutiert die „Prüfung, ob die Dauer der Zahlung der Eigenanteile zeitlich begrenzt werden kann, [...] die Prüfung eines pauschalen Arbeitgeberbeitrags für geringfügig Beschäftigte an die Pflegeversicherung (analog dem Prinzip in der GKV)" und die „Umsetzung der AMSK-Beschlüsse zum Wechsel der Finanzierungsverantwortung für die medizinische Behandlungspflege sowie die geriatrische Rehabilitation."[19]

1.6 Schlussbemerkung und Fazit

Die dargestellten Überlegungen zeigen den (auch strukturellen) Handlungsbedarf in der Pflegeversicherung. Die Dramatisierung der Probleme in der politischen Diskussion und den Medien sollte jedoch nicht zu Hektik führen. Der scheinbar naheliegende Übergang zu einer Vollversicherung ist nicht alternativlos. Es gibt Lösungsansätze, die weniger tief in die „Strukturen" der Pflegeversicherung eingreifen. Bevor man z. B. auf den „Sockel-Spitze-

---

[18] PKV-Verband: Pressemitteilung vom 23.10.2019; ► https://www.pkv.de/themen/pflege/neuer-generationenvertrag/ Zugegriffen: 24. Januar 2020.

[19] 92. Gesundheitsministerkonferenz – Sonder-Kamin „Weiterentwicklung der Pflegeversicherung" am 11. November 2019; Problemaufriss.

Tausch" orientiert, müssten die Implikationen dieses Modells weiter durchdacht werden. Dabei zeigt sich, dass das Problem der steigenden „Eigenanteile" mit mehreren Strukturproblemen der Pflegeversicherung verknüpft ist. Das betrifft insbesondere die Frage der Investitionsfinanzierung der Heime, die Dynamisierung der Pflegeleistungen und diverse Fragen der Finanzierung im engeren Sinne (Verhältnis zur privaten Pflegeversicherung, Steuerfinanzierung versicherungsfremder Leistungen etc.). Auch dafür sind „strukturelle" Reformen erforderlich. Von einem „grundsätzlichen Systemwechsel" (SPD 2019, S 17) sollte trotzdem nicht gesprochen werden. Denn viele „Strukturelemente" der Pflegeversicherung haben seit Einführung des Systems ihre Funktion erfüllt und ihre Anpassungsfähigkeit bewiesen.

Neben den genannten Problemen gibt es allerdings zwei grundsätzliche Herausforderungen, die in der Gründungsphase der Pflegeversicherung keine oder nur eine geringe Rolle gespielt haben:

- Die Gesellschaft sollte mehr dafür tun, die **Pflegewahrscheinlichkeit zu reduzieren** bzw. die Einstufung in höhere Grade des Pflegebedarfs zu vermeiden. Prävention und Gesundheitsförderung spielen hier eine wichtige Rolle, ebenso wie die Rehabilitation auch bei Pflegebedürftigen. Gelänge es, die Pflegewahrscheinlichkeit zu reduzieren, reduzierte sich auch der benötigte Kapital- und Personalbedarf in den Pflegeeinrichtungen etc.

- Das fundamentale Problem für die Zukunft der Pflege ist die **Knappheit von Personal.** Wegen der demographischen Entwicklung ist dieses Problem unausweichlich. Man wird es allerdings nicht allein durch eine bessere Wertschätzung und höhere Vergütungen für das Pflegepersonal lösen. Auch eine erfolgreiche Rückgewinnung von abgewanderten Pflegekräften in ihren alten Beruf und die Anwerbung von Personal aus dem Ausland können nur einen Teilbeitrag leisten. Viel zu wenig betrachtet wird dagegen der Aspekt der **Steigerung der Produktivität** in diesem Dienstleistungs-

bereich. Dabei stellt sich die generalisierte Maxime der Akademisierung der Pflege möglicherweise sogar als Hemmnis heraus. Sinnvolle Lösungen erfordern wahrscheinlich sogar weniger starre Vorgaben als die, die jetzt als „Lösungen" verkauft werden – vor allem einen **variablen Qualifikationsmix**, der auch die fachlich differenzierte **Delegation** von Pflegeleistungen zulässt. Außerdem sind (nicht nur dafür) erhebliche **Investitionen** in den Heimen (Heger et al. 2019) in die bauliche und technische Infrastruktur sowie die Digitalisierung des Pflegebereichs[20] erforderlich.

Neben den Anstrengungen zur Lösung der Finanzierungsprobleme müsste mehr als heute auch über diese Themen nachgedacht werden.

Literatur

Angehörigen-Entlastungsgesetz (2019) Gesetz zur Entlastung unterhaltsverpflichteter Angehöriger in der Sozialhilfe und in der Eingliederungshilfe (Angehörigen-Entlastungsgesetz) vom 10. Dezember 2019 (Bundesgesetzblatt I Nr 46, S 2135)

Bericht der Bundesregierung 2016 nach § 10 SGB XI (o. J.) Sechster Bericht der Bundesregierung über die Entwicklung der Pflegeversicherung und den Stand der pflegerischen Versorgung in der Bundesrepublik Deutschland. https://www.bundesgesundheitsministerium.de/fileadmin/Dateien/5_Publikationen/Pflege/Berichte/6.Pflegebericht.pdf. Zugegriffen: 5. März 2020

Bertelsmann Stiftung (2019) Wie die Pflegeversicherung generationengerechter finanziert werden kann. In: Bertelmann-Stiftung (Hrsg) Langzeitpflege im Wandel (https://www.bertelsmann-stiftung.de/de/publikationen/publikation/did/langzeitpflege-im-wandel/ (Zugegriffen: 24. Januar 2020))

Bundesbank (2019) Deutsche Bundesbank, Monatsbericht April 2019

GKV-GSG (1992) Gesetz zur Sicherung und Strukturverbesserung der gesetzlichen Krankenversicherung (Gesundheitsstrukturgesetz) vom Dezember 1992 (Bundesgesetzblatt I Nr 59, S 2266)

GKV-IPREG (2019) Referentenentwurf der Bundesregierung. Entwurf eines Gesetzes zur Stärkung von intensivpflegerischer Versorgung und medizinischer

---

[20] Ein erster Anlauf dazu wird im Pflegepersonal-Stärkungsgesetz (PpSG 2019) gemacht.

1

Rehabilitation in der gesetzlichen Krankenversicherung (Intensivpflege- und Rehabilitationsstärkungsgesetz – GKV-IPREG) vom 5. Dezember 2019

GKV-WSG (2007) Gesetz zur Stärkung des Wettbewerbs in der gesetzlichen Krankenversicherung (GKV-Wettbewerbsstärkungsgesetz GKV-WSG) vom 26. März 2007 (Bundesgesetzblatt I Nr 11, S 378)

Heger D, Augurzky B, Kolodziej I, Krolop S, Wuckel C (2019) Pflegeheim Rating Report 2020. Zwischen Nachfragewachstum und Kostendruck. medhochzwei, Heidelberg

Jacobs K, Paquet R (2015) Die Pflegeversicherung als Sozialversicherung – institutionelle Rahmenbedingungen und Grenzen. Sozialer Fortschr Heft Januar/Februar:1–7

KiBG (2004) Kinder-Berücksichtigungsgesetz (vom 15. Dezember 2004, Bundesgesetzblatt I Nr 69, S 4348)

Kiefer G (2019) (Vorstand des GKV-SV) im Referat „Reform- und Finanzbedarf der Pflegeversicherung" beim Presseseminar des GKV-Spitzenverbandes, Sommerfeld, 17./18. Juni 2019, S 24

Koalitionsvereinbarung 1991: Koalitionsvereinbarung für die 12. Legislaturperiode des Deutschen Bundestages vom 16. Januar 1991. https://www.kas.de/web/geschichte-der-cdu/koalitionsvertraege. Zugegriffen: 26. November 2019

Krupp E, Hielscher V (2019) (Institut für Sozialforschung und Sozialwirtschaft e. V. Saarbrücken (iso)) Wissenschaftliche Evaluation der Umstellung des Verfahrens zur Feststellung der Pflegebedürftigkeit (§ 18c Abs. 2 SGB XI) – Zusammenfassung der Untersuchungsergebnisse (30. Dezember 2019). Bundesministerium für Gesundheit (Hrsg). Berlin

MDK-Reformgesetz (2019) Gesetz für bessere und unabhängigere Prüfungen (MDK-Reformgesetz) vom 14. Dezember 2019 (Bundesgesetzblatt I Nr 51, S 2789)

PflEG (2001) Gesetz zur Ergänzung der Leistungen bei häuslicher Pflege von Pflegebedürftigen mit erheblichem Betreuungsbedarf (Pflegeleistungs-Ergänzungsgesetz, PflEG) vom 14. Dezember 2001 (Bundesgesetzblatt I Nr 70, S 3728)

Pflege-VG (1993) Gesetzentwurf der Fraktionen der CDU/CSU und F.D.P.: Entwurf eines Gesetzes zur sozialen Absicherung des Risikos der Pflegebedürftigkeit (Pflege-Versicherungsgesetz – PflegeVG), Bundestags-Drs 12/5262

Pflege-Weiterentwicklungsgesetz (2008) Gesetz zur strukturellen Weiterentwicklung der Pflegeversicherung (Pflege-Weiterentwicklungsgesetz) vom 28. Mai 2008 (Bundesgesetzblatt I Nr 20, S 874)

PflegeVG (1994) Gesetz zur sozialen Absicherung des Risikos der Pflegbedürftigkeit (Pflege-Versicherungsgesetz, PflegeVG) vom 26. Mai 2994 (Bundesgesetzblatt I Nr 30, S 1014)

Pick P (2019) „Das neue Qualitätssystem für Pflegeheime: gemeinsam für gute Qualität" – Observer Gesundheit vom 23.12.2019. https://observer-gesundheit.de/das-neue-qualitaetssystem-fuer-pflegeheime-gemeinsam-fuer-gute-qualitaet/. Zugegriffen: 29. Jan. 2020

PpSG (2019) Gesetz zur Stärkung des Pflegepersonals (Pflegepersonal-Stärkungsgesetz – PpSG) vom 11. Dezember 2019 (Bundesgesetzblatt I Nr 45, S 2394)

PQSG (2001) Gesetz zur Qualitätssicherung und zur Stärkung des Verbraucherschutzes in der Pflege (Pflege-Qualitätssicherungsgesetz PQSG) vom 9. September 2001; Bundesgesetzblatt I Nr 47, S 2320).

PSG II (2015) Zweites Gesetz zur Stärkung der pflegerischen Versorgung und zur Änderung weiterer Vorschriften (Zweites Pflegestärkungsgesetz, PSG II), verkündet am 21. Dezember 2015, in Kraft getreten am 1. Januar 2016

Rothgang H (2019) Defizite der derzeitigen Ausgestaltung der Pflegeversicherung. Soziale Sicherh 11:393

Rothgang H, Kalwitzki T (2018) Skizze einer neuen Finanzierung der Pflegeversicherung. Gesundh Sozialpolitik – Zeitschrift Für Das Gesamte Gesundheitswes 6:6–12

Rothgang H, Müller R (2013) Verlagerung der Finanzierungskompetenz für Medizinische Behandlungspflege in Pflegeheimen von der Pflege- in die Krankenversicherung. Gutachten für die Robert Bosch Stiftung. Robert Bosch Stiftung, Bremen

Rothgang H, Müller R (2019) Pflegereport 2019 – Ambulantisierung der Pflege. In: Barmer (Hrsg) Schriftenreihe zur Gesundheitsanalyse, Bd. 20. Barmer, Berlin

Rothgang H, Kalwitzki T, Domhoff D (2019) Modellrechnungen zur Finanzreform der Pflegeversicherung. Kurzexpertise im Auftrag der DAK-Gesundheit von Oktober 2019

SPD (2019) Beschluss Nr 3 beim ordentlichen Bundesparteitag 2019 (6.–8. Dezember) zum Leitantrag „Arbeit – Solidarität – Menschlichkeit: Ein neuer Sozialstaat für eine neue Zeit". https://indieneuezeit.spd.de/aktuelles/tag-2/sozialstaat/. Zugegriffen: 29. Jan. 2020

Wikipedia (2020) https://de.wikipedia.org/wiki/Organleihe. Zugegriffen: 5. März 2020

Pflegesysteme im internationalen Vergleich

Markus Kraus, Sophie Fößleitner und Monika Riedel

2.1 Einleitung – 24

2.2 Länderportraits – 26
2.2.1 Schweden – 26
2.2.2 Niederlande – 28
2.2.3 Spanien – 31

2.3 Diskussion – 33

2.4 Fazit – 36

Literatur – 36

K. Jacobs et al. (Hrsg.), *Pflege-Report 2020*, https://doi.org/10.1007/978-3-662-61362-7_2

2

■■ **Zusammenfassung**

Die demographischen und gesellschaftlichen Entwicklungen werden das deutsche Pflegesystem in den kommenden Dekaden vor große Herausforderungen stellen. Insofern lohnt ein Blick über die Grenzen Deutschlands, wie andere europäische Länder mit dieser Aufgabe umgehen. In diesem Zusammenhang wird die Ausgestaltung der Steuerungs-, Finanzierungs- und Leistungsstruktur im schwedischen, niederländischen und spanischen Pflegesystem beschrieben. Darauf aufbauend werden die mit der unterschiedlichen Ausgestaltung der einzelnen Pflegesysteme einhergehenden Anreize theoretisch ausgeführt und die daraus gewonnenen Erkenntnisse im Kontext des deutschen Pflegesystems diskutiert. Dieses bietet aufgrund der zentralen Steuerungsstruktur und der daraus resultierenden einheitlichen Leistungsstruktur Anreize für hohe Verteilungsgerechtigkeit. Ebenso sind Weichen für hohe allokative Effizienz gestellt, da die Finanzierung aus einer Hand keine Anreize zu einer Leistungsverschiebung birgt. Als Nachteil der monistischen und allein an Arbeitseinkommen anknüpfenden Finanzierung kann die Tendenz zu Unterversorgung gesehen werden.

Demographic and societal developments will challenge the German long-term care system throughout the coming decades, making it worthwhile to take a look abroad in order to learn how other countries are tackling these challenges. This chapter describes the regulatory and financial framework as well as the basic structure for provision of care in three countries: Sweden, the Netherlands and Spain. The incentives associated with the respective regulatory structures are explained and discussed in the context of the German care system. In Germany, central regulation and the resulting uniform provision of care are good preconditions for equity, but also for high allocative efficiency due to comprehensive financing responsibility. Public financing from one source only which is related exclusively to income from work, however, can be seen as a disadvantage because of the inherent incentive for under-provision.

2.1 Einleitung

Demographische und gesellschaftliche Entwicklungen, insbesondere eine alternde Bevölkerung sowie die rückläufige Verfügbarkeit an informell pflegenden Angehörigen, legen einen steigenden Bedarf an (formellen) Pflegeleistungen für die ältere Bevölkerung nahe, selbst wenn sich der durchschnittliche Gesundheitszustand, wie in der Vergangenheit beobachtet, weiter bessert. In logischer Konsequenz resultiert daraus ein steigender Bedarf an finanziellen Mitteln zur Finanzierung der Pflege, weswegen eine nachhaltige Finanzierung der Langzeitpflege immer mehr in den Fokus der (Gesundheits-)Politik gerückt wird.

Diese Entwicklungen werden in den kommenden Dekaden auch das deutsche Pflegesystem vor große Herausforderungen stellen: So wird der Anteil der über 80-jährigen Personen von 5,9 % im Jahr 2016 auf 13,3 % im Jahr 2070 steigen und sich somit mehr als verdoppeln. Ebenso werden sich die öffentlichen Ausgaben für Langzeitpflege stark erhöhen: Während diese im Jahr 2016 noch 1,3 % des BIP betrugen, werden sie im Jahr 2070 bei 2,7 % des BIP liegen (European Commission 2018). Da auch andere europäische Länder vor ähnlich großen Aufgaben stehen, lohnt ein Blick über die Grenzen Deutschlands, um Best-Practice-Modelle im Bereich der Pflege zu identifizieren und Ansatzpunkte für Verbesserungen zu generieren.

Ziel dieses Beitrages ist es somit, das deutsche Pflegesystem hinsichtlich der Steuerungs-, Finanzierungs- und Leistungsstruktur einem europäischen Vergleich zu unterziehen. Hierzu wurden drei Länder ausgewählt, die einerseits eine andere Herangehensweise bei der Steuerungs- und Finanzierungsstruktur des Pflegesystems als Deutschland verfolgen und andererseits unterschiedlichen Wohlfahrtsstaatsmodellen zugeordnet werden. Unter diesen Gesichtspunkten werden Schweden, die Niederlande und Spanien einem Vergleich unterzogen und im Folgenden hinsichtlich ihrer Steuerungs-, Finanzierungs- und Leistungs-

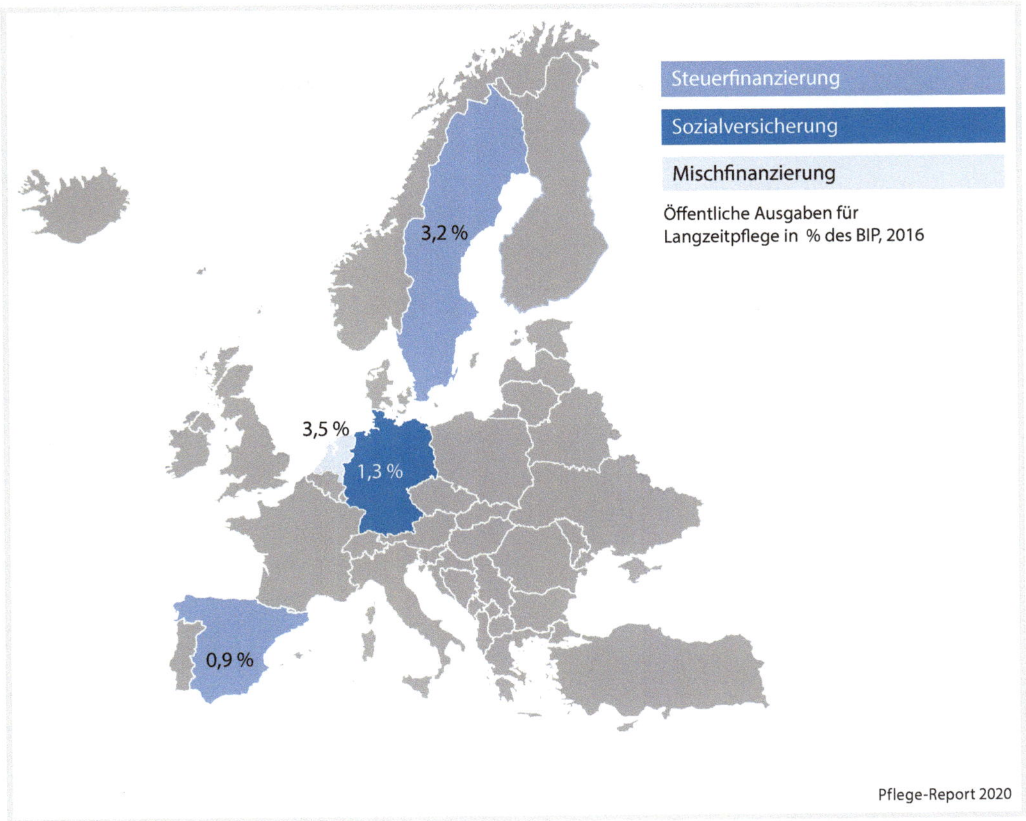

◻ Abb. 2.1 Länderauswahl

struktur näher beschrieben (◻ Abb. 2.1). Die Steuerungsstruktur beschreibt dabei, welche Verwaltungsebene und/oder welche Institution eine zentrale Rolle bei der Steuerung und Ausgestaltung des Pflegesystems einnimmt, die Finanzierungsstruktur hingegen, welches Finanzierungsmodell dem Pflegesystem zugrunde liegt und welche Verwaltungsebene bzw. Institution über welche Kompetenzen bei der Mittelaufbringung verfügt. Der Abschnitt zur Leistungsstruktur schließlich legt dar, wer für die Feststellung des Pflegebedarfs verantwortlich zeichnet und welche Geld- und/oder Sachleistungen den pflegebedürftigen Personen unter welchen Voraussetzungen zur Verfügung stehen.

Der Beitrag schließt mit einer Diskussion, die zum einen die durch die unterschiedliche Ausgestaltung der Steuerungs- und Finanzierungsstruktur entstehenden Anreize auf die Leistungsstruktur theoretisch beschreibt und zum anderen die daraus gewonnenen Erkenntnisse im Kontext des deutschen Pflegesystems diskutiert.

Die Grundlage dieses Beitrags bildet der Bericht „Zukünftige Finanzierung der Langzeitpflege – Ansatzpunkte für Reformen" aus dem Jahr 2020, der von den drei Autorinnen und Autoren im Auftrag des österreichischen Bundesministeriums für Arbeit, Soziales, Gesundheit und Konsumentenschutz erstellt wurde (BMASGK 2020).

2.2 Länderportraits

2.2.1 Schweden

Dem schwedischen Pflegesystem liegt das sozialdemokratische Wohlfahrtsstaatsmodell zugrunde. Dieses zeichnet sich dadurch aus, dass die Gesamtbevölkerung als Zielgruppe gilt, ein umfassendes Leistungsangebot vorliegt und der Staat der Hauptakteur in der Leistungserbringung ist (Peterson 2017; Vogliotti und Vattai 2014).

Die Verantwortung für die Organisation und Finanzierung der Pflege liegt somit größtenteils auf staatlicher Ebene und nicht bei den Einzelpersonen und ihren Familien, auch wenn letzteren im Bereich der informellen Pflege eine immer größer werdende Rolle zukommt. Das schwedische Pflegesystem ist somit als universell einzustufen, gilt als sehr umfassend und verfolgt das explizite Ziel, älteren Personen ein „Altern in Würde" zu ermöglichen (Meagher und Szebehely 2013; Schön und Heap 2018).

■■ Steuerungsstruktur

Schweden ist ein dezentraler Einheitsstaat, was bedeutet, dass dem Zentralstaat die gesamte legislative Kompetenz unterliegt und dieser die Durchführung von bestimmten Aufgaben an untergeordnete Körperschaften delegiert. Die schwedische Verfassung sieht dazu zwei untergeordnete Verwaltungsebenen vor, namentlich die regionale Ebene, die aus 21 Provinzen besteht, sowie die kommunale Ebene mit 290 Gemeinden (Schön und Heap 2018).

Der Zentralstaat hat die Zuständigkeiten für das Sozialwesen, zu dem auch die Pflege zählt, an die Gemeinden delegiert und spielt insofern bei der konkreten Steuerung des schwedischen Pflegesystems eine eher untergeordnete Rolle. Diese besteht vor allem in der Zielsetzung und Rahmengesetzgebung und in einer Aufsichts- und Beratungsfunktion (Meagher und Szebehely 2013; Schön und Heap 2018).

Die Provinzen zeichnen für die Gesundheitsversorgung verantwortlich und sind dadurch nicht in die Pflege involviert, die Gemeinden hingegen nehmen bei der Steuerung des Pflegesystems eine zentrale Rolle ein, da sie sowohl für die Leistungserbringung als auch für die Finanzierung der Pflege verantwortlich sind. Die Gemeinden können als Selbstverwaltungskörper relativ autonom agieren und besitzen zudem auch Einnahmenkompetenz, d. h. sie können über ihre Budgets autonom verfügen sowie die Höhe der kommunalen Steuersätze selbstständig festsetzen (Peterson 2017; Schön und Heap 2018; Szebehely und Trydegård 2012).

■■ Finanzierungsstruktur

Das schwedische Pflegesystem gilt, gemessen am Anteil der Pflegeausgaben am Bruttoinlandsprodukt (BIP), als eines der umfangreichsten im europäischen Vergleich und liegt hinter den Niederlanden an zweiter Stelle. Konkret lag das Ausgabenniveau im Jahr 2016 bei 3,2 % des BIP und somit weit über dem EU27-Durchschnitt von 1,3 %. Die Finanzierung der Pflege erfolgt zu 95 % aus allgemeinen, nicht zweckgebundenen Steuermitteln und zu 5 % aus privaten Mitteln (European Commission 2018; Schön und Heap 2018).

Über das nationale Steueraufkommen, das aus nationalen Einkommensteuern sowie indirekten Steuern besteht, werden rund 5 % der Pflegeausgaben finanziert (Schön und Heap 2018). Der nationale Anteil an den Pflegeausgaben wird mittels einer pauschalen (und nichtzweckgebundenen) Zuweisung an die Gemeinden – angepasst an deren Größe – ausgezahlt (Anell et al. 2012). Über das kommunale Steueraufkommen, das zum größten Teil aus Einnahmen der kommunalen Einkommenssteuer gebildet wird, werden rund 90 % der Pflegeausgaben bestritten (Schön und Heap 2018). Der kommunale Einkommensteuersatz variiert zwischen den einzelnen Gemeinden: Im Jahr 2019 lag dieser durchschnittlich bei 32,19 % des steuerpflichtigen Einkommens, schwankte jedoch zwischen 29,18 und 35,15 % (Statistics Sweden 2018).

Die privaten Haushalte tragen ebenfalls zur Finanzierung der Pflege bei, wenngleich in einem vergleichsweise sehr geringen Ausmaß:

Der private Finanzierungsanteil an den gesamten Pflegeausgaben liegt bei ungefähr 5 % (Directorate-General for Economic and Financial Affairs und Economic Policy Committee 2016; Schön und Heap 2018). Die privaten Zuzahlungen orientieren sich am Einkommen der pflegebedürftigen Personen und werden an die Gemeinde gezahlt, unabhängig davon, ob die Pflegeleistungen von öffentlichen oder privaten Anbietern bezogen werden (Peterson 2017; Szebehely und Trydegård 2012). Dabei können die Gemeinden die Höhe der privaten Zuzahlung selbst festsetzen, diese muss sich jedoch innerhalb der nationalen Vorgaben von max. 200 € pro Monat bewegen (Erlandsson et al. 2013). Selbstbeteiligungen müssen sowohl im ambulanten als auch im (teil-)stationären Bereich geleistet werden, in Pflegeheimen ist Unterkunft und Verpflegung separat zu bezahlen (Peterson 2017).

■■ Leistungsstruktur

Im schwedischen Pflegesystem gibt es sowohl Geld- als auch Sachleistungen, letzteren kommt mit rund 95 % aller Pflegeleistungen jedoch die bei Weitem größere Bedeutung zu (Directorate-General for Economic and Financial Affairs und Economic Policy Committee 2016). Im Jahr 2017 nahmen 16,2 % aller über 65-jährigen Personen Sachleistungen in Anspruch, davon entfielen 4,3 % auf stationäre und 11,9 % auf ambulante Pflege (OECD 2020). Diese Zahlen bestätigen den von der Politik gewünschten Trend zu einer Deinstitutionalisierung der Pflege in den letzten Jahren (Schön und Heap 2018).

Die Feststellung, ob und welche Personen Anspruch auf Pflegeleistungen haben, obliegt den Gemeinden. Dies erfolgt anhand einer Bedarfsprüfung bei der die finanzielle Bedürftigkeit der pflegebedürftigen Personen unberücksichtigt bleibt. Im Zuge der Bedarfsprüfung steht es den einzelnen Gemeinden laut dem „Gesetz über das Sozialwesen" (sv.: *Socialtjänstlagen*) frei zu definieren und zu entscheiden, welche Personen Anspruch auf Pflegeleistungen haben und wie dieser Anspruch ausgestaltet ist. Im Zuge der Leistungserbringung exis-

tieren für die Gemeinden hinsichtlich Art und Umfang der zur erbringenden Geld- und/oder Sachleistungen keine verbindlichen Vorgaben, wodurch es zu einem großen Ausmaß an regionaler Variation kommt (Socialdepartementet 1982). Seit der Reform im Jahr 2009 können die Gemeinden zur Bereitstellung der Leistungen sowohl öffentliche als auch private Anbieter heranziehen (Schön und Heap 2018).

Sachleistungen werden von der Gemeinde zur Verfügung gestellt und umfassen ambulante, teilstationäre und stationäre Pflege, Hauskrankenpflege, Essen auf Rädern, Fahrtendienste sowie Wohnraumanpassungen und den Hausnotruf. Im Bereich der ambulanten Pflege wird Hilfestellung bei Haushaltstätigkeiten (z. B. beim Einkaufen, Kochen, Wäsche waschen) sowie bei der persönlichen Pflege (z. B. beim Ankleiden, Waschen) gegeben und darüber hinaus emotionale und soziale Unterstützung angeboten (Directorate-General for Economic and Financial Affairs und Economic Policy Committee 2016; Peterson 2017; Szebehely und Trydegård 2012).

Geldleistungen werden ebenfalls von der Gemeinde zur Verfügung gestellt. Generell gibt es zwei Arten von Geldleistungen: Während eine Art Pflegegeld (sv.: *hemvårdsbidrag*) in der Höhe von maximal 450 € pro Monat zusätzlich zu den Sachleistungen an die pflegebedürftigen Personen für die Pflege durch Familienmitglieder ausgezahlt wird, besteht durch den sogenannten Pflegepersonenzuschuss (sv.: *anhöriganställling*) die Möglichkeit, dass pflegende Angehörige unter 65 Jahren von den jeweiligen Gemeinden angestellt werden, um die Pflegearbeit zu verrichten. Durch die regionale Variation existieren Geldleistungen jedoch nicht in jeder Gemeinde bzw. unterscheiden sich stark bezogen auf ihr Ausmaß, ihre Höhe und ihre Zugangsregelungen (Schön und Heap 2018).

2.2.2 Niederlande

Das niederländische Pflegesystem fußt auf dem konservativen Wohlfahrtsstaatsmodell und damit auf dem Subsidiaritätsprinzip. Der Staat greift nur dann ein, wenn die Familie die Erfordernisse bzw. Bedürfnisse ihrer zu pflegenden Angehörigen nicht mehr erfüllen kann (Vogliotti und Vattai 2014). Aus der Sozialversicherungstradition kommend, macht der Staat hierbei jedoch keineswegs finanzielle Aspekte zum Hauptkriterium. In diesem Sinne ist das niederländische Modell ebenso wie das schwedische universell angelegt.

Im Zeitraum von 2007 bis 2015 wurde das niederländische Pflegesystem in mehreren Stufen umfassend reformiert. Bis zum Jahr 2015 existierte eine umfassende Pflegeversicherung, die für sämtliche Bereiche der Pflege verantwortlich zeichnete und durch das Pflegegesetz AWBZ (nl.: *Algemene wet Bijzondere Ziektekosten*) geregelt wurde. Im Zuge einer Reform im Jahr 2015 wurde die umfassende Zuständigkeit der Pflegeversicherung aufgelöst und die Zuständigkeiten neu verteilt (siehe unten). Ziel der Reform war es, die Koordination zwischen Pflegeleistungen und Betreuungsleistungen zu verbessern und die Anreize für eine effiziente Leistungserbringung zu stärken. Die Niederlande beschritten dabei den umgekehrten Weg als die meisten Länder, die in der Regel beabsichtigen, zersplitterte Zuständigkeiten in einer organisatorischen Hand zusammenzuführen.

▪▪ Steuerungsstruktur

Die Niederlande sind ein dezentraler Einheitsstaat; insofern obliegt die gesamte legislative Kompetenz dem Zentralstaat, der die Durchführung bestimmter Aufgaben an zentrale Institutionen (z. B. Pflegeversicherung, Krankenversicherung) und an untergeordnete Verwaltungsebenen delegiert. In den Niederlanden bestehen zwei untergeordnete Verwaltungsebenen: 1) die regionale Ebene, welche aus zwölf Provinzen besteht, die im Pflegesystem keine Rolle spielen, und 2) die kommunale Ebene, welche von 355 Gemeinden gebildet wird

(Directorate-General for Economic and Financial Affairs und Economic Policy Committee 2016).

Seit der Reform des Pflegesystems und der darin enthaltenen Neuaufteilung der Zuständigkeiten ist nicht mehr trennscharf abzugrenzen, welche Stelle die wesentlichste Rolle in Steuerung des Pflegesystems spielt. Der Zentralstaat hat die Zuständigkeiten nach Leistungsbereichen strukturiert und an die Pflegeversicherung, die Krankenversicherung und die Gemeinden delegiert und nimmt dabei selbst sowohl eine steuernde als auch eine koordinierende und überwachende Funktion ein. Die Zuständigkeiten im niederländischen Pflegesystem stellen sich damit wie folgt dar:

- Die **Pflegeversicherung** wird durch das Pflegeversicherungsgesetz (nl.: *Wet Langdurige Zorg, WLZ*) geregelt und ist für die Rund-um-die-Uhr-Pflege und -Betreuung verantwortlich (Ministry of Health, Welfare and Sport 2018).
  Der Zentralstaat greift steuernd in die Pflegeversicherung ein, indem er die Beiträge zur Pflegeversicherung gesetzlich festlegt und die finanzielle Letztverantwortung trägt (Ministry of Health, Welfare and Sport 2018).
- Die **Krankenversicherung** wird durch das Krankenversicherungsgesetz (nl.: *Zorgverzekeringswet, Zvw*) geregelt und ist für die Form der Pflege zuständig, die (noch) nicht die Kriterien einer Rund-um-die-Uhr-Pflege erfüllt. Die einzelnen privaten Krankenversicherungsgesellschaften stehen dabei in einem regulierten Wettbewerb zueinander und können von den Versicherten frei gewählt werden (Ministry of Health, Welfare and Sport 2018).
  Der Zentralstaat greift steuernd in die Aktivitäten der Krankenversicherungen ein, indem er die Leistungen eines Basispakets, die Höhe der privaten Zuzahlungen und die Tarife für gewisse Leistungen festlegt (Ministry of Health, Welfare and Sport 2018).
- Die **Gemeinden** sind für die Betreuung zuständig. Die gesetzliche Verankerung hierfür findet sich im Sozialhilfegesetz

(nl.: *Wet Maatschappelijke Ondersteuning, Wmo*) wieder.

Die Zuständigkeiten im Bereich der Betreuungsleistungen sind zwischen Zentralstaat und Gemeinden geteilt. Der Zentralstaat gibt einen Rahmen vor, innerhalb dessen die Gemeinden über einen gewissen Entscheidungs- und Konkretisierungsspielraum verfügen, d. h. er bestimmt, welche Betreuungsleistungen zu erbringen sind. Die Gemeinden hingegen legen fest, wie sie Betreuungsleistungen erbringen (Ministry of Health, Welfare and Sport 2018).

▪▪ Finanzierungsstruktur

Im niederländischen Pflegesystem lag das Ausgabenniveau im Jahr 2016 bei 3,5 % des Bruttoinlandsproduktes (BIP) und steht somit an der Spitze der europäischen Länder (European Commission 2018). Die Finanzierung der Pflege erfolgt aus Steuer-, Sozialversicherungs- und privaten Mitteln. Da sich auch die Finanzierung nach den unterschiedlichen Zuständigkeiten richtet, erfolgt die Darstellung der Finanzierungsstruktur des niederländischen Pflegesystems ebenfalls nach den verschiedenen Bereichen: Von den Ausgaben entfielen 60 % auf Leistungen im Rahmen des WLZ, 13 % auf Leistungen im Rahmen des Zvw und 27 % auf Leistungen im Rahmen von Wmo (Alders und Schut 2019).

– Die **Pflegeversicherung** speist sich aus Beiträgen in Höhe von 9,65 % der Einkommenssteuer, mit einer jährlichen Obergrenze von 3.589 € pro Person. Zusätzlich haben Personen bei der Inanspruchnahme von WLZ-Leistungen national einheitliche Zuzahlungen zu leisten. Diese hängen einerseits vom Einkommen und andererseits von Faktoren wie z. B. dem Alter (älter oder jünger als 65 Jahre), dem Familienstand (alleinlebend oder in Ehe bzw. Partnerschaft) und dem Pflegesetting (stationär oder ambulant) ab. Die eingehobenen Mittel werden an den Pflegefonds übermittelt, der vom niederländischen nationalen Gesundheitsinstitut (nl.: *Zorginstituut Nederland*) verwaltet wird. Wenn die Mittel des Pflegefonds zur Finanzierung der WLZ-Leistungen nicht ausreichen, ersetzt die niederländische Regierung den Fehlbetrag aus dem allgemeinen Budget (Kelders und de Vaan 2018; Ministry of Health, Welfare and Sport 2018).

– In den einzelnen **Krankenversicherung**sgesellschaften werden die Mittel einerseits über Beiträge der Versicherten und andererseits über Mittel aus dem Krankenversicherungsfonds aufgebracht. Die Beiträge der Versicherten werden im Wesentlichen über zwei Schienen eingehoben: Erstens entrichten alle versicherten Personen ab dem 18. Lebensjahr eine Versicherungsprämie an ihre Krankenversicherung. Diese beläuft sich auf durchschnittlich rund 1.300 € pro Jahr. Zweitens entrichten alle versicherten Personen ab dem 18. Lebensjahr zusätzlich eine Franchise in der Höhe von max. 385 € pro Jahr an ihre Krankenversicherung, die aber erst bei einer allfälligen Inanspruchnahme von Leistungen schlagend wird. Einige Leistungen, wie z. B. Leistungen von Allgemeinmedizinerinnen und -medizinern und Leistungen im Rahmen der Pflege, sind von den Franchise-Zahlungen ausgenommen. Abgesehen von der Versicherungsprämie und der Franchise fallen bei der Inanspruchnahme von einigen genau festgelegen Leistungen abermals private Zuzahlungen von Seiten der versicherten Personen an. Zu diesen Leistungen gehören z. B. Krankentransport, Hörgeräte oder orthopädische Schuhe. Die Mittel aus dem Krankenversicherungsfonds setzen sich aus einkommensabhängigen Beiträgen der Arbeitgeberinnen und Arbeitgeber und staatlichen Zuschüssen für die Versorgung von Personen unter dem 18. Lebensjahr zusammen und werden mittels risikoadjustierter Pauschalen je versicherter Person an die einzelnen Krankenversicherungsgesellschaften ausbezahlt. Die risikoadjustierten Pauschalen errechnen sich unter anderem aus dem Inanspruchnahmeverhalten in der Vergangenheit sowie weiterer Indikatoren

2

wie z. B. Alter, Einkommensart und Wohnort (Kelders und de Vaan 2018; Kroneman et al. 2016; Ministry of Health, Welfare and Sport 2018).

- Die einzelnen **Gemeinden** erhalten vom Zentralstaat über einen Gemeindefonds ein nicht-zweckgebundenes Budget für die Finanzierung ihrer Leistungen, zu denen im Pflegebereich Betreuungsleistungen zählen. Die Zuweisung des Budgets erfolgt unter Berücksichtigung der Zusammensetzung der kommunalen Bevölkerung. Betreuungsbedürftige Personen haben bei der Inanspruchnahme von Wmo-Leistungen private Zuzahlungen zu leisten. Die Gemeinden haben innerhalb einer gesetzlich festgelegten Bandbreite die Höhe der Zuzahlungen festzulegen; diese hängt von Einkommen, Vermögen, Alter und Haushaltsgröße der pflegebedürftigen Person sowie von der Art der Leistung ab (Kelders und de Vaan 2018; Ministry of Health, Welfare and Sport 2018).

■ ■ Leistungsstruktur

Das niederländische Pflegesystem kennt sowohl Sach- als auch Geldleistungen, wobei den Sachleistungen die bedeutendere Rolle zukommt. Im Jahr 2016 nahmen 13,0 % aller über 65-jährigen Personen Sachleistungen in Anspruch, davon entfielen 4,4 % auf stationäre und 8,6 % auf ambulante Pflege (OECD 2020).

Die geteilten Zuständigkeiten im niederländischen Pflegesystem spiegeln sich auch bei der Feststellung wider, ob und welche Personen Anspruch auf Pflegeleistungen haben: Für die Bedarfsfeststellung auf Leistungen im Rahmen des WLZ ist das unabhängige Assessmentzentrum CIZ (nl.: *Centrum Indicatiestelling Zorg*) verantwortlich. Dieses führt zur Beurteilung des Pflegebedarfs ein unabhängiges, objektives und ganzheitliches Assessment auf Basis national einheitlicher Kriterien durch. Das Assessment legt damit aber noch kein bestimmtes Pflegesetting wie stationäre bzw. ambulante Leistungserbringung fest (Alders und Schut 2019; Directorate-General for Economic and Financial Affairs und Economic Policy Com-

mittee 2016). Die Feststellung, ob eine Person Anspruch auf Pflegeleistungen im Rahmen des Zvw hat, liegt bei den Vertragseinrichtungen der Krankenversicherungen (Ministry of Health, Welfare and Sport 2018). Die Bedarfsfeststellung für Betreuungsleistungen im Rahmen des Wmo fällt in den Verantwortungsbereich der einzelnen Gemeinden. Das Assessment erfolgt durch Bedienstete der Gemeinden, die darüber entscheiden, ob und welche Art von Betreuungsleistungen den Personen zugesprochen wird. Da keine national einheitlichen Kriterien darüber festgelegt sind, welche persönliche Situation zu welchem konkreten Anspruch an Betreuungsleistungen führt, kommt es zu einer großen regionalen Variation des zugesprochenen Leistungsausmaßes. Die Abgrenzung zwischen den Zuständigkeiten des WLZ und des Wmo ist nicht immer ganz eindeutig, da sie sich nicht nach dem Setting der Leistungserbringung richtet, sondern nach dem individuellen Pflege- bzw. Betreuungsbedarf. Für die Gemeinden besteht daher der Anreiz, Personen mit hohem Betreuungsbedarf in den Zuständigkeitsbereich des WLZ zu überführen, da das WLZ auch für eine Betreuung zu Hause zuständig ist, sofern diese rund um die Uhr benötigt wird (Alders und Schut 2019).

Auch bei der Bereitstellung der Sachleistungen sind die geteilten Zuständigkeiten im niederländischen Pflegesystem evident und werden im Folgenden beschrieben: Wenn eine Person aufgrund des festgestellten Pflegebedarfs in den Zuständigkeitsbereich des WLZ fällt, ist die Pflegeversicherung für die Bereitstellung sämtlicher notwendiger Sachleistungen verantwortlich, d. h. für sowohl Pflegeleistungen als auch Betreuungsleistungen. Insofern stehen pflegebedürftigen Personen im Verantwortungsbereich des WLZ folgende Sachleistungen zur Verfügung: stationäre Pflege, mobile Pflege, Betreuungsleistungen, Pflege- und Betreuungsleistungen mit dem Fokus, die Selbstständigkeit zu erhalten bzw. zu erhöhen, und Fahrtendienste. Fällt eine Person nach der Bedarfsfeststellung in den Verantwortungsbereich des Zvw, stehen ihr im Pflegebereich Pflegeleistungen und Rehabilitationsleistungen zur Verfügung. Personen, die in den Zuständigkeitsbereich des Wmo fallen, können Sachleistungen in Form von Betreuungsleistungen (z. B. Unterstützung bei der Haushaltsführung) und medizinischen Hilfsmitteln (z. B. Rollstühle) in Anspruch nehmen. Pflegebedürftige Personen können Sachleistungen des Zvw und Wmo parallel in Anspruch nehmen (Kelders und de Vaan 2018; Ministry of Health, Welfare and Sport 2018).

Wie eingangs erwähnt spielen Sachleistungen im niederländischen Pflegesystem die weitaus bedeutendere Rolle als Geldleistungen. Dennoch können pflegebedürftige Personen, die einen Anspruch auf Sachleistungen im Rahmen des WLZ bzw. Wmo haben, unter gewissen Voraussetzungen für Geldleistungen optieren, nämlich dann, wenn sie die Pflege selbst organisieren. Bei den Geldleistungen handelt es sich nicht um eine (von der Pflegedürftigkeit abhängige) Pauschalzahlung, sondern um ein personengebundenes Budget (nl.: *persoonsgebonden budget*), das die nachgewiesenen Kosten der selbstorganisierten Pflege bzw. Betreuung abdeckt. Die personengebundenen Budgets werden nicht ausbezahlt, sondern durch eine staatliche Stelle (nl.: *Sociale Verzekerings Bank*) für die pflegebedürftigen Personen verwaltet. Sowohl die Pflegeversicherung als auch die Gemeinden stehen der Gewährung von personenbezogenen Budgets reserviert gegenüber, u. a. deswegen, weil sich die Qualitätssicherung der erbrachen Pflege mitunter sehr schwierig gestalten kann. Aus diesem Grund wurden auch die Voraussetzungen für die Gewährung von personenbezogenen Budgets deutlich verschärft (Directorate-General for Economic and Financial Affairs und Economic Policy Committee 2016; Kelders und de Vaan 2018).

2.2.3 Spanien

Dem spanischen Pflegesystem liegt das mediterrane Wohlfahrtsstaatsmodell zugrunde. Dieses Modell sieht die Pflege im Verantwortungsbereich von den Einzelpersonen und ihren Familien, wodurch der Staat eine Nebenrolle spielt und der informellen Pflege große Bedeutung zukommt (Vogliotti und Vattai 2014). Die traditionell dominierende Rolle der Familie in der Pflege führt unter anderem dazu, dass der Anteil öffentlicher Ausgaben im internationalen Vergleich eher niedrig ausfällt, während private Zuzahlungen eher hoch sind (Costa-Font und Courbage 2012; European Commission 2018).

Das spanische Pflegesystem in seiner heutigen Form wurde im Jahr 2007 durch ein umfassendes Pflegegesetz (sp.: *Ley de Promoción de la Autonomía Personal y Atención a las Personas en situación de Dependencia*; oder auch „Gesetz 39/2006") begründet. Dieses gewährt nunmehr einen universellen und bedarfsgerechten Anspruch auf Pflegeleistungen und betrachtet den Zugang als ein subjektives Recht. Die Finanz- und Wirtschaftskrise 2008 hatte starke Auswirkungen auf das Pflegesystem, insbesondere durch die Begrenzung der öffentlichen Ausgaben und damit verbundene Leistungsverschiebungen und -kürzungen (Pena-Longobardo et al. 2016; Rodríguez Cabrero et al. 2018).

■ ■ Steuerungsstruktur

Spanien ist ein dezentraler Einheitsstaat, der über dezentrale Organe der Selbstverwaltung verfügt, die zentral beaufsichtigt werden. Dadurch obliegt dem Zentralstaat zwar die gesamte legislative Kompetenz, die Durchführung von bestimmten Aufgaben wird aber an untergeordnete Verwaltungsebenen delegiert. Die spanische Verfassung sieht dazu vor allem die 17 autonomen Regionen vor, den 8.122 Gemeinden kommt nur eine untergeordnete Rolle zu (Rodríguez Cabrero et al. 2018).

Der Zentralstaat hat die Kompetenzen in den Bereichen Gesundheit und Soziales, in die auch die Pflege fällt, an die Regionen delegiert und nimmt somit bei der Steuerung des spanischen Pflegesystems eine koordinierende Rolle ein. Er setzt die gesetzlichen Rahmenbedingungen, verhandelt mit den Regionen über das Angebot an sowie die Finanzierung von Pflegeleistungen und legt ein bedarfsabhängiges, national einheitliches Minimum an Pflegeleistungen fest (Gallego und Subirats 2012; Pena-Longobardo et al. 2016; Rodríguez Cabrero et al. 2018).

Die Regionen stellen die operative Struktur des spanischen Pflegesystems dar und sind für die Bereitstellung der Pflegeleistungen verantwortlich. Im Zuge dessen obliegt ihnen auch die Koordination und das Management des Leistungsangebots, die Feststellung und Bewertung des Pflegebedarfs anhand einer national einheitlichen Skala sowie die tatsächliche Zuerkennung der Pflegeleistungen. Als Selbstverwaltungskörper können die Regionen die Höhe der regionalen Steuersätze selbstständig festsetzen und die Einnahmen daraus zur Finanzierung der Pflegeleistungen verwenden (Lago-Peñas et al. 2018; Pena-Longobardo et al. 2016; Rodríguez Cabrero et al. 2018).

▪▪ Finanzierungsstruktur

Im spanischen Pflegesystem lag das Ausgabenniveau im Jahr 2016 bei 0,9 % des Bruttoinlandprodukts (BIP) und somit unter dem EU27-Durchschnitt von 1,3 % (European Commission 2018). Die Pflegeausgaben für die öffentlich finanzierten Pflegeleistungen beliefen sich im Jahr 2018 auf rund 8,3 Mrd. EUR. Die Finanzierung der Pflege erfolgt dabei zu 79 % aus allgemeinen Steuermitteln und zu 21 % aus privaten Mitteln (Pena-Longobardo 2019).

Der öffentliche Anteil an den Pflegeausgaben wird gemeinschaftlich vom Zentralstaat und den Regionen auf Basis von allgemeinen Steuern finanziert. Dabei wird zwischen drei verschiedenen Leistungspaketen unterschieden: 1) Basispaket an Leistungen, welches vom Zentralstaat finanziert wird, 2) gemeinsam vereinbartes Zusatzpaket an Leistungen, welches vom Zentralstaat und den Regionen kofinanziert wird, und 3) regionales Zusatzpaket, welches von den Regionen finanziert wird und im Zuge dessen die Regionen weitere zusätzliche Leistungen für ihre Bevölkerung anbieten können. Der nationale Steueranteil an den Pflegeausgaben beträgt rund 16 %, der regionale Steueranteil hingegen beläuft sich auf 63 %

und wird aus dem regionalen Steueraufkommen bestritten (Pena-Longobardo 2019; Rodríguez Cabrero et al. 2018).

Die privaten Haushalte beteiligen sich zu etwa einem Fünftel an den Pflegeausgaben (Pena-Longobardo 2019). Die privaten Zuzahlungen sind einkommensabhängig ausgestaltet, richten sich nach der Art der Leistung und variieren stark zwischen den einzelnen Regionen. Der Anteil der privaten Haushalte an den Pflegeausgaben kann daher im Einzelfall auf bis zu 90 % der Gesamtkosten steigen, insbesondere bei der Inanspruchnahme von stationären Pflegeleistungen (Directorate-General for Economic and Financial Affairs und Economic Policy Committee 2016; Rodríguez Cabrero et al. 2018).

▪▪ Leistungsstruktur

Im spanischen Pflegesystem gibt es sowohl Geld- als auch Sachleistungen, wobei letztere mit rund 57 % aller Pflegeleistungen leicht überwiegen (Rodríguez Cabrero et al. 2018). Dies entspricht auch den Intentionen des Gesetzes 39/2006, demzufolge Sachleistungen die Regel und Geldleistungen eher die Ausnahme sein sollen (Pena-Longobardo et al. 2016). In Spanien überwiegt die ambulante gegenüber der stationären Pflege. Dies wird unter anderem dadurch deutlich, dass rund 32 % aller Leistungsempfängerinnen und -empfänger ambulante Pflegeleistungen in Anspruch nehmen, während es im Bereich der stationären Pflege rund 13 % sind (Rodríguez Cabrero et al. 2018). Auch bei Betrachtung der über 65-jährigen Personen stellt sich diese Situation ähnlich dar: Von den 11 % aller über 65-jährigen Personen, die im Jahr 2018 Pflegeleistungen in Anspruch genommen haben, entfielen 2,2 % auf stationäre und 8,8 % auf ambulante Pflege (OECD 2020). Im Vergleich zu anderen europäischen Ländern ist der Anteil der Personen, die formelle Pflegeleistungen erhalten, eher geringer, was auf die Bedeutung der informellen Pflege innerhalb des spanischen Pflegesystems hinweist.

Ob und welcher Pflegebedarf vorliegt, stellen die Regionen auf Basis einer reinen Bedarfsprüfung fest. Dazu wird ein national einheitliches Assessmentinstrument verwendet, das nach drei verschiedenen Abhängigkeitsgraden unterscheidet, die je nach Ausmaß an notwendiger Hilfeleistung variieren. Pflegegrad 1 steht dabei für die leichteste Form der Pflegebedürftigkeit, die unregelmäßige Unterstützung einmal pro Tag verlangt, und Pflegegrad 3 für die schwerste, die durchgängige Hilfe mehrmals pro Tag erforderlich macht. Nach der Feststellung des Pflegebedarfs wird vom Sozialdienst ein personalisierter bedarfsorientierter Pflegeplan entwickelt, der auch eine dem Abhängigkeitsgrad entsprechende Auflistung aller Pflegeleistungen beinhaltet (Rodríguez Cabrero et al. 2018).

Die wichtigsten Sachleistungen im spanischen Pflegesystem sind ambulante und (teil-) stationäre Pflegeleistungen, (spezialisierte) Tageszentren sowie technische Unterstützungsmöglichkeiten (z. B. Beratung übers Internet, Hausnotruf, Überwachungssysteme). Anbieter von Pflegeleistungen können in der Regel nicht selbst gewählt werden und richten sich außerhalb der national einheitlichen Basisleistungen nach der regionalen Verfügbarkeit. Dies führt in der Praxis zu großen Unterschieden im Leistungsniveau zwischen den einzelnen Regionen (Rodríguez Cabrero et al. 2018).

Geldleistungen werden für informelle Pflege und persönliche Unterstützung im eigenen Heim sowie für den Zukauf von Sachleistungen gewährt und können nur zweckgebunden verwendet werden. Die monatlichen Geldleistungen richten sich in ihrem Ausmaß und ihrer Höhe nach dem Grad der Pflegebedürftigkeit und den finanziellen Ressourcen der betroffenen Personen: Im Jahr 2018 lagen sie zwischen 153 € (Pflegegrad 1) und 387,64 € (Pflegegrad 3) für informelle Pflege und zwischen 300 € und 715 € für persönliche Unterstützung bzw. den Zukauf von Sachleistungen (Rodríguez Cabrero et al. 2018).

2.3 Diskussion

Die Ausgestaltung eines Pflegesystems, namentlich die Steuerungs-, Finanzierungs- und Leistungsstruktur, ist maßgeblich vom zugrundeliegenden Wohlfahrtstaatsmodell und damit stark von gesellschaftlichen Normen wie auch gesetzlichen Bestimmungen des jeweiligen Landes geprägt. Daraus resultiert eine große Heterogenität in der Ausgestaltung von Pflegesystemen, die sich dennoch zwei Modellen zur Steuerung und drei Modellen zur Finanzierung von Pflegesystemen zuordnen lassen. Diese prägen in weiterer Folge die Form und Intensität der Leistungserbringung.

Im Bereich der Steuerungsstruktur können zwei grundlegende Modelle unterschieden werden: Entweder liegen alle Zuständigkeiten im Pflegesystem gebündelt in einer Hand, etwa auf zentraler Ebene, oder die Zuständigkeiten bei der Steuerung des Pflegesystems verteilen sich auf mehrere Entitäten. Diese sind dabei entweder nach geografischer Ebene oder nach Leistungsbereich (z. B. Pflege vs. Betreuung) getrennt.

Im Hinblick auf die Finanzierung von Pflegesystemen lassen sich drei wesentliche Modelle ableiten: Erstens, Finanzierung überwiegend durch Steuern (= steuerfinanziertes Modell), zweitens, Finanzierung primär durch Sozialversicherungsbeiträge (= Sozialversicherungsmodell) und drittens, Finanzierung durch eine Mischung aus Steuer- und Sozialversicherungsmitteln (= mischfinanziertes Modell).

Die Ausgestaltung der Steuerungs- und Finanzierungsstruktur eines Pflegesystems stellt bereits Weichen für die Leistungsstruktur, wie es auch Wendt et al. (2009) für Gesundheitssysteme ausführen. Im Folgenden werden daher die Wirkungsweisen unterschiedlich ausgestalteter Steuerungs- und Finanzierungsstrukturen auf die Leistungsstruktur kurz andiskutiert. Die Diskussion beschränkt sich dabei auf Ausgestaltungsmöglichkeiten, die in den oben beschriebenen Ländern und in Deutschland beobachtet werden (◘ Tab. 2.1).

◻ Tabelle 2.1 Ausgestaltung der Steuerungs- und Finanzierungsstruktur in den ausgewählten Ländern

Steuerungs-struktur	Finanzierungsstruktur		
	Steuerfinanziert	*Sozialversicherung*	*Mischfinanziert*
Einheitlich		Deutschland	
Geteilt	Schweden, Spanien		Niederlande

Pflege-Report 2020

Ein zentral gesteuertes und finanziertes Pflegesystem erleichtert Einheitlichkeit in der Leistungsstruktur, hervorgerufen durch zentral festgelegte, einheitliche Vorgaben für die Leistungserbringung und durch eine Finanzierung aus einer Hand, entweder durch zentrale Steuer- oder durch Sozialversicherungsmittel. Ein derartig ausgestaltetes Pflegesystem wirkt positiv auf die Verteilungsgerechtigkeit und die allokative Effizienz[1], da es geringe oder keine Anreize zu Leistungsverschiebungen bietet.

Eine andere Möglichkeit, die Verantwortlichkeiten in einem Pflegesystem festzulegen ist, die Steuerungs- und Finanzierungsverantwortung auf verschiedenen geografischen Ebenen anzusiedeln. In diesem Fall steht es den dezentralen Entitäten in der Regel frei, innerhalb eines zentral vorgegebenen gesetzlichen Rahmens die Leistungserbringung selbst zu gestalten. Der sich daraus ergebende Spielraum in der Leistungsstruktur führt oftmals zu geographischer Variation in der Leistungserbringung, was auch als „postcode lottery" bezeichnet wird. Eine solche geographische Variation in den angebotenen Leistungen ist z. B. in den Pflegesystemen von Schweden und Spanien zu finden. Ein Pflegesystem mit umfassenden dezentralen Verantwortlichkeiten kann sich negativ auf die Verteilungsgerechtigkeit auswirken, aber eine hohe allokative Effizienz erreichen, weil es kaum Anreize zu Leistungsverschiebungen birgt. Außerdem bietet ein dezentral ausgestaltetes System mehr Möglichkeiten, auf die Präferenzen der lokalen Bevölkerung einzugehen oder lokale Gegebenheiten zu berücksichtigen, was in zentral gesteuerten Systemen schwerer fällt.

Andere Pflegesysteme teilen die Verantwortlichkeiten nach Leistungsbereichen, etwa Pflegeleistungen vs. Betreuungsleisten. Eine solche Teilung geht in der Regel auch mit einer geteilten Verantwortung in der Finanzierung einher, so können z. B. Pflegeleistungen aus zentralen Steuermitteln und Betreuungsleistungen aus lokalen Steuermitteln finanziert werden oder Pflegeleistungen aus Sozialversicherungsmitteln und Betreuungsleistungen aus Steuermitteln, wie es beispielweise in den Niederlanden der Fall ist. Bei Pflegesystemen mit getrennten Verantwortlichkeiten je Leistungsbereich können keine allgemeinen Aussagen über die Verteilungsgerechtigkeit getroffen werden, da diese von der jeweiligen Ausgestaltung abhängig sind. In Bezug auf die allokative Effizienz verlangen derartig ausgestaltete Pflegesysteme jedoch sehr durchdachte Regelungen, um negativen Auswirkungen aufgrund der inhärenten Anreize zu Verschiebungen von einem in den anderen Leistungsbereich entgegenzuwirken.

Vor diesem Hintergrund lohnt ein Blick auf die Ausgestaltung des deutschen Pflegesystems. Die Steuerungs-, Finanzierungs- und Leistungsstruktur des deutschen Pflegesystems ist stark durch dessen gesetzliche Pflegeversicherung geprägt: Sowohl die Zuständigkeiten als auch die Finanzierung sind in einer Hand gebündelt, wodurch auch die Leistungsstruktur weitgehend einheitlich ausgestaltet ist. Das deutsche Pflegesystem bietet aufgrund der

---

[1]   Unter allokativer Effizienz ist die kostenoptimale Verteilung der vorhandenen Ressourcen auf Versorgungsbereiche zu verstehen.

zentralen Steuerungsstruktur und der daraus resultierenden relativ einheitlichen Leistungsstruktur Anreize für hohe Verteilungsgerechtigkeit. Ebenso sind Weichen für hohe allokative Effizienz gestellt, soweit die Finanzierung aus einer Hand keine Anreize zu einer Leistungsverschiebung birgt.

Die zentrale Steuerung spiegelt sich in der Festsetzung eines bundeseinheitlichen Beitragssatzes, der Festlegung eines einheitlichen und genau definierten Leistungskatalogs zur Leistungserbringung und der Feststellung des Pflegebedarfs durch ein national einheitliches Assessmentinstrument wider. Die Finanzierung erfolgt durch eine Pflegeversicherung, die überwiegend durch Beiträge aus Arbeits- und Renteneinkommen finanziert wird und deren Beitragssatz bei 3,05 % der beitragspflichtigen Einkommen liegt.

Mit der Finanzierung aus einer Hand durch eine Pflegeversicherung nimmt das deutsche Pflegesystem im europäischen Kontext eine Sonderstellung ein.[2] Daher sollten auch die Vor- und Nachteile eines solchen Finanzierungsmodells einer näheren Betrachtung unterzogen werden. Ein Sozialversicherungsmodell hat gegenüber einem steuerfinanzierten Modell folgende Vorteile: Es existiert ein zweckgewidmetes Pflegebudget, das in keiner Finanzierungskonkurrenz zu anderen öffentlichen Leistungen steht (aber in Zeiten hohen Bedarfs auch nicht flexibel ausgeweitet werden kann), es bietet aufgrund der klaren Zuständigkeiten die Möglichkeit für hohe Transparenz, es gibt den versicherten Personen Anspruchssicherheit, es existiert ein definierter Leistungskatalog, der Variationen in der Leistungserbringung entgegenwirkt, und es ist eine Dynamisierung der Beiträge möglich. Allerdings gehen mit einem solchen Finanzierungsmodell auch Nachteile einher: Das Finanzierungsrisiko und die Anspruchsberechtigung beschränken sich auf bestimmte Perso-

nenkreise, die Bindung an das Arbeitseinkommen begrenzt einerseits die aufkommensseitige Umverteilungswirkung und andererseits die Einnahmengenerierung, die durch die Beiträge erhöhten Lohnnebenkosten setzen negative Anreize am Arbeitsmarkt und die Definition des Leistungskatalogs schränkt die Flexibilität in der Leistungsgestaltung ein.

Im Hinblick auf eine nachhaltige Finanzierung stellt sich das deutsche Pflegesystem wie folgt dar: Einerseits ist eine Dynamisierung der Beiträge möglich und andererseits wurden bereits konkrete Maßnahmen zur Mittelaufbringung gesetzt. So wurde der Beitragssatz in den letzten zwei Dekaden regelmäßig erhöht und adaptiert. Außerdem wurde ein Pflegevorsorgefonds eingeführt, der bei der Verstärkung des demographischen Drucks ab 2035 zur Stabilisierung des Beitragssatzes herangezogen werden soll. Rein strukturell betrachtet wären somit Voraussetzungen für eine nachhaltige Finanzierung in dem Sinne gegeben, dass bei zusätzlichem Finanzierungsbedarf der Beitragssatz angehoben werden kann. Nicht zuletzt mit Rücksicht auf Arbeitsmarkteffekte sind solchen Anhebungen jedoch realpolitische Grenzen gesetzt. Das zeigt sich beispielsweise in den faktischen Verschärfungen der Zugangsvoraussetzungen zu den ehemaligen drei Pflegestufen (Häcker und Hackmann 2012), die dazu beigetragen haben, dass Deutschland im Vergleich zu den skandinavischen Ländern und den Niederlanden nach wie vor weit niedrigere Pflegeausgaben (gemessen als Anteil am BIP) aufweist. Andersseits ist auch die Einführung des Pflegevorsorgefonds zu hinterfragen: Zum einen kann aus finanzwissenschaftlicher Perspektive diese Zweckbindung kritisch gesehen werden, weil der Fonds öffentliche Mittel ohne nennenswerten Zinsertrag bindet, während gleichzeitig für die Tilgung der bestehenden staatlichen Verschuldung höhere Zinsen bezahlt werden. Wird aber der Sicherung der Pflegefinanzierung auch für die Generation der Babyboomer gegenüber diesen Überlegungen Priorität eingeräumt, so stellt sich die Frage, ob der Pflegevorsorgefonds mit 0,1 % der beitragspflichtigen Ein-

---

[2]   Auf das luxemburgische Pflegesystem mit einer ebenfalls umfassenden Pflegeversicherung wird hier aufgrund der fiskalischen Sonderstellung Luxemburgs nicht näher eingegangen.

nahmen der sozialen Pflegeversicherung ausreichend dotiert ist.

In einigen europäischen Ländern setzen Reformen für eine nachhaltige Finanzierung eher am potenziellen Pflegebedarf anstatt einer (grundlegenden) Änderung der Mittelaufbringung an, z. B. durch eine bessere Integration von Gesundheits- und Pflegewesen oder durch eine Stärkung der Rolle von Prävention in der Langzeitpflege bzw. vor Einsetzen des Pflegebedarfs. Auch wird in den meisten Ländern die Unterstützung formeller und informeller Pflegekräfte in den Fokus genommen, was längerfristig das Wachstum des Pflegebedarfs ein wenig abschwächen soll.

Die jüngsten Reformen im deutschen Pflegesystem haben an durchaus ähnlichen Punkten angesetzt, und insbesondere die Frage des Pflegebedarfs in den Blick genommen. Beispielsweise greift Pflegegrad 1 nun bereits bei geringerem Pflegebedarf als zuvor Pflegestufe 1, um bereits frühzeitig den Kontakt der betroffenen Personen mit dem Versorgungssystem herzustellen, und auch die Unterstützung und Finanzierung der Pflegekräfte wurde erhöht.

Abschließend sei noch angemerkt, dass die Grenze zwischen Gesundheits- und Pflegewesen oftmals fließend verläuft und auch europaweit keine einheitliche und trennscharfe Abgrenzung existiert, welche Leistungen dem Pflege- und welche dem Gesundheitswesen zuzurechnen sind. Dies spiegelt sich z. B. in der Zuordnung von (geriatrischen) Medikamenten, medizinischen Hilfsmitteln, der ärztlichen Versorgung in Pflegeheimen oder der längerfristigen pflegerischen Versorgung zu Hause zum Gesundheits- oder zum Pflegewesen wider. Aufgrund dieser Umstände sind europäische/internationale Vergleiche von Pflegesystemen mit Vorsicht zu interpretieren, wenn isoliert auf die (öffentlichen) Pflegeausgaben fokussiert wird, ohne die Gesundheitsausgaben in der Betrachtung zu berücksichtigen. In diesem Kontext ist auffällig, dass gerade Länder mit hohen Pflegeausgaben (gemessen als Anteil am BIP), wie Niederlande und Schweden, vergleichsweise niedrigere Gesundheitsausgaben aufweisen. Ob dies allein an den gesundheitsförderlichen Wirkungen der dortigen Pflege liegt oder vielmehr mit der Zuordnung einzelner Leistungen und Leistungspakete zusammenhängt, liefert Fragen für weitere Untersuchungen.

2.4 Fazit

Die demographischen und gesellschaftlichen Entwicklungen werden die europäischen Pflegesysteme in den nächsten Dekaden vor große – insbesondere finanzielle – Herausforderungen stellen. Im europäischen Kontext zeigt sich sehr deutlich, dass bei der Finanzierung von Pflegesystemen ein Sozialversicherungsmodell die Ausnahme darstellt, während eine Finanzierung über steuerfinanzierte Modelle und mischfinanzierte Modelle deutlich häufiger vertreten ist. Die gemeinhin als Best Practice geltenden skandinavischen Länder lassen sich in ihrer Finanzierung der Langzeitpflege dem steuerfinanzierten Modell zuordnen. Allerdings sollte nicht außer Acht gelassen werden, dass solche Modelle durch ihre oftmals dezentrale Steuerung das Risiko von regionaler Variation in der Leistungserbringung bergen und dass sie besonders vulnerabel auf ökonomische Krisen reagieren können. Letztendlich ist das konkrete Finanzierungsmodell der Pflege nur einer von mehreren Aspekten, die bei entsprechender Ausgestaltung zum eigentlichen Ziel der Pflegesysteme beitragen können: der Sicherung einer würdigen und angemessenen Versorgung im Alter, auch bei körperlicher und/oder geistiger Beeinträchtigung.

Literatur

Alders P, Schut FT (2019) The 2015 long-term care reform in the Netherlands: Getting the financial incentives right? Health Policy 123(3):312–316

Anell A, Glenngard AH, Merkur S (2012) Sweden: health system review Bd. 14 No 5. European Observatory on Health Systems and Policies (a partnership hosted by WHO)

Bundesministerium für Arbeit, Soziales, Gesundheit und Konsumentenschutz (BMASGK) (2020) Zukünftige

Finanzierung der Langzeitpflege – Ansatzpunkte für Reformen. BMASGK, Wien

Costa-Font J, Courbage C (Hrsg) (2012) Financing long-term care in Europe: institutions, markets and models. Palgrave Macmillan, London

Directorate-General for Economic and Financial Affairs, Economic Policy Committee (2016) Joint report on health care and long-term care systems & fiscal sustainability. (Institutional Papers No 37, Bd. 2. European Commission, Brussels

Erlandsson S, Storm P, Stranz A, Szebehely M, Trydegård G-B (2013) Marketising trends in Swedish eldercare: competition, choice and calls for stricter regulation. In: Szebehely M, Meagher G (Hrsg) Marketisation in Nordic eldercare: a research report on legislation, oversight, extent and consequences. Department of Social Work, Stockholm University, Stockholm, S 22–83

European Commission (2018) The 2018 Ageing Report: Economic and budgetary projections for the 28 EU Member States (2016–2070). Joint Report prepared by the European Commission (DG ECFIN) and the Economic Policy Committee (AWG). Institutional Papers No 079. Directorate-General for Economic and Financial Affairs, Brussels

Gallego R, Subirats J (2012) Spanish and regional welfare systems: policy innovation and multi-level governance. Reg Fed Stud 22(3):269–288

Häcker J, Hackmann T (2012) Los (T) in long-term care: empirical evidence from German data 2000–2009. Health Econ 21(12):1427–1443

Kelders Y, de Vaan K (2018) ESPN thematic report on challenges in long-term care: Netherlands. European Commission, Brussels

Kroneman M, Boerma W, van den Berg M, Groenewegen P, de Jong J, van Ginneken E (2016) The Netherlands: Health System Review Bd. 18 No 2. European Observatory on Health Systems and Policies (a partnership hosted by WHO)

Lago-Peñas S, Fernández-Leiceaga X, Vaquero-García A (2018) Spanish fiscal decentralization: a successful (but still unfinished) process. Environ Plan C: Polit Space 35(8):1509–1525

Meagher G, Szebehely M (2013) Long-term care in Sweden: trends, actors, and consequences. In: Ranci C, Pavolini E (Hrsg) Reforms in long-term care policies in europe: investigating institutional change and social impacts. Springer, New York, S 55–78

Ministry of Health, Welfare and Sport (2018) Healthcare in the Netherlands. Ministry of Health, Welfare and Sport, The Hague

OECD (2020) OECD health statistics. Long-term care resources and utilisation. https://stats.oecd.org/Index.aspx?DataSetCode=HEALTH_LTCR. Zugegriffen: 30. Jan. 2020

Pena-Longobardo LM (2019) Long-term care financing in Spain

Pena-Longobardo LM, Oliva-Moreno J, García-Armesto S, Hernández-Quevedo C (2016) The Spanish long-term care system in transition: ten years since the 2006 Dependency Act. Health Policy 120:1177–1182

Peterson E (2017) Eldercare in Sweden: an overview. Institutionen för Socialt Arbete, Stockholm University, Stockholm

Rodríguez Cabrero G, Montserrat Codorniu J, Arriba González de Durana A, Marbón Gallego V, Moreno Fuentes FJ (2018) ESPN thematic report on challenges in long-term care: Spain. European Commission, Brussels

Schön P, Heap J (2018) ESPN thematic report on challenges in long-term care: Sweden. European Commission, Brussels

Socialdepartementet (1982) Socialtjänstlagen

Statistics Sweden (2018) Local taxes. https://www.scb.se/en/finding-statistics/statistics-by-subject-area/public-finances/local-government-finances/local-taxes/. Zugegriffen: 23. Juli 2019

Szebehely M, Trydegård G-B (2012) Home care for older people in Sweden: a universal model in transition. Health Soc Care Community 20(3):300–309

Vogliotti S, Vattai S (2014) Wohlfahrtsstaats-Modelle in Europa, No Teil 1. Arbeitsförderungsinstitut (AFI), Bozen

Wendt C, Frisina L, Rothgang H (2009) Healthcare system types: a conceptual framework for comparison. Soc Policy Adm 43(1):70–90

Zur Organisations- und Finanzierungszuständigkeit von häuslicher Krankenpflege (SGB V) und medizinischer Behandlungspflege (SGB XI)

Antje Schwinger und Chrysanthi Tsiasioti

3.1 Einleitung – 40

3.2 Hintergrund und Handlungsdruck – 41

3.3 Organisations- und Finanzierungszuständigkeit in wessen Hand? – 43

3.4 Schätzung der Behandlungspflege-Kosten bei Verlagerung der Finanzierungsverantwortung – 45
3.4.1 Finanzierungsverantwortung durch die GKV – 45
3.4.2 Finanzierungsverantwortung durch die SPV – 49

3.5 Zusammenfassung und Fazit – 49

Anhang – 51

Literatur – 52

© Der/die Autor(en) 2020
K. Jacobs et al. (Hrsg.), *Pflege-Report 2020*, https://doi.org/10.1007/978-3-662-61362-7_3

3

▪▪ Zusammenfassung

Während ein ambulant Pflegebedürftiger heute Behandlungspflege als Sachleistung der Krankenversicherung erhält, zahlen vollstationär Versorgte, für welche die Pflegeversicherung Finanzierungsträger ist, die gleichen Leistungen anteilig selbst. Diese seit nunmehr 25 Jahren fortwährende Ungleichbehandlung bedarf einer Lösung. Hinzu kommt ein Auseinanderdriften der Rahmenbedingungen auch innerhalb der durch die Pflegeversicherung finanzierten ambulanten und vollstationären Pflege, welches eine generelle Neuordnung des Leistungsgeschehens unabhängig vom Ort der Leistungserbringung erforderlich macht. Oberstes Ziel aller Reformanstrengungen muss es sein, die medizinische Behandlungspflege sektorübergreifend einheitlich bei der GKV oder der SPV anzusiedeln. Eine automatische Gleichsetzung der medizinischen Behandlungspflege als GKV-Leistung ist aber zu hinterfragen, da diese auch in der SPV als „Vollleistung" implementiert werden kann. Wünschenswert wäre, dass Fragen nach den Steuerungsmöglichkeiten und der besseren Wirtschaftlichkeit der Leistungserbringung in der Reformdiskussion einen höheren Stellenwert erhalten, als dies heute der Fall ist. Mit Blick auf das Finanzvolumen, welches bei einer Aufhebung der gesplitteten Finanzierungsverantwortung jeweils verlagert würde, ist ferner eine verbesserte Empirie angeraten.

In Germany, a person in need of community long-term care receives skilled nursing care (including services such as changing bandages, giving medications or injections) as a benefit in kind of his or her health insurance (SHI), while nursing home residents, for whom long-term care insurance (SLTCI) is the financing institution, have to make co-payments. In addition, the amount of services payed for by long-term care insurance in community and residential nursing care are also drifting apart. This calls for a general reorganisation of service provision, regardless of where it takes place. The overriding goal of all reform efforts must be to place skilled nursing care in the SHI or SLTCI system in a uniform manner across all sectors. In the reform debate, questions regarding care provision as well as cost-effectiveness of service provision should be given a higher priority than is currently the case. With regard to the financial volume that would be shifted from one insurance system to the other, better empirical data would be advisable.

3.1 Einleitung

Die Frage nach der „richtigen" Organisations- und Finanzierungszuständigkeit der medizinischen Behandlungspflege von Pflegebedürftigen ist seit Einführung der Pflegeversicherung vor nunmehr gut 25 Jahren unbeantwortet. Ausgang des Problems ist der Tatbestand, dass je nachdem, ob ein Pflegebedürftiger in der eigenen Häuslichkeit oder in einer vollstationären Pflegeeinrichtung lebt, die Behandlungspflege einmal unter dem Namen *Häusliche Krankenpflege (HKP)* durch die gesetzliche Krankenversicherung (GKV) und einmal als Bestandteil der vollstationären Pflege durch die Soziale Pflegeversicherung (SPV) finanziert wird. Problematisch ist dies deshalb, weil die GKV die Kosten des Pflegedienstes vollständig trägt, wenn dieser z. B. Medikamentengabe, Injektionen oder Wundversorgung in der Häuslichkeit des Pflegebedürftigen erbringt. Für einen Pflegebedürftigen im Heim mit identischem Unterstützungsbedarf werden hingegen nur Teile der Kosten durch die SPV finanziert, den Rest trägt der Pflegebedürftige selbst.

Die resultierenden Fehlanreize sind vielfach benannt worden (u. a. Höfling und Schäfer 2016; Jacobs 1995; Opolony 2017; Paquet und Jacobs 2015; Rothgang und Müller 2013; Rothgang et al. 2019). Neben der Ungleichbehandlung der Betroffenen – Höfling und Schäfer (2016) äußern hierzu „gewichtige Bedenken" hinsichtlich der Verfassungskonformität (S. 84) – ist dies insbesondere die Tatsache, dass aus Sicht der einzelnen Krankenkassen die vollstationäre Pflege unter Finanzierungsgesichtspunkten die „vorteilhaftere" Versorgung ist. Die Refinanzierung der Häuslichen Krankenpflege nach SGB V (also für ambulant Pflegebedürftige) erfolgt über morbiditätsdurchschnittliche Zuweisungen aus dem Gesundheitsfonds und ist für die jeweilige Kasse Zusatzbeitrag-relevant; in der SPV (also für vollstationäre Pflegebedürftige) hingegen trägt die einzelne Pflegekasse aufgrund des vollständigen Ausgabenausgleichs kein Kostenrisiko.

Der Beitrag führt zu Beginn aus, warum eine Angleichung der Rahmenbedingungen in der ambulanten und vollstationären Pflege heute dringender geboten ist denn je. Anschließend wird diskutiert, welche Vor- und Nachteile mit der Verortung der Organisations- und Finanzierungszuständigkeit im einen oder anderen Sozialversicherungszweig einhergehen. Abschließend wird das jeweils erwartete Finanzvolumen bei einer Verlagerung der Finanzierungszuständigkeit in der GKV bzw. in der SPV ermittelt. Ausgenommen aus der folgenden Diskussion und Berechnung sind Aufwendungen für Intensivpflegeleistungen, die in der Häuslichkeit der Versicherten oder ähnlichen Wohnformen erbracht werden. Die Steuerung dieses hochspezialisierten Leistungssegments mit nur sehr wenigen Leistungsempfängern sollte nicht mit der Debatte um die reguläre medizinische Behandlungspflege vermischt werden.

3.2 Hintergrund und Handlungsdruck

Die Finanzierungsproblematik der Behandlungspflege hat eine lange Historie[1]: Bereits seit 1990 – also noch vor Einführung der Pflegeversicherung – hatten Personen in der eigenen Häuslichkeit Anspruch auf Behandlungssicherungspflege (§ 37 Abs. 2 SGB V), also solche, die zur Sicherung des Ziels der ärztlichen Behandlung erforderlich ist, während Personen in vollstationären Einrichtungen die Kosten eigenständig trugen bzw. in der Mehrheit die

Sozialhilfeträger[2] diese übernahmen (Höfling und Schäfer 2016, S. 47). Mit Einführung der Pflegeversicherung (PflegeVG, 1994) war die Behandlungspflege im Heim dann ebenfalls der gesetzlichen Krankenversicherung zugeschrieben worden. Bereits 1996 – also mit faktischem Start der Leistungen der SPV für die vollstationäre Pflege – wurde diese Regelung jedoch angepasst (1. SGB XI – ÄndG). Mit der Begründung, die Kosten seien aus finanziellen Gesichtspunkten nicht der GKV aufzubürden (Höfling und Schäfer 2016, S. 47), wurden diese nun doch der SPV zugeordnet, die Regelung jedoch gleichzeitig bis 1999 befristet. Nach weiteren Verschiebungen der Frist – u. a. aufgrund fehlender eindeutiger Datengrundlagen (BT-Drs. 14/5590, S. 71) – wurde mit dem Pflegeleistungs-Ergänzungsgesetz im Jahr 2001 festgelegt, dass ab 2005 die Behandlungspflege im Heim durch die GKV zu finanzieren sei (§ 43b SGB XI i. d. F. des PflEG). Nach nochmaliger Vertagung wurde der § 43b SGB XI dann aber durch das GKV-Wettbewerbsstärkungsgesetz (2007) ersatzlos gestrichen, die ursprüngliche Übergangsregelung somit zum Dauerrecht. Die Krankenkassen, die damit von zusätzlichen finanziellen Belastungen verschont wurden, sollten im Gegenzug ihre Präventions- und Rehabilitationsleistungen zur Vermeidung von Pflegebedürftigkeit verbessern (BT-Drs. 16/3100, S. 185 f.). Das Thema ruhte anschließend lange Jahre und kam – nun aber im Zuge der Debatte um die Arbeitsbedingungen und die Bezahlung im Altenpflegebereich – wieder auf die politische Agenda. Bereits im Koalitionsvertrag von 2018 wurde zwischen CDU, CSU und SPD ein Sofortprogramm in Form einer Finanzierung neuer Fachkraftstellen für die medizinische Behandlungspflege in Pflegeheimen über die GKV vereinbart. Zeitnah umgesetzt wurde die Ankündigung mit dem Pflegepersonal-Stärkungsgesetz (PpSG). Nach § 8 Abs. 6

---

[1] Für einen ausführlichen historischen Abriss siehe Höfling und Schäfer (2016).

[2] Vor der Einführung der Pflegeversicherung waren bei vollstationärer Pflege in den alten Bundesländern 80 % und in den neuen Bundeländern fast 100 % der Pflegebedürftigen in auf Sozialhilfe angewiesen (Begründung zum PflegeVG BT-Drs. 12/5262, S. 61).

SGB XI können vollstationäre Pflegeeinrichtungen seit 2019 einen Vergütungszuschlag zur Unterstützung der Leistungserbringung insbesondere im Bereich der medizinischen Behandlungspflege erhalten, soweit nachgewiesen wird, dass hierfür zusätzliche Pflegefachkräfte eingestellt wurden. Eine grundsätzliche Regelung der Finanzierungsproblematik wurde im Zuge des PpSG jedoch nicht weiter thematisiert oder in Aussicht gestellt.

Die Auflösung der gesplitteten Organisations- und Finanzierungsverantwortung ist aber dringender geboten denn je. Neben den mit Blick auf die Krankenkassen benannten Fehlanreizen hin zur vollstationären Pflege und der Ungleichbehandlung der Betroffenen selbst sind zwei weitere aktuelle Entwicklungen hervorzuheben: Erstens können ambulant Pflegebedürftige zum Teil mehr als doppelt so hohe Leistungen in Anspruch nehmen wie vollstationär Versorgte des gleichen Pflegegrads (Szepan 2018; Rothgang und Müller 2019). Dies hängt zum einen damit zusammen, dass die Leistungen im stationären Sektor über die Jahre[3] in bedeutend geringerem Umfang dynamisiert (d. h. angehoben) wurden als im ambulanten Setting. Zum anderen wurden in der ambulanten Pflege die Unterstützungsangebote in einer ganzen Reformkaskade deutlich ausgeweitet.[4] Mit der Umstellung des Systems auf den neuen Pflegebedürftigkeitsbegriff (2017) wurden die ambulanten Leistungssätze zudem deutlich überproportional angehoben (Schwinger et al. 2018). Die durch die Regelung zur Behandlungspflege bestehende Ungleichbehandlung von ambulant und vollstationär Gepflegten (mit gleichem Pflegegrad) setzt sich folglich auch bei den Leistungsansprüchen der SPV weiter fort. Durchaus rational reagieren hierauf auch einige Leistungserbringer, indem sie in Angebotsformen investieren, die die Pflegebedürftigen analog einer vollstationären Pflege versorgen, formal aber einer ambulanten Pflege gleichkommen, d. h. betreute Wohnformen oder Wohn-WGs in Verbindung mit Tagespflege und Pflegediensten (Rothgang et al. 2018; Rothgang und Müller 2019).

Die Angleichung der Rahmenbedingungen ambulant vs. stationär gewinnt zweitens vor dem Hintergrund des diskutierten Reformvorschlags zur Begrenzung der Eigenanteile („Sockel-Spitze-Tausch") an Bedeutung. Will man die nicht mehr zeitgemäße dichotome Trennung von „Pflege in der Häuslichkeit" und „Pflege im Heim" nicht noch zusätzlich weiter zementieren, sollte die Reform beide Leistungsbereiche gleichermaßen adressieren – hierfür plädieren auch die Initiatoren des Sockel-Spitze-Tauschs (Rothgang et al. 2019). Hierzu muss erläutert werden: Der Sockel-Spitze-Tausch wird häufig auf eine reine Finanzierungsreform mit dem Ziel der Reduktion der Eigenanteile reduziert. Er ist aber viel mehr, nämlich die Weiterentwicklung des heutigen pauschalierten Teilleistungssystems hin zu individuell bedarfsorientierten Leistungshöhen. Der Tausch des SPV-finanzierten „Sockels" durch eine SPV-Finanzierung der heute durch die Pflegebedürftigen selbst getragenen „Spitze" impliziert, dass diese „Spitze" im Sinne einer Leistungsgewährung erfassbar ist. Oder anders: Für die Umsetzung bedürfte es vorab einer Klärung, welchen Leistungsumfang die Pflegeversicherung denn eigentlich absichern soll (siehe hierzu auch Rothgang et al., ▸ Kap. 6 im gleichen Band). Ohne eine Beschreibung des Leistungsversprechens wäre einer Inanspruchnahme über das pflegerisch notwendige Maß hinaus – Ökonomen bezeichnen dies

---

[3] So wurde sowohl durch das Pflege-Weiterentwicklungsgesetz als auch durch das PNG in den Jahre 2010, 2012 und 2015 ausschließlich die Pflegestufe III dynamisiert.

[4] Tagespflege kann seit 2008 (PfWG) zu 50 %, seit 2015 (PSG I) gänzlich additiv zur Sach-, Kombinations- oder Geldleistung genutzt werden. 2013 wurden Pflegegeld- und bzw. Sachleistungsansprüche für demenziell Erkrankte eingeführt und die Erbringung von Betreuungsleistungen durch Pflegedienste sowie modellhaft durch Betreuungsdienste zugelassen. Verhinderungs- und Kurzzeitpflege können seit 2015 (PSG I) anteilsmäßig substituiert werden, Pflege-WGs werden seit 2013 (PNG) gefördert und der vormals auf demenziell Erkrankte beschränkte Anspruch auf Betreuungsleistungen bzw. niedrigschwellige Entlastungen wurde 2015 (PSG I) auf alle Pflegebedürftigen ausgeweitet.

als *moral hazard* – nicht kontrollierbar. Vor allem für den Bereich der ambulanten Pflege ist dies aber eine Herausforderung, denn der notwendige Versorgungsumfang ist weder bekannt noch definiert, die Leistungssätze sind normative Setzungen. Die Betroffenen haben die Wahl zwischen unterschiedlichen Leistungen. Inwiefern ihr Bedarf gedeckt ist bzw. was sie – i. d. R. durch informelle Pflege, Reduktion der eigenen Erwerbstätigkeit und Zukauf von Dienstleistungen – als „Eigenanteil" abdecken, ist nur ansatzweise untersucht (siehe hierzu Räker et al., ▶ Kap. 5 im gleichen Band). Der Sockel-Spitze-Tausch ist folglich ein Systembruch, denn erstmals müssten in der SPV – analog der GKV – die Leistungen „ausreichend" (§ 12 SGB V) sein. Natürlich könnte die Reform des Sockel-Spitze-Tauschs auf die vollstationäre Pflege beschränkt werden bzw. ist mit Blick auf die ungelösten Fragen kurzfristig sicherlich ohnehin nur für diesen Bereich umsetzbar – faktisch würde dann aber eine weitere erhebliche Ungleichbehandlung zwischen ambulant und stationär Gepflegten noch ergänzt.

In der Gesamtschau spricht das Auseinanderdriften der Leistungssätze – mit den damit verbundenen Fehlanreizen für den Anbietermarkt – für die Aufhebung der heutigen Sektorengrenzen bzw. für eine systematische Neuordnung des Leistungsrechts auf Grundlage von einheitlichen Bewertungsmaßstäben – was nicht zwangsläufig eine „Gleichbehandlung" unabhängig vom Setting bedeuten muss. Der Sockel-Spitze-Tausch verleiht der Frage eine zusätzliche Bedeutung. Voraussetzung für die Aufhebung der heutigen Sektorengrenzen ist jedoch, dass auch die Verortung der medizinischen Behandlungspflege geklärt wird – denn „gleich" bekommt man die Rahmenbedingung nur, wenn auch die Behandlungspflege endlich gleich gehandhabt wird.

3.3 Organisations- und Finanzierungszuständigkeit in wessen Hand?

In wessen Hand aber soll die Organisations- und Finanzierungszuständigkeit gegeben werden? Sowohl in der aktuellen politischen Debatte (Schwinger und Sitte 2019) als auch historisch wird diese bei der GKV verortet. Im PflegeVG wurde dies wie folgt begründet: *„Die Behandlungspflege hat insbesondere medizinische Hilfeleistungen wie Injektionen, Verbändewechsel oder Verabreichung von Medikamenten zum Gegenstand und ist keine Leistung der Pflegeversicherung; sie wird weiterhin im Rahmen der gesetzlichen Krankenversicherung erbracht."* (BT-Drs. 12/5262, S. 90). Rekurriert wird in der aktuellen Debatte als Begründung auch auf Hoberg et al. (2013), die die Behandlungspflege in ihrem viel beachteten Vorschlag zur Neustrukturierung des Leistungsrechts der Pflege aus dem Jahr 2013 ebenso der GKV zuweisen. Sie argumentieren, dass *„je nach Steuerungsfunktion der Leistungen (…) eine andere Finanzierungstechnik gefragt"* sei (S. 13). In ihrem Reformkonzept wird mit der Behandlungspflege – ebenso wie mit Leistungen zur Steuerung des Pflegeprozesses – das Sachleistungsprinzip mit Vollfinanzierung assoziiert und dem „Cure-Sektor" und damit der GKV zugeordnet. Der in der Pflegeversicherung verbleibende „Care" Bereich hingegen solle nicht mehr als Sachleistung ausgestaltet sein (Hoberg et al. 2013).

Diese Zuordnung ist aber alles andere als zwingend. Es ist keineswegs ein konstitutives Merkmal der SPV, Leistungen ausschließlich „teilweise" zu finanzieren. So werden beispielsweise die 2008 mit dem Pflege-Weiterentwicklungsgesetz eingeführten zusätzlichen Betreuungskräfte im Pflegeheim (wenn auch nur bis zu einem gesetzlich vorgegebenen Betreuungsschlüssel von heute 1 : 20) oder auch die Pflegeberatung seit je her zu 100 % durch die Pflegeversicherung getragen. Die Überführung der Finanzierung der medizinischen Behandlungspflege in die SPV müsste also nicht zwingend bedeuten, diese als Teilleistung zu konzipieren – was in der Tat schwer zu argumentieren wäre.

Mit Blick auf die Anreiz- und Steuerungssituation bestehen aber auch bei hundertprozentiger Finanzierung Unterschiede, je nachdem, in welchem Versicherungszweig die Behandlungspflege verortet wird. Anzuerkennen gilt: Ist heute anreiztheoretisch die vollstationäre Pflege aus Sicht der Krankenkassen die „vorteilhaftere" Versorgung, wäre bei einer Verlagerung der gesamten Behandlungspflege in die SPV – vor allem bei Personen mit hohen Behandlungspflegeausgaben – Pflegebedürftigkeit ein für die Krankenkassen „vorteilhafter" Status. Hinzu kommt, dass bei einer Verlagerung in die SPV aufgrund des dortigen 100 %-Ausgabenausgleichs keine kassenindividuellen Wirtschaftlichkeitsanreize zur Steuerung der Durchschnittskosten (z. B. durch Preis- und Fallmanagement) bestehen. Zu beantworten wäre folglich, ob die bestehenden Steuerungsinstrumente (dies sind u. a. die ärztliche Verordnung, der Anspruch nur, soweit kein Angehöriger die Behandlungspflege übernehmen kann, die Genehmigung durch Kassen, die Vertrags- und Vergütungsverhandlungen) weiterhin genutzt würden – und ausreichend erscheinen –, um die Wirtschaftlichkeit des Systems zu sichern. Anders herum kann aber auch hinterfragt werden, was sich konkret hinter den unterstellten Wirtschaftlichkeitspotenzialen verbirgt. Mit Blick auf die Mengensteuerung ist grundsätzlich der verordnende Arzt Sachwalter, eine Inanspruchnahme über den notwendigen Bedarf hinaus zu vermeiden. Bei Preisverhandlungen mit den Leistungserbringern sind aufgrund des sehr hohen Personalkostenanteils und von Mindestlohnvorgaben bzw. ggf. Allgemeinverbindlichkeit von Tarifverträgen die Handlungsspielräume eher gering. Mit Blick auf ggf. mögliche Effizienzsteigerungen ist bei einer Verortung der Behandlungspflege in der GKV zu hinterfragen, ob es wirklich zielführend ist, pflegerische Tätigkeiten und damit den Pflegeprozess künstlich in „körperbezogene Pflegemaßnahmen" und Behandlungspflege zu zergliedern. Professionelle Pflege umfasst selbstverständlich immer

auch „medizinische Hilfeleistungen" im Sinne von Behandlungspflege. Behandlungspflege kann in hohem Maße als Kuppelprodukt zur durch Fachkräfte durchgeführten körperbezogenen Pflege und Betreuung gesehen werden.[5] Benötigt ein Pflegebedürftiger heute beispielsweise Unterstützung bei der Nahrungsaufnahme, d. h. einer körperbezogenen SPV-finanzierten Pflegemaßnahme, und gleichzeitig Unterstützung bei der Medikamentenbereitstellung und -einnahme, d. h. einer Leistung der medizinischen Behandlungspflege[6], bestehen für diese Tätigkeiten, die eine Pflegefachkraft eigentlich simultan erbringen würde, zwei Verträge (einmal nach § 72 SGB XI und einmal nach § 132a SGB V) mit dem Pflegedienst und es erfolgen zwei Abrechnungen (inkl. entsprechender Datenlieferungen und Abrechnungsprüfungen). Eine Verlagerung der Behandlungspflege in die SPV bietet insofern Potenzial für eine Reihe an Synergien und Steuerungsoptionen hinsichtlich Preisverhandlungen, administrativen Abläufen bis hin zu Qualitäts- und Personalvorgaben.

Mit Blick hierauf ist für den umgekehrten Fall (d. h. bei einer Verlagerung der Behandlungspflege aus der SPV in die GKV) zu konstatieren, dass solche Doppelstrukturen durch pauschale Reglungen und Abrechnungswege zu vermeiden wären. Rothgang et al.

---

[5] Dass die mit Einführung der Pflegeversicherung etablierte Trennung schon immer problematisch war, zeigt u. a. das „Kompressionsstrumpfurteil" des Bundessozialgerichts vom 30. Oktober 2001 (Az: B 3 KR 2/01 R). Dort ortete der Senat das An- und Ausziehen von Stützstrümpfen „als eine mit der Grundpflege zeitlich notwendig zusammenhängende Maßnahme der Behandlungspflege" der Leistungspflicht der Pflegeversicherung zu, da diese „untrennbarer Bestandteil einer Verrichtung aus dem Katalog des § 14 Abs. 4 SGB XI ist oder jedenfalls mit einer solchen Verrichtung objektiv notwendig in einem unmittelbaren zeitlichen Zusammenhang steht".

[6] Voraussetzung für Medikamentengabe im Sinne einer Maßnahme aus dem Katalog der medizinischen Behandlungspflege ist, dass z. B. starken Einschränkung der geistigen Leistungsfähigkeit des Betroffenen bestehen und keine weitere Person im Haushalt diese Tätigkeiten übernehmen kann (Häusliche Krankenpflege-Richtlinie).

(2019, S. 30 f) schlagen diesbezüglich z. B. Pauschalen bzw. nach Pflegegraden differenzierte Pauschalen vor. Die Ungleichbehandlung der Pflegebedürftigen wie auch die Fehlanreize für die Kassen („vollstationär ist attraktiv") und Leistungserbringer („vollstationär als ambulant ist attraktiv") werden bei einer solchen Pauschallösung nivelliert. Gleichzeitig verliert aber das Argument, dass bei einer Verlagerung der medizinischen Behandlungspflege in die GKV Wirtschaftlichkeitsanreize für diese Leistungsart greifen, an Bedeutung. Individuelle Preisverhandlungen mit den Leistungserbringern könnten zwar noch eine Rolle spielen, ein individuelles Fallmanagement hätte aber keine finanziellen Auswirkungen.

3.4 Schätzung der Behandlungspflege-Kosten bei Verlagerung der Finanzierungsverantwortung

Wie hoch wäre das Finanzvolumen, das aus dem einen Sozialversicherungszweig herauszulösen und in den anderen zu überführen wäre? Für die hier erfolgte Schätzung der Behandlungspflegekosten werden amtliche Statistiken und anonymisierte Abrechnungsdaten aller AOKs aus dem Jahr 2018 genutzt. Herangezogen werden Informationen über genehmigte und bezahlte Leistungen der Häuslichen Krankenpflege nach § 37 Abs. 2 SGB V, d. h. Behandlungspflege, wenn diese zur Sicherung des Ziels der ärztlichen Behandlung erforderlich ist. Aufwendungen für Intensivpflege in der Häuslichkeit des Versicherten, in Wohngruppen oder ähnlichem sind nicht berücksichtigt. Auf Versichertenebene werden ferner anonymisierte Informationen über das Vorliegen einer Pflegebedürftigkeit, den Pflegegrad und den jeweiligen Leistungsbezug (Sach-, Geld oder Kombinationsleistung (§ 36 SGB XI, § 37 SGB XI, § 38 SGB XI)) bzw. vollstationäre Pflege (§ 43 SGB XI) verwendet. Darüber hinaus werden für weitere explorative Analysen ärztlich dokumentierte ICD-Diagnosen sowie Diagnosen aus dem Kontext von Krankenhausaufenthalten genutzt.

3.4.1 Finanzierungsverantwortung durch die GKV

Die Ausgaben der Pflegeversicherung für die medizinische Behandlungspflege sind nicht bekannt, da sie nach § 43 SGB XI integraler Bestandteil der pauschalen pflegebedingten Aufwendungen in der vollstationären Pflege sind. Eine leistungsbezogene Abrechnung analog der ambulanten Pflege gibt es insofern nicht. Daher können die heute stationär anfallenden Behandlungspflegekosten nur näherungsweise geschätzt werden. Hierfür werden auf Basis der ambulanten HKP-Ausgaben – ohne Intensivpflege – HKP-Kostenprofile ermittelt. Differenziert nach Pflegegraden (PG) und 34 Altersund Geschlechtsgruppen werden die durchschnittlichen monatlichen HKP-Ausgaben je ambulant Pflegebedürftigen ermittelt und anschließend mit der Anzahl aller gesetzlich Versicherten in Pflegeheimen – differenziert nach Alter, Geschlecht und Pflegegrad multipliziert (◨ Abb. 3.1). Ähnlich waren auch Rothgang und Müller (2013) vorgegangen.

Auf Basis dieser Berechnung ist von einem Finanzvolumen für medizinische Behandlungspflege im Pflegeheim zwischen 1,4 Mrd. € und 2,8 Mrd. € (◨ Tab. 3.1) auszugehen. Die erste Schätzung (V1) kommt zustande, wenn man die HKP-Kostenprofile aller ambulant Pflegebedürftigen (inkl. Personen im Pflegegrad 1) auf die vollstationäre Pflege überträgt, die zweite (V2), wenn reine Pflegegeldempfänger, d. h. Pflegebedürftige, die ihre Pflegesituation ohne Unterstützung durch einen ambulanten Pflegedienst organisieren (sowie Personen mit Pflegegrad 1) bei der Ermittlung der Kostenprofile ausgeschlossen werden.

Zu beachten ist jedoch: Die ermittelten 1,4 Mrd. € bis 2,8 Mrd. € beziffern – unter Vorbehalt der benannten Limitationen – das Kostenvolumen der medizinischen Behand-

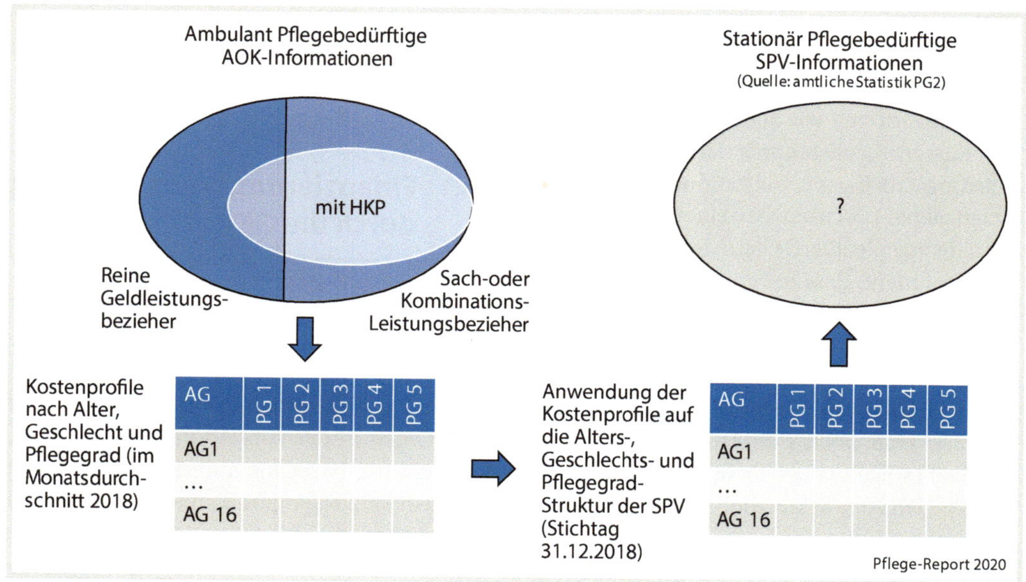

◼ Abb. 3.1 Übersicht zum methodischen Vorgehen bei der Schätzung der vollstationären Behandlungspflegekosten

lungspflege im Pflegeheim. Das Volumen ist nicht gleichzusetzen mit demjenigen, um das die Pflegeversicherung entlastet würde, wenn die medizinische Behandlungspflege durch die GKV finanziert wäre, denn im Jahr 2018 betrug die durchschnittliche Deckung der pflegebedingten Ausgaben durch die SPV lediglich 69 % (◼ Tab. 3.1). Um den Anteil der durch die SPV getragenen pflegebedingten Ausgaben zu ermitteln, wurden die durchschnittlichen Leistungsbezüge der SPV im Jahr 2018 ins Verhältnis zu den bundesdurchschnittlichen Eigenbeteiligungen bei den pflegebedingten Aufwänden gesetzt. Damit werden 0,4 (V1) bzw. 0,9 (V2) Mrd. € des genannten Volumens heute durch die Pflegebedürftigen selbst – d. h. über ihre Eigenanteile – finanziert (◼ Tab. 3.1).

Die erheblichen Unterschiede, die aus den beiden Berechnungsvarianten resultieren, weisen auf die Limitation des Schätzverfahrens hin, die mit folgender Frage erfasst werden kann: Was ist eine adäquate Vergleichspopulation zum vollstationären Setting? Die Übertragung der Kostenprofile differenziert nach Alter, Geschlecht und Pflegegrad ist nur unter der Prämisse zielführend, dass ein Pflegebedürftiger in der ambulanten Pflege mit dem Geschlecht x, in der Altersgruppe y im Pflegegrad (PG) z ähnliche HKP-Inanspruchnahme-Muster aufweist wie eine Person in der gleichen Alters-Geschlechts-PG-Zelle in der vollstationären Pflege. ◼ Tab. 3.2 zeigt die Unterschiede zwischen den jeweiligen Grundgesamtheiten. Deutlich wird, warum die Differenzierung der Kostenprofile nach Alter, Geschlecht und Pflegegrad notwendig ist: Während beispielsweise der Anteil über 80-Jähriger bei allen ambulant Pflegebedürftigen 47 % beträgt, liegt er bei denen mit Unterstützung durch einen Pflegedienst bei 62 % und in der vollstationären Pflege bei 66 %. Auch der durchschnittliche Pflegegrad unterscheidet sich deutlich zwischen den Gruppen (◼ Tab. 3.2).

Während derartige Unterschiede über die Differenzierung in Alters-Geschlechts-PG-Zellen abgefangen werden, bleiben eine Vielzahl weiterer Effekte unberücksichtigt. Mit Blick auf die Kostenprofile ist besonders der Anteil an der Grundgesamtheit hervorzuheben, der HKP-Leistungen in Anspruch nimmt. Bei allen ambulant Pflegebedürftigen sind dies rund 30 %, bei den Kombinations- bzw. Sachleis-

◻ Tabelle 3.1 Behandlungspflegekosten – ohne Intensivpflege – (2018) (Quelle: Eigene Berechnungen auf Basis der amtlichen Statistik KV 45 2018; PG 2 2018; Daten des AOK-Pflegenavigators basierend auf den Leistungs- und Preisvergleichslisten nach § 7 Abs. 3 SGB XI sowie AOK-Routinedaten 2018)

	GKV (HKP)	SPV (mBPfl)	
Kosten HKP[a]	4,44 Mrd.		
Anteil, der auf ambulant Pflegebedürftige entfällt, in %[b]	81,7	V1: Alle ambulant Pflegebedürftigen[c]	V2: Ambulant Pflegebedürftige mit Kombi- oder Sachleistungsbezug
Schätzung Kosten HKP bzw. mBPfl	**3,63 Mrd. €**	**1,38 Mrd. €**	**2,77 Mrd. €**
		davon Kosten, die im Status quo nicht über die SPV finanziert werden (durchschnittliche Deckung 68,7 %[d])	
		V1	V2
		0,43	0,87

[a] Behandlungspflege nach § 37 Abs. 2 Satz 1 SGB V (Konto 5630 – ohne Konto 5633 bis 5638)
[b] AOK-Routinedaten
[c] Ambulant Pflegebedürftige sind Personen mit Pflegegeld, Sach- oder Kombinationsleistungen oder Personen mit Pflegegrad 1.
[d] Durchschnittliche Deckung der pflegebedingten Ausgaben durch die SPV 2018 = Durchschnittliche Leistungsbezüge der SPV (1.400 €) / (Durchschnittliche Leistungsbezüge der SPV (1.402 €) + bundesdurchschnittliche Eigenbeteiligungen bei den pflegebedingten Aufwänden (640 €)) = 68,7 %.
Erläuterung: Durchschnittliche Leistungsbezüge der SPV = (Leistungssätze nach § 43 SGB XI × Anzahl der vollstationär Pflegebedürftigen je Pflegegrad)/Anzahl vollstationär Pflegebedürftige insgesamt = 1.400 € (Quelle: PG 2); bundesdurchschnittliche Eigenbeteiligungen bei den pflegebedingten Aufwänden = (617 € (Quartal 1) + 633 € (Quartal 2) + 649 € (Quartal 3) + 666 € (Quartal 4) / 4) = 640 € (Quelle: AOK-Pflegeheim-Navigator).
Pflege-Report 2020

tungsbeziehern 70 %, bei den vollstationär Versorgten ist der Anteil aufgrund der pauschalierten Vergütung mit der vorliegenden Datengrundlage nicht analysierbar (◻ Tab. 3.2). Um die Limitation des Verfahrens zu verdeutlichen, wurde die Erklärungskraft von Morbiditätsinformationen (d. h. von ärztlichen und Krankenhaus-Diagnosen) auf die Ausgaben der Behandlungspflege betrachtet. Durchgeführt wurde eine multiple lineare Regression unter Einbezug der Alters-Geschlechts-PG-Ausprägungen (jeweils kodiert als Dummy-Variable) sowie darüber hinaus eine weitere multiple lineare Regression, bei der ergänzend 31 für Pflegeheimbewohner relevante Erkrankungsgruppen (siehe Czwikla et al. 2019) als erklärende Variablen herangezogen wurden. Während das Alters-Geschlechts-PG-Modell eine Erklärungskraft (adjustiertes R-Quadrat) von gerade einmal 2,4 % aufweist, erhöht sich diese unter Einbezug der Morbiditätsvariablen auf 24,7 %. Gleichzeitig unterscheidet sich die Erkrankungslast zwischen den drei Gruppen (alle ambulant Pflegebedürftigen (inkl. Pflegegrad 1), solchen mit Kombinations- bzw. Sachleistungsbezug und denen in der vollstationären Pflege). Liegen beispielsweise die Raten von Diabetes und Hypertonie in der vollstationären Pflege deutlich näher an denen aller ambulant Pflegebedürftigen, ist die Gruppe der Kombinations- und Sachleistungsempfänger für Parese und wahnhafte Störungen der vollstationären Grundgesamtheit ähnlicher. Der Anteil Demenzkranker hingegen ist in der vollstationären Pflege zu beiden Gruppen deutlich überproportional (◻ Tab. 3.3).

Was bedeutet dies mit Blick auf die beiden gewählten Schätzvarianten (V1 und V2)

3

◻ **Tabelle 3.2**   Übersicht zu zentralen Kennziffern von ambulant und vollstationär Pflegebedürftigen in % (2018) (Quelle: AOK Routinedaten, standardisiert auf die gesetzlich Versicherten (Amtliche Statistik KM 6 2018))

Anteil im Durchschnitt der Quartale	Alle ambulant Pflegebedürftigen[a]	Ambulant Pflegebedürftige mit Kombi- oder Sachleistungsbezug	Vollstationär Pflegebedürftige
Anteil Männer	39,7	34,1	32,5
Anteil < 60	19,6	7,7	5,8
Anteil > 80	46,8	62,0	65,9
Durchschnittlicher Pflegegrad	2,5	2,8	3,5
Anteil HKP-Leistungsempfänger	29,1	69,7	–
Anteil im Jahr			
Anteil innerhalb des Jahres verstorben	9,8	13,5	25,6

[a] Ambulant Pflegebedürftige sind Personen mit Pflegegeld, Sach- oder Kombinationsleistungen oder Personen mit Pflegegrad 1.
Pflege-Report 2020

und die jeweils ausgewiesenen Finanzvolumina? Welche der beiden Grundgesamtheiten ist derjenigen der vollstationären Pflege ähnlicher und sollte insofern Basis für die Berechnung sein? Einerseits ist davon auszugehen, dass die User-Quoten der Kombinations- und Sachleistungsempfänger (also Variante 2) näher an denen der vollstationären Pflege liegen, dies schon aufgrund des hohen Anteils an demenzkranken Bewohnern und der fehlenden Substitution durch Angehörige, die die Behandlungspflegeleistungen übernehmen können. Andererseits zeigt die Gruppe der Kombinations- und Sachleistungsempfänger bei HKP-Kostenrelevanten Morbiditätsgruppen eine höhere Erkrankungslast als die der vollstationär Versorgten (◻ Tab. 3.3). Insofern ist davon auszugehen, dass die Gruppe der Kombinations- und Sachleistungsempfänger die bessere Grundlage für die Schätzung des Finanzvolumens bildet, Variante 2 mit einem Volumen von 2,8 Mrd. € die Ausgaben der Behandlungspflege im Heim aber überschätzt. Zu beachten ist ferner, dass auf dem hier gewählten Weg allein die Versorgung im Pflegeheim zu *ambulanten Preisen* beziffert wird. Das bedeutet zum einen inklusive Fahrtkosten, denn diese sind aufgrund von häufig vereinbarten Pauschalvergütungen nicht von den Pflegekosten im engeren Sinne zu trennen, zum anderen aber vor allem: unter den „Produktionsbedingungen" in der ambulanten Pflege. Es ist durchaus vorstellbar, dass bei Vergütungsverhandlungen in der vollstationären Pflege aufgrund geringerer Gestehungskosten bei der Leistungserbringung (z. B. durch Mengeneffekte) geringere Preise vereinbart würden. Rothgang und Müller (2013) kamen mit Routinedaten des Jahres 2011 auf einen Wert von 1,8 Mrd. € bei Beschränkung auf Haushalte, in denen regelmäßig ein Pflegedienst Leistungen erbringt (S. 30). Bei ähnlicher Methodik der Kostenschätzung wurden hier jedoch Intensivpflegekosten einbezogen, Wegekosten aber herausgerechnet. In ihrer jüngsten Publikation gehen Rothgang et al. (2019) von einem finanziellen Gegenwert der medizinischen Behandlungspflege im stationären Sektor von ungefähr 2,5 Mrd. Euro aus (S. 30).

In der Gesamtschau ist insofern zu betonen, dass Berechnungen auf Basis von Sekundärdaten immer nur Orientierungswerte liefern werden. Selbst unter Anwendung von Methoden, die die Morbiditätsunterschiede (beispielsweise durch ein Propensity-Score-Matching-Verfahren[7]) berücksichtigen, würden die strukturellen Unterschiede zwischen denen, die weiterhin zu Hause zu leben vermögen und denen, die ins Pflegeheim gehen müssen, nicht vollständig erfasst. Sollten für den politischen Entscheidungsprozess verbesserte Schätzungen notwendig werden, wäre insofern zu empfehlen, den Umfang der Behandlungspflege von vollstationär Versorgten auf Basis einer Primärerhebung – mit hinreichendem Stichprobenumfang – zu ermitteln und hochzurechnen. Dies gilt insbesondere auch deshalb, weil heute hierfür grundsätzlich die Datengrundlage aus dem Projekt zur *„Entwicklung eines wissenschaftlich fundierten Verfahrens zur einheitlichen Bemessung des Personalbedarfs in Pflegeeinrichtungen nach qualitativen und quantitativen Maßstäben gemäß § 113c SGB XI (PeBeM)"* zur Verfügung stünde. Ein Konsortium der Universität Bremen erhob in insgesamt 62 vollstationären Einrichtungen bei 1.380 Bewohnern differenziert die erbrachten Pflegetätigkeiten. Aufgrund des Projektkontextes erfolgten bisher aber keine versichertenbezogenen Auswertungen und Darstellungen zur medizinischen Behandlungspflege (SOCIUM, IPP und KKSB 2020).

3.4.2 Finanzierungsverantwortung durch die SPV

Für die Schätzung des Finanzvolumens bei einer Verlagerung der Finanzierungsverantwortung in die GKV wird das in der amtlichen Statistik (KV 45) ausgewiesene Volumen herangezogen und mit Hilfe der AOK-bezogenen Abrechnungsinformationen ermittelt, welcher Anteil der HKP-Gesamtausgaben heu-

te auf Pflegebedürftige entfällt. Im Ergebnis zeigt sich, dass im Jahr 2018 das GKV-Finanzierungsvolumen für die ambulante medizinische Behandlungspflege für Pflegebedürftige bei geschätzten 3,6 Mrd. € lag (◘ Tab. 3.1). Geschätzt deshalb, da der mit AOK-Daten gemessene, auf Pflegebedürftige entfallende Anteil an HKP-Ausgaben für die Gesamtheit der gesetzlich Versicherten als repräsentativ angenommen wird.

Zu berücksichtigen ist ferner, dass – soll auch die Behandlungspflege in vollstationären Pflegeeinrichtungen im Sinne einer Vollversicherungsleistung finanziert werden – weitere Finanzmittel notwendig wären, um hier die Leistungssätze entsprechend aufzustocken. ◘ Tab. 3.1 weist auch dieses Volumen – basierend auf den vorangegangen Schätzungen – näherungsweise aus. Wie bereits ausgeführt betrug im Jahr 2018 die durchschnittliche Deckung der pflegebedingten Ausgaben durch die SPV 69 %. Nach dieser Berechnung wäre folglich etwas weniger als ein Drittel – d. h. bei Variante 1 0,4 Mrd. Euro und bei Variante 2 0,9 Mrd. Euro – des für die vollstationäre Pflege geschätzten Behandlungspflegefinanzvolumens heute aufgrund des Teilleistungssystems der SPV nicht finanziert bzw. müsste zusätzlich gegenfinanziert werden.

3.5 Zusammenfassung und Fazit

Die Frage nach der „richtigen" Finanzierungszuständigkeit der medizinischen Behandlungspflege ist seit Einführung der Pflegeversicherung vor nunmehr gut 25 Jahren unbeantwortet. Dies führt zu ungleichen Rahmenbedingungen zwischen der ambulanten und der vollstationären Versorgung. Dies betrifft erstens die Pflegebedürftigen selbst, denn während ein ambulant Pflegebedürftiger die Behandlungspflege als Sachleistung der GKV erhält, zahlen vollstationär Versorgte die Behandlungspflege aufgrund des Teilleistungsprinzips anteilig selbst. Zweitens wirken die unterschiedlichen Finanzierungszuständigkeiten auch auf

---

[7] Das Individuum aus der Kontrollgruppe mit dem ähnlichstem Propensity Score wird als Matchingpartner zugeordnet, der bezüglich der beobachtbaren Charakteristika sehr ähnlich ist.

die Kassen, denn diese agieren in der häuslichen Pflege einmal im wettbewerblich orientierten GKV-Rahmen und in der vollstationären Pflege einmal im Kontext eines 100 %-Finanzausgleichs. Darüber hinaus resultieren aufgrund der unterschiedlichen Organisationszuständigkeit auch für die Leistungserbringer unterschiedliche Rahmenvorgaben z. B. mit Blick auf Qualitäts- und Personalanforderungen wie aber auch hinsichtlich der Vergütung der Leistungen. Da zudem die Bedingungen innerhalb der Pflegeversicherung je nachdem, ob häusliche oder vollstationäre Pflege vorliegt, immer weiter auseinanderdriften, ist eine Reform heute dringender geboten denn je.

Das Finanzvolumen, das bei einer Aufhebung der gesplitteten Finanzierungsverantwortung jeweils verlagert würde, kann auf Basis der hier herangezogenen Abrechnungsdaten nur näherungsweise ermittelt werden. Geschätzt wurde – bezogen auf das Jahr 2018 – ein Volumen von 1,4 bis 2,8 Mrd. Euro für die Behandlungspflege in der vollstationären Pflege (SPV) sowie ein Volumen von rund 3,6 Mrd. € für die Häusliche Krankenpflege bei ambulant Pflegebedürftigen (GKV). Aufgezeigt wurde, dass diese Volumina nicht jeweils gleichzusetzen sind mit denen, die bei einer Verlagerung der Finanzierungszuständigkeit entstehen. Dies hängt damit zusammen, dass die medizinische Behandlungspflege heute nur zu rund 70 % von der SPV finanziert ist. Damit erhöht sich das benötigte Volumen bei einer einheitlichen Verortung der Behandlungspflege – bei 100 % Finanzierung dieser – in der SPV um 0,4 bis 0,9 Mrd. €. Andersherum reduziert sich die faktische Entlastung der SPV um die gleiche Summe; sprich: Es ist auch bei dieser Reformvariante klarzustellen, welcher Versicherungszweig das heute durch die Pflegebedürftigen finanzierte Volumen zukünftig gegenfinanziert. Die Limitationen der hier ausgeführten Schätzungen wurden deutlich herausgestellt. Dies ist 1.) die Tatsache, dass aufgrund fehlender Informationen die Unsicherheit bezüglich der Übertragung der Kostenprofile hoch ist, dass 2.) die Schätzungen die ambulanten Preise auch auf das Leistungsgeschehen in der vollstationären Pflege übertragen wurden und 3.) die Schätzungen ausschließlich statisch zu verstehen sind, d. h. eine Prognose über Ausgabenentwicklungen – je nach Zuordnung zum jeweiligen Sozialversicherungszweig – nicht erfolgt ist. Insbesondere bei einer Verlagerung der Finanzierungszuständigkeit für die Behandlungspflege aus der Pflegeversicherung in die Krankenversicherung ist eine verbesserte Empirie daher dringend angeraten – auf Basis der Ergebnisse der PeBeM-Studie aber auch verfügbar.

Mit Blick auf die Frage nach der „richtigen" Organisations- und Finanzierungszuständigkeit der medizinischen Behandlungspflege von Pflegebedürftigen lässt sich zusammenfassen: Oberstes Ziel aller Reformanstrengungen muss es sein, die medizinische Behandlungspflege sektorübergreifend einheitlich bei der GKV oder der SPV anzusiedeln. Eine automatische Gleichsetzung der medizinischen Behandlungspflege als GKV-Leistung ist aber zu hinterfragen, da diese auch in der SPV als „Vollleistung" implementiert werden kann. Damit verbleiben bezüglich der Zuordnung zu den Systemen vor allem Fragen bezüglich der Anreizwirkung und der Steuerung der Inanspruchnahme. Hierzu ist insbesondere anzuerkennen, dass bei einer Finanzierungszuständigkeit der GKV (kassenindividuelle) Wirtschaftlichkeitsanreize für die Steuerung des Leistungsgeschehens bestünden. Gleichwohl kann deren faktisches Potenzial hinterfragt werden, da sowohl die Leistungspreise maßgeblich die Pflegelohnkosten widerspiegeln als auch eine Mengensteuerung (individuelle Fallsteuerung) bei einer – wahrscheinlich implementierten – pauschalen Verrechnungslösung entfällt. Hinzu kommt, dass eine ganzheitliche Verortung von pflegerischen Tätigkeiten in der Pflegeversicherung ggf. mehr Synergien und Steuerungspotenzial birgt als der umgekehrte Weg. Insofern bestehen aus Sicht der Autorinnen eine Reihe von Argumenten, die durchaus – anders als dies die vorherrschende Meinung suggeriert – für eine Verlagerung der Behandlungspflege in die SPV sprechen, selbstverständlich indem die dafür erforderlichen GKV-Mittel mit in die SPV überführt werden. In der Gesamtschau wäre wünschenswert, dass a) zeitnah eine einheitliche Regelung etabliert wird und b) Fragen nach den Steuerungsmöglichkeiten und der besseren Wirtschaftlichkeit der Leistungserbringung in der Reformdiskussion einen höheren Stellenwert erhalten. Die Diskussion eines derart zentralen Reformelements sollte nicht auf die „Kassenlage" des jeweiligen Sozialversicherungszweigs verengt werden.

Anhang

Tabelle 3.3 Übersicht zur Erkrankungslast ambulant und vollstationär Pflegebedürftiger (2018) (Quelle: AOK Routinedaten, standardisiert auf die gesetzlich Versicherten (Amtliche Statistik KM 6 2018))

Anteil im Jahr, in %

Erkrankungsgruppen	Alle ambulant Pflegebedürftigen[a]	Ambulant Pflegebedürftige mit Kombi- oder Sachleistungsbezug	Vollstationär Pflegebedürftige
Arthropathien[b]	46,6	50,3	39,4
Auge[b]	41,1	39,2	29,3
COPD-Asthma[b]	23,4	22,8	17,5
Dekubitus[b]	9,7	14,4	16,3
Demenz[b]	**23,0**	**33,0**	**60,2**
Depression[b]	26,4	27,8	30,1
Diabetes[b]	**37,8**	**42,2**	**36,4**
Funktionseinschränkungen[b]	5,0	7,5	8,9
Gefäßkrankheiten[b]	39,1	45,9	36,4
Gewicht[b]	21,2	20,8	13,3
Gynäkologische Erkrankungen[b]	7,6	6,3	3,9
Harninkontinenz[b]	33,0	44,5	53,8
Hauterkrankungen	13,0	14,1	16,8
Herzerkrankungen[b]	52,1	60,1	55,8
Hypertonie[b]	**68,5**	**76,3**	**69,9**

◼ Tabelle 3.3   (Fortsetzung)

Anteil im Jahr, in %

Erkrankungsgruppen	Alle ambulant Pflegebedürftigen[a]	Ambulant Pflegebedürftige mit Kombi- oder Sachleistungsbezug	Vollstationär Pflegebedürftige
Magen-Darmerkrankungen	35,7	37,8	36,9
Mono-/Polyneuropathien[b]	21,1	22,7	17,2
Neurosen[b]	21,4	19,9	16,2
Niereninsuffizienz[b]	23,7	29,2	27,3
Ohrerkrankungen[b]	21,5	21,8	23,1
Osteoporose	18,8	22,6	19,3
Parese/Plegie[b]	**11,0**	**13,3**	**14,5**
Parkinson[b]	9,2	11,0	12,1
Prostata[b]	10,3	10,8	9,1
Erkrankungen des Rückens	45,5	45,1	32,0
Schilddrüse[b]	23,3	23,8	20,4
Schlaganfall[b]	23,3	28,5	30,2
Stoffwechselerkrankungen	47,4	51,3	43,8
Suchterkrankungen[b]	9,7	9,9	12,1
Verletzungen/Frakturen	20,7	26,6	30,7
Wahnhafte Störungen[b]	**6,4**	**7,0**	**11,9**

[a] Ambulant Pflegebedürftige sind Personen mit Pflegegeld, Sach- oder Kombinationsleistungen oder Personen mit Pflegegrad 1.
[b] Signifikanter Einfluss bei einem Signifikanzniveau von 0,05; unter Berücksichtigung, der errechneten Koeffizienten als Kostenprofile wurden die Erkrankungsgruppen fett markiert, die im 95. Perzentil der errechneten Kosten liegen.
Pflege-Report 2020

Literatur

Czwikla J, Schulz M, Heinze F, Kalwitzki T, Gand D, Schmidt A, Tsiasioti C, Schwinger A, Kloep S, Schmiemann G, Wolf-Ostermann K, Gerhardus A, Rothgang H (2019) Needs-based provision of medical care to nursing home residents: protocol for a mixed methods study. BMJ Open 9:e25614

Hoberg R, Klie T, Künzel G (2013) Strukturreform Pflege und Teilhabe. FEL-Verlag, Freiburg i. Br.

Höfling W, Schäfer A (2016) Zur verfassungsrechtlichen Problematik der unterschiedlichen normativen Ausgestaltung der medizinischen Behandlungspflege im häuslichen und stationären Bereich-Rechtsgutachten im Auftrag der Deutschen Stiftung Patientenschutz- Patientenschutz. Info-Dienst Ausgabe 7, 12. Oktober 2016 https://www.stiftung-patientenschutz.de/uploads/docs/Behandlungspflege_Gutachten_Patientenschutz_Info-Dienst_2016_7.pdf Zugegriffen: 20. März 2020

Jacobs K (1995) Zur Kohärenz von gesetzlicher Pflegeversicherung und anderen Zweigen der Sozialversicherung. In: Fachinger U, Rothgang H (Hrsg) Die Wirkungen des Pflege-Versicherungsgesetzes. Duncker und Humblot, Berlin, S 245–262

Opolony B (2017) Medizinische Behandlungspflege und Pflegebedürftigkeit. Neue Zeitschrift Für Sozialr 26:409–414

Paquet R, Jacobs K (2015) Die Pflegeversicherung als Sozialversicherung – institutionelle Rahmenbedingungen und Grenzen. Sozialer Fortschr 1–2:1–7

Rothgang H, Müller R (2013) Verlagerung der Finanzierungskompetenz für Medizinische Behandlungspflege in Pflegeheimen von der Pflege- in die Krankenversicherung. https://agp-freiburg.de/downloads/pflege-teilhabe/Reformpaket_Oekonomische_Expertise_Rothgang.pdf. Zugegriffen: 27. Jan. 2020

Rothgang H, Müller R (2019) BARMER Pflegereport 2019: Ambulantisierung der Pflege. zweiband.media GmbH, Berlin

Rothgang H, Wolf-Ostermann K, Schmid A, Domhoff D, Müller R, Schmidt A (2018) Ambulantisierung stationärer Einrichtungen und innovative ambulante Wohnformen. Endbericht. Studie im Auftrag des Bundesministeriums für Gesundheit, Bonn. https://www.bundesgesundheitsministerium.de/fileadmin/Dateien/5_Publikationen/Pflege/Berichte/Abschlussbericht_InaWo_final_UNI_BREMEN.pdf. Zugegriffen: 27. Jan. 2020

Rothgang H, Kalwitzki T, Cordes J (2019) Alternative Ausgestaltung der Pflegeversicherung II (AAPV II). bedarfsgerecht – ortsunabhängig – bezahlbar. Gutachten im Auftrag der Initiative Pro-Pflegereform.

https://www.pro-pflegereform.de/fileadmin/default/user_upload/Zusammenfassung_-_Gutachten_Prof._Rothgang.pdf. Zugegriffen: 27. Jan. 2020

Schwinger A, Sitte M (2019) Modelle für die Pflegefinanzierung. Gesundh Ges 22(12):28–33

Schwinger A, Rothgang H, Kalwitzki T (2018) Die Pflegeversicherung boomt. GuS 72(6):13–22

SOCIUM, IPP und KKSB (2020) Zweiter Zwischenbericht – Finale Version zur Abnahme durch den Auftraggeber – im Projekt Entwicklung eines wissenschaftlich fundierten Verfahrens zur einheitlichen Bemessung des Personalbedarfs in Pflegeeinrichtungen nach qualitativen und quantitativen Maßstäben gemäß § 113c SGB XI (PeBeM). SOCIUM Forschungszentrum Ungleichheit und Sozialpolitik Institut für Public Health und Pflegeforschung (IPP) Institut für Arbeit und Wirtschaft (iaw) Kompetenzzentrum für Klinische Studien Bremen (KKSB) https://www.gs-qsa-pflege.de/wp-content/uploads/2020/02/2.-Zwischenbericht-Personalbemessung-%C2%A7-113c-SGB-XI.pdf Zugegriffen: 20. März 2020

Szepan N-M (2018) Sektorierung stößt an ihre Grenzen. In: Szepan N-M, Wagner F (Hrsg) Agenda Pflege 2021. KomPart Verlagsgesellschaft, Berlin, S 111–135

Bedarfslagen in der häuslichen Pflege

Andreas Büscher

4.1 Einleitung – 56

4.2 Charakteristika häuslicher Pflegearrangements – 57

4.3 Weiterentwicklung der Leistungen der Pflegeversicherung – 59

4.4 Erwartungen an zukünftige Unterstützungsmöglichkeiten durch die Pflegeversicherung – 61

Literatur – 63

K. Jacobs et al. (Hrsg.), *Pflege-Report 2020*, https://doi.org/10.1007/978-3-662-61362-7_4

■■ Zusammenfassung

Ein erklärtes Ziel der Pflegeversicherung besteht in der Priorität der häuslichen gegenüber der stationären Pflege. Um dieses Ziel zu erreichen, sieht die Pflegeversicherung eine Reihe von Leistungen vor, die in Ergänzung der Pflege durch Angehörige den Verbleib des pflegebedürftigen Menschen in der häuslichen Umgebung ermöglichen sollen. Die Betrachtung einiger Charakteristiken häuslicher Pflegearrangements verdeutlicht, dass die Bedarfslagen oftmals komplexer sind als die vorgesehenen Leistungen und diese nur für Teile davon angemessen erscheinen. Veränderungen und Erweiterungen des Leistungsspektrums der Pflegeversicherung im Laufe der Jahre verdeutlichen das Bemühen die Leistungen weiterzuentwickeln. Die Bedarfslagen in häuslichen Pflegearrangements erfordern jedoch weitere Anpassungen, auch durch die Einführung des neuen Pflegebedürftigkeitsbegriffs, die abschließend in diesem Beitrag skizziert werden.

One of the main aims of the German long-term care insurance was the promotion of home care vs. institutional care. In order to achieve this objective, a range of benefits was introduced which in addition to informal care provided by family members are intended to ensure the care recipients' stay in his or her own home for as long as possible. A closer look into characteristics of home care arrangements reveals that the needs are often more complex than the benefits provided and that these only cover some of the existing needs. Expansions and changes of the range of LTC benefits over the past years indicate political efforts to continuously improve the benefit scheme. Home care needs, however, require some more adjustments, particularly due to the new eligibility criteria for long-term care that are outlined at the end of this chapter.

4.1 Einleitung

Der Blick in die alle zwei Jahre veröffentlichte Pflegestatistik verdeutlicht seit langem die hohe Bedeutung und den hohen Anteil der häuslichen Pflege an der Gesamtbewältigung der Pflegebedürftigkeit. 2,65 Mio. Menschen (76 % aller pflegebedürftigen Personen) erhalten eine Unterstützung in ihrer häuslichen Umgebung, 1,76 Mio. erhalten Geldleistungen aus der Pflegeversicherung und in 830.000 Haushalten sind ambulante Pflegedienste in die Versorgung eingebunden und leisten diese zu einem unterschiedlich großen Anteil (Statistisches Bundesamt 2018). Unter häuslicher Pflege wird im vorliegenden Beitrag die Gesamtheit der pflegerischen Unterstützung in der häuslichen Umgebung eines pflegebedürftigen Menschen verstanden. Diese kann durch Angehörige, Freunde, Bekannte oder andere Personen im Rahmen ihrer sozialen Beziehung zum pflegebedürftigen Menschen erfolgen. Diese Unterstützung wird oftmals auch als informelle Pflege bezeichnet. Unter formeller Pflege wird demgegenüber die Unterstützung durch professionelle Leistungserbringer, insbesondere ambulante Pflegedienste, verstanden.

Zum Zeitpunkt der Einführung der Pflegeversicherung war eine der großen Befürchtungen ein Rückgang der häuslichen Pflege durch eine mögliche nachlassende Pflegebereitschaft (Meyer 1996) oder ein nachlassendes informelles Pflegepotenzial durch veränderte Erwerbsbiografien von Frauen, Auswirkungen des demographischen Wandels oder andere Entwicklungen. Die Pflegestatistik zeigt eindeutig, dass es zu diesen Entwicklungen nicht gekommen ist. Stattdessen hat sich die Anzahl der Haushalte, in denen pflegebedürftige Menschen ohne professionelle Unterstützung versorgt werden, von einer Million im Jahr 2001 (Statistisches Bundesamt 2003) auf 2,65 Mio. deutlich mehr als verdoppelt. Es kann nicht vorausgesagt werden, ob diese Entwicklung auch in den folgenden Jahren bestehen bleibt, aber es gibt keine Anzeichen, dass kurz- und mittelfristig mit einer deutlichen Trendänderung zu rechnen ist. Zwar werden demographische Entwicklungen, nach denen wenige jüngere immer mehr älteren Menschen gegenüberstehen, Auswirkungen auf die informelle Pflege haben, daraus kann jedoch nicht geschlossen werden, dass häusliche Pflege durch Familie, Freunde und

Bekannte bald endet. Entsprechend bleibt die Unterstützung häuslicher Pflegearrangements eine wichtige Herausforderung der Pflegeversicherung.

Die Unterstützung der häuslichen Pflege war ein erklärtes Ziel der Einführung der Pflegeversicherung und es wurden verschiedene Leistungen und Unterstützungsmöglichkeiten zur Verfügung gestellt, um dieses Ziel zu erreichen. Neben den Hauptleistungen der Pflegeversicherung, der Sachleistung für die Unterstützung durch einen Pflegedienst und der Geldleistung für selbst beschaffte Pflegehilfen, waren Leistungen zur Sozialversicherung für Angehörige und Angebote zur Teilnahme an Pflegekursen unmittelbar nach Einführung der Pflegeversicherung bereits verfügbar. Im Laufe der Jahre sind verschiedene weitere Leistungen hinzugekommen, insbesondere hinsichtlich der Beratung zu Pflegefragen. Diese Erweiterungen der verfügbaren Unterstützungsmöglichkeiten im häuslichen Umfeld sind einerseits Ausdruck der Lern- und Weiterentwicklungsfähigkeit der Pflegeversicherung. Sie sind andererseits aber auch Ausdruck vormals verkürzter Annahmen über die Wirkungen des verfügbaren Leistungsspektrums und seiner Angemessenheit angesichts vielfältiger und heterogener Bedarfslagen. Bevor im weiteren Verlauf dieses Beitrags die Leistungen eingehender hinsichtlich ihres Nutzens und der Notwendigkeit ihrer Weiterentwicklung beleuchtet werden, folgen zunächst einige Ausführungen zu häuslichen Pflegearrangements. Sie bilden den Hintergrund für die Analyse und Bewertung der verfügbaren Unterstützungsoptionen der Pflegeversicherung, insbesondere auch nach der Einführung des neuen Pflegebedürftigkeitsbegriffs zum 01.01.2017.

4.2 Charakteristika häuslicher Pflegearrangements

Ein häusliches Pflegearrangement entsteht in der Regel über zwei unterschiedliche Wege. Zum einen kann es sich als schleichender Prozess entwickeln, indem zu Beginn unterschiedliche Formen der Hilfestellung und Unterstützung zwischen Familienmitgliedern geleistet werden, die sich zunehmend von einer gegenseitigen zu einer einseitigen Unterstützung entwickeln, da ein Mitglied des Haushalts krankheits-, alters- oder fähigkeitsbedingt in stärkerem Maß der Unterstützung bedarf. Bei einem fortschreitenden Bedarf an dieser Art der Unterstützung entsteht ein dauerhaftes Hilfsarrangement, in dem es mehr oder weniger offen zu Festlegungen kommt, wer die Hauptunterstützung leistet und wer Entscheidungen trifft.

Der zweite Weg zur Entwicklung eines häuslichen Pflegearrangements entsteht aufgrund von akuten Ereignissen wie Unfällen oder nach einem Schlaganfall. Dabei entsteht aus einem vormals etablierten Alltag innerhalb eines Haushalts unmittelbar eine kritische Situation, in der ein Familienmitglied krankheitsbedingt seinen Alltag und die darin vorkommenden Aufgaben nicht mehr bewältigen kann und umfassender Unterstützung in vielen Aktivitäten und Lebensbereichen bedarf. Die Situation, auf die nur wenige Menschen vorbereitet sind, erfordert unmittelbares Handeln und Entscheiden. In beiden Fällen besteht ein hoher Beratungsbedarf, um Entscheidungen und Vorkehrungen treffen zu können, wie mit der Situation umzugehen ist. Die Frage, ob formelle Unterstützungsangebote in Anspruch genommen werden sollen, und falls ja, welche, spielt eine wichtige Rolle.

Ausgangspunkt eines Pflegearrangements ist in beiden Fällen, dass die Selbständigkeit eines Menschen beeinträchtigt ist, der aus diesem Grund der Hilfe und Unterstützung anderer bedarf. Mit der Pflegeversicherung wurde ein Begriff der Pflegebedürftigkeit eingeführt, um den Kreis der leistungsberechtigten Personen zu definieren. Nach diesem Begriff bestand Pflegebedürftigkeit im Zeitaufwand und in der Häufigkeit für die Unterstützung bei Alltagsverrichtungen in den Bereichen Körperpflege, Ernährung, Mobilität und hauswirtschaftliche Versorgung. Dieser Begriff der Pflegebedürftigkeit wurde im Laufe der Jahre nicht nur zur

Bestimmung des leistungsberechtigten Personenkreises genutzt, sondern war auch maßgebend für die wesentlichen Leistungen der Pflegeversicherung, die sich sehr stark an diesem verrichtungsorientierten Verständnis orientierten. Erst mehr als zwanzig Jahre nach Einführung der Pflegeversicherung kam es zu einer grundlegenden Reform dieses Begriffs. Seit dem 01.01.2017 wird Pflegebedürftigkeit als Beeinträchtigung der individuellen Selbständigkeit und das daraus resultierende Angewiesensein auf personelle Hilfe in den Aktivitäten und Lebensbereichen Mobilität, kognitive und kommunikative Fähigkeiten, Verhaltensweisen und psychische Problemlagen, Selbstversorgung, krankheits- und therapiebedingte Anforderungen und Belastungen sowie Gestaltung des Alltagslebens und sozialer Kontakte verstanden.

Dass ein auf Alltagsverrichtungen reduziertes Verständnis von Pflegebedürftigkeit und darauf ausgerichteter Leistungen nur bedingt stabilisierende Wirkung in häuslichen Pflegearrangements zu entfalten vermag, ist darauf zurückzuführen, dass die Unterstützung bei Alltagsverrichtungen zwar einen relevanten Teil der notwendigen Hilfen ausmacht, in ihrer Bedeutung jedoch hinter anderen Aspekten zurücksteht. Bereits Ende der 1980er Jahre entwickelte Bowers (1987) eine Typologie der Pflege durch Angehörige, nach der diese nicht anhand von Einzeltätigkeiten, sondern bezogen auf die dahinterstehenden Absichten beschrieben wurde. Sie unterschied:

- antizipierende Pflege, bei der es um die Antizipation von gesundheitlichen Anforderungen und der Vorbereitung vorsorglicher Maßnahmen geht,
- präventive Pflege, die sicherstellende und gewährleistende Aufgaben, z. B. bezogen auf Diäten oder Medikamente, umfasst,
- beaufsichtigende Pflege, die als Folge der präventiven Pflege notwendig werden kann, wenn diese allein nicht ausreicht,
- instrumentelle Pflege, die am ehesten mit der Unterstützung bei Alltagsverrichtungen verglichen werden kann,
- schützende Pflege, die als am schwierigsten bezeichnet wurde und bei der es um die Erhaltung des Selbstwertgefühls und der Autonomie des pflegebedürftigen Menschen geht.

Später fügten Bowers (1988) sowie Nolan et al. (1996) noch die erhaltende und wiederherstellende Pflege sowie die reziproke – also auf Gegenseitigkeit beruhende – Pflege hinzu.

Die vor allem auf instrumentelle Aspekte ausgerichteten Leistungen der Pflegeversicherung treffen nur einen Teil der hier von Angehörigen beschriebenen Pflege. Auch die ebenfalls bereits vor längerem von Twigg und Atkin (1994) vorgenommene Typologisierung pflegender Angehöriger gibt Hinweise auf umfassendere Bedarfslagen. In diesem Ansatz werden Angehörige anhand demographischer Merkmale wie Alter oder Geschlecht, anhand der Erkrankung oder Problemlage des zu pflegenden Familienmitglieds (z. B. Angehörige von Menschen mit Demenz) oder anhand der Beziehung zum pflegebedürftigen Menschen (z. B. Eltern, Kindern, Partner) charakterisiert. Für die Frage der Angemessenheit von Leistungen und der Weiterentwicklung von Unterstützungsmöglichkeiten ist dieser Ansatz von Interesse, weil sich aus jeder Betrachtungsweise unterschiedliche Aussagen zu bestehenden Bedarfslagen ableiten lassen.

Werden Angehörige unter dem demographischen Merkmal des Alters betrachtet, ist es einleuchtend, dass diejenigen im erwerbsfähigen Alter mit anderen Aufgaben hinsichtlich der Vereinbarkeit von Erwerbstätigkeit und Pflege konfrontiert sind als Angehörige, die das gesetzlich vorgesehene Rentenalter bereits erreicht haben. Für sie stellen sich sehr existenzielle Fragen zur Alterssicherung und zu den Auswirkungen der häuslichen Pflegetätigkeit darauf. Bei Angehörigen jenseits der Erwerbstätigkeit wiederum führt das zunehmende Alter zu einer erhöhten Wahrscheinlichkeit, aufgrund von eigener Krankheit oder Funktionseinschränkungen die Pflege des Partners oder der Partnerin nicht aufrechterhalten zu können. Auch hinsichtlich des Geschlechts können sich Unterschiede in den Bedarfslagen und beim resultierenden Unterstützungsbedarf ergeben. So gibt es viele Hinweise auf unterschiedliche, konkurrierende Sorgeverpflichtungen von Männern und Frauen ebenso wie auf unterschiedliche Ressourcen, die in die Pflege eingebracht werden können.

Betrachtet man häusliche Pflegearrangements vor dem Hintergrund der zugrunde liegenden Erkrankung des pflegebedürftigen Menschen, ergeben sich krankheitsspezifische Bedarfslagen. Angehörige von Menschen mit Demenz sind mit anderen Fragen in der Pflegesituation konfrontiert als Angehörige von Menschen nach einem Schlaganfall. Sowohl hinsichtlich des notwendigen Wissens und der Kompetenzen zur Bewältigung der Pflegesituation als auch hinsichtlich der Möglichkeiten zur Aufrechterhaltung der Beziehung zwischen pflegender und gepflegter Person ergeben sich daraus unterschiedliche Bedarfslagen.

Nicht zuletzt spielt die Frage der sozialen Beziehung zwischen pflegender und gepflegter Person eine Rolle. Kinder, die ihre Eltern oder Schwiegereltern pflegen, haben in der Regel andere, konkurrierende Verpflichtungen gegenüber Partnern, die füreinander sorgen. Für die Stabilität des Pflegearrangements ist es vor allem die Qualität der Beziehung, die einen wichtigen Einflussfaktor darstellt. Erfolgt die häusliche Pflege vor dem Hintergrund einer im Lebensverlauf gut harmonierenden Beziehung auf Basis gegenseitiger Sorge und Wertschätzung, so besteht darin eine wesentliche Ressource. Erfolgt die Versorgung jedoch vor dem Hintergrund langandauernder Spannungen und Auseinandersetzungen und fühlt sich der pflegende Teil der Beziehung eher gezwungen, die Pflege zu übernehmen, dann können sich diese Faktoren erschwerend auf das gesamte Arrangement auswirken.

Bedeutsam sind darüber hinaus die Entwicklungen in der Beziehung im Zeitverlauf. Häusliche Pflegearrangements sind nicht statisch, sondern entwickeln sich weiter. Der Verlauf der zugrundeliegenden Erkrankung, der weitere Verlust oder die Wiedererlangung der individuellen Selbständigkeit, die physische und psychische Belastung der Angehörigen, die unklare Prognose oder Probleme der Finanzierung der Situation stellen die handelnden Personen kontinuierlich vor Herausforderungen und erfordern regelmäßig neue Entscheidungen, z. B. bezogen auf die Inanspruchnahme von Unterstützungsleistungen hinsichtlich des Zeitpunkts, des Ausmaßes und des Inhalts.

Hinsichtlich der vorhandenen Bedarfslagen ergibt sich aus diesen nur kurz skizzierten Charakteristika häuslicher Pflegearrangements ein sehr komplexes Bild. Innerhalb von Familien und sozialen Netzwerken bedeutet die Übernahme von Pflege- und Sorgeverantwortung eine erhebliche Umstellung vorhandener Routinen, Rollen und Umgangsweisen. Gröning et al. (2015) haben die Pflege eines Familienmitglieds als „familiale Entwicklungsaufgabe" bezeichnet. Der Bedarf besteht vorrangig darin, Unterstützung bei dieser Aufgabe durch Beratung und Begleitung zu erhalten, um den Aufgaben gewachsen zu sein, Kompetenzen dafür zu entwickeln und die notwendigen Entscheidungen treffen zu können. Zudem bedarf es für diese Aufgabe der notwendigen Zeit und Möglichkeiten zur Entlastung.

4.3 Weiterentwicklung der Leistungen der Pflegeversicherung

Wie hat sich nun das Leistungsspektrum der Pflegeversicherung, das diesen komplexen Bedarfslagen gerecht werden soll, im Laufe der Jahre entwickelt und in welche Richtung sollte es weiterentwickelt werden?

Der größte Teil der Ausgaben für Leistungen zur häuslichen Pflege entfällt auf die Leistungen nach §§ 36 bis 38 SGB XI. Die Sachleistung nach § 36 SGB XI umfasst Leistungen, die durch einen zugelassenen ambulanten Pflegedienst im Haushalt des pflegebedürftigen Menschen erbracht werden. Art und Inhalt der Leistungen stehen in enger Verbindung mit dem Begriff der Pflegebedürftigkeit und werden in Rahmenverträgen nach § 75 SGB XI zwischen den Landesverbänden der Pflegekassen und den Verbänden der Leistungserbringer im Land konkretisiert. Entsprechend dem alten Begriff von Pflegebedürftigkeit wurden für die ambulante Pflege in erster Linie Leistungskomplexe mit Bezug zu den Alltagsverrichtungen in den Bereichen Körperpflege, Mobilität und Ernährung vereinbart. Mit der Einführung des neuen Begriffs der Pflegebedürftigkeit 2017 hat sich auch § 36 SGB XI dahingehend geändert, dass die Leistungen sich auf Beeinträchtigungen der Selbständigkeit in § 14 SGB XI – also den Aktivitäten und Lebensbereichen, die maßgeblich für die Feststellung der Pflegebedürftigkeit sind – beziehen sollen. Eine entsprechende Veränderung in den Rahmenverträgen zur ambulanten Pflege steht mehr als drei Jahre nach der Gesetzesänderung zum Zeitpunkt der Erstellung dieses Beitrags (Februar 2020) noch aus.

Die Geldleistung nach § 37 SGB XI ist vorgesehen für selbst beschaffte Pflegehilfen, um die erforderliche Pflege sicherzustellen. Der Bezug des Pflegegeldes geht einher mit der Verpflichtung, eine Beratung zur Sicherung der Qualität der häuslichen Pflege durch einen anerkannten Pflegedienst, eine anerkannte Beratungsstelle oder eine durch die Pflegekassen beauftragte Person abzurufen. Nach Einführung der Pflegeversicherung haben sich mehr als 80 % der leistungsberechtigten Personen im häuslichen Bereich für diese Leistung entschieden (BMG 2020). Zwar ist diese Zahl mittlerweile gesunken, sie stellt jedoch nach wie vor die häufigste Leistungsform dar. Wenig beachtet wurde bislang der mit der Geldleistung verbundene obligatorische Beratungsbesuch, der je nach Pflegestufe beziehungsweise Pflegegrad zwei- oder viermal im Jahr abgerufen werden muss. Erst 2018 ist es gelungen, für diese Besuche Empfehlungen zur Qualitätssicherung zu verabschieden (Qualitätsausschuss Pflege 2019). Mehr als zwanzig Jahre lang hat diese jährlich millionenfach stattfindende Leistung kein größeres Interesse hervorgerufen. Das präventive Potenzial und die Möglichkeiten, bereits frühzeitig Probleme in Pflegehaushalten erkennen und Unterstützung anbieten zu können, wurde nicht genutzt.

Weitere Leistungen zur häuslichen Pflege bestanden im Anspruch auf Urlaubs- und Verhinderungspflege sowie auf Tages- und Nachtpflege in teilstationären Einrichtungen. Diese Leistungen sind vor allem darauf ausgerichtet, Entlastungsmöglichkeiten für Angehörige pflegebedürftiger Menschen zu schaffen. Ebenfalls zur Verbesserung der Situation von informell pflegenden Personen wurden Leistungen zur sozialen Sicherung der Pflegeperson eingeführt. Zur Erleichterung und Verbesserung der Pflege stehen darüber hinaus noch Ansprüche auf Pflegehilfsmittel sowie für wohnumfeldverbessernde Maßnahmen zur Verfügung.

Eine Übersicht über die Veränderungen der Leistungen seit Einführung der Pflegeversicherung (Bäcker 2020) zeigt, dass der Kern der Leistungen seit Einführung bestehen geblieben ist, jedoch vielfältige Weiterentwicklungen erfahren hat, insbesondere im Hinblick auf die Beratung. Erste größere Veränderungen ergaben sich durch das Pflege-Qualitätssicherungsgesetz (PQsG) ab 2002, durch das Regelungen zum internen Qualitätsmanagement, zur Personalausstattung und zur Stärkung der Verbraucherrechte durch eine verbesserte Beratung und Information eingeführt wurden. Durch das Pflegeleistungs-Ergänzungsgesetz, das ebenfalls 2002 in Kraft trat, wurden erstmals Erweiterungen eingeführt, die verdeutlichten, dass der verrichtungsorientierte Pflegebedürftigkeitsbegriff und allein darauf aufbauende Leistungen nicht ausreichend sind, um der Vielfältigkeit der Bedarfslagen zu entsprechen. So wurde ein zusätzlicher Leistungsanspruch für Pflegebedürftige mit einem erheblichen Bedarf an Beaufsichtigung und Betreuung – damit waren vor allem Menschen mit kognitiven Beeinträchtigungen gemeint – eingeführt, es wurden Verbesserungen für die teilstationäre Pflege vorgenommen und es wurde die Entwicklung von Versorgungskonzepten und -strukturen für Menschen mit Demenz durch niedrigschwellige Betreuungsangebote und die Entwicklung von Modellprojekten gefördert.

Sehr umfangreich waren die Veränderungen durch das Pflegeweiterentwicklungsgesetz 2008. Darin wurde einerseits zur Verbesserung der Vereinbarkeit von Erwerbstätigkeit und Pflege das Pflegezeitgesetz gesetzlich verankert, das es Arbeitnehmerinnen und Arbeitnehmern ermöglicht, für eine kurze oder längere Zeit bei Erhalt des Arbeitsplatzes der Arbeit fernzubleiben. Erstmals wurden somit Regelungen geschaffen, die dem Spannungsfeld zwischen Erwerbstätigkeit und Pflege, dem sich viele pflegende Angehörige gegenübersehen, etwas entgegensetzten. Darüber hinaus wurden bestehende Leistungen erweitert, umfangreiche Regelungen zur Qualitätssicherung eingeführt und die Beratung zur Stärkung der ambulanten Versorgung deutlich gestärkt. Dies geschah durch die Einführung eines Rechtsanspruchs auf Beratung nach § 7a SGB XI und den parallel angestrebten Aufbau einer Pflegeinfrastruktur, der jedoch bundesweit sehr unterschiedlich umgesetzt wurde und somit eher für Intransparenz und Ungleichheit in der Beratungsinfrastruktur gesorgt hat, auch wenn es in einzelnen Bundesländern oder einzelnen Kommunen durchaus zur Entwicklung tragfähiger Unterstützungsmöglichkeiten gekommen ist. Der zusätzliche Leistungsanspruch für Menschen mit einem erheblichen Bedarf an Beaufsichtigung und Betreuung wurde weiterentwickelt zu einer Leistung für Menschen mit eingeschränkter Alltagskompetenz und erheblich ausgeweitet. 2011 wurden durch das Familienpflegezeitgesetz weitere Möglichkeiten zur besseren Vereinbarkeit von Erwerbstätigkeit und Pflege geschaffen.

Das Pflege-Neuausrichtungsgesetz stellte 2012 die Weichen zur Einführung des neuen Pflegebedürftigkeitsbegriffs, der dann im Zuge des Pflegestärkungsgesetzes II (2015) tatsächlich eingeführt wurde. Daneben brachten die Pflegestärkungsgesetze Leistungserhöhungen, die Einführung von Betreuungsleistungen und weitere Neuerungen mit sich.

4.4 Erwartungen an zukünftige Unterstützungsmöglichkeiten durch die Pflegeversicherung

Es hat sich gezeigt, dass seit Einführung der Pflegeversicherung das Leistungsspektrum zur Unterstützung häuslicher Pflegearrangements deutlich erweitert wurde. Dennoch besteht die Notwendigkeit weiterer Ergänzungen und Anpassungen, die im Folgenden kurz beschrieben werden sollen:

■■ Beratung

Angesichts der Komplexität der häuslichen Pflege kommt der Beratung eine entscheidende Bedeutung zu. Dabei geht es nicht nur um die Weitergabe von Informationen zu Leistungen der Pflegeversicherung, sondern es geht darüber hinaus um Beratung zu pflegefachlichen Fragen, zur Begleitung, um den Aufgaben der häuslichen Pflege gerecht zu werden, zur Beratung bei oftmals vorkommenden Konfliktsituationen in der Pflege und nicht zuletzt zur Pflegerechtsberatung. Angebote dafür sind vorhanden, aber bundesweit nicht in gleicher Anzahl und insgesamt nur schwer überschaubar. Die Idee des Ko-Piloten, die durch den Bevollmächtigten der Bundesregierung für Pflege (2020), eingebracht wurde, kann als Reaktion auf diese Situation angesehen werden. Grundsätzlich ist gegen diese Idee auch nichts einzuwenden, es sollte jedoch darauf geachtet werden, dass keine Doppelstrukturen entstehen, da die Einführung des Rechtsanspruchs auf Beratung durch § 7a SGB XI der gleichen Intention gefolgt ist. Vor diesem Hintergrund wäre es sicher angezeigt, die bestehenden gesetzlichen Möglichkeiten besser auszugestalten und weiterzuentwickeln, bevor weitere Strukturen geschaffen werden. Zudem sollte die Kompetenz in ambulanten Pflegediensten, die Zugang zu vielen Haushalten haben, insgesamt besser genutzt werden.

▪▪ Leistungsspektrum ambulanter Pflegedienste

Das Leistungsspektrum der ambulanten Pflegedienste ist trotz des neuen Pflegebedürftigkeitsbegriffs und der Änderung von § 36 SGB XI immer noch auf Alltagsverrichtungen ausgerichtet. Diese Engführung war bereits unter dem alten Pflegebedürftigkeitsbegriff nicht nachzuvollziehen und ist es unter dem neuen noch viel weniger. Somit können fachlich sinnvolle pflegerische Maßnahmen nicht erbracht werden und stehen den Pflegehaushalten nicht zur Verfügung. Auch im Sinne der fachlichen Weiterentwicklung und der Möglichkeiten für Pflegekräfte, ihre Kompetenzen tatsächlich zum Einsatz bringen zu können, ist die Erweiterung dringend geboten. Vorschläge zur Erweiterung des Leistungsspektrums liegen vor (Wingenfeld und Büscher 2017) und haben bereits Eingang in die neuen Verfahren der Qualitätsprüfung und -darstellung gefunden. Es bedarf jedoch ihrer Umsetzung durch entsprechende Veränderungen in den Rahmenverträgen.

▪▪ Neue Leistungsformen

Ebenfalls durch den Bevollmächtigten für Pflege (2020) wurde der Vorschlag zur Einführung eines Pflegebudgets für eine selbstbestimmte Pflege und Betreuung sowie eines Entlastungsbetrags zur Sicherung der Pflege und Entlastung von Angehörigen unterbreitet. Beide Budgets sollen dazu dienen, Leistungen flexibler zu gestalten und die Übersichtlichkeit für pflegebedürftige Menschen und ihre Angehörigen zu erhöhen. Sie weisen damit in eine Richtung, die der Komplexität häuslicher Pflegearrangements, wie sie in diesem Beitrag skizziert wurden, eher gerecht zu werden vermag. Für die Weiterentwicklung und Umsetzung dieses Vorschlags sollte auf Erfahrungen zurückgegriffen werden, die bereits vor längerem mit der Einführung von Budgets gemacht wurden (Klie und Blinkert 2008). Auch die Möglichkeiten zur Integration in das persönliche Budget nach § 29 SGB IX sollten dabei berücksichtigt werden.

▪▪ Stärkung des gesamten Pflegearrangements

Erst durch die Pflegestärkungsgesetze wurde erstmals explizit die Möglichkeit eingeräumt, dass Angehörige pflegebedürftiger Menschen – neben den Leistungen zur sozialen Sicherung der Pflegeperson – Leistungen im Rahmen der Pflegeversicherung empfangen können. Vormals wurde ihnen eine eher instrumentelle Rolle zugeschrieben. Nach und nach setzt sich die Erkenntnis durch, dass die Stabilisierung und Unterstützung des gesamten Pflegearrangements erforderlich ist, um die häusliche Pflege zu stärken. Neben der gezielten Beratung von Angehörigen und den Möglichkeiten zur Verbesserung der Vereinbarkeit von Erwerbstätigkeit und Pflege bedarf es darüber hinaus der Entwicklung von Formen der verbesserten Zusammenarbeit von formeller und informeller Pflege.

▪▪ Subjektorientierte Qualitätssicherung

Die Diskussion um Leistungen und Qualität der Pflegeversicherung betrachtete pflegebedürftige Menschen und ihre Angehörigen bislang vor allem als Objekte, die der Unterstützung bedürfen. Beachtet wird ihre Situation nach wie vor in der Regel erst, wenn sie formelle Unterstützungsangebote in Anspruch nehmen. Der größte Teil pflegebedürftiger Menschen bleibt somit zunächst einmal sich selbst überlassen. Ein Ansatz der subjektorientierten Qualitätssicherung (Klie und Büscher 2019) in der ambulanten Versorgung nimmt die individuelle Situation des pflegebedürftigen Menschen, die im Rahmen der Begutachtung zur Feststellung der Pflegebedürftigkeit durch die Medizinischen Dienste festgestellt wird, zum Ausgangspunkt frühzeitiger Unterstützung und Prävention und trägt dadurch dazu bei, das problematische Entwicklungen der De-Stabilisierung häuslicher Pflegearrangements durch Überlastung und Konflikte erkannt und Unterstützungsmöglichkeiten aufgezeigt und initiiert werden können.

▪▪ Bessere Verknüpfung von ambulanter Langzeit- und Primärversorgung

Die Problemlagen pflegebedürftiger Menschen gehen in der Regel über den Fokus der Pflegeversicherung hinaus, da es oftmals (chronische) Erkrankungen sind, die ursächlich für die beeinträchtigte Selbständigkeit der Menschen ist. Entsprechend besteht auch ein Bedarf an gesundheitlicher Primärversorgung. Die Verknüpfung der Sektoren durch eine verbesserte Kooperation zwischen niedergelassenen Ärzten und ambulanten Pflegediensten und Beratungsstellen liegt somit sehr nahe. Bislang sind die Sektorgrenzen nur schwer überwindbar und Möglichkeiten der regionalen integrierten Versorgung werden nur unzureichend wahrgenommen.

Literatur

Bäcker G (2020) Chronologie gesetzlicher Neuregelungen Pflegeversicherung und Pflege 1998-2019, Sozialpolitik aktuell. http://www.sozialpolitik-aktuell.de/tl_files/sozialpolitik-aktuell/_Politikfelder/Sozialstaat/Chronik_Dauerbaustelle/Dauerbaustelle.pdf. Zugegriffen: 24. Febr. 2020

Bowers B (1987) Intergenerational caregiving: adult caregivers and their ageing parents. Adv Nurs Sci 9:20–31

Bowers B (1988) Family perceptions of care in a nursing home. Gerontologist 28:361–371

Bundesministerium für Gesundheit (2020) Zahlen und Fakten zur Pflegeversicherung (Stand 17. Februar 2020). https://www.bundesgesundheitsministerium.de/fileadmin/Dateien/3_Downloads/Statistiken/Pflegeversicherung/Zahlen_und_Fakten/Zahlen_und_Fakten_der_SPV_17.Februar_2020_barr.pdf. Zugegriffen: 26. Febr. 2020

Der Bevollmächtigte der Bundesregierung für Pflege (2020) Leistungsdschungel in der häuslichen Pflege auflösen. Diskussionspapier zum Entlastungsbudget. Der Bevollmächtigte der Bundesregierung für Pflege, Berlin

Gröning K, Sander B, von Kamen R (Hrsg) (2015) Familiensensibles Entlassungsmanagement. Mabuse, Frankfurt am Main

Klie T, Blinkert B (2008) Das Pflegebudget. Abschlussbericht 2008. https://www.gkv-spitzenverband.de/media/dokumente/pflegeversicherung/forschung/projekte_unterseiten/pflegebudget/1Anlage_PB-Gesamtzusammenfassung_3271.pdf. Zugegriffen: 26. Febr. 2020

Klie T, Büscher A (2019) Subjektorientierte Qualitätssicherung in der Langzeitpflege. Nachrichtend Dtsch Vereins Öffentliche Priv Fürsorge E V 99:114–119

Meyer JA (1996) Der Weg zur Pflegeversicherung. Positionen – Akteure – Politikprozesse. Mabuse, Frankfurt am Main

Nolan M, Grant G, Keady J (1996) Understanding family care. Open University Press, Buckingham, Philadelphia

Qualitätsausschuss Pflege (2019) Empfehlungen zur Qualität der Beratungsbesuche nach § 37 Abs. 5 SGB XI. https://www.gs-qsa-pflege.de/dokumente-zum-download/. Zugegriffen: 26. Febr. 2020

Statistisches Bundesamt (2003) Bericht: Pflegestatistik 2001. Pflege im Rahmen der Pflegeversicherung – Deutschlandergebnisse. Statistisches Bundesamt, Zweigstelle, Bonn

Statistisches Bundesamt (2018) Pflegestatistik 2017. Pflege im Rahmen der Pflegeversicherung – Deutschlandergebnisse. Statistisches Bundesamt, Zweigstelle, Bonn

Twigg J, Atkin K (1994) Carers perceived: policy and practice in informal care. McGraw-Hill, New York

Wingenfeld K, Büscher A (2017) Strukturierung und Beschreibung pflegerischer Aufgaben auf der Grundlage des neuen Pflegebedürftigkeitsbegriffs. Fachbericht im Auftrag des Bundesministeriums für Gesundheit. Bielefeld/Osnabrück. https://www.bundesgesundheitsministerium.de/fileadmin/Dateien/5_Publikationen/Pflege/Berichte/Fachbericht_Pflege.pdf. Zugegriffen: 26. Febr. 2020

Was leisten ambulante Pflegehaushalte? Eine Befragung zu Eigenleistungen und finanziellen Aufwänden

Miriam Räker, Antje Schwinger und Jürgen Klauber

5.1 Einleitung – 67

5.2 Methodik, Übersicht zur Pflegesituation und Repräsentativität der Datengrundlage – 68
5.2.1 Methodik – 68
5.2.2 Übersicht zur Pflegesituation und Repräsentativität der Datengrundlage – 69

5.3 Nutzung von Unterstützungsleistungen der Pflegeversicherung sowie sonstiger Dienstleistungen – 73

5.4 Privat getragene Kosten und geleistete Pflege – 76
5.4.1 Privat getragene Kosten – 76
5.4.2 Privat und durch Dienstleister erbrachte Pflege – 79

© Der/die Autor(en) 2020
K. Jacobs et al. (Hrsg.), *Pflege-Report 2020*, https://doi.org/10.1007/978-3-662-61362-7_5

5.5 Unterstützungsbedarfe und Bewältigung der Pflegesituation – 82

5.5.1 Weiterer Unterstützungsbedarf – 82

5.5.2 Gründe für die Nichtinanspruchnahme von Unterstützungsleistungen – 84

5.5.3 Bewältigung der Pflegesituation – 86

5.6 24-Stunden-Pflegearrangements – 88

5.7 Zusammenfassung und Fazit – 92

Literatur – 93

▪▪ Zusammenfassung

Die Mehrzahl der Pflegebedürftigen wird auch heute in der eigenen Häuslichkeit unter Einbindung unterschiedlicher Hilfen versorgt. Mit Hilfe einer Online-Befragung wurden rund 1.100 Hauptpflegepersonen zu den aufgebrachten finanziellen und zeitlichen Eigenleistungen befragt. Die Analysen zeigen auf, dass die ambulante Pflege maßgeblich durch die Hauptpflegeperson und weitere in die Pflege eingebundene Personen getragen wird. Es zeigt sich ein deutlicher Zusammenhang zwischen Belastungsfaktoren bezogen auf das Vorliegen einer Demenz sowie der Pflegeschwere und der selbst geleisteten Pflege und Betreuung. Privat aufgewendete finanzielle Mittel werden nur von jedem Vierten der Befragten angegeben. Diese privaten Aufwendungen sind ebenfalls bei Haushalten mit demenziell Erkrankten überdurchschnittlich hoch und steigen mit dem Pflegegrad an. Einkommen, Bildung oder Erwerbstätigkeit hingegen haben keinen signifikanten Einfluss auf die privat aufgewendeten finanziellen Mittel. Wenn auch die Mehrzahl der Pflegehaushalte die Situation bewältigen kann, zeigen bis zu einem Viertel der Haushalte hohe Belastungswerte. Die Erhebung rückt damit Fragen nach gezielter Unterstützung und einem differenzierten Leistungszuschnitt in den Fokus.

The majority of people in need of long-term care are still being cared for in their own homes. By means of an online survey, around 1,100 caregivers were asked about their financial contributions and the time they spent caring. The analysis shows that long term care at home is largely the responsibility of the primary caregiver and other non-paid persons. There is a clear correlation between the burden caused by dementia as well as the severity of care and the amount of care and assistance provided. Only one in four of the respondents stated that they spent private money. These private expenditures are above average for households with patients suffering from dementia and increase with the degree of care dependency. Income, education or employment, on the other hand, have no significant influence on the financial resources spent privately. Even if the majority of households can cope with the situation, up to a quarter show high levels of burden. The survey thus focuses on questions of targeted support and service provision.

5.1 Einleitung

2017 wurden drei Viertel der 3,4 Millionen pflegebedürftigen Menschen in Deutschland zu Hause gepflegt und betreut, zumeist durch Angehörige und andere nahestehende Personen (Statistisches Bundesamt 2018). Trotz vielzähliger Reformschritte in den vergangenen zehn Jahren und der damit verbundenen deutlichen Verbesserung von Beratungs- und Unterstützungsangeboten liegt weiterhin ein erheblicher Anteil der Pflegeleistungen in der Verantwortung der Betroffenen und ihrer Pflegenden. Die Übernahme von Pflegeverantwortung geht nicht selten mit Einschränkungen in der eigenen Berufstätigkeit sowie Lohneinbußen einher (Ehrlich et al. 2019), ebenso mit Beeinträchtigungen der körperlichen und psychischen Gesundheit (z. B. DAK-Gesundheit 2015; Gräßel und Behrndt 2016; Schwinger et al. 2016; Rothgang und Müller 2018). Die mit der Pflege in der Häuslichkeit verbundenen zeitlichen und finanziellen Aufwendungen standen bereits im Fokus unterschiedlicher Studien (u. a. Ehrlich und Kelle 2019; Hielscher et al. 2017; Rothgang et al. 2017). Gleichwohl bekommen die in der ambulanten Pflege erbrachten Eigenleistungen und Eigenanteile aufgrund der Diskussion um die finanziellen Aufwände der stationär versorgten Pflegebedürftigen aktuell eine ganz neue Bedeutung. Mit dem derzeit diskutierten *Sockel-Spitze-Tausch* (Rothgang und Kalwitzki 2019; Rothgang et al., ▶ Kap. 6 im gleichen Band) sollen die pflegebedingten Eigenanteile von Pflegeheimbewohnern auf einem einheitlichen Maximalbetrag fixiert werden. Gleichzeitig wird diskutiert, dass die heutige Trennung – bzw. genauer die ungleichen Leistungsansprüche und Rahmenbedingungen – zwischen ambulanter und stationärer Pflege perspektivisch aufgehoben werden müsste (Rothgang und Kalwitzki 2019; Szepan 2018; Schwinger und Tsiasioti, ▶ Kap. 3 im gleichen Band). Vor diesem Hintergrund nimmt die vorliegende Untersuchung die aktuellen finanziellen und zeitlichen Pflegeaufwendungen der Angehörigen und anderer Pflegepersonen in den Blick. Die Befragung von 1.106 Pflegepersonen aktualisiert damit bereits bestehende Erhebungen auf die Zeit nach 2017, d. h. nach Einführung des neuen Pflegebedürftigkeitsbegriffs, durch die sich nicht nur die Grundgesamtheit der ambulant Pflegebedürftigen, sondern auch die Leistungsansprüche nochmals verändert haben.

5.2 Methodik, Übersicht zur Pflegesituation und Repräsentativität der Datengrundlage

5.2.1 Methodik

Mithilfe des forsa.omninet-Panels wurde eine Online-Befragung von Hauptpflegepersonen durchgeführt. Das forsa.omninet-Panel umfasst ca. 75.000 Teilnehmende, die Panelisten wurden über bevölkerungsrepräsentative Telefoninterviews auf Basis von Zufallsstichproben rekrutiert. Eine Incentivierung zur Teilnahme erfolgte – wie im Rahmen aller Befragungen von forsa.omninet – mithilfe von Bonuspunkten, die sich nach der Fragebogenlänge richten. In die Untersuchung eingeschlossen wurden Personen in Deutschland ab 18 Jahre, die – nach Selbstauskunft – Hauptpflegeperson einer pflegebedürftigen Person mit anerkanntem Pflegegrad der Pflegeversicherung sind, die nicht im Pflegeheim wohnt. Die zu pflegende Person musste gleichwohl nicht im selben Haushalt wie der oder die Befragte leben. Die Zielgruppe der Pflegehaushalte bzw. der Pflegenden wurde über ein Screening im Rahmen

des forsa.omninet-Panels ermittelt.[1] Insgesamt enthielt die Nettostichprobe 1.108 Befragte, mit 1.106 gültigen Fällen. Die Erhebung erfolgte im Zeitraum vom 17. Dezember 2019 bis 13. Januar 2020. Zur Sicherung der Repräsentativität der Ergebnisse wurde eine retrospektive Struktur-Gewichtung der Stichprobenergebnisse nach Pflegegrad, Geschlecht und Alter der gepflegten Person auf Grundlage der Pflegestatistik 2017 vorgenommen (Statistisches Bundesamt 2018). Eine entsprechende Gewichtung im Hinblick auf die Hauptpflegeperson ist nicht möglich, da für die Grundgesamtheit der Personen, die in Deutschland informelle Pflegetätigkeiten leisten, keine analoge amtliche Statistik vorliegt. Dennoch können eine Reihe an Erhebungen herangezogen werden, um – bezogen auf weitere, durch die Struktur-Gewichtung nicht erfasste Parameter – die Repräsentativität der hier gewonnenen Ergebnisse einzuordnen. Die zentralen Referenzstudien basieren zum einen auf Daten des Soziooekonomischen Panels (SOEP) und weisen damit aufgrund der SOEP-Erhebungsmethodik eine hohe Bevölkerungsrepräsentativität auf, gleichwohl fassen sie den Begriff der pflegebedürftigen Person sowie der Pflegeperson weniger eng und nehmen zumeist einen anderen Fokus ein (Geyer 2016; Geyer und Schulz 2014; Kochskämper und Stockhausen 2019). Weitere wesentliche Quellen sind die 2016 und 2019 veröffentlichten bevölkerungsrepräsentativen telefonischen Befragun-

---

[1] Insgesamt wurden 45.000 Teilnehmer des forsa.omninet-Panels ab 18 Jahren durch eine kurze E-Mail zur Befragung eingeladen. Von den eingeladenen Panelisten haben 55 % (24.670 Befragte) mit der Befragung begonnen, erfüllten jedoch die Screening-Kriterien nicht, die Befragung wurde entsprechend nicht zu Ende geführt (Screenouts). 562 Panelisten haben die Befragung, trotz erfüllter Screening-Kriterien abgebrochen (Abbrecher). Die Nettostichprobe umfasst 1.108 beendete Interviews mit zur Zielgruppe gehörenden Panelisten. Es wurden im Befragungszeitraum zwei Reminder versendet. In der Zeit vom 9. bis 11. Dezember 2019 erfolgte mit 63 Personen ein Pretest, um das Erhebungsinstrument auf seine Tauglichkeit und Akzeptanz zu überprüfen. Aus den Ergebnissen des Pretests resultierten einzelne Anpassungen der Frageführungen und -formulierungen.

gen von Pflegebedürftigen in Privathaushalten oder ihren Angehörigen (N 2016 = 1.479 und N 2019 = 1.830) von TNS infratest (Schneekloth et al. 2017) respektive Kantar (Kantar 2019). Diese im Auftrag des BMG durchgeführten Evaluationsstudien liefern aufgrund ihrer Aktualität gute Vergleichsdaten, wenngleich der Aspekt „selbst getragene Kosten und selbst geleistete Pflege" nicht vertiefend beleuchtet wurde. Hielscher et al. (2017) hingegen haben in ihrer iso-Befragung (N = 1.024) mittels standardisierter schriftlicher und telefonischer Interviews gezielt die finanziellen und zeitlichen Eigenleistungen erfasst. Pflegebedürftige unter 65 Jahre wurden jedoch aus dieser Befragung ausgeschlossen, was den direkten Vergleich mit den vorliegenden Ergebnissen einschränkt.[2] Eine weitere schriftliche Befragung von BARMER-Versicherten (N = 1.862) durch Rothgang und Müller (2018) legte den Schwerpunkt auf die Gesundheit pflegender Angehöriger, liefert aber dennoch Vergleichsinformationen. Als weitere Referenz diente die 2015 durch das WIdO durchgeführte telefonische GfK-Befragung (Schwinger et al. 2016) mit rund 1.000 Hauptpflegepersonen.

5.2.2 Übersicht zur Pflegesituation und Repräsentativität der Datengrundlage

Aufgrund der vorgenommen Gewichtung entspricht die Alters-, Geschlechts- und Pflegegradverteilung der – indirekt über die Hauptpflegeperson – betrachteten Pflegebedürftigen, derjenigen der bundesweit ambulant Pflegebedürftigen (◻ Tab. 5.1). Die Alters- und Geschlechtsverteilung der befragten Hauptpflegepersonen deckt sich mit Ergebnissen auf Basis von Auswertungen des SOEP (Kochskämper und Stockhausen 2019), wenngleich in den übrigen in ▶ Abschn. 5.2.1 benannten Studien höhere Altersgruppen wie auch Frauen stärker vertreten sind als in der hiesigen Stichprobe. Der Anteil der Befragten, die im selben Haushalt wie die pflegebedürftige Person lebt, weicht hingegen deutlich von den Referenzstudien ab (Kantar 2019: 65 %; SOEP-Auswertung durch Geyer 2016: 82 %, hier 50,3 %). Die hier angegebenen Pflegedauern liegen einerseits unterhalb der von Rothgang und Müller (2018) erfassten (Pflegedauer ≥ 8 Jahre: 28,1 % zu hier 19,1 %), hingegen deutlich über den Angaben der WIdO-Erhebung aus dem Jahr 2015 (Schwinger et al. 2016) (Pflegedauer ≥ 5 Jahre: 17 % zu hier 36,6 %). Die persönliche Belastungssituation der befragten Hauptpflegepersonen wurde mit Hilfe der Kurzversion der Häuslichen-Pflege-Skala (HPS-k) erhoben. Der HPS-Score erfasst in Form von zehn Fragen unter anderem, ob die Lebenszufriedenheit gelitten hat, die Befragten körperliche Erschöpfung oder eine angegriffene Gesundheit empfinden, ob sie Rollenkonflikte und den Wunsch haben, aus der Situation auszubrechen, oder sich sozial isoliert fühlen (Gräßel et al. 2014). Jeder vierte Befragte (25,8 %) ist demnach „hoch belastet".

Das Verwandtschaftsverhältnis von Pflegebedürftigen und Hauptpflegeperson (◻ Abb. 5.1) weicht ebenso von Ergebnissen anderer Befragungen ab. Kantar (2019) weist einen höheren Anteil Personen aus, die den eigenen Partner pflegen (34 %), dafür geringere Anteile hinsichtlich der Pflege der Eltern oder Schwiegereltern (41 %). Männer pflegen signifikant überproportional häufig die eigene Ehefrau bzw. den eigenen Lebenspartner und übernehmen überproportional häufig die Pflege der eigenen Eltern. Frauen hingegen übernehmen häufiger die Pflege des Schwiegervaters, der Kinder sowie Pflege in nicht verwandtschaftlichen Konstellationen (◻ Abb. 5.1).

◻ Abb. 5.2 zeigt die Einkommenssituation der befragten Pflegehaushalte. Unter Berücksichtigung der unterschiedlichen Haushaltsgrößen liegt das durchschnittliche monatliche Pro-Kopf-Einkommen in der Stichprobe bei

---

[2]   Wir danken den Verantwortlichen der Studien „Pflege in den eigenen vier Wänden: Zeitaufwand und Kosten", „Evaluation des PNG und PSG I, private Pflegehaushalte" sowie „Evaluation des PSG II, private Pflegehaushalte" für die Überlassung der Studienfragebögen.

◨ Tabelle 5.1 Charakterisierung der Stichprobe: Pflegebedürftige und Hauptpflegepersonen, in %

Pflegebedürftige		
Alter (N = 1.093)	18–59 Jahre	18,0
	60–79 Jahre	31,6
	80+	50,5
	Mittelwert	74,6
Geschlecht (N = 1.104)	Männlich	39,3
	Weiblich	60,7
Pflegegrad (N = 1.101)	Pflegegrad I	1,4
	Pflegegrad II	53,5
	Pflegegrad III	29,5
	Pflegegrad IV	11,9
	Pflegegrad V	3,5
Demenz (N = 1.089)	Ja	25,6
	Nein	74,4
Hauptpflegeperson		
Alter (N = 1.084)	18–59 Jahre	58,8
	60–79 Jahre	37,9
	80+	3,2
	Mittelwert	57,2
Geschlecht (N = 1.103)	Männlich	37,4
	Weiblich	62,6
Dauer der Pflege (N = 1.103)	≥ 5 Jahre	36,6
	≥ 1 Jahr bis < 5 Jahre	54,4
	< 1 Jahr	9,0
Subjektive Belastung der Hauptpflegeperson nach Häuslicher-Pflege-Skala (HPS-Score) (N = 1.054)	Hoch	25,8
	Mittel	43,2
	Niedrig	31,0
Pflegebedürftiger und Hauptpflegeperson		
Hauptpflegeperson und Pflegebedürftiger leben im selben HH (N = 1.105)		50,3

Pflege-Report 2020

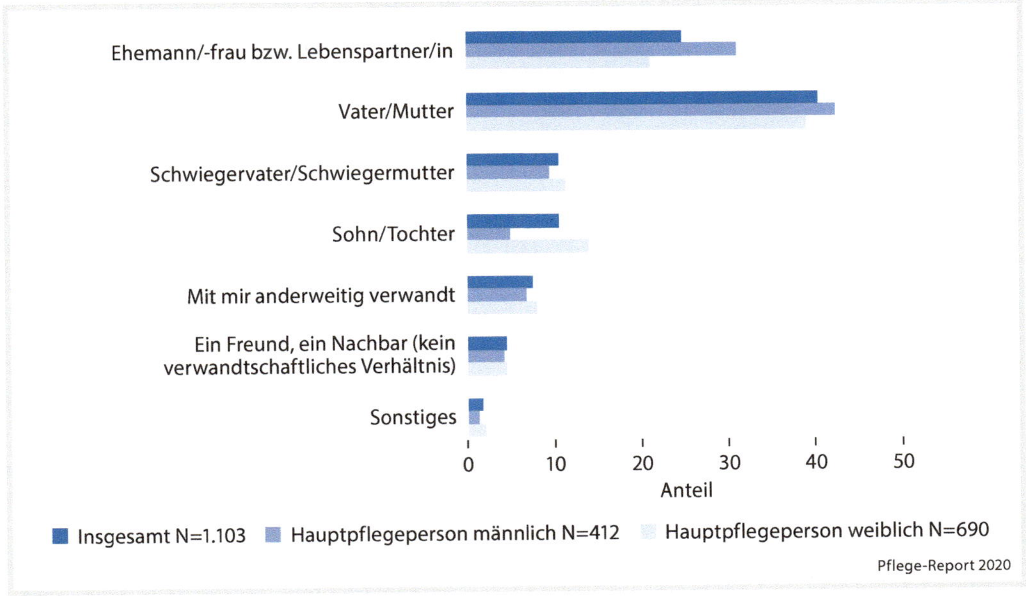

Abb. 5.1 Verwandtschaftliches oder sonstiges Verhältnis zur gepflegten Person, in %. Chi-Quadrat und Cramer-V-Test zeigen, dass ein statistisch signifikanter Zusammenhang zwischen Geschlecht und Verwandtschaftsgrad besteht (p = 0,001) (Signifikanzniveau 5 %); es handelt sich um einen kleinen bis mittleren Effekt (Cramer-V = 0,174)

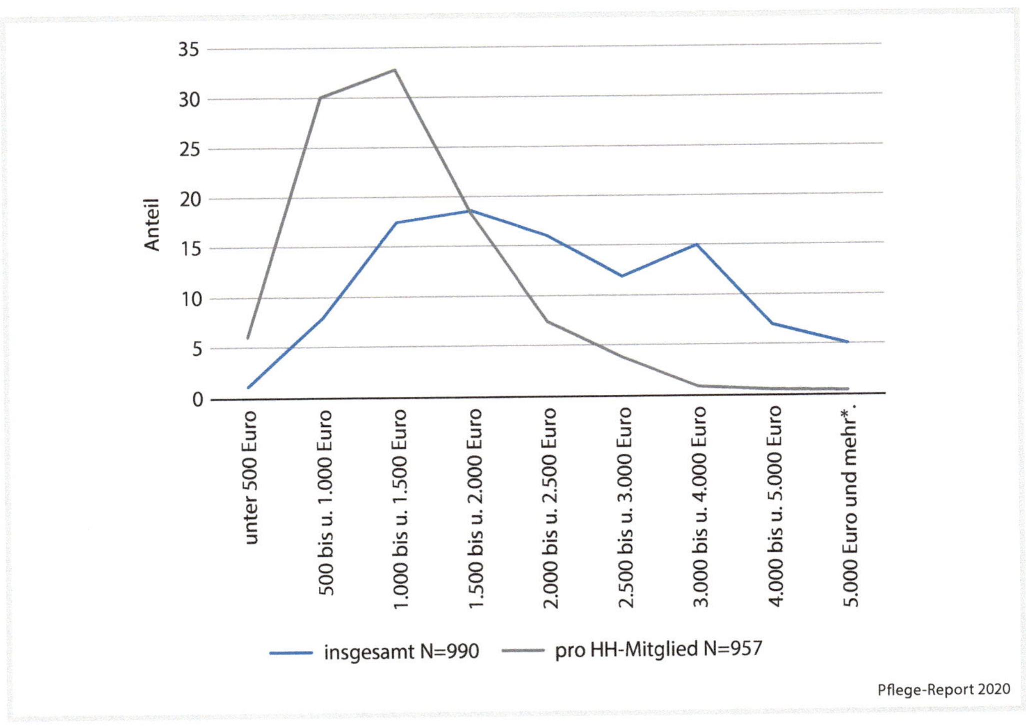

Abb. 5.2 Haushaltsnettoeinkommen der Pflegehaushalte* insgesamt und durchschnittlich pro Haushaltsmitglied, in %. *Haushaltsnettoeinkommen des gemeinsamen Haushalts der Hauptpflegeperson und des Pflegebedürftigen sowie bei getrennten Haushalten das Haushaltsnettoeinkommen des Pflegebedürftigen

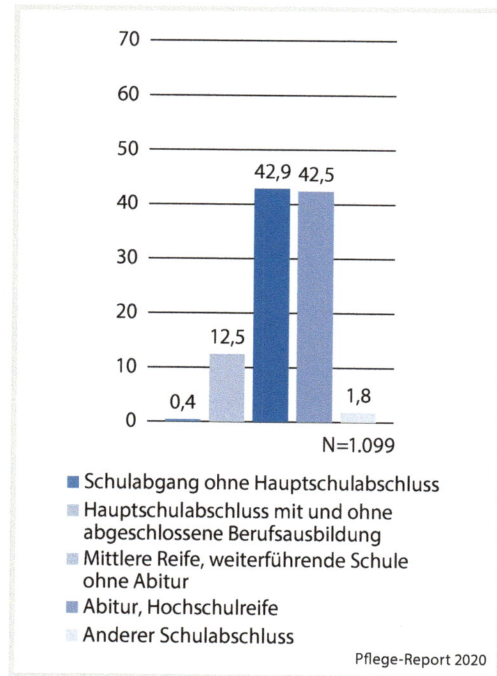

Abb. 5.3 Bildungsabschluss der Hauptpflegepersonen, in %

1.312 €[3] (Median: 1.249 €). Die hier erhobene Einkommenssituation ähnelt derjenigen bei Kantar (2019) und ebenso der bei Hielscher et al. (2017).

Der Blick auf den formalen Bildungsabschluss zeigt, dass der Anteil der Pflegepersonen mit einem hohen formalen Bildungsabschluss in der hiesigen Befragung überrepräsentiert ist. 43 % gaben als höchsten formalen Bildungsabschluss das Abitur (die allgemeine Hochschulreife) an (● Abb. 5.3, 5.4). Bei Rothgang und Müller (2018) betrug dieser Wert lediglich 30 %, bei Hielscher et al. (2017) 25 %. Betrachtet man den Anteil der Normalbevölkerung, der sich nicht in schulischer Ausbildung befindet, zeigt sich, dass trotz wachsender Anzahl an Menschen mit Abitur nur rund 32,7 % eine (Fach-)Hochschulreife erlangt haben (Statistisches Bundesamt 2019, eigene Berechnungen). Höher gebildete Personen sind in wissenschaftlichen Umfragen jedoch allgemein überrepräsentiert, insbesondere bei Online-Erhebungen (Schmidt 2018).

Von den Befragten sind rund ein Drittel in Vollzeit (30,7 %) und rund ein Viertel (26,4 %) in Teilzeit oder stundenweise tätig (● Abb. 5.3, 5.4). Die Anteile steigen erwartungsgemäß bei der reinen Betrachtung der Befragten im Erwerbsalter zwischen 18 und 65 Jahren. Männliche Hauptpflegepersonen im erwerbsfähigen Alter sind deutlich häufiger als Frauen in Vollzeit berufstätig (65,7 % zu 28,9 %). Der Vergleich mit anderen Studien zeigt, dass außerdem der Anteil der Erwerbstätigen (76,7 % sind in Vollzeit, Teilzeit oder geringfügig beschäftigt) hier höher liegt als bei Geyer und Schulz (2014) (65 %) oder Kantar (2019) (66 %). Dies ist mit Blick auf das höhere Bildungsniveau der vorliegenden Stichprobe plausibel.

Die in der Studie befragten Hauptpflegepersonen sind damit für die Gesamtheit der ambulant Pflegebedürftigen bezogen auf Alter, Geschlecht und Pflegeschwere repräsentativ. Gleichwohl zeigen sich im Vergleich zu anderen Erhebungen Spezifika, die bei weiteren Interpretationen der Ergebnisse zu berücksichtigen sind. So liegen das Bildungsniveau und der Erwerbstätigenanteil höher, sicherlich bedingt durch die gewählte Erhebungsmethode. Unterproportional vertreten sind auch gemeinsame Haushalte von Pflegebedürftigen und Hauptpflegepersonen. Die Einkommenssituation, die mit Blick auf die erfragten finanziellen Eigenleistungen der Haushalte eine relevante Größe darstellt, erscheint hingegen nicht verzerrt.

---

[3]   Das monatliche Haushaltsnettoeinkommen wurde zunächst als kategoriale Variable mit neun Kategorien, für den Haushalt der Hauptpflegeperson und – sofern es ein getrennter Haushalt ist – für den Haushalt der pflegebedürftigen Person erfasst. Um das durchschnittliche Monatseinkommen zu berechnen, wurden die Mittelwerte der einzelnen Kategorien herangezogen. Zur Berechnung des durchschnittlichen monatlichen Pro-Kopf-Einkommens (also des Einkommens nach Haushaltsgröße) wurden die Mittelwerte der einzelnen Kategorien in Relation zu der genannten Haushaltsgröße des Pflegehaushalts (also des Haushalts, in dem die pflegebedürftige Person lebt) gesetzt.

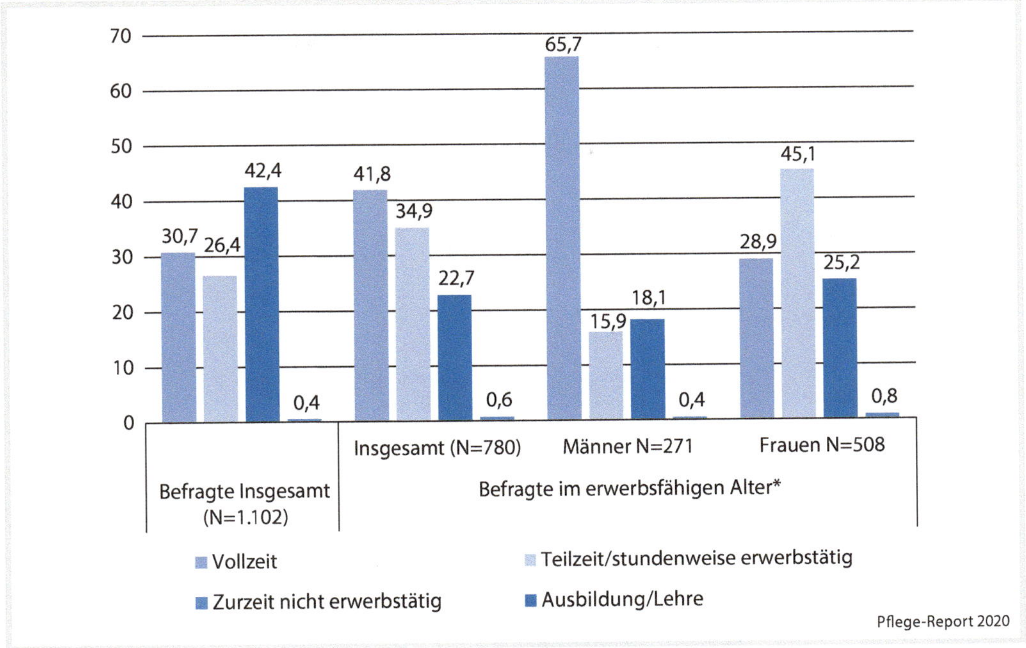

Abb. 5.4 Erwerbstätigkeit der Hauptpflegepersonen, in %. *Erwerbsalter, Befragte zwischen 18 und einschließlich 65 Jahren

5.3 Nutzung von Unterstützungsleistungen der Pflegeversicherung sowie sonstiger Dienstleistungen

Pflegebedürftige haben Anspruch auf eine Reihe von Leistungen der Pflegeversicherung. Die Hauptpflegepersonen wurden insofern im ersten Schritt gefragt, welche dieser Unterstützungsangebote sie nutzen (**Tab. 5.2**).

Für fast alle abgefragten Leistungen gaben die Befragten zum Teil deutlich höhere Nutzeranteile an als sie aus Abrechnungsdaten von Pflegekassen bekannt sind. Die Abweichungen können verursacht sein aus Charakteristika der Stichprobe (z. B. überproportionaler Bildungsstatuts und Erwerbstätigkeit) resultieren oder aber durch die Diskrepanz zwischen dem, was die Befragten unter den von ihnen genutzten Angeboten verstehen und dem, wie die leistungsrechtlichen Gegebenheiten es vorgeben. Ebenso wurde nach weiteren privat organisier-

ten Hilfen gefragt, welche 13 % der hier Befragten angaben. Als Ergänzung zu den Leistungen der Pflegeversicherung hat in den vergangenen Jahren zudem die Möglichkeit der 24-Stunden-Pflege an Bedeutung gewonnen. Von den hier Befragten nutzen nach eigenen Angaben 8 % eine solche 24-Stunden-Pflege (**Tab. 5.2**)[4].

---

4   Ermittelt wurden die Pflegehaushalte, in den eine 24-Stunden-Pflege genutzt wird, zum einen über die folgende Frage: „Es gibt auch das Modell einer 24-Stunden-Pflege, bei der eine persönliche Pflegekraft temporär im Haushalt der pflegebedürftigen Person wohnt. Die Haushalts- und Pflegekräfte stammen dabei häufig aus Osteuropa. Das Angebot einer 24-Stunden-Pflege wird i. d. R. über eine Agentur vermittelt und verwaltet. Wird für die Pflege und Betreuung der von Ihnen gepflegten Person eine solche 24-Stunden-Pflege genutzt?". Diese Frage wurde jedoch als Filterfrage nach einer Frage zur Nutzung von privat bezahlten Hilfen gestellt, somit wurden nur 139 Personen dazu befragt (26 Befragte beantworteten die Frage mit „keine Angabe" und 940 mit „nein"). Daher wurden mittels anderer Fragen weitere Nutzer und Nutzerinnen ermittelt. Gaben die Befragten an, einen Pflegedienst, die Tages-, Verhinderungs- oder Kurzzeitpflege nicht

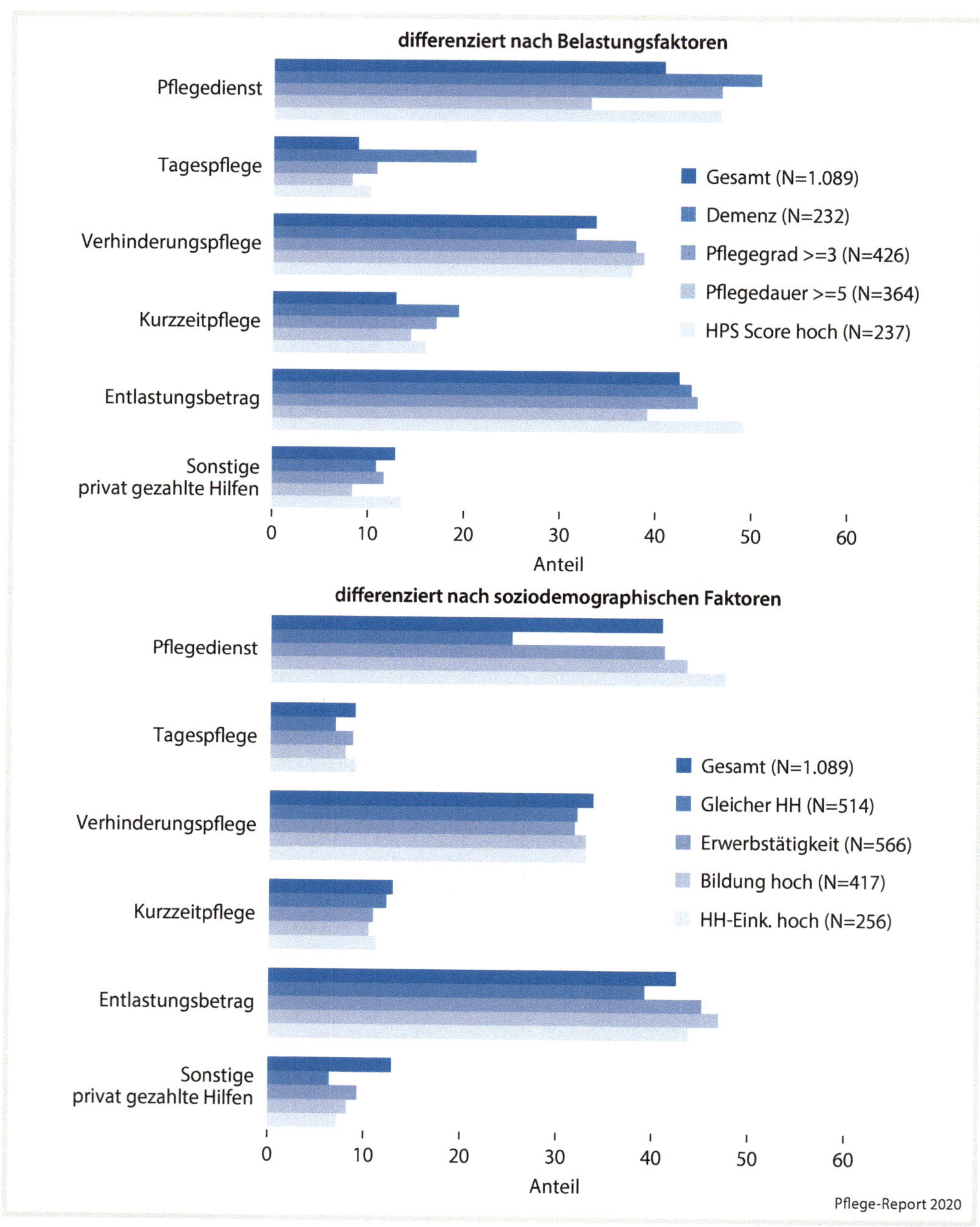

■ **Abb. 5.5** Inanspruchnahme von Leistungen der Pflegeversicherung und anderen Dienstleistungen (Pflegehaushalte ohne 24-Stunden-Pflege) differenziert nach Belastungsfaktoren und soziodemographischen Faktoren, in %. Folgende Differenzierungen zeigen signifikante Unterschiede (Chi-Quadrat nach Pearson, Signifikanzniveau wurde bei 5 % festgelegt): **Demenz:** Pflegedienst, Tagespflege, Kurzzeitpflege, sonstige privat gezahlte Hilfen; **Pflegegrad ≥ 3:** Pflegedienst, Tagespflege, Verhinderungspflege, Kurzzeitpflege, sonstige privat gezahlte Hilfen; **Pflegedauer ≥ 5:** Pflegedienst, Verhinderungspflege, Kurzzeitpflege; **HPS-Score hoch:** Pflegedienst, Verhinderungspflege, Kurzzeitpflege, Entlastungsbetrag, sonstige privat gezahlte Hilfen **Gleicher HH:** Pflegedienst, Kurzzeitpflege, Entlastungsbetrag; **Erwerbstätigkeit:** Entlastungsbetrag, sonstige privat gezahlte Hilfen; **Bildung hoch:** Pflegedienst, Verhinderungspflege, Entlastungsbetrag; **HH-Eink. Hoch:** Pflegedienst

Tabelle 5.2 Inanspruchnahme von Leistungen der Pflegeversicherung und anderen Dienstleistungen, in %

Leistungsart	Anteil Befragte mit Inanspruchnahme	Anteil Pflegebedürftige mit Inanspruchnahme auf Grundlage von AOK-Routinedaten (2018)[b]
Pflegegeld (Geldleistung)	95,5	92,8
Pflegedienst (Sachleistung)	40,8	26,9
Nur Pflegegeld[a]	57,4	73,1
Kombination von Pflegedienst und -geld[a]	38,8	19,7
Nur Pflegedienst[a]	2,5	7,2
Tagespflege	8,8	5,0
Verhinderungspflege	33,6	26,1
Kurzzeitpflege	12,9	7,1
Entlastungsbetrag	42,5	33,0
Sonstige privat gezahlte Hilfen	12,9	–
24-Stunden-Pflege	8,0	–

[a] Anteile jeweils bezogen auf Personen mit mindestens einer Angabe zur Nutzung von Pflegegeld oder Pflegediensten (N = 975)
[b] standardisiert auf die Alters- und Geschlechtsstruktur aller gesetzlich Versicherten
Pflege-Report 2020

Hochgerechnet wären dies rund 210.000 Pflegebedürftige, die auf eine solche Versorgungsform angewiesen sind. Da die Nutzerinnen und Nutzer der 24-Stunden-Pflege mit Blick auf die Inanspruchnahme von anderen Leistungen und die aufgebrachten finanziellen und zeitlichen Eigenleistungen nicht direkt mit den übrigen Pflegehaushalten verglichen werden können, werden sie in ▶ Abschn. 5.6 gesondert betrachtet und in den folgenden Analysen aus der Betrachtung herausgenommen.

Unter Ausgliederung der Haushalte mit 24-Stunden-Pflege wurde die Inanspruchnahme von Unterstützungsleistungen der Pflegeversicherung im nächsten Schritt unter Berück-

sichtigung unterschiedlicher Betroffenheitslagen und sozioökonomischer Faktoren betrachtet (▶ Abb. 5.5). Es zeigt sich, dass Pflegehaushalte mit demenziell erkrankten Personen, mit einem Pflegegrad größer als 2 und solche mit einem hohen HPS-Score die Angebote der Pflegeversicherung überproportional in Anspruch nehmen, wobei eine längere Pflegedauer – mit Ausnahme bei den Leistungen der Verhinderungspflege – im Durchschnitt nicht zu einer höheren Inanspruchnahme führt. Betrachtet man die Nutzeranteile unter Hinzuziehung soziodemographischer und struktureller Faktoren, zeigen sich wesentlich schwächere Zusammenhänge. Das verfügbarer Haushaltseinkommen, höhere Bildung und Erwerbstätigkeit gehen lediglich bei der Nutzung von Pflegediensten und dem Entlastungsbetrag mit ähnlichen Inanspruchnahmeraten einher wie bei erhöhten Belastungssituationen. Auffällig ist zudem, dass Pflegehaushalte, in denen die Hauptpflegeperson zusammen mit der pflegebedürftigen Person in einem Haushalt lebt, vor allem signi-

in Anspruch zu nehmen, da sie eine 24-Stunden-Pflege nutzen, wurden sie dieser Gruppe hinzugefügt. Dies erfolgte ebenfalls, wenn angegeben wurde, dass finanzielle Mittel für die Verhinderungspflege oder der Entlastungsbetrag für die Finanzierung der 24-Stunden-Pflege genutzt wurden. In der Summe konnten 88 Fälle ermittelt werden, die angaben, eine 24-Stunden-Pflege zu nutzen.

fikant und deutlich seltener einen Pflegedienst in Anspruch nehmen. Sonstige privat gezahlte Hilfen werden lediglich durch Erwerbstätige häufiger genutzt; das Haushaltseinkommen spielt, wenn die selbst gezahlte 24-Stunden-Pflege außen vor ist, keine Rolle. Erwartungsgemäß wird dann private Hilfe in erster Linie abhängig von der Belastung zugekauft, bzw. wenn Erwerbstätigkeit weitere private Hilfe eher erforderlich macht.

5.4 Privat getragene Kosten und geleistete Pflege

5.4.1 Privat getragene Kosten

Befragte, die angaben, Leistungen der Pflegeversicherung oder sonstige private Hilfen zu nutzen, sollten in einem zweiten Schritt die monatlichen Kosten angeben, die in diesem Zusammenhang anfallen. Erfragt wurden die Ausgaben, die nicht bei der Pflegekasse eingereicht und durch diese rückerstattet werden können. Privat bezahlte Fahrtkosten im Zusammenhang mit der Nutzung von Tagespflege oder Arztbesuchen etc., Kosten für hauswirtschaftliche Unterstützung wie Reinigungskräfte oder weitere Dienstleistungen zur Unterstützung der alltäglichen Lebensführung (wie z. B. „Essen auf Rädern", Liefer- oder Reinigungsservice) wurden hingegen nicht erfragt. Insgesamt gaben 39 % der Befragten, die mindestens eine der genannten Leistungen der Pflegeversicherung in Anspruch genommen hatten, zusätzliche hiermit in Zusammenhang stehende private Kosten an. Durchschnittlich lagen diese bei 198 € (◘ Tab. 5.3).

Während jeder dritte Nutzer von Pflegediensten (32,9 %) angibt, zusätzlich private Kosten zu übernehmen, war dies bei Nutzern der Tagespflege fast jeder Zweite (46,8 %). Die durchschnittlichen Eigenanteile derjenigen, die Kosten angaben, betrugen bei Pflegedienst-Nutzern 201 € und bei Tagespflege-Nutzern 234 €. Die privaten Eigenleistungen bei der zeitlich begrenzten Nutzung von Kurzzeit- oder Verhinderungspflege lagen mit 81 € sowie 77 € bezogen auf einen Monat deutlich darunter (erfragt wurden die getragenen Kosten der vergangenen zwölf Monate). Der Anteil derjenigen, die Zuzahlungen leisten mussten, lag dabei mit 44 % bei der Kurzzeitpflege höher als bei der Verhinderungspflege mit 32 %. Lediglich 5 % der Befragten gaben an, zusätzlich weitere private Hilfen zu finanzieren (ohne Personen, die angaben, 24-Stunden-Pflege zu nutzen). War dies der Fall, so lagen die mittleren Kosten bei 339 €. Werden privat getragenen Kosten für Leistungen der Pflegeversicherung und private Hilfen zusammen betrachtet, zeigt sich, dass jeder vierte Befragte (25,0 %) solche finanziert, bei einem durchschnittlichen Eigenanteil von 252 €.

Die dargestellten Ergebnisse sind dahingehend zu relativieren, dass zum einen der Anteil an Befragten, die keine Angabe machen konnten oder wollten, mit zwischen 12 und 14 % durchgängig relativ hoch ist. Eine Einordung der Ergebnisse mit Hilfe anderer Studien ist zudem nur sehr eingeschränkt möglich. Eine detaillierte Erfassung von Eigenanteilen ist in der Untersuchung von Hielscher et al. (2017) erfolgt, jedoch wurden teilweise andere Leistungen abgefragt. Gleichwohl liegen u. a. die dort erfassten durchschnittlichen Pflegedienst-Kosten, die von den Pflegehaushalten selbst getragen werden, mit 208 € in einem ähnlichen Bereich, die für die Tagespflege mit 302 € deutlich höher. Schneekloth et al. (2017) haben nach allen regelmäßig im Zusammenhang mit der Pflege entstehenden Kosten gefragt und kamen auf einen Durchschnittswert von 269 €, der von den Pflegebedürftigen selbst getragen wird. Dieser Wert liegt etwas höher als der hier ausgewiesene (252 €), umfasst aber auch Haushalte mit einem 24-Stunden-Pflege-Arrangement.

◘ Tab. 5.4 weist die monetären Belastungen – differenziert nach Eigenanteilen im Zusammenhang mit Leistungen der Pflegeversicherung (PV) und zusätzlich für alle privat getragenen Kosten – nach den bereits bekannten Subgruppen aus. Der Anteil der Pflegehaushalte, in denen demenziell Erkrankte betreut

◘ Tabelle 5.3 Monatliche Kosten, die nicht von der Pflegeversicherung getragen werden (ohne 24-Stunden-Pflege)

	Mit Angabe von selbst getragenen Kosten, in %	in Euro pro Monat					
		Mittelwert	10. Perzentil	25. Perzentil	Median	75. Perzentil	90. Perzentil
In Zusammenhang mit Leistungen der Pflegeversicherung (PV), bezogen auf Befragte mit Inanspruchnahme (User)							
Pflegedienst	32,9	201	20	50	148	250	500
Tagespflege	46,8	234	55	100	195	321	549
Kurzzeitpflege	43,5	81	17	33	58	114	167
Verhinderungspflege	31,6	77	13	29	50	100	167
Gesamt PV	38,8	198	20	50	125	250	500
In Zusammenhang mit weiteren, privat selbst finanzierten Hilfen, bezogen auf alle Befragten							
Privat finanzierte Hilfen[a]	5,4	339	79	100	250	393	823
Insgesamt, bezogen auf alle Befragten							
Gesamt PV + privat	25,0	252	35	60	150	300	604

[a] 73 Personen bejahten die Frage nach selbst finanzierten Hilfen, lediglich 54 (hier anteilig ausgewiesen) gaben diesbezüglich Kosten an und sind hier einbezogen.
Pflege-Report 2020

◘ Tabelle 5.4 Die durch User angegebenen selbst getragenen monatlichen Gesamtkosten, die nicht von der Pflegeversicherung getragen werden (ohne 24-Stunden-Pflege) – differenziert nach Belastungsfaktoren und soziodemographischen Faktoren

	In Zusammenhang mit Leistungen der Pflegeversicherung (PV), *bezogen auf Befragte mit Inanspruchnahme (User)*		Insgesamt, *bezogen auf alle Befragten*	
	Mit Angabe von selbst getragenen Kosten, in %	**In Euro pro Monat (Mittelwert)**	**Mit Angabe von selbst getragenen Kosten, in %**	**In Euro pro Monat (Mittelwert)**
Gesamt	38,8	198*	25,0	252*
Demenz	50,6	222**	38,7	290**
Pflegegrad ≥ 3	41,5	207*	33,5	291**
Pflegedauer ≥ 5 Jahre	36,6	187*	24,8	266*
HPS-Score hoch	48,3	197*	36,3	261*
Gleicher HH	39,1	181*	21,1	239*
Erwerbstätigkeit	40,4	203*	27,1	259*
Bildung hoch	37,2	226*	25,5	274*
HH-Eink. Hoch	36,7	223*	26,0	259*

* nicht signifikant (> 0,05), ** signifikant (< 0,05) Mann-Whitney-U-Test
Pflege-Report 2020

werden (PV: 50,6 %; insgesamt 38,7 %), solche mit hohem Pflegegrad (PV: 41,5 %; insgesamt 33,5 %) und solche mit einer hohen HPS-Belastung (PV: 48,3 %; insgesamt 36,3 %) zahlen häufiger hinzu als der Durchschnitt. Bezogen auf das Volumen der privat getragenen Kosten zeigen sich bei der Betrachtung beschränkt auf Leistungen der Pflegeversicherungen, bei den Gruppen mit hohem Bildungsstand (226 €), denen mit hohem Einkommen (223 €) wie auch solchen mit einem Pflegebedürftigen mit Demenz (222 €) die höchsten Zuzahlungswerte, wobei lediglich letzterer statistisch signifikant ist. Bei der Betrachtung inklusive weiterer privater Hilfen sind ebenso die Gruppe der Haushalte mit demenziell Erkrankten (290 €) sowie diejenigen mit Pflegebedürftigen mit hohem Pflegegrad (291 €) überproportional finanziell am Pflegearrangement beteiligt. Leben die Hauptpflegeperson und die pflegebedürftige Person im gleichen Haushalt, sind erwartungsgemäß sowohl der Anteil als auch der Eigenleistungsbetrag unterproportional.

Die Gesamtkosten sind ferner statistisch signifikant umso größer, je höher der Pflegegrad ist (◘ Tab. 5.5). Werden bei Pflegegrad I im Durchschnitt 193 € gezahlt, so sind es bei Pflegegrad III bereits 275 € und bei Pflegegrad V 333 €. Bei Hielscher et al. (2017) und bei Kantar (2019) steigen ebenfalls die Gesamtausgaben, inklusive private Hilfen mit höherem Pflegegrad. Interessanterweise zeigt sich dieser Trend nur bezogen auf alle privat getragenen Kosten. Für die Eigenanteile im Zusammenhang mit Leistungen der Pflegeversicherung zeigt sich weder ein eindeutiger Trend noch sind hier die Unterschiede statistisch signifikant.

In der Gesamtschau auf die privat finanzierten Leistungen in der ambulanten häuslichen Pflege ist festzuhalten, dass die Eigenbeteiligungen extrem schief verteilt sind. Dies beginnt mit der Tatsache, dass nur jeder Vierte angibt, überhaupt finanzielle Eigenmittel im

⬛ Tabelle 5.5 Die durch User angegebenen selbst getragenen monatlichen Gesamtkosten, die nicht von der Pflegeversicherung getragen werden (ohne 24-Stunden-Pflege) – differenziert nach Pflegegrad 1–5

	In Zusammenhang mit Leistungen der Pflegeversicherung (PV)		Insgesamt	
	Anteil mit Angabe von selbst getragenen Kosten, in %	**Euro (Mittelwert)**	**Anteil mit Angabe von selbst getragenen Kosten, in %**	**Euro (Mittelwert)**
Gesamt	38,8	198*	25,0	252**
Pflegegrad I	41,7	188*	17,7	193**
Pflegegrad II	36,4	187*	18,1	203**
Pflegegrad III	38,9	210*	25,9	275**
Pflegegrad IV	46,9	197*	37,4	312**
Pflegegrad V	43,9	222*	35,5	333**

* nicht signifikant ($> 0{,}05$), ** signifikant ($< 0{,}05$) Jonckheere-Terpstra-Test und KI $= 0{,}058$, Kendall-Tau-b Test
Pflege-Report 2020

Kontext der Pflege aufzubringen. Die Zuzahlungsverteilungen zeigen eine große Varianz. So beträgt der Durchschnittswert aller Zuzahlungen zwar 252 €, die Hälfte derjenigen, die zuzahlen, geben aber nur bis zu 150 € (Median) als eigene Ausgaben an. Während das Zehntel der Betroffenen mit der niedrigsten Zuzahlung maximal 35 € aufwendet, sind es beim Zehntel mit der höchsten Zuzahlung mindestens 604 €. Der Blick auf die Subgruppen verdeutlicht ebenfalls, dass sich die finanziellen Belastungen dann insbesondere auf Pflegehaushalte mit demenziell Erkrankten und solche mit hohem Pflegegrad konzentrieren. Die naheliegende Hypothese, dass Haushalte mit hohem Einkommen mehr Dienstleistungen zur Entlastung einkaufen, konnte nicht bestätigt werden. Vielmehr scheint sich der Zukauf, wenn gegeben, eher am erhöhten Bedarf zu orientieren.

5.4.2 Privat und durch Dienstleister erbrachte Pflege

Neben den monetären Eigenleistungen wurden die Hauptpflegepersonen nach ihren zeitli-

chen Aufwendungen für sechs Tätigkeits- bzw. Unterstützungsbereiche, die die unterschiedlichen Facetten des Betreuungs- und Pflegealltags widerspiegeln, befragt. Außerdem sollten die Befragten angeben, ob und in welchem Umfang andere, sowohl professionelle als auch informelle Helfer in den einzelnen Tätigkeitsbereichen einbezogen sind. ⬛ Abb. 5.6 zeigt den Unterstützungsanteil der jeweiligen Personengruppen. Fast drei Viertel (71,2 %) der insgesamt geleisteten Pflege von im Mittel 60 Stunden (Median 41 Stunden) pro Woche (⬛ Tab. 5.6) – dies sind 8,5 Stunden pro Tag – entfallen auf die Hauptpflegeperson (HP selbst). Die zweite wesentliche Stütze des Pflegearrangements sind Freunde, Verwandte, Nachbarn und Ehrenamtliche, sie leisten im Durchschnitt weitere 17 % des Unterstützungsbedarfs. Die Unterstützungsleistungen der Pflegeversicherung machen im Gesamtarrangement weniger als ein Zehntel (8,4 %) aus. Die 24-Stunden-Pflegearrangements ausgenommen, spielen mit 3 % weitere privat finanzierte Hilfen zudem nur eine untergeordnete Rolle.

⬛ Tab. 5.6 zeigt die jeweiligen geleisteten Unterstützungsstunden und deren Verteilung – bezogen auf Befragte, die für die jeweili-

□ Tabelle 5.6 Angegebene zeitliche Aufwendungen nach Tätigkeitsbereichen und Personengruppen und -diensten (ohne 24-Stunden-Pflege)

Stunden bezogen auf alle Befragten, die Unterstützung angaben																			Stunden bezogen auf alle Befragten			
Die HP selbst					Freunde, Verwandte, andere Personen					Pflegedienst und andere Dienste					Privat finanzierte Hilfen								
Anteil Befragte[a]	in Stunden pro Woche				Anteil Befragte[a]	in Stunden pro Woche				Anteil Befragte[a]	in Stunden pro Woche				Anteil Befragte[a]	in Stunden pro Woche				in Stunden pro Woche			
	Mittelwert	25. Q.	Median	75. Q.		Mittelwert	25. Q.	Median	75. Q.		Mittelwert	25. Q.	Median	75. Q.		Mittelwert	25. Q.	Median	75. Q.	Mittelwert	25. Q.	Median	75. Q.
(1) bei der Körperpflege, Ernährung und Mobilität																							
80,8	**16,2**	5,0	10,0	20,0	43,4	**7,5**	2,0	4,0	10,0	35,8	**6,8**	2,0	4,0	7,5	10,9	**5,1**	2,0	4,0	6,0	**19,9**	5,0	12,0	25,0
(2) Hilfe bei Medikamenten und anderen ärztlichen Verordnungen																							
68,9	**3,9**	1,0	2,0	4,0	19,3	**4,7**	1,0	2,0	4,0	21,3	**3,4**	1,0	2,0	3,9	3,7	**3,3**	1,0	2,0	4,0	**4,6**	0,7	2,0	5,0
(3) Betreuung und Beschäftigung im Alltag																							
85,8	**14,7**	4,0	8,0	18,0	42,5	**6,7**	2,0	4,0	7,9	17,5	**6,2**	1,7	3,0	7,0	9,0	**5,7**	2,0	4,0	8,0	**17,5**	5,0	10,0	21,0
(4) Hilfe bei der Führung des Haushalts																							
83,7	**10,8**	3,0	7,0	14,0	31,1	**5,9**	2,0	3,0	5,0	16,7	**2,8**	1,0	2,0	3,0	13,6	**3,7**	2,0	3,0	4,0	**12,1**	4,0	8,0	15,0
(5) Hilfe bei der Nacht																							
36,7	**4,3**	1,0	2,0	5,0	9,1	**9,2**	1,2	3,0	7,0	1,7	**3,9**	1,0	2,0	7,0	1,2	**5,8**	0,9	5,6	10,0	**2,6**	–	–	2,0
(6) Hilfe bei Organisation und Koordination und Verwaltung der Pflege																							
81,2	**3,5**	1,0	2,0	3,0	14,3	**3,5**	1,0	2,0	3,4	7,6	**1,6**	0,5	1,0	2,0	1,4	**2,0**	0,3	1,0	2,2	**3,6**	0,8	2,0	4,0
Gesamt																							
	43,2	14,0	27,0	52,9		**17,5**	4,0	8,0	18,0		**11,4**	3,0	6,0	14,0		**8,0**	2,0	4,0	9,1	**60,3**	23,0	41,0	76,0

[a] Anteil Befragte, die geleistete Stunden angeben, in %
Pflege-Report 2020

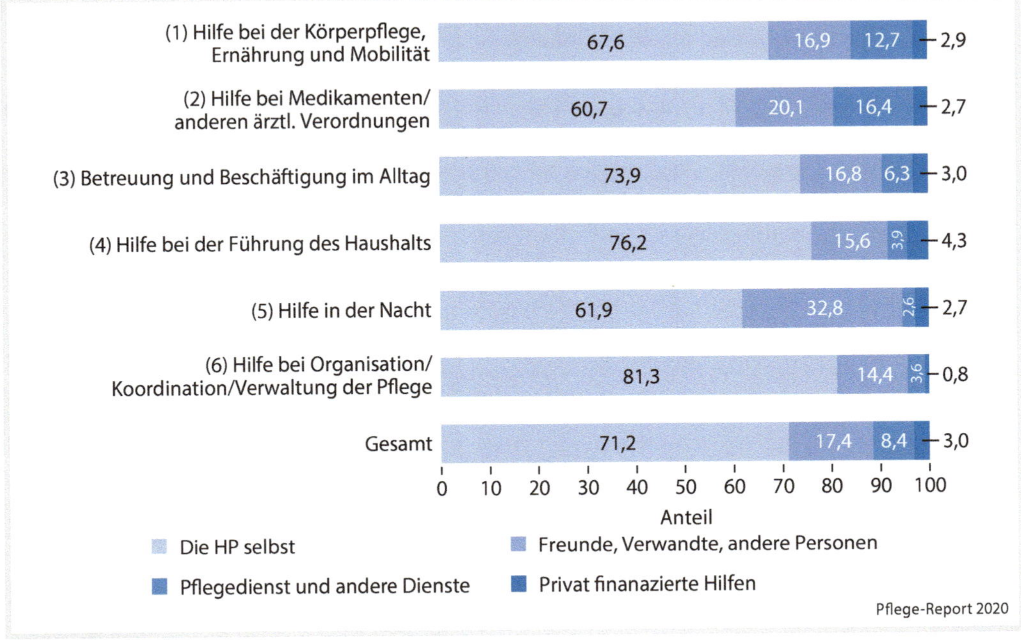

Abb. 5.6 Durchschnittliche Aufwendungen (Mittelwert) nach Tätigkeitsbereichen und Personengruppen und -diensten (ohne 24-Stunden-Pflege), Anteile an Gesamtstunden, in %

ge Personengruppe Angaben machten. Erwartungsgemäß zeigt sich, dass auf die Bereiche (1) „Körperpflege, Ernährung und Mobilität" und (3) „Betreuung und Beschäftigung im Alltag" im Durchschnitt mit Abstand die meisten Unterstützungsstunden entfallen (Tab. 5.6). Bezogen auf die geleisteten Stunden wiederholt sich das obige Bild: Die Hauptpflegeperson leistet mit im Mittel 43 Stunden pro Woche den größten Pflegestundenumfang, gefolgt von anderen Personen mit im Mittel 18 Stunden. Deutlich wird aber, dass wenn Leistungserbringer der PV oder weitere privat finanzierte Hilfen genutzt werden, diese mit 11 bzw. 8 Stunden einen nicht unerheblichen Zeitumfang erbringen.

Wie schon bei den Kosten zeigt sich beim Blick auf die Verteilungen der angegebenen zeitlichen Aufwände für die einzelnen Personengruppen bzw. Dienste eine große Varianz (Tab. 5.6). So liegt beispielsweise die Spannbreite der angegebenen geleisteten Stunden durch die Hauptpflegeperson (HP selbst) im Bereich (1) Körperpflege, Ernährung und Mobilität zwischen maximal fünf Stunden pro Woche (1. Quartil) und mindestens 20 Stunden die Woche (4. Quartil). Bei der Betreuung und Beschäftigung im Alltag durch die Hauptpflegeperson lauten die betreffenden Werte 4 und 18 Stunden.

Der Abgleich mit anderen Referenzstudien zeigt einige Unterschiede. Die hiesige Befragung hat sich an den Tätigkeitsbereichen von Hielscher et al. (2017) orientiert. Diese kamen, bei höherem Durchschnittsalter der Pflegebedürftigen, sowohl für die Hauptpflegeperson (55 Stunden), für Freunde, Verwandte und Ehrenamtliche (26 Stunden) als auch für Pflegedienst und Betreuungskräfte (13 Stunden) auf deutlich höhere zeitliche Unterstützung je Woche. Rothgang und Müller (2018) weisen ebenfalls deutlich höhere Werte aus: So kümmerten sich 43 % der Befragten mehr als zwölf Stunden und 42 % weniger als zwölf Stunden täglich um die pflegebedürftige Person, wobei die Zeiten nur als Gesamtsumme und nicht differenziert nach Tätigkeiten erfragt wurden. Bei Kantar (2019) hingegen leisten die privaten Hauptpflegepersonen für die Versorgung und Betreuung der Pflegebedürftigen 35 Stunden wöchentlich, was mit der hier erfassten Zeit für die gleichen Tätigkeitsbereiche (Bereich (1) und (3)) übereinstimmt.

Der zeitliche Gesamtaufwand der Hauptpflegeperson (Summe über alle Tätigkeitsbereiche) wurde weiter differenziert nach Belastungs- und soziodemographischen Faktoren betrachtet (◘ Tab. 5.7). Deutlich wird, dass hoch belastet Hauptpflegepersonen sowie Hauptpflegepersonen, die mit der pflegebedürftigen Person im gleichen Haushalt leben, die höchsten zeitlichen Aufwendungen leisten (jeweils 62,3 Stunden die Woche). Haushalte mit demenzerkrankten Pflegebedürftigen (55,5 Stunden) und solche mit einem Pflegegrad ≥ 3 (56,0 Stunden) gaben signifikant höhere zeitliche Aufwendungen an als der Durchschnitt aller Befragten. Deutlich wird zudem, dass die zeitlichen Eigenleistungen erwartungsgemäß für die Gruppe der Erwerbstätigen niedriger ausfallen. Auch Befragte aus der Gruppe mit einem hohen Haushaltsnettoeinkommen pflegen mit im Mittel 34 Stunden wöchentlich weniger als der Durchschnitt. Ebenso wie bei den privat getragenen Gesamtkosten sind auch die zeitlichen Aufwendungen der Hauptpflegeperson signifikant größer, je höher der Pflegegrad ist (◘ Tab. 5.8). Hielscher et al. (2017) sowie Kantar (2019) konnten ebenfalls aufzeigen, dass mit höherem Betreuungs- und Pflegebedarf der durchschnittliche Zeitaufwand der Hauptpflegeperson steigt.

Zusammenfassend ist festzuhalten, dass die Pflege in der Häuslichkeit in sehr großem Umfang durch informelle Hilfen geleistet wird – sowohl durch die Hauptpflegeperson selbst als auch durch andere nahestehende Personen. Von den angegebenen durchschnittlich rund 8,5 Stunden-Pflege, Betreuung, Haushaltsführung und Organisation pro Tag leistet die Hauptpflegeperson zwei Drittel und damit den maßgeblichen Anteil. Der Pflegeaufwand ist bei Pflegearrangements, in denen Menschen mit Demenz oder einem erhöhten Pflegegrad versorgt werden, im Vergleich zu den übrigen Be-

fragten deutlich erhöht. Dies trifft auch auf Personen zu, die im gleichen Haushalt leben wie der Pflegebedürftige. Anders als bei den Kosten zeigt sich bei den aufgewendeten Stunden, dass diese in Teilgruppen mit Erwerbstätigkeit wie auch bei solchen mit hohem Einkommen sinken.

5.5 Unterstützungsbedarfe und Bewältigung der Pflegesituation

5.5.1 Weiterer Unterstützungsbedarf

Außer zu ihren zeitlichen und finanziellen Aufwendungen wurden die Hauptpflegepersonen auch danach befragt, ob sie sich mehr Unterstützung in den einzelnen Tätigkeitsbereichen wünschen (◘ Abb. 5.7). Der Wunsch nach mehr Unterstützung ist generell hoch: Fast die Hälfte der Befragten gibt an, dass sie in den Bereichen (1), (3) und (4) „auf jeden Fall" oder „eher" gern mehr Unterstützung hätten.

Differenziert man dies nach Belastungsfaktoren (◘ Abb. 5.8), zeigt sich erwartungsgemäß, dass der Wunsch nach mehr Unterstützung (Anteil „ja, auf jeden Fall" und „eher ja") in allen Bereichen bei hoch belasteten Pflegehaushalte, solchen mit demenzielle Erkrankten und einem Pflegegrad größer 2 signifikant höher gegenüber der Gruppe derjenigen ist, die nicht hoch belastet sind. Hauptpflegepersonen mit einer hohen subjektiven Belastung nach HPS-Score geben hierbei für alle Bereiche einen erheblichen Bedarf an: in den Bereichen (1), (3) und (4) zu jeweils 75 % und mehr, bei (2) und (6) zu rund 50 % und lediglich im Bereich (5) (Hilfe in der Nacht) sind es unter 40 %. Die Dauer der Pflege hat hingegen mit Blick auf den Wunsch nach mehr Unterstützung keine Auswirkung. Der Blick auf soziodemographische und strukturelle Faktoren zeigt, dass die Gruppe der erwerbstätigen Hauptpflegepersonen und derer mit hohem Bildungsniveau

◘ Tabelle 5.7 Angegebene zeitliche Aufwendungen der Hauptpflegeperson selbst (Summe der Tätigkeitsbereiche ohne 24-Stunden-Pflege) differenziert nach Belastungsfaktoren und soziodemographischen Faktoren

	Mit Angabe von selbst getragenen Kosten, in %	in Stunden pro Woche					
		Mittelwert	10. Perzentil	25. Perzentil	Median	75. Perzentil	90. Perzentil
Gesamt	96,8	43,2	7,5	14,0	27,0	52,9	100,0
Demenz	95,6	55,5*	10,0	15,9	32,6	73,1	143,7
Pflegegrad $\geq$ 3	97,3	56,0*	11,0	18,9	37,0	73,6	126,0
Pflegedauer $\geq$ 5 Jahre	95,1	43,4	7,0	15,0	31,0	56,6	93,8
HPS-Score hoch	98,5	61,9*	13,0	25,0	44,0	76,6	133,4
Gleicher HH	96,7	62,3*	15,0	26,0	45,0	80,0	133,0
Erwerbstätigkeit	97,1	34,7*	6,3	12,0	21,1	41,0	69,8
Bildung hoch	97,0	36,7	7,5	12,5	26,0	45,5	78,4
HH-Eink. Hoch	99,6	34,4*	7,5	14,0	23,0	49,0	76,4

* signifikant (< 0,05) Asymp. Sig. (2-seitig), Mann-Whitney-U-Test
Pflege-Report 2020

◻ Tabelle 5.8   Angegebene zeitliche Aufwendungen der Hauptpflegeperson selbst (Summe der Tätigkeitsbereiche ohne 24-Stunden-Pflege) differenziert nach Pflegegrad 1–5

	Anteil Befragte, die angeben, dass der Pflegebedürftige Unterstützung durch die Hauptpflegeperson erhält, in %	Angegebene zeitliche Aufwände pro Woche in Stunden (Mittelwert)
Gesamt	96,8	43
Pflegegrad I	94,5	23*
Pflegegrad II	96,7	34*
Pflegegrad III	97,9	47*
Pflegegrad IV	95,7	72*
Pflegegrad V	97,3	97*

* signifikant $p = 0{,}001$, Kruskal-Wallis-Test und KI $= 0{,}220$, Kendall-Tau-b Test
Pflege-Report 2020

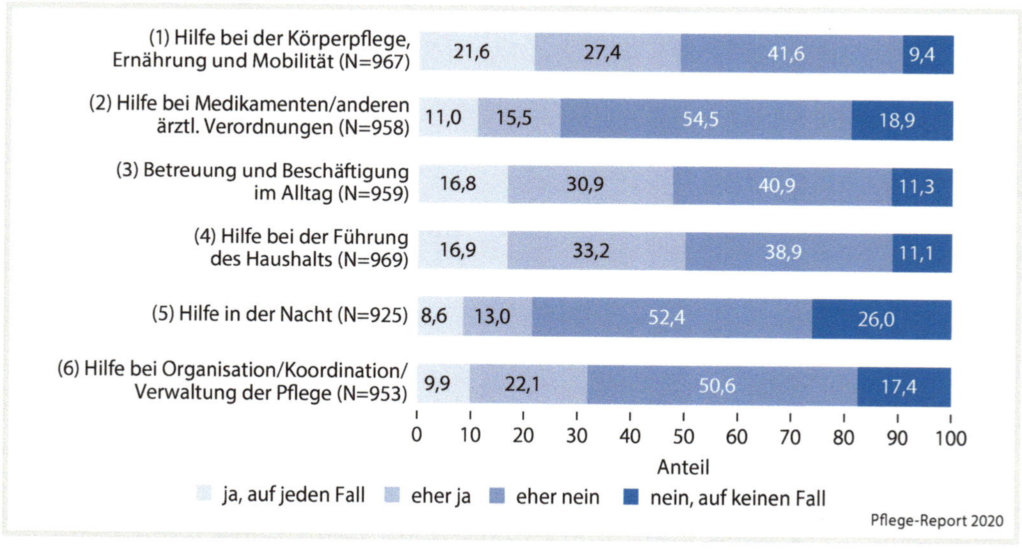

◻ Abb. 5.7   Besteht bei Ihnen der Wunsch nach mehr Unterstützung (bezahlt oder unbezahlt) in diesem Bereich? (ohne 24-Stunden-Pflege), in %

signifikant, aber nur leicht überproportional den Wunsch nach mehr Unterstützung haben, während dieser Wert bei denjenigen, die im gleichen Haushalt mit dem Pflegebedürftigen leben, und solchen mit hohem Haushaltseinkommen leicht unterproportional ist, wobei die Abweichungen nur in wenigen Bereichen signifikant sind (◻ Abb. 5.8).

5.5.2 Gründe für die Nichtinanspruchnahme von Unterstützungsleistungen

Während der Wunsch nach weiterem Unterstützungsbedarf bei allen Befragten erhoben wurde, wurden Teilnehmer, die die jeweiligen

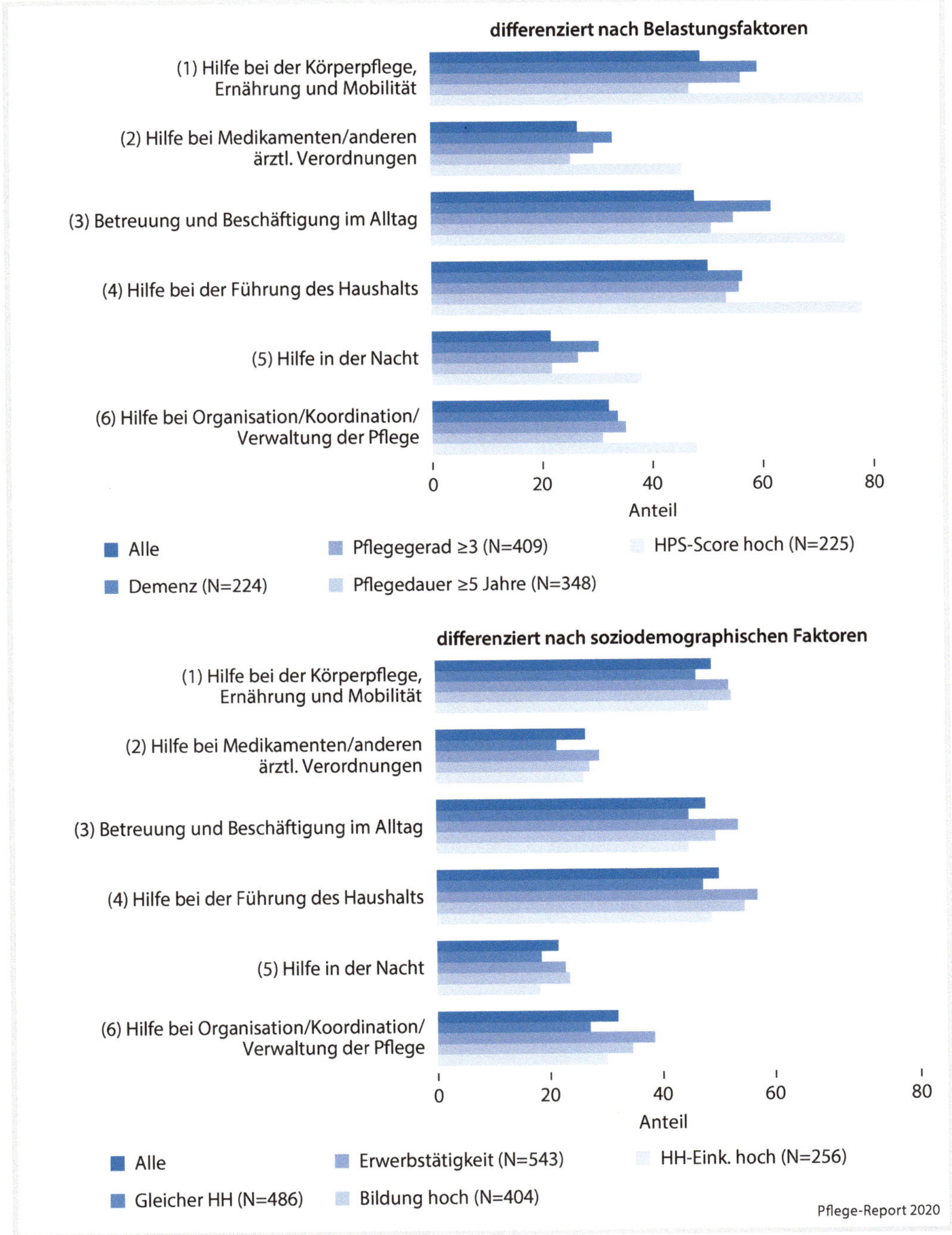

◘ Abb. 5.8 Wunsch nach mehr Unterstützung (Anteil „ja, auf jeden Fall" und „eher ja") differenziert nach Belastungsfaktoren und soziodemographischen Faktoren, in %. Folgende Differenzierungen zeigen signifikante Unterschiede (Chi-Quadrat nach Pearson, Signifikanzniveau wurde bei 5 % festgelegt): **Demenz:** Bereich 1–5; **Pflegegrad ≥ 3:** Bereich 1, 3–5; **Pflegedauer ≥ 5:** keine; **HPS-Score hoch:** Bereich 1–6; **Gleicher HH:** Bereich 2, 5 und 6; **Erwerbstätigkeit:** Bereich 1–3 und 5–6; **Bildung hoch:** Bereich 1 und 4; **HH-Eink. hoch:** Bereich 6

Angebote der Pflegeversicherung nicht nutzen, noch einmal explizit nach ihren Gründen hierfür befragt (■ Abb. 5.9). Der am häufigsten genannte Grund ist, dass kein Bedarf bestünde (schwankt zwischen 47,4 % beim Pflegedienst und 56,6 % bei der Kurzzeitpflege). Dies geben rund die Hälfte der Nicht-Nutzer aller vier Versorgungsformen an. Der mit Abstand am zweithäufigsten genannte Grund ist, dass die gepflegte Person nicht von Fremden gepflegt werden möchte; hier schwanken die Angaben zwischen 52 % bei der Nicht-Nutzung des Pflegedienstes und 32 % bei der Nicht-Nutzung der Kurzzeitpflege. Finanzielle Aspekte („Das Pflegegeld wird für laufende Ausgaben benötigt", schwankt zwischen 12,1 % Nicht-Nutzung des Pflegedienstes und 6,4 % Nicht-Nutzung der Verhinderungspflege) oder Eigenanteile („Das, was wir selbst zahlen müssten, ist viel zu teuer", schwankt zwischen 15,2 % bei der Nicht-Nutzung des Pflegedienstes und 6,5 % bei der Nicht-Nutzung der Verhinderungspflege) spielen im Vergleich zu den anderen Gründen nur für eine Minderheit der Befragten eine Rolle. Ebenso werden Unkenntnis über die Existenz des Angebots (schwankt zwischen 4,5 % bei der Verhinderungspflege und 0,6 % beim Pflegedienst), schlechte Erfahrungen mit den einzelnen Leistungen (schwankt zwischen 5,9 % beim Pflegedienst und 1,5 % bei der Verhinderungspflege) oder fehlende Angebote vor Ort (schwankt zwischen 9,1 % bei der Tagespflege und 4,5 % beim Pflegedienst) nur selten als Gründe der Nicht-Nutzung angeführt.

Die Ergebnisse decken sich von der Tendenz her bezüglich der Aussage, dass Leistungen nicht in Anspruch genommen werden, da die Pflegebedürftigen nicht von Fremden gepflegt werden möchten, sowohl mit der aktuellen Erhebung von Kantar (2019 – hier gaben sogar 75 % der Nicht-Nutzer von Pflegediensten dies als Grund an) als auch mit der WIdO-Erhebung aus dem Jahr 2015 (hier gaben rund 60 % an, dass dies voll und ganz oder eher auf sie zutrifft). Unterschiede zeigen sich im Vergleich zur Erhebung aus dem Jahr 2015 (Schwinger et al. 2016) hingegen bei den Angaben zum Bekanntheitsgrad der

Angebote wie auch bei der Beurteilung der finanziellen Aspekte. Damals gab rund jeder Vierte bei Kurzzeitpflege (22,5 %), Verhinderungspflege (28,5 %) und ehrenamtlichen Betreuungsangeboten (vergleichbar mit dem heutigen Entlastungsbetrag) (27,3 %) an, das Angebot nicht zu kennen. Zwar können diese Ergebnisse nicht mit den Ergebnissen der aktuellen Studie verglichen werden, weil es hier die Möglichkeit von Mehrfachantworten gab, auch ist der überproportional hohe Bildungsstand der hiesigen Stichprobe zu bedenken, dennoch lässt sich von der Tendenz her vermuten, dass die Haushalte aktuell besser über Angebote der Pflegeversicherung informiert sind als 2015. Ein weiterer wesentlicher Unterschied zur Befragung von 2015 ist zudem, dass dort „Ist viel zu teuer", viel häufiger als Grund für eine Nicht-Inanspruchnahme genannt wurde. Mit Blick auf Leistungen von Pflegediensten gaben dies damals 25 % an, bei der Tagespflege sowie bei der Verhinderungs- und Kurzzeitpflege jeweils rund 47 %. Auch wenn die Angaben nur eingeschränkt vergleichbar sind, lässt sich dennoch von der Tendenz her feststellen, dass finanzielle Eigenbeteiligungen die Nicht-Inanspruchnahme heute nicht mehr in diesem Ausmaß begründen. Auch wenn dies hier nicht kausal untersucht wurde, so liegt die These nahe, dass die Unterschiede im Zeitverlauf auf die über die Jahre verbesserte Pflegeberatung, erhöhte mediale Aufmerksamkeit für das Thema Pflegeversicherung sowie aus den Erhöhungen der Leistungssätze und erleichterten Kombinationsmöglichkeiten (z. B. bei der Tagespflege mit Pflegegeld) zurückzuführen sind.

5.5.3 Bewältigung der Pflegesituation

Die Hauptpflegepersonen wurden abschließend gefragt, wie sie sich insgesamt bei der Bewältigung der Pflege unterstützt fühlen: 45 % aller Befragten gaben diesbezüglich „eher gut" bis „sehr gut" an. Demgegenüber fühlt sich

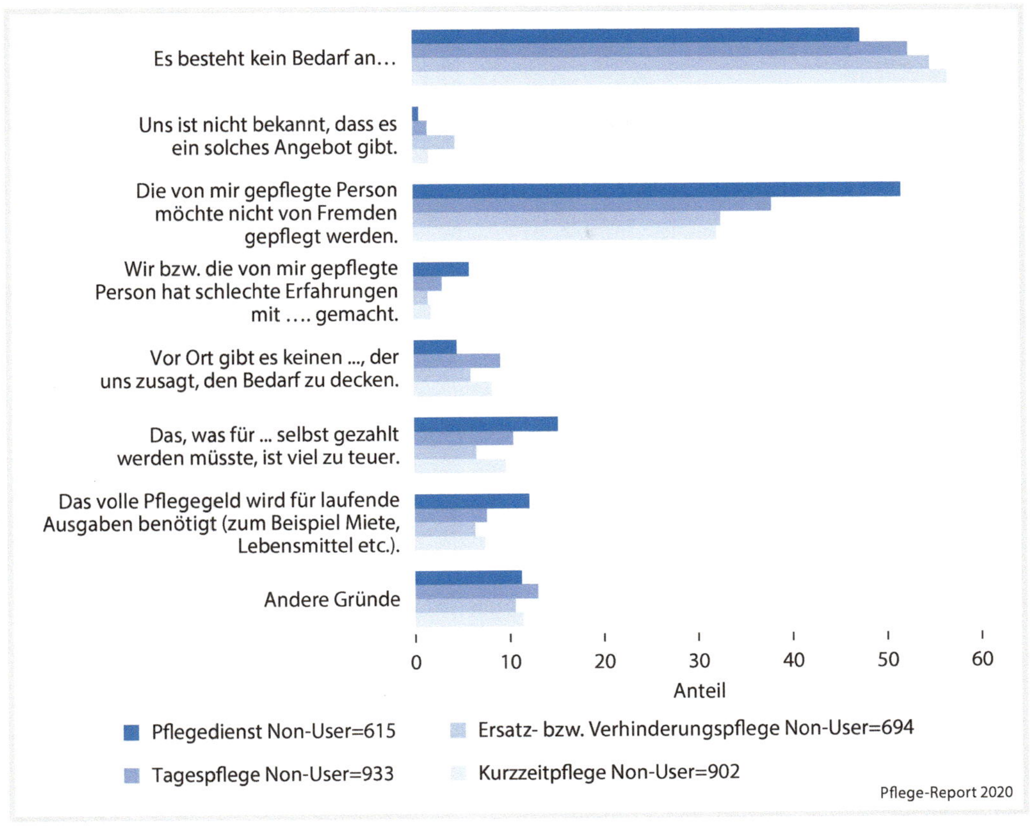

Abb. 5.9 Gründe, warum die Angebote für die Pflege der pflegebedürftigen Person nicht in Anspruch genommen werden, in % (Mehrfachnennungen möglich)

aber auch mehr als jeder Fünfte (22,3 %) „eher nicht gut" oder „überhaupt nicht gut" unterstützt (☐ Abb. 5.10). In der WIdO-Befragung von 2015 lag der positive Anteil mit 65 % deutlich höher und entsprechend der Anteil der Personen, die angaben, sich „eher nicht gut" oder „überhaupt nicht gut" unterstützt zu fühlen, mit 12,2 % deutlich niedriger.[5] Dies passt zu dem Ergebnis, dass der Anteil der hoch belasteten Befragten nach HPS-Score in der aktuellen Stichprobe im Vergleich zu 2015 um rund 8 Prozentpunkte höher liegt als der damalige Wert (18 % „hoch belastet" (Schwinger et al. 2016) zu 25,8 % in der hiesigen Studie (☐ Tab. 5.1)). Die beobachteten Unterschiede

werfen Fragen auf, inwieweit die in diesem Zeitraum getätigten Reformbemühungen für eine verbesserte Unterstützung der Pflegehaushalte gewirkt haben.

Zusammenfassend wertet die Mehrzahl – fast zwei Drittel (75,1 %) – aller Befragten die Pflegesituation als „noch zu bewältigen" (61,7 %) oder als „sehr gut zu bewältigen" (13,4 %). Dem steht aber auch hier gegenüber, dass damit jeder Vierte (24,9 %) angibt, die Pflegesituation nicht mehr (2,2 %) oder nur unter Schwierigkeiten (22,7 %) bewältigen zu können (☐ Abb. 5.10). Bei Kantar (2019) liegt der Anteil an Befragten, die eine negative Einschätzung der Pflegesituation angaben, mit 20 % nur leicht niedriger, und auch hier bilden die Befragten mit der Angabe, die Pflege sei noch zu bewältigen, mit 61 % die größte Gruppe. 2016 wiesen die Einschätzungen

---

[5]   https://www.aok-bv.de/imperia/md/aokbv/presse/pressemitteilungen/archiv/2016/pressemappe_pk_pflege_rep_2016_komplett.pdf.

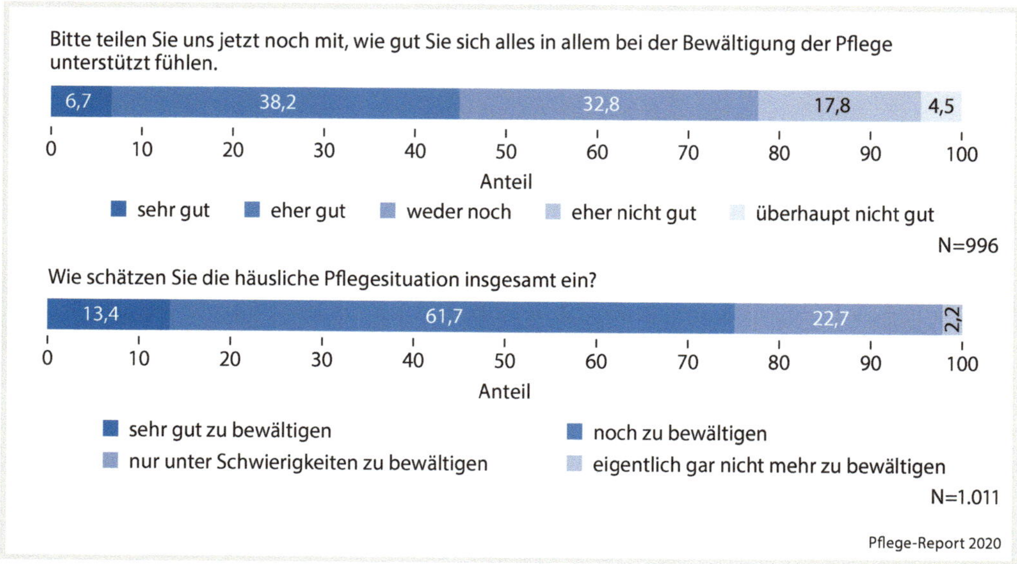

Abb. 5.10 Bewertung der Unterstützung und Einschätzung der häuslichen Pflegesituation insgesamt, in %

von Befragten ähnliche Größenordnungen auf (Schneekloth et al. 2017).

Betrachtet man die Einschätzung der Pflegesituation wiederum nach Subgruppen, wird deutlich, dass erwartungsgemäß die Einschätzung der Gruppe der Hochbelasteten (49,4 %) besonders negativ ausfällt, aber auch die Hauptpflegepersonen, die einen Menschen mit Demenz (33,9 %) oder mit einem hohen Pflegegrad (31,6 %) pflegen, geben signifikant überproportional an, dass die Pflege „nur noch unter Schwierigkeiten" oder „eigentlich gar nicht mehr zu bewältigen" sei. Ebenso gibt die Gruppe der Erwerbstätigen (28,3 %) eine solche Einschätzung signifikant leicht häufiger ab (**Abb. 5.11**). Bei Kantar (2019) steigt ebenfalls mit dem Grad der Pflegebedürftigkeit der Anteil der Befragten, die die häusliche Pflegesituation als schwierig oder eigentlich gar nicht mehr zu bewältigen einschätzen.

5.6 24-Stunden-Pflegearrangements

In die Befragung eingegangen sind auch Personen, die eine 24-Stunden-Pflege als Versorgungsform gewählt haben. Aufgrund der diesbezüglich kleinen Fallzahl kann lediglich ein Schlaglicht auf die Situation solcher Haushalte geworfen werden (siehe zu diesem Thema auch Emunds und Habel 2020, ▶ Kap. 7 im gleichen Band). Die 24-Stunden-Pflege wird zumeist dadurch ermöglicht, dass Arbeitskräfte, oftmals aus osteuropäischen (EU-)Ländern, als sogenannte Live-ins für einige Wochen oder Monate in dem Pflegehaushalt wohnen. Für das Modell der 24-Stunden-Pflege und die damit einhergehende ständige Anwesenheit der Live-in-Pflegekräfte besteht jedoch besonders mit Blick auf den Schutz von Arbeitnehmerinnen und Arbeitnehmern weitreichendes Konfliktpotenzial (Rossow und Leiber 2019). Die Kosten für die Pflegekraft werden nicht durch die Pflegeversicherung getragen und müssen von den Pflegehaushalten privat geleistet werden. Das Pflegegeld sowie Erstattungen für Verhinderungspflege können jedoch für die Finanzierung der 24-Stunden-Pflege herangezogen wer-

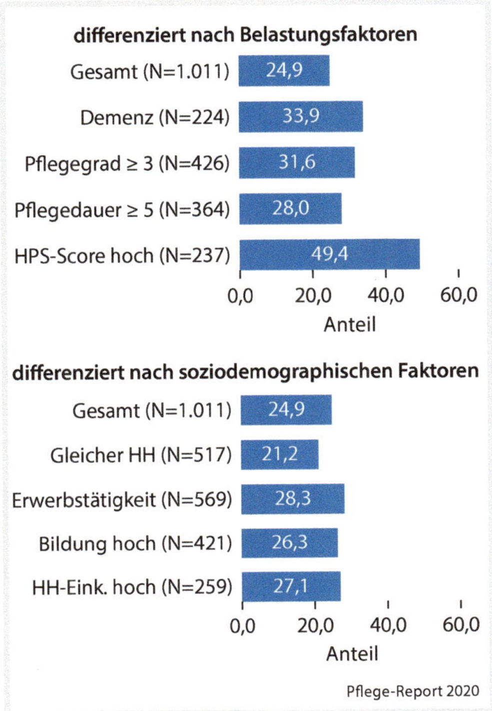

■ **Abb. 5.11** Wie schätzen Sie die häusliche Pflegesituation insgesamt ein? Anteil „nur noch unter Schwierigkeiten" oder „eigentlich gar nicht mehr zu bewältigen" differenziert nach Belastungsfaktoren und soziodemographischen Faktoren, in %. Folgende Differenzierungen zeigen signifikante Unterschiede (Chi-Quadrat nach Pearson, Signifikanzniveau wurde bei 5 % festgelegt): Demenz, Pflegegrad ≥ 3, HPS-Score hoch, Gleicher HH, Erwerbstätigkeit

rechnet wären dies rund 210.000 Pflegebedürftige, die auf eine solche Versorgungsform angewiesen sind. Hielscher et al. (2017) hatten – bezogen auf über 65-jährige Pflegebedürftige – für 11 % ihrer Befragten „eine im Haushalt lebende Hilfskraft" erfasst.

Vergleicht man die in der vorliegenden Befragung erfassten Nutzer von 24-Stunden-Pflege (■ Tab. 5.9) mit der Gesamtheit der Befragten (■ Tab. 5.1), zeigt sich, dass die Nutzer deutlich älter sind (Durchschnittsalter der pflegebedürftigen Person 76,1 vs. 74,6 Jahre), eine deutlich höhere Pflegeschwere (44,2 % Grad 4 oder 5 vs. 15,5 %) und häufiger eine Demenz aufweisen (50,3 % vs. 25,6 %). Das mittlere Pro-Kopf-Einkommen (siehe ▶ Abschn. 5.2.2) ist in den Haushalten mit einer 24-Stunden-Pflege leicht höher als in den übrigen Pflegehaushalten (1.412 € vs. 1.312 €), der Median liegt hingegen niedriger (1.249 € vs. 1.162 €). Dies kann daran liegen, dass die Hauptpflegeperson seltener mit der pflegebedürftigen Person im gleichen Haushalt lebt (40,6 % vs. 50,3 %). Sowohl der Anteil an Hauptpflegepersonen, die erwerbstätig sind (Voll- und Teilzeit sowie stundenweise), als auch der Anteil mit einem hohen formalen Bildungsabschluss liegt bei den Nutzern von 24-Stunden-Arrangements jeweils höher (Erwerbstätigkeit 63,3 % vs. 57,2 % und Schulbildung hoch 48,6 % vs. 42,5 %).

Blickt man bezüglich der Belastungsfaktoren gesondert auf die Haushalte mit einem 24-Stunden-Pflegearrangement, zeigt sich, dass

den. Außerdem besteht die Möglichkeit, parallel weitere Sachleistungen wie z. B. einen Pflegedienst oder die Tagespflege in Anspruch zu nehmen. Von den hier Befragten nutzen 8 % eine 24-Stunden-Pflege (■ Tab. 5.2)[6]. Hochge-

---

[6]   Ermittelt wurden die Pflegehaushalte, in den eine 24-Stunden-Pflege genutzt wird, zum einen über die folgende Frage: „Es gibt auch das Modell einer 24-Stunden-Pflege, bei der eine persönliche Pflegekraft temporär im Haushalt der pflegebedürftigen Person wohnt. Die Haushalts- und Pflegekräfte stammen dabei häufig aus Osteuropa. Das Angebot einer 24-Stunden-Pflege wird i. d. R. über eine Agentur vermittelt und verwaltet. Wird für die Pflege und Betreuung der von Ihnen gepflegten Person eine solche 24-Stunden-Pflege genutzt?". Diese

Frage wurde jedoch als Filterfrage nach einer Frage zur Nutzung von privat bezahlten Hilfen gestellt, somit wurden nur 139 Personen dazu befragt (26 Befragte beantworteten die Frage mit „keine Angabe" und 940 mit „nein"). Daher wurden mittels anderer Fragen weitere Nutzer und Nutzerinnen ermittelt. Gaben die Befragten an, einen Pflegedienst, die Tages-, Verhinderungs- oder Kurzzeitpflege nicht in Anspruch zu nehmen, da sie eine 24-Stunden-Pflege nutzen, wurden sie dieser Gruppe hinzugefügt. Dies erfolgte ebenfalls, wenn angegeben wurde, dass finanzielle Mittel etwa zur Finanzierung der Verhinderungspflege oder der Entlastungsbetrag für die Finanzierung der 24-Stunden-Pflege genutzt wurden. In der Summe konnten 88 Fälle ermittelt werden, die angaben, eine 24-Stunden-Pflege zu nutzen.

5

◻ Tabelle 5.9 Stichprobenbeschreibung von 24-Stunden-Pflegearrangements, in %

Pflegebedürftige Person		Gewichtet (N = 88)
Alter (N = 87)	18–59 Jahre	16,1
	60–79 Jahre	18,9
	80+	63,6
	Mittelwert	76,1
Geschlecht (N = 88)	Männlich	34,8
	Weiblich	65,2
Pflegegrad (N = 88)	Pflegegrad 1	0,6
	Pflegegrad 2	23,3
	Pflegegrad 3	31,9
	Pflegegrad 4	29,6
	Pflegegrad 5	14,5
Demenz (N = 88)	Ja	50,3
	Nein	49,7
Pflegebedürftige Person und Hauptpflegeperson		
Hauptpflegeperson und Pflegebedürftiger leben im selben HH (N = 87)		40,6
Durchschnittliches Haushaltsnettoeinkommen pro Haushaltsmitglied (N = 81)	Mittelwert	1.412,3
Hauptpflegeperson		
Alter (N = 87)	Mittelwert	53,5
Subjektive Belastung der Hauptpflegeperson nach Häuslicher-Pflege-Skala (HPS-Score) (N = 86)	Niedrige	13,0
	Mittel	45,7
	Hoch	41,3
Erwerbstätigkeit (N = 88)	Voll- und Teilzeit sowie stundenweise erwerbstätig	63,3
Hoher formaler Schulabschluss (Hochschulreife) (N = 87)		48,6

Pflege-Report 2020

diese ihre Pflegesituation deutlich schlechter bewerten. Mit 46 % (◻ Abb. 5.12) gaben doppelt so viele Befragte wie bei den Nicht-Nutzern von 24-Stunden-Arrangements (◻ Abb. 5.10) an, dass sie sich bei der Bewältigung der Pflege alles in allem nicht gut unterstützt fühlen.

Zudem gibt fast die Hälfte (47,5 %) an, dass die Pflegesituation „nur noch unter Schwierigkeiten" bzw. „eigentlich gar nicht mehr zu bewältigen" sei, was wiederum doppelt so hoch ist wie im Durchschnitt bei den Nicht-Nutzern von 24-Stunden-Arrangements. Die schweren Be-

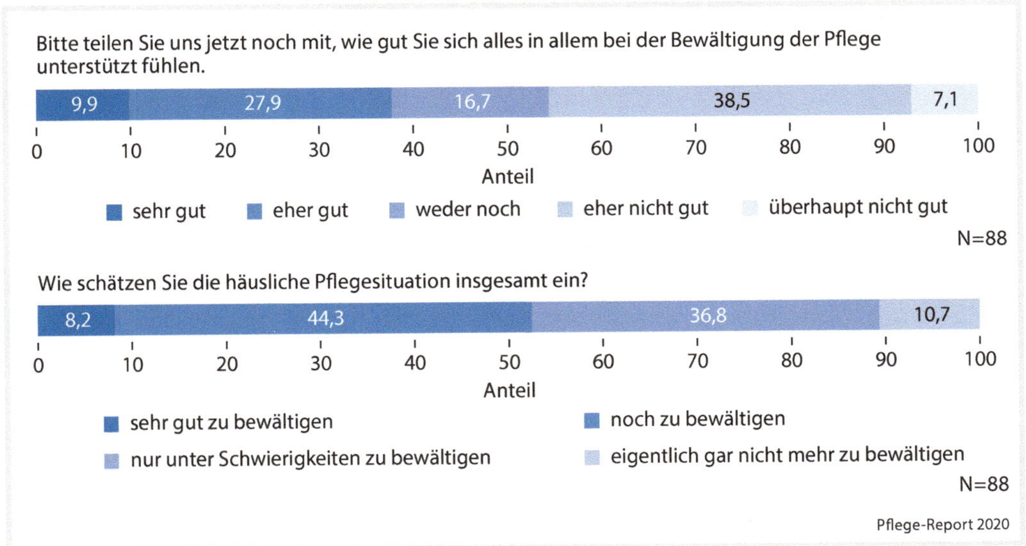

Abb. 5.12 Bewertung der Unterstützung und Einschätzung der häuslichen Pflegesituation insgesamt in 24-Stunden-Pflegearrangements, in %

darfslagen, wie sie in den Haushalten mit den Live-in-Pflegekräften in besonderem Maße gegeben sind (Demenz, hoher Pflegegrad und hoher HPS-Score), gehen offensichtlich mit stärker pessimistischen Aussagen einher.

Die Haushalte, die einen anfallenden monatlichen Rechnungsbetrag für die 24-Stunden-Pflege angeben (N = 52), benennen durchschnittlich 2.281 € (Median 2.212 €). **Abb. 5.13** weist jedoch eine große Spannweite aus. Das Gros der genannten Beträge liegt damit zwischen 2.000 und 3.000 € pro Monat, was auch die Verbraucherzentrale als zu erwartenden Kostenspanne ausweist.[7]

Der Blick auf die zeitlichen Aufwendungen, die die Hauptpflegeperson selbst sowie weitere professionelle und informelle Helfer leisten, macht erwartungsgemäß deutlich, dass die zentrale Unterstützungsressource hier die privat finanzierten Hilfen sind (durchschnittlich 92,2 Stunden pro Woche) (**Tab. 5.10**). Gleichwohl leisten weiterhin die Hauptpflegeperso-

nen selbst einen sehr hohen zeitlichen Einsatz mit 50 Stunden pro Woche, dieser liegt damit sogar höher als der Durchschnitt bei den übrigen Arrangements mit 43 Stunden.

In der Gesamtschau werfen die Ergebnisse zwingend Fragen bezüglich derartiger Versorgungslösungen auf. Zum einen wird deutlich, dass Pflegehaushalte, die eine Live-in-Pflegekraft beschäftigen, per se mit einer kritischen Versorgungssituation konfrontiert sind. Zum anderen gehen mit der Inanspruchnahme solcher Versorgungsformen neben hohen finanziellen Aufwendungen weitere spezifische Herausforderungen einher. Die hohe Fluktuation bei den Pflegekräften – diese wechseln zumeist in einem festen mehrwöchigen Rhythmus mit einer anderen Pflegekraft ab –, das Fehlen von Standards mit Blick auf Qualität oder Arbeitsabläufe (Emunds und Habel, ▶ Kap. 7 im gleichen Band) sowie sprachliche Barrieren lassen sich beispielhaft nennen. Diese Situation kann besonders für Menschen mit Demenz, die auf eine vertraute Umgebung angewiesen sind, problematisch sein. Schließlich stehen auch die Live-in-Pflegekräfte, werden die arbeitsrechtlichen Vorgaben eingehalten, nicht für eine „Rund-um-die-Uhr"-Tätigkeit

---

[7]   https://www.verbraucherzentrale.de/ wissen/gesundheit-pflege/pflege-zu-hause/ auslaendische-betreuungskraefte-wie-gehtdas-legal-10601.

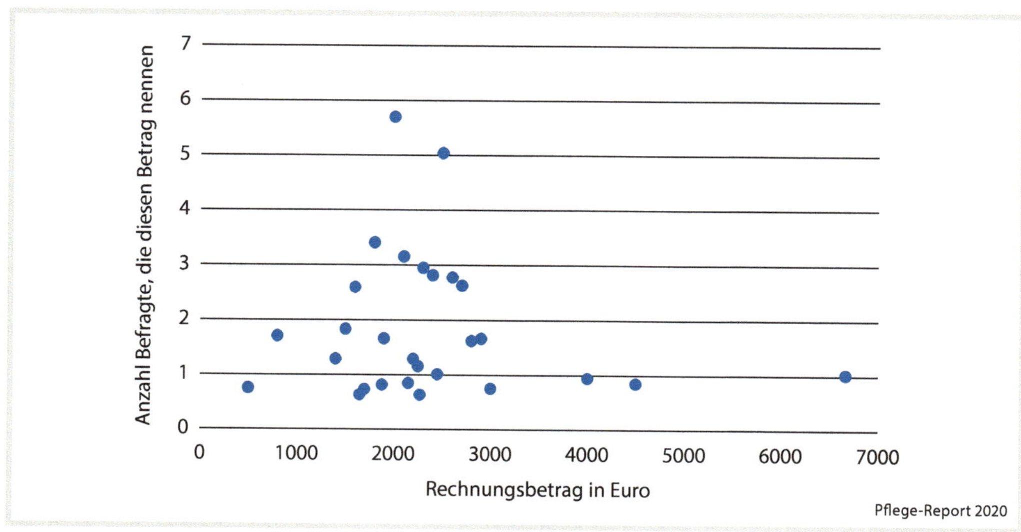

◻ **Abb. 5.13**   Monatlicher Rechnungsbetrag* der 24-Stunden-Pflege, in Euro. *Welcher ungefähre Rechnungsbetrag (*Gesamtbetrag*) fällt monatlich für die Finanzierung der 24-Stunden-Pflege an? Mit Rechnungsbetrag meinen wir den Betrag, den die Agentur oder der Dienstleister Ihnen in Rechnung stellt. Pflegegeld oder andere Leistungen für die pflegebedürftige Person, die ggf. dazu genutzt werden, um diese zu zahlen, lassen Sie bitte hier außen vor

◻ **Tabelle 5.10**   Anteil Befragte mit 24-Stunden-Pflegearrangements, die angeben, dass der Pflegebedürftige Unterstützung durch die jeweiligen Personengruppen und Dienste erhält, und jeweilige zeitliche Aufwendungen

	Anteil Befragte, in %	Mittelwert	25. Q.	Median	75. Q.
		Zeitliche Aufwendungen, in Stunden			
HP selbst	95,1	49,8	16,0	31,7	54,0
Freunde, Verwandte, andere Personen	63,7	14,6	4,0	7,5	20,0
Pflegedienst und andere Dienste	67,4	30,1	4,0	10,0	22,8
Weitere privat finanzierte Hilfen (neben der 24-Stunden-Pflege)	71,3	92,2	25,4	60,8	110,7

Pflege-Report 2020

zur Verfügung, sodass ggf. weitere Personen die Pflege und Betreuung gewährleisten müssen.

5.7   **Zusammenfassung und Fazit**

Die Studie bestätigt, dass Pflege in der Häuslichkeit in einem sehr großen Umfang durch informelle Hilfen geleistet wird – sowohl durch die Hauptpflegeperson selbst als auch durch andere nahestehende Personen. Anders als in der vollstationären Pflege, bei der im Bundesdurchschnitt 775 € (Haun, ▶ Kap. 13 im gleichen Band) an monatlichen pflegebedingten Eigenanteilen anfallen, betreffen solche Kosten in der ambulanten Pflege nur jeden Vierten und belaufen sich dann nur auf rund 250 € (ohne 24-Stunden-Pflege). Es sind vielmehr die

Befragten selbst, die den maßgeblichen Anteil an Pflege, Betreuung und Haushaltsführung abdecken. Gleichzeitig wird deutlich, dass sich finanzielle Eigenmittel und Zeitaufwand wie auch die Belastungssituationen auf spezifische Gruppen verdichten. Die Nutzung von Angeboten der Pflegeversicherung, die hieraus resultierenden zusätzlichen Eigenanteile, die selbst geleistete Pflege und die zusätzlichen privaten Hilfen sind bei der Gruppe der demenziell Erkrankten und derjenigen mit einem Pflegegrad ≥ 3 z. T. deutlich erhöht. Mit verfügbarem Haushaltseinkommen, höherer Bildung und Erwerbstätigkeit gehen zwar z. T. leicht überproportionale Inanspruchnahmeraten von Leistungen der Pflegeversicherung einher. Nicht gezeigt hat sich hingegen, dass in solchen Pflegehaushalten selbst finanzierte Leistungen – sei es nun im Kontext der Pflegeversicherung oder privat organisiert – höher sind. Anders bei der 24-Stunden-Pflege: Haushalte mit hohem Bildungstand und Erwerbstätigenanteil scheinen diese Versorgungform häufiger zu wählen.

Die Befragung zeigt ferner, dass mit den Bedarfslagen eine deutlich erhöhte Belastung einhergeht. Sowohl Pflegepersonen von demenziell Erkrankten als auch von Personen mit erhöhtem Pflegegrad äußern häufiger Unterstützungsbedarf und schätzen ihre Situation schlechter ein als der Durchschnitt. Ein Augenmerk ist auch auf den Tatbestand zu richten, dass jeder vierte Befragte eine hohe subjektive Belastung angibt. Insbesondere die Tatsache, dass frühere Befragungen hier deutlich geringere Anteile aufzeigten, wirft Fragen mit Blick auf den Erfolg bzw. die Wahrnehmung der Reformbemühungen der letzten Jahre auf. Die Situation in der ambulanten Pflege ist also nicht zufriedenstellend – dies aber nicht insgesamt, sondern vor allem für Haushalte mit spezifischen Bedarfskonstellationen. Trotz Ausweitung der Angebotsformen (niedrigschwellige Angebote, Betreuungsdienste) und Flexibilisierung der leistungsrechtlichen Regelungen (Tagespflege, Substitution von Verhinderungs- und Kurzzeitpflege) sowie aller Anstrengungen, die Pflegeberatung zu verbessern, werden nicht alle Betroffenen adäquat erreicht. In diesem Kontext wird seit langem auf die Stärkung regionaler (d. h. kommunaler) integrierter Care und Case Management Strukturen verwiesen (Klie, ▶ Kap. 11 im gleichen Band, Hoberg et al. 2013). Gleichwohl ist die Frage aufzuwerfen, ob nicht auch die leistungsrechtliche Seite differenzierter zu gestalten wäre, denn nur so können gezielt mehr Leistungen – temporär in Krisensituationen oder in kumulativen Belastungslagen – für die Haushalte gewährt werden. Rothgang et al. (▶ Kap. 6 im gleichen Band) führen vor dem Hintergrund des Sockel-Spitze-Tauschs denkbare neue differenzierte Leistungsmodule aus – Bedarfsorientierung wäre Voraussetzung für die Funktionalität dieses Reformansatzes. Die hiesigen Ergebnisse zeigen aber: Fragen nach der Bedarfsgerechtigkeit und Zielgenauigkeit gehören auch im Status quo auf die Agenda. Aktuelle Reformtendenzen bzw. Ankündigungen („jährliches Entlastungsbudget" des aktuellen Koalitionsvertrags) und Forderungen nach einer immer weitergehenden Flexibilisierung bzw. Pauschalierung von Leistungsansprüchen (Bevollmächtigte der Bundesregierung für Pflege 2020) haben zwar den Charme, die Dispositionsspielräume für Pflegebedürftigen und ihre Angehörige zu erhöhen, eine gezielte bedarfsgerechte Kumulierung von Hilfen befördert dies aber nicht ohne Weiteres. Je knapper die zur Verfügung stehenden Beitragsmittel der Sozialen Pflegeversicherung werden, umso wichtiger wird es aber sein, sich Fragen nach der gezielten Bereitstellung von Hilfen zuzuwenden.

Literatur

Bevollmächtigte der Bundesregierung für Pflege (2020) Leistungsdschungel in der häuslichen Pflege auflösen. Diskussionspapier zum Entlastungsbudget

DAK-Gesundheit (2015) DAK-Pflegereport 2015. So pflegt Deutschland. DAK, Hamburg

Ehrlich U, Kelle N (2019) Pflegende Angehörige in Deutschland: Wer pflegt, wo, für wen und wie? Z Sozialreform 65(2):175–203. https://doi.org/10.1515/zsr-2019-0007

Ehrlich U, Möhring K, Drobnič S (2019) What comes after caring? The impact of family care on women's

5

employment. J Fam Issues. https://doi.org/10.1177/0192513X19880934

Geyer J (2016) Informell Pflegende in der deutschen Erwerbsbevölkerung: Soziodemografie, Pflegesituation und Erwerbsverhalten. In: Zentrum für Qualität in der Pflege (Hrsg) Vereinbarkeit von Beruf und Pflege. Zentrum für Qualität in der Pflege (ZQP), Berlin, S 24–43

Geyer J, Schulz E (2014) Who cares? Die Bedeutung der informellen Pflege durch Erwerbstätige in Deutschland. Diw Wochenbericht 14:294–301

Gräßel E, Behrndt E-M (2016) Belastungen und Entlastungsangebote für pflegende Angehörige. In: Jacobs K, Kuhlmey A, Greß S, Klauber J, Schwinger A (Hrsg) Pflege-Report 2016 – Die Pflegenden im Fokus. Schattauer, Stuttgart, S 169–187

Gräßel E, Berth H, Lichte T, Grau H (2014) Subjective caregiver burden: validity of the 10-item short version of the Burden Scale for Family Caregivers BSFC-s. BMC Geriatr 14(23):1–9. https://doi.org/10.1186/1471-2318-14-23

Hielscher V, Kirchen-Peters S, Nock L (2017) Pflege in den eigenen vier Wänden: Zeitaufwand und Kosten. Pflegebedürftige und ihre Angehörigen geben Auskunft. Hans-Böckler-Stiftung, Düsseldorf

Hoberg R, Klie T, Künzel G (2013) Strukturreform Pflege und Teilhabe. FEL-Verlag, Freiburg i Br

Kantar (2019) Wissenschaftliche Evaluation der Umstellung des Verfahrens zur Feststellung der Pflegebedürftigkeit (§ 18c Abs. 2 SGB XI) – Los 2: Allgemeine Befragungen. https://www.bundesgesundheitsministerium.de/fileadmin/Dateien/3_Downloads/P/Pflegebeduerftigkeitsbegriff_Evaluierung/Abschlussbericht_Los_2_Evaluation_18c_SGB_XI.pdf. Zugegriffen: 20. Febr. 2020 (Abschlussbericht für das Bundesministerium für Gesundheit (BMG) von Kantar Public Division Deutschland)

Kochskämper S, Stockhausen M (2019) Pflegende Angehörige in Deutschland. https://ideas.repec.org/p/zbw/iwkrep/342019.html. Zugegriffen: 20. Nov. 2019

Rossow V, Leiber S (2019) Kein Schattendasein mehr. Entwicklungen auf dem Markt für „24-Stunden-Pflege". Aus Polit Zeitgesch (apuz) 69(33, 34):37–42

Rothgang H, Kalwitzki T (2019) Alternative Ausgestaltung der Pflegeversicherung – Abbau der Sektorengrenzen und bedarfsgerechte Leistungsstruktur. GUTACHTEN. https://www.propflegereform.de/fileadmin/default/user_upload/Zusammenfassung_-_Gutachten_Prof._Rothgang.pdf. Zugegriffen: 6. Jan. 2020

Rothgang H, Müller R (2018) Pflegereport 2018. Schriftenreihe zur Gesundheitsanalyse, Bd. 12. Barmer, Berlin

Rothgang H, Müller R, Runte R, Unger R (2017) Pflegereport 2017. Schriftenreihe zur Gesundheitsanalyse. Barmer GEK, Berlin

Schmidt B (2018) Melderegister, Mixed-Mode und Teilnahmeanreize : ein Modell zur Rekrutierung von Teilnehmern für sozialwissenschaftliche Panelbefragungen (Dissertation zur Erlangung der Doktorwürde durch den Promotionsausschuss Dr. rer. pol. der Universität Bremen)

Schneekloth U, Geiss S, Pupeter M (2017) Studie zur Wirkung des Pflege-Neuausrichtungs-Gesetzes (PNG) und des ersten Pflegestärkungsgesetzes (PSG I). Abschlussbericht. https://www.bundesgesundheitsministerium.de/fileadmin/Dateien/5_Publikationen/Pflege/Berichte/Abschlussbericht_Evaluation_PNG_PSG_I.pdf. Zugegriffen: 20. Nov. 2019

Schwinger A, Tsiasioti C, Klauber J (2016) Unteratützungsbedarf in der informellen Pflege – eine Befragung pflegender Angehöriger. In: Jacobs K, Kuhlmey A, Greß S, Klauber J, Schwinger A (Hrsg) Pflege-Report 2016 – Die Pflegenden im Fokus. Schattauer, Stuttgart, S 189–216

Statistisches Bundesamt (2018) Pflege im Rahmen der Pflegeversicherung. Deutschlandergebnisse 2017. https://www.destatis.de/DE/Themen/Gesellschaft-Umwelt/Gesundheit/Pflege/Publikationen/Downloads-Pflege/pflege-deutschlandergebnisse-5224001179004.pdf?__blob=publicationFile. Zugegriffen: 20. Febr. 2020

Statistisches Bundesamt (2019) Statistisches Jahrbuch 2019. Kapitel 3 Bildung. https://www.destatis.de/DE/Themen/Querschnitt/Jahrbuch/jb-bildung.pdf?__blob=publicationFile. Zugegriffen: 20. März 2020

Szepan N-M (2018) Sektorierung stößt an ihre Grenzen. In: Wagner SN-MF (Hrsg) Agenda Pflege 2021. Kom-Part, Berlin, S 111–135

Möglichkeiten und Grenzen einer Leistungsdefinition und individuellen Leistungsbemessung im Kontext Langzeitpflege

Heinz Rothgang, Thomas Kalwitzki und Janet Cordes

6.1 Einleitung – 98

6.2 Möglichkeiten und Grenzen einer Leistungsdefinition – 99
6.2.1 Modularisierung der Pflegeleistungen – 100
6.2.2 Sektorenfreie Verpreisung der Module bei formeller Pflege – 102
6.2.3 Einbindung der Zivilgesellschaft: Pflegegeld 2.0 – 103

6.3 Institutionelle Ausgestaltung: Von der individuellen Bedarfsfeststellung zum Versorgungsarrangement – 105
6.3.1 Erste Instanz: Individuelle Bedarfsfeststellung – 105
6.3.2 Zweite Instanz: Individueller Pflegeplan, Case- und Care-Management – 105
6.3.3 Dritte Instanz: Erbringung der Pflegeleistungen – 106

6.4 Fazit – 106

Literatur – 108

© Der/die Autor(en) 2020
K. Jacobs et al. (Hrsg.), *Pflege-Report 2020*, https://doi.org/10.1007/978-3-662-61362-7_6

6

▪▪ Zusammenfassung

Die Ausgestaltung der Pflegeversicherung als nicht bedarfsdeckendes Teilleistungssystem steht zunehmend unter Reformdruck. Die pauschalierte Leistungsgewährung führt dazu, dass im stationären Sektor eine wachsende Lücke zwischen pflegebedingten Kosten und den Leistungen der Pflegeversicherung entsteht und im ambulanten Sektor aus dem gleichen Grund von einer kompensatorisch eingeschränkten Leistungsinanspruchnahme auszugehen ist. Beide Effekte werden zwar zu Recht als Problem des Umfangs der Versicherungsleistungen dargestellt, diese sind jedoch letztendlich Konsequenz einer fehlenden individuellen Bedarfsorientierung.

Die Autoren schlagen daher vor, eine Finanzreform der Pflegeversicherung direkt mit einer Strukturreform zu verbinden, die eine bedarfsorientierte Pflege in jeder Wohnform ermöglicht. Hierzu ist es erforderlich, die übernahmefähigen Leistungen/Leistungsbereiche der Pflegeversicherung unabhängig vom Ort der Erbringung zu definieren und mit einem einheitlichen Preisschema zu hinterlegen. Anhand dieses Kataloges wird es möglich, die individuell bedarfsorientierte Leistungsmenge zu bemessen und den Pflegebedürftigen zuzuordnen. Dies kann zudem genutzt werden, um das Pflegegeld des heutigen Zuschnitts zu einem Cash-for-Care-System für die Pflegepersonen weiterzuentwickeln.

The German long-term care insurance is based on a system of capped benefits per care grade, as opposed to the care recipient's individual level of need and ability to pay. This has led to a growing role for out-of-pocket payments in nursing home care, as well as insufficient in-kind benefits in home care. Both effects are an effect of the system's inability to secure a needs-based approach to care.

In order to address these problems in long-term care, the authors argue for a combined financial and structural reform of the German system. To achieve this, a uniform catalogue of services must be introduced across care settings using a shared pricing scheme. This can serve as the basis for a future individually oriented, needs-based system of long-term care provision.

6.1 Einleitung

Nach einem Vierteljahrhundert ihrer Existenz ist die Pflegeversicherung sowohl eine sozialpolitische Erfolgsgeschichte als gleichzeitig auch ein Dauerpatient mit vielen Reformbedarfen. Diese entstehen oder verstärken sich zum einen durch die Veränderung der *äußeren* Rahmenbedingungen. Das lässt sich besonders im Bereich von Personal und Personalbedarf erkennen, in dem durch die Alterung der Bevölkerung ein doppelter demographischer Effekt entsteht: Während immer mehr ältere und pflegebedürftige Menschen zu einem immer größeren Pflegebedarf führen, steht für die berufliche Pflege eine tendenziell abnehmende Zahl von Erwerbstätigen zur Verfügung, sodass sich als „Pflegenotstand" bezeichnete personelle Versorgungslücken zeigen. Dem entgegenwirkende Reformen werden vor allem in der Ausbildung, der Rekrutierung und in der Attraktivitätsförderung des Pflegeberufs umgesetzt. Zum anderen entstehen Reformbedarfe allerdings auch *von innen* aufgrund zweier Ausgestaltungsregelungen der Pflegeversicherung: der Ausgestaltung als *pauschaliertes Teilleistungssystem* mit seiner – sukzessive genutzten – Möglichkeit zu unbegrenzter privater Kostenbeteiligung bei unzureichender Anpassung der Pauschalen und der rechtlich tief verwurzelten *Fragmentierung* in einen ambulanten und einen stationären Sektor. Während die unzureichenden Pauschalen dabei die Bedarfsorientierung in quantitativer Hinsicht vernachlässigen, erschwert die Fragmentierung es, qualitativ bedarfsgerechte Versorgungsstrukturen zu schaffen. Beide Regelungen sind als Geburtsfehler anzusehen, die zur politischen Durchsetzung der Pflegeversicherung Anfang der 1990er Jahre erforderlich waren. Allerdings sind ihre Auswirkungen durch sukzessive Nachsteuerungen nicht mehr hinreichend zu begrenzen. Vielmehr verhindern sie mittlerweile weitgehend das *coming of age* zu einer stabilen Sozialversicherung, bei der nicht in immer kürzeren Zeitabständen Reformschritte notwendig werden.

Bereits seit einigen Jahren beschäftigen sich die Autoren dieses Artikels intensiv mit den aktuellen Reformerfordernissen, denen sich die Pflegeversicherung gegenübersieht. Als Lösungsweg wurde dabei eine integrierte Finanz- und Strukturreform für die Pflegeversicherung ausgearbeitet und veröffentlicht (Rothgang und Kalwitzki 2017; Rothgang et al. 2019, 2020). Die Reformkonzeption beinhaltet als Element der Finanzreform ein Konzept, das mittlerweile unter dem Begriff *Sockel-Spitze-Tausch* populär geworden ist und vordergründig auf die absolute und über Zeit stabile Begrenzung der privat zu zahlenden Eigenanteile an den pflegebedingten Kosten abzielt (vgl. Rothgang und Kalwitzki 2018, 2019). Dieser Reformschritt löst nicht nur das Problem der derzeit (zu) hohen Eigenanteile in der stationären Pflege (Rothgang 2020), sondern geht weit darüber hinaus, indem er eine *bedarfsgerechte Leistungsausgestaltung* konzipiert wie sie in der Krankenversicherung als selbstverständlich betrachtet wird (vgl. hierzu auch Schwinger und Tsiasioti 2020).

Gleichzeitig mit der Finanzreform wird aber auch eine *Strukturreform der Pflegeversicherung* vorgeschlagen, bei deren Umsetzung das Leistungsgeschehen nicht mehr anhand der Grenzen eines ambulanten und eines stationären Sektors organisiert, sondern lediglich eine Grenzlinie zwischen den (Dienst)Leistungsbereichen Wohnen und Pflege gezogen wird, Pflegeleistungen aber sektorenfrei organisiert werden. Dies impliziert einen Perspektivwechsel, nach dem die Inhalte der Pflegeleistungen sich nicht mehr durch den Ort der Leistungserbringung bestimmen, sondern unabhängig von diesem durch die Bedarfe des Pflegebedürftigen und die Interaktionen mit diesem bestimmt werden. Umfang und auch Art der bedarfsgerechten Leistungen sind also für jeden Pflegebedürftigen individuell unterschiedlich und müssen sowohl für die pflegerische Leistungserbringung als auch für die sozialrechtliche Leistungshöhe berücksichtigt werden.

Dabei stellt sich die Frage nach dem Verhältnis der beiden Reformelemente. Während

der Sockel-Spitze-Tausch auch auf den stationären Sektor begrenzt werden kann und dann die sektorale Fragmentierung unberührt lässt – so etwa im Reformmodell der DAK Gesundheit für die Pflegeversicherung (DAK 2019) – und die Schaffung einer sektorenfreien Versorgung auch ohne eine Begrenzung der Eigenanteile möglich ist, führt erst die Kombination beider Elemente zu einer individuell bedarfsgerechten Versorgung bei Kontrolle des Risikos der pflegebedingten Verarmung.

So entfaltet die individuell bedarfsgerechte Ausgestaltung der Leistungshöhen, die durch den Sockel-Spitze-Tausch eingeführt wird, ihre volle Wirksamkeit erst, wenn auch die Wahl des Wohnortes und der Wohnform keine Auswirkungen mehr auf die Eigenanteile an den Pflegekosten hat. Gleichzeitig können die gesteigerten Wahlmöglichkeiten, die aus der Aufhebung der Sektorengrenzen resultieren, besser genutzt werden, wenn sie von einer Finanzierungslösung flankiert werden, die durch das neue Leistungsgeschehen keine zusätzlichen Armutsrisiken schafft und gleichzeitig eine unbeabsichtigte Überinanspruchnahme von Pflegeleistungen wirksam ausschließen kann.

Voraussetzung für die Strukturreform ist dabei die Individualisierung der Leistungszumessung auf Basis der konkreten Fähigkeiten und Hilfebedarfe, die gleichzeitig eine *moral-hazard*-bedingte Überinanspruchnahme ausschließt. Nachfolgend wird dargestellt, wie eine hierzu notwendige Leistungsdefinition vorgenommen werden kann (▶ Abschn. 6.2) und wie die dazu notwendigen Prozesse institutionell ausgestaltet werden können (▶ Abschn. 6.3). Im Fazit (▶ Abschn. 6.4) werden abschließend die Reformvoraussetzungen und die Möglichkeit ihrer Umsetzung zusammenfassend diskutiert.

6.2 Möglichkeiten und Grenzen einer Leistungsdefinition

Ziel der hier vorgestellten Strukturreform ist es, in jedem individuellen Wohnsetting ein individualisiertes Pflegearrangement für jeden

Pflegebedürftigen zu organisieren, in dessen Rahmen formelle und informelle Pflege optimal zusammenwirken. In einer sektorenfreien Versorgungslandschaft ist die zentrale Frage dabei nicht mehr, *wo* eine Pflegeleistung erbracht wird, sondern *durch wen*. Ziel ist es, entsprechend der individuellen Bedarfslage und der individuellen Präferenzen ein je spezifisches Pflegearrangement zu ermöglichen, das eine bedarfsgerechte Leistungsmenge enthält, die durch das Zusammenspiel formeller und informeller Pflegepersonen verbindlich erbracht wird. Durch die Beseitigung der sektoralen Fragmentierung entsteht so ein Raum, in dem kreative, innovative Versorgungsangebote ermöglicht werden und in dem Versorgungsstrukturen nicht mehr in erster Linie durch die ordnungsrechtlichen Einschränkungen der sektoralen Anforderungen strukturiert werden. Durch diese Neustrukturierung wird es dann möglich, die bisher bestehende Vollversorgungspflicht in (vormals) stationären Einrichtungen aufzuheben und es wird die Voraussetzung dafür geschaffen, die Leistungen der Zivilgesellschaft in das individuelle Pflegearrangement auch in derartigen Wohnarrangements mit aufzunehmen.

Um eine sektorenfreie Versorgungslandschaft zu ermöglichen, müssen Leistungen *inhaltlich* in Form von *Leistungsmodulen* beschrieben werden. Dabei muss diese Leistungsbeschreibung vom Ort der Leistungserbringung abstrahieren (▶ Abschn. 6.2.1). Für diese Leistungen müssen dann Entgelte festgelegt werden, die an formelle Pflegeanbieter zu zahlen sind (▶ Abschn. 6.2.2), und es muss geklärt werden, welche Zahlungsströme ausgelöst werden, wenn diese Leistungen informell erbracht werden (▶ Abschn. 6.2.3).

6.2.1 Modularisierung der Pflegeleistungen

Die praktischen Anforderungen an ein modularisiertes und vom Ort der Erbringung unabhängiges Leistungsgeschehen sind umfangreich. Einerseits müssen die Module hinreichend groß sein, um Abgrenzungsprobleme zu minimieren. Andererseits muss die Granulation des Leistungsgeschehens so fein sein, dass eine Übernahme genau umrissener Leistungteile durch zivilgesellschaftliche Akteure auch in kleinerem Umfang praktikabel ist. Da die Sektorentrennung aufgehoben werden soll, sind diese Module zudem so zu konzipieren, dass sie in verschiedenen Wohnsettings einheitlich angeboten werden können. Bisher bestehende Ungleichbehandlungen etwa von hauswirtschaftlichen Leistungen in ambulanter und stationärer Versorgung müssen dabei aufgehoben werden. Letztlich ist es also erforderlich, einen abschließenden Modul- und Leistungskatalog auszuarbeiten, in dem alle Leistungen, die im Rahmen einer Leistungszumessung als bedarfsgerecht im Sinne der Pflegeversicherung gelten können, überschneidungsfrei abgebildet sind. Für einen solchen Leistungskatalog, der zur Erstellung einer individuellen Pflegeplanung wohnortunabhängig genutzt werden kann, ergeben sich dabei folgende Anforderungen:

- Die Definition der Leistungen muss unabhängig vom Ort der Leistungserbringung erfolgen.
- Der Katalog muss umfassend sein und alle Leistungen einschließen, die im Bereich des SGB XI übernommen werden können.
- Für den Bereich der Langzeitpflege müssen die Leistungen so definiert sein, dass sie – mit Ausnahme von Steuerungs- und Regieleistungen – sowohl von professionellen Pflegekräften als auch von Laienkräften – nach spezifischer Schulung oder laufender Anleitung – erbracht werden können. Entsprechend muss ein Modul enthalten sein, das Leistungen beinhaltet, die zur Steuerung der Pflege erforderlich sind.
- Individual- und Gruppenleistungen müssen unterschieden werden, da die Finanzierung von Gruppenleistungen nur anteilig erfolgen soll.
- Der Modul- und Leistungskatalog muss praktikabel sein und die Anreize für die

Leistungsübernahme durch die Zivilgesellschaft stärken.

- Medizinisch-therapeutische und medizinisch-diagnostische Leistungen, die im Bereich des SGB V übernommen werden und nur von beruflich Pflegenden übernommen werden können, müssen als separates Modul ausgewiesen werden.

Zur Herleitung eines entsprechenden Modul- und Leistungskataloges hat sich die Recherche der internationalen Literatur als nicht zielführend erwiesen. Dazu wurde in einer internationalen Fachdatenbank (Pubmed) und im Rahmen einer Webrecherche bei Google Scholar zu Leistungskatalogen und Leistungszumessung auf internationaler Ebene recherchiert. Im Ergebnis standen Übersichtsarbeiten und Vergleichsstudien zu internationalen Pflegesystemen, in denen eine detailliertere Darstellung von Leistungskatalogen oder Leistungszumessung nicht zu finden war (Spasova et al. 2018; Heintze 2015; TRISAN 2018; Geyer et al. 2016). Die Recherche im landesrechtlichen Kontext einzelner Länder (Dänemark, Schweden, Niederlande) war ebenfalls ergebnislos. Hauptursache hierfür ist, dass eine Leistungssystematik, die Tätigkeiten kleinschrittig definiert, um so einen Anreiz zur zivilgesellschaftlichen Übernahme zu schaffen, in anderen Ländern nicht vorgesehen ist. Die Ausgestaltung von Einzelinterventionen ist in dieser Form in den untersuchten Ländern nicht etabliert. Um den oben genannten Anforderungen wie der Trennung von Pflege und Wohnen und der Leistungsübernahme durch informelle Pflegepersonen auch in institutioneller Wohnform zu entsprechen, ist eine feine Granulierung der Einzelleistungen allerdings unabdingbar. Für die Erstellung des Leistungskataloges wurden daher neben pflegefachlicher Literatur (Bartoszek und Drude 2015; Bulechek et al. 2016; Kirschnick 2016) bestehende Leistungskataloge berücksichtigt, die das vollständige Leistungsgeschehen beschreiben und die Ganzheitlichkeit der pflegerischen Versorgung abbilden. Für den ambulanten Bereich konnten die ambulanten Leistungskataloge der Bundesländer einbezogen werden. Für den stationären Bereich gibt es einen solchen Katalog nicht, da im Sinne einer Vollversorgung keine Erbringung auf Leistungsebene erfolgt. Aus diesem Grund wurde der Modul- und Leistungskatalog herangezogen, der im Rahmen der Studie *Evaluation des NBA – Erfassung von Versorgungsaufwänden in stationären Einrichtungen (EViS)* (Rothgang et al. 2015) entwickelt wurde und das gesamte Leistungsspektrum der vollstationären Versorgung in den Blick nimmt. Zusätzlich wurden Ergänzungen vorgenommen, die aus dem Abgleich der Erkenntnisse einer Recherche pflegefachlicher Literatur und dem Interventionskatalog des Projektes nach § 113c SGB XI zur Personalbemessung in Einrichtungen der Langzeitpflege (PeBeM) ermittelt werden konnten. Der *PeBeM-Interventionskatalog* wurde zur Erstellung einer individuellen Pflegeplanung in (teil-)stationären Pflegeeinrichtungen ähnlich einem Case-Management genutzt und bildet ebenfalls das vollständige Leistungsgeschehen in stationären Pflegeeinrichtungen ab. Wo der EViS-Katalog teilweise sehr feine Aufsplitterungen der Leistungen enthält, konnte der PeBeM-Katalog einzelne Leistungen durch Leitungskomplexe ganzheitlicher darstellen. Die ambulanten Leistungskataloge umfassen dagegen detaillierter hauswirtschaftliche Leistungen, die in stationären Katalogen aufgrund der leistungsrechtlichen Zuordnung eher einen geringeren Stellenwert einnehmen. Um den neuen Pflegebedürftigkeitsbegriff und das ihm zugrunde liegende Pflegeverständnis zu integrieren, wurden die Strukturierung und Beschreibung pflegerischer Aufgaben auf der Grundlage des neuen Pflegebedürftigkeitsbegriffs (Wingenfeld und Büscher 2017) konzipiert.

Mittels dieser Herangehensweise ist ein Modul- und Leistungskatalog entstanden, der insgesamt 40 Leistungen des SGB XI enthält, die den Modulen „Pflege und Betreuung", „Hilfe bei der Haushaltsführung" und „Steuerung der Pflege" zugeordnet wurden. Im Modul „Pflege und Betreuung" sind dabei 22 Leistungen enthalten, die den Bereichen Mobilität, pflegerische Betreuung und Selbstversorgung zugeordnet wurden. Das Modul „Hilfe bei der Haushaltsführung" umfasst acht hauswirtschaftliche Leistungen und das Modul „Steuerung der Pflege" enthält zehn Leistungen, die zur Pflegeprozesssteuerung und Qualitätssicherung bei zivilgesellschaftlicher Übernahme erforderlich sind. Insgesamt 23 Einzelleistungen, die dem Modul „Hilfe bei der Bewältigung von krankheits- und therapiebedingten Aufgaben" zugeordnet sind, umfassen Leistungen, die derzeit als medizinische Behandlungspflege (in stationärer Pflege) bzw. häusliche Krankenpflege (bei häuslicher Pflege) verordnet werden (s. Rothgang et al. 2019, S. 44 ff. für Details).

Dieser Modul- und Leistungskatalog ist dabei nicht als finales Instrument zu verstehen, sondern im Sinne eines *proof of concept* als Nachweis dafür, dass eine Modularisierung des Leistungsgeschehens bei Beachtung der genannten Anforderungen möglich ist. Selbstverständlich ist eine Weiterentwicklung dieses Katalogs im Zuge der Umsetzung der Strukturreform nicht nur denkbar, sondern auch wünschenswert.

6.2.2 Sektorenfreie Verpreisung der Module bei formeller Pflege

Für die Erbringung der Module durch formelle Pflegekräfte sind Entgelte festzulegen. Entscheidend ist, dass dabei ein *einheitlicher sektorenfreier Modulkatalog* verwendet wird und dass für diese Module *wohnortunabhängige Preise* festgelegt werden. Etwaige Wegezeitvergütungen werden dabei gesondert als eigene Leistung bepreist und abgerechnet.

Für jede Leistung wird zunächst eine *Punktzahl* festgelegt. Die *Punktrelationen* zweier Leistungen sind dabei Ausdruck des Aufwandsverhältnisses, in volkswirtschaftlicher Terminologie: relative Preise. Diese Punktrelationen können bundeseinheitlich festgelegt werden – wie dies beim einheitlichen Bewertungsmaßstab für ambulante ärztliche Leistungen

oder auch bei den Fallgewichten im Rahmen der DRG-basierten Fallpauschalenvergütung in Krankenhäusern geschieht.

Da sich die Versorgungsaufwände bei gleicher Leistung zwischen Pflegebedürftigen mit unterschiedlichen Schweregraden der Pflegebedürftigkeit unterscheiden, können je nach Pflegegrad – oder nach einem noch weiter differenzierten Klassifikationssystem für Pflegebedürftige – *Hebesätze* vereinbart werden, die diesem Schweregrad Rechnung tragen. Damit hat der Zustand der Pflegebedürftigen nicht nur einen Einfluss auf die Mengenkomponente der Leistungserbringung, sondern auch auf deren Zeitkomponente und könnte daher in die Preissetzung mit einbezogen werden. Solche Hebesätze können direkt von den Merkmalen abhängig gemacht werden, mit denen die pflegebedürftige Person im Rahmen des Begutachtungsinstruments charakterisiert wird, da diese – wie sich im Rahmen der Entwicklung und Erprobung eines Personalbemessungsverfahrens nach § 113c SGB XI gezeigt hat – den Aufwand gut vorhersagen können (Rothgang et al. 2020, S. 269 ff.).

Auch in der Pflege gibt es typische *Gemeinkosten*, wie die Leistungen des Qualitäts- oder Personalmanagements, die nicht im Modul- und Leistungskatalog hinterlegt sind, da es nicht sinnvoll erscheint, diese Leistungen auf Individualebene zu planen. Vielmehr sind mit diesen Leistungen Beschäftigtengruppen verbunden, die für die Aufrechterhaltung einer professionellen Institution notwendig sind. Um diese Gruppe bei der Preissetzung einzubeziehen, ist ein *Gemeinkostenfaktor* vorzusehen, mit dem die jeweiligen Punktzahlen multipliziert werden müssen.

Um zu Euro-Beträgen zu gelangen, müssen die jeweiligen Punktzahlen mit einem *Punktwert* multipliziert werden, der in Euro pro Punkt angegeben wird. Die *Punktwerte* können bundes- oder landesweit festgelegt werden. Zur Berücksichtigung der derzeitigen unterschiedlichen Preisniveaus erscheint eine Festsetzung der Punktwerte in einem Verhandlungssystem *auf Landesebene* derzeit zielführend, allerdings mit der Perspektive, im Rahmen eines Konvergenzprozesses zu einer Angleichung der landesspezifischen Punktwerte zu gelangen. Unterschiedliche Preise je nach Trägerschaft der Einrichtung sind dagegen nicht vorgesehen. Die Grundlage hierfür entfällt zudem in dem Maße, in dem einheitliche Tarifverträge an Geltung gewinnen und die Personalausstattung von Einrichtungen über ein Personalbemessungsverfahren angeglichen wird.

Bislang ist in Pflegeheimen die *Abgrenzung der pflegebedingten Aufwände und der Aufwände für Unterkunft und Verpflegung* in den Bundesländern uneinheitlich geregelt (Augurzky et al. 2008, S. 26 f.). Dies ist derzeit insofern unerheblich, als die Pflegebedürftigen sowohl Veränderungen beim einen als auch beim anderen Aufwand jeweils zu 100 % selbst übernehmen müssen. Werden die Pflegekosten dagegen nach dem Sockel-Spitze-Tausch von der Pflegeversicherung übernommen, gewinnt diese Abgrenzung an Bedeutung und muss bundesweit einheitlich geregelt werden.

Gleichermaßen unterschiedlich ist die Behandlung *hauswirtschaftlicher Aufwände* im Vergleich von derzeit ambulanter und stationärer Leistungserbringung: Im stationären Sektor werden diese Aufwände dem Bereich Unterkunft und Verpflegung zugeordnet und sind vom Pflegebedürftigen zu zahlen. Im ambulanten Bereich können entsprechende Leistungsmodule dagegen auch heute schon zu Lasten der Pflegeversicherung erbracht werden. Bei einer sektorenfreien Versorgung muss auch hier eine einheitliche Regelung getroffen werden. Die Entgelte für Unterkunft und Verpflegung im Heim übersteigen die entsprechenden Aufwände in privaten Haushalten derzeit bereits beträchtlich – nicht zuletzt, weil ein Teil dieser Aufwände „pflegebedingt" ist. Es wird daher davon ausgegangen, dass bei einer einheitlichen Grenzziehung ein Teil der derzeit im Heim der Unterkunft und Verpflegung zugerechneten Aufwände als Pflegekosten eingestuft werden müssen. Im Modul- und Leistungskatalog wurden diese Leistungen ebenfalls vorerst dem SBG XI zugeordnet.

Eine weitere Herausforderung bei der Entwicklung eines bundesweiten Preissystems stellt neben der hohen Diversität der Preissetzungen der Leistungen auch die *Leistungsabrechnung* dar. Zur Abrechnung der einzelnen Leistungen sind optimierte Lösungen notwendig, die bisher in dieser Form nicht vorhanden sind. So impliziert die Abrechnung von SGB-V-Leistungen für ambulante Pflegedienste derzeit einen hohen administrativen Aufwand. Digitalisierungsprozesse, wie sie bereits durch die *Konzertierte Aktion Pflege* (BMG 2019) in den Pflegeeinrichtungen angestoßen sind, bieten die Möglichkeit, entsprechende Softwareprogramme zu entwickeln und flächendeckend in den Pflegemarkt zu integrieren, um so die Abrechnung von SGB V- und SGB XI-Leistungen gleichermaßen zu optimieren.

6.2.3 Einbindung der Zivilgesellschaft: Pflegegeld 2.0

Werden die Module durch informelle Pflegepersonen erbracht, so sollten diese dafür eine finanzielle Zuwendung erhalten. Dabei muss festgelegt werden, wie diese Zuwendung erfolgt, welche Voraussetzungen dafür gelten und welche Zuwendungshöhen hier anzusetzen sind.

Einer konkreten und überprüfbaren Zweckbindung unterliegt das Pflegegeld derzeit nicht. Wie die Repräsentativbefragung von Kantar zeigt, gaben 2016 nur 59 % der Befragten das Pflegegeld teilweise oder ganz als Aufwandsentschädigung für private Hauptpflegepersonen in der Familie oder für sonstige pflegende Angehörige oder Bekannte weiter. 28 % der Befragten benötigen es dagegen ganz oder teilweise für laufende Ausgaben zum Lebensunterhalt und 13 % für Sonstiges (Mehrfachantworten waren möglich) (Schneekloth et al. 2017, S. 81). Da das Pflegegeld u. a. auch zur Deckung der durch die Pflege entstehenden laufenden Ausgaben und für Sachleistungen, die in der Pflegeversicherung nicht vorgesehen sind, verwendet wird (ebd.), kann davon ausgegangen werden, dass weniger als die Hälfte der Pflegegeldzahlungen bei Hauptpflegepersonen ankommt.

Im vorliegenden Reformvorschlag soll das Pflegegeld dagegen zu einer *Regelleistung für die Pflegepersonen* weiterentwickelt werden und dabei nicht hinter das aktuelle Niveau zurückfallen. Das neue „Pflegegeld 2.0" ist durch folgende Merkmale gekennzeichnet: Das Pflegegeld wird

- weiterhin steuer- und beitragsfrei,
- nunmehr aber an die Pflegeperson und nicht mehr an den Pflegebedürftigen ausgezahlt – wie dies in einer Reihe europäischer Staaten, die *Cash-for-Care*-Leistungen vorsehen, bereits üblich ist (Gori und Morciano 2019),
- unabhängig vom Ort der Leistungserbringung gewährt, und zwar
- nur, wenn im Gegenzug die Erbringung bestimmter als bedarfsnotwendig anerkannter Pflegeleistungen zugesagt wird.

Auf Seiten der Pflegepersonen wird die Auszahlung des weiterentwickelten Pflegegeldes nun also an eine Leistungsverpflichtung geknüpft, und auch private Pflegepersonen werden im Rahmen der Ausgestaltung eines individuellen Pflegearrangements auf genau definierte Leistungserbringungen kontrahiert. Damit besteht die Möglichkeit, sie auf eine regelmäßige und qualitativ angemessene Leistungserbringung und auf den Erwerb einer Basisqualifikation, auf Inanspruchnahme einer leistungsbezogenen Anleitung und auf eine Qualitätsprüfung zu verpflichten.

Die *Höhe des Pflegegeldes* entspricht 40 % des Wertes, den ein Anbieter professioneller Pflege für die jeweilige Leistung erhalten würde. Der Anteilswert von 40 % lehnt sich an das derzeitige Verhältnis von Pflegegeld zu Sachleistungen an. Er stellt zudem sicher, dass Pflegehaushalte, die alle Module selbst erbringen, bei einem angesetzten durchschnittlichen Pflegebedarf auch nach Abzug eines Sockels von 471 € im Jahr 2020 im Durchschnitt Leistungen der Pflegeversicherung erhalten, die nicht unterhalb der derzeitigen maximalen Pflegegeldleistungen liegen.

Zur vollständigen Integration der zivilgesellschaftlichen Leistungserbringer als verlässlichen Teil der individuellen Pflegearrangements sind drei wesentliche strukturelle Anforderungen zu beachten und umzusetzen:

Erstens muss die Grundlage dafür geschaffen werden, dass die zivilgesellschaftlichen Akteure auf ihren jeweiligen Teil der Erbringungsverantwortung verpflichtet werden können. Dazu sind *Kontrahierungsinstanzen* erforderlich, denen der Abschluss rechtlich bindender Vertragskonstellationen zwischen Laien und Pflegekassen übertragen werden kann. Da im individualisierten Pflegearrangement keine übergeordnete Gesamterbringungsverantwortung der Leistungserbringer mehr existiert, muss diese Funktion institutionell übernommen werden.

Zweitens muss eine Struktur geschaffen werden, durch die die zivilgesellschaftlichen Leistungserbringer entsprechend ihrer übernommenen Tätigkeiten eine verpflichtende *Qualifikation* erhalten. Sie sollen – analog zur Kindertagespflege – eine Grundqualifikation und eine leistungsbezogene Anleitung als Voraussetzung für die Übernahme bestimmter Leistungen verbindlich nachzuweisen haben.

Drittens muss diese quantitative und qualitative Leistungsverpflichtung mit einem *Prüf- und ggf. Sanktionsmechanismus* hinterlegt werden. Auch wenn es systematisch sinnvoll erscheint, für einen endgültigen Vorschlag auf die abschließende Ausarbeitung der ambulanten Qualitätsindikatoren und ihre Umsetzung zu warten, wird eine entsprechende institutionelle Verankerung bereits im Folgenden mit vorgestellt.

6.3 Institutionelle Ausgestaltung: Von der individuellen Bedarfsfeststellung zum Versorgungsarrangement

Die Umsetzung des Reformmodells erfordert nicht nur die inhaltliche Definition von Leistungsmodulen, sondern auch Regelungen über die institutionelle Ausgestaltung, also Antworten auf die Frage, wer worüber entscheidet. Dabei sind zunächst *strukturelle Entscheidungen auf der Makroebene* zu treffen. Hierzu zählt die Festlegung eines Modul- und Leistungskatalogs, die relativen Preise für einzelne Leistungen in Form von Punktzahlen und der Punktwert, mit dessen Hilfe Punktzahlen in Euro-Beträge transformiert werden. Diese Entscheidungen sind auf politischer Ebene bzw. in den Gremien der gemeinsamen Selbstverwaltung zu treffen. Innerhalb des so vorgegebenen Rahmens ist auf *Mikroebene* für jede einzelne pflegebedürftige Person ein *individuelles bedarfsgerechtes Pflegearrangement* zu identifizieren und zu organisieren. Dieser Prozess kann in drei Schritten konzipiert werden, wobei für jeden Schritt eine eigene Entscheidungsinstanz vorgesehen ist.

6.3.1 Erste Instanz: Individuelle Bedarfsfeststellung

Im ersten Schritt ist eine Bedarfsfeststellung vorzunehmen. Institutionell ist hierzu eine Instanz vorzusehen, die in der Lage ist, den Pflegebedarf individuell festzustellen und ein zur Sättigung dieser Bedarfe notwendiges Budget zu ermitteln. Hierzu scheint der *Medizinische Dienst* in besonderer Weise prädestiniert zu sein. Dieser erhält – als erste Instanz – *drei Aufgaben*:

- Zunächst muss er nach wie vor die Pflegebedürftigkeit feststellen und – soweit er für die Ermittlung von Hebesätzen (s. o.) noch benötigt wird – den Pflegegrad. Zur *Feststellung der Pflegebedürftigkeit* kann der Me-

dizinische Dienst auf das Begutachtungsinstrument in der vorliegenden Form (MDS und GKV 2017) zurückgreifen. Ebenfalls bleiben die bisherigen Voraussetzungen der Leistungsberechtigung nach § 14 SGB XI unangetastet.

- Auf Basis der individuellen Pflegebedürftigkeit und der konkreten Pflegesituation werden dann unter Rückgriff auf den Modul- und Leistungskatalog die individuell notwendigen Leistungsmengen abgebildet – wie dies in den Pflegesicherungssystemen anderer Länder und in Deutschland seit Inkrafttreten des Bundesteilhabegesetzes im Behindertenbereich üblich ist. Da bei der Bestimmung des Pflegegrades durch die mehrfache Klassierung im Rahmen der Bewertungssystematik Teile der erhobenen Informationen verloren gehen, sollte dabei direkt auf die 64 Items des Begutachtungsinstruments (BI) abgestellt werden, die den Pflegebedarf ganzheitlich und individuell abbilden. Die einzelnen Items des BI sind dafür besonders geeignet, da sie neben psychischen Problemlagen auch kognitive und kommunikative Fähigkeiten in einer bisher nicht vergleichbaren Form beurteilen (Wingenfeld et al. 2011, S. 66).
- Unter Berücksichtigung der erforderlichen Qualifikationsanforderungen, notwendiger Erbringungszeiten, wie sie beispielsweise auch im Projekt zur Personalbemessung nach § 113c SGB XI erhoben wurden, und des Lohn- bzw. Entgeltniveaus für die Leistungen lässt sich hieraus ein *individuell bedarfsnotwendiges Pflegebudget* berechnen.

6.3.2 Zweite Instanz: Individueller Pflegeplan, Case- und Care-Management

In der zweiten Instanz wird in diesem Budgetrahmen auf kommunaler Ebene ein individueller Pflegeplan erarbeitet, an den sich bei komplexeren Fällen ein individuelles Case-Management anschließt. Da hierzu eine Kenntnis der lokalen Angebotsstrukturen unabdingbar ist, kann die individuelle Pflegeplanung nur auf *kommunaler Ebene* angesiedelt sein, wobei die Kommune diese Aufgaben selbst übernehmen oder an entsprechend zertifizierte Anbieter delegieren kann.

Die auf dieser Ebene verorteten Aufgaben umfassen zum einen die Erstellung eines Leistungsplans zur Steuerung und Verteilung des Budgets in Absprache mit den Pflegebedürftigen und deren Angehörigen und die Beratung über lokale professionelle Anbieter. Zum anderen wird die Übernahme der Leistungserbringung durch die professionellen Anbieter und/oder Laien koordiniert. Bei zivilgesellschaftlicher Übernahme erfolgt hier die Kontrahierung der Erbringung konkreter Leistungsinhalte zwischen Pflegekasse und zivilgesellschaftlicher Pflegeperson. Verbleibende Budgetanteile werden vom Case-Manager entsprechend dem Leistungsplan und dem Wunsch der Pflegebedürftigen auf die professionellen Anbieter aufgeteilt. Möglich ist hier, das aufgeteilte Budget in Form von „Gutscheinen" an die Pflegebedürftigen und deren Angehörigen auszuhändigen, mit denen diese schließlich an die professionellen Anbieter herantreten können.

6.3.3 Dritte Instanz: Erbringung der Pflegeleistungen

Bei der Erbringung der Leistungen fungieren die formellen Leistungserbringer nun als dritte Instanz. Die Pflegebedürftigen und deren Angehörigen können mit den „Profi-Gutscheinen" das aufgeteilte Budget zusammen mit den professionellen Anbietern in Form eines individuellen Pflegeplanes frei und flexibel verplanen. Die professionellen Anbieter übernehmen somit das Leistungsmanagement unterhalb der kommunalen Ebene und führen regelmäßige Reflexions- und Evaluationsgespräche zur Leistungserbringung mit den pflegebedürftigen Personen und deren Angehörigen durch. Bei Veränderungen des Pflegebedarfs können sie innerhalb ihres Budgets flexibel gemeinsam Änderungen der Pflegeplanung vornehmen und bei höherem Pflegebedarf und somit Budgetüberschreitungen bei den Pflegekassen eine Neubegutachtung anregen.

Darüber hinaus übernehmen die professionellen Pflegeanbieter wie bisher auch die *Qualitätssicherung der Pflege durch Angehörige*, allerdings leistungsbezogen und damit konkreter als in den heutigen Regelungen des § 36 Abs. 3 SGB XI. Um eine Sicherstellung der Pflegequalität zu gewährleisten, wird für zivilgesellschaftliche Pflegepersonen eine verpflichtende Basisschulung für die kontrahierten Leistungen durchgeführt sowie eine begleitende Anleitung zu pflegerischen Tätigkeiten angeboten. Diese Aufgaben werden von professionellen Pflegeanbietern gegen entsprechende Leistungsvergütungen erbracht. ◻ Abb. 6.1 fasst die institutionelle Ausgestaltung der Aufgaben im Strukturreformmodell noch einmal zusammen.

6.4 Fazit

Ausgehend von dem Befund, dass die Pflegeversicherung ein Vierteljahrhundert nach ihrer Einführung sowohl eine Finanz- als auch eine Strukturreform benötigt, wurde vorstehend ausgeführt, wie eine solche Strukturreform aussehen könnte. Dabei zeigt sich, dass diese voraussetzungsvoll ist, werden dazu doch auf der Makroebene

- ein sektorübergreifender Modul- und Leistungskatalog sowie
- ein System zur Verpreisung dieser Leistungen und
- die Umwandlung des derzeitigen Pflegegelds in ein „Pflegegeld 2.0"

ebenso wie auf der Mikroebene

- ein Verfahren zur individuellen Bedarfsfeststellung und
- zur individuellen Pflegeplanung, die bei komplexeren Fällen ein individuelles Case-Management umschließt,

benötigt. Dabei sorgen Care-Management-Strukturen dafür, dass die benötigten Hilfs-

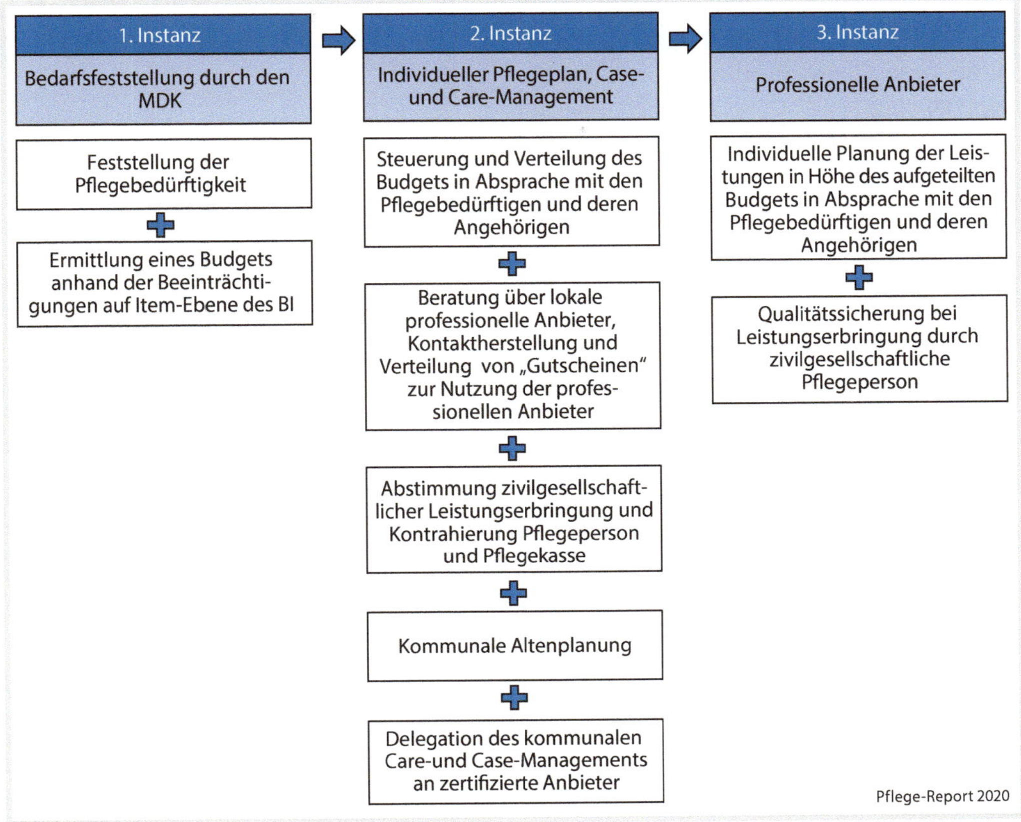

Abb. 6.1 Institutionelle Ausgestaltung der Bedarfsfeststellung und Pflegeplanung im Reformmodell

angebote auf kommunaler Ebene vorhanden, bekannt und miteinander vernetzt sind.

Im Sinne eines *proof of principle* wurde dabei gezeigt, dass der Aufbau derartiger Strukturen grundsätzlich möglich ist – ohne dass behauptet wird, das die vorgeschlagenen Lösungen bereits das Ende eines entsprechenden Diskussionsprozesses sein müssen.

Ein zentraler Einwand gegen die Umwandlung der Pflegeversicherung in eine echte Sozialversicherung nach Vorbild der GKV mit individuell bedarfsdeckenden Leistungen (bei betraglich fixem Eigenanteil), ist die Befürchtung, dass dadurch eine *moral-hazard*-bedingte Überinanspruchnahme in Bezug auf Mengen und/oder Preise ausgelöst werde. Mit dem hier vorgestellten Drei-Instanzen-Modell soll dem entgegengetreten werden: In der ersten Instanz wird der Pflegebedarf fachlich bestimmt – von

einem Akteur, der selbst damit keine Gewinnsteigerung vornehmen kann. Die individuelle Pflegeplanung muss sich in der zweiten Instanz dann im Rahmen des vorgegebenen individuellen Budgets bewegen, was einer Leistungsausweitung entgegensteht. Erst in der dritten Instanz kommen Anbieter mit Gewinninteresse zum Zuge – können dann ihren Budgetanteil aber nicht mehr erhöhen. Die Preiskomponente soll durch ein Verfahren gesteuert werden, bei dem zwar die relativen Preise fachlich durch die Aufwandsrelationen bestimmt werden, bei der Festsetzung der Punktwerte auf Landesebene aber wieder die Kostenträger und die Politik einbezogen werden können, um so auch dem Kostenbegrenzungsinteresse Geltung zu verschaffen.

Insgesamt können so die eingangs genannten Geburtsfehler der Pflegeversicherung korrigiert werden und gleichzeitig auch ein weiteres, seit langem bekanntes Defizit des Pflegesicherungssystems adressiert werden: das bislang unzureichende Case- und Care-Management.

Literatur

Augurzky B, Borchert L, Deppisch R, Krolop S, Mennicken R, Preuss M, Rothgang H, Stocker-Müller M, Wasem J (2008) Heimentgelte bei der stationären Pflege in Nordrhein-Westfalen. Ein Bundesländervergleich. RWI-Materialien, Heft 44. Rheinisch-Westfälisches Institut für Wirtschaftsforschung, Essen. https://www.rwi-essen.de/media/content/pages/publikationen/rwi-materialien/M_44_Pflegekosten-NRW.pdf. Zugegriffen: 15. Apr. 2020

Bartoszek G, Drude C (2015) Pflegen. Grundlagen und Interventionen, 1. Aufl. Urban & Fischer Elsevier, München

Bundesministerium für Gesundheit (Hrsg) (2019) Konzertierte Aktion Pflege. Vereinbarungstext der Arbeitsgruppen 1 bis 5. https://www.bundesgesundheitsministerium.de/fileadmin/Dateien/3_Downloads/K/Konzertierte_Aktion_Pflege/0619_KAP_Vereinbarungstexte_AG_1-5.pdf. Zugegriffen: 15. Apr. 2020

Bulechek GM, Butcher HK, McCloskey Dochterman J, Wagner CM, Widmer R, Georg J (Hrsg) (2016) Pflegeinterventionsklassifikation (NIC). Hogrefe, Bern (Unter Mitarbeit von Michael Hermann)

DAK (2019) DAK-Gesundheit fordert Reform der Pflegeversicherung. Verwaltungsrat beschließt Resolution zur solidarischen Neuausrichtung. https://www.dak.de/dak/bundesthemen/dak-gesundheit-fordert-reform-der-pflegeversicherung-2090932.html. Zugegriffen: 15. Apr. 2020

Geyer J, Korfhage T, Schulz E (2016) Andere Länder, andere Wege: Pflege im internationalen Vergleich [Other countries, other ways: care by international comparison. GuS 70(1):52–58. https://doi.org/10.5771/1611-5821-2016-1-52

Gori C, Morciano M (2019) Cash-for-care payments in Europe: changes in resource allocation. Soc Policy Adm 53(4):537–550. https://doi.org/10.1111/spol.12508

Heintze C (2015) Auf der Highroad – der skandinavische Weg zu einem zeitgemäßen Pflegesystem. Ein Vergleich zwischen fünf nordischen Ländern und Deutschland. Expertise im Auftrag der Abteilung Wirtschafts- und Sozialpolitik der Friedrich-Ebert-Stiftung, 2. Aufl. WISO Diskurs Expertisen und Dokumentationen zur Wirtschafts- und Sozialpolitik. Friedrich-Ebert-Stiftung, Bonn

Kirschnick O (2016) Pflegetechniken von A–Z, 5. Aufl. Thieme, Stuttgart, New York (Unter Mitarbeit von Doris Kirschnick)

MDS/GKV (Medizinischer Dienst des Spitzenverbandes Bund der Krankenkassen e. V./Spitzenverband Bund der Krankenkassen) (Hrsg) (2017) Richtlinien des GKV-Spitzenverbandes zur Feststellung der Pflegebedürftigkeit nach dem XI. Buch des Sozialgesetzbuches. 2. Aktualisierte Auflage. https://www.mds-ev.de/uploads/media/downloads/17-07-17_BRi_Pflege.pdf. Zugegriffen: 15. Apr. 2020

Rothgang H (2020) Pflege als „Teilkaskosystem"? Zur richtig verstandenen Bedeutung von Verantwortungsteilung in der Pflege. In: Zerth J (Hrsg) Pflege-Perspektiven. Ordnungspolitische Aspekte, Erkenntnisse aus der Versorgungsforschung und Implikationen für eine gute Praxis der Pflege. Medhochzwei, Heidelberg (im Erscheinen)

Rothgang H, Kalwitzki T (2017) Alternative Ausgestaltung der Pflegeversicherung – Abbau der Sektorengrenzen und bedarfsgerechte Leistungsstruktur. Gutachten im Auftrag der Initiative Pro-Pflegereform. https://www.pro-pflegereform.de/fileadmin/default/user_upload/Gutachten_Rothgang_Kalwitzki_-_Alternative_Ausgestaltung_der_Pflegeversicherung.pdf. Zugegriffen: 16. Apr. 2020

Rothgang H, Kalwitzki T (2019) Sockel-Spitze-Tausch sichert Lebensstandard von Pflegebedürftigen. Neue Caritas 1:2–4

Rothgang H, Fünfstück M, Neubert L, Czwikla J, Hasseler M (2015) Versorgungsaufwände in stationären Pflegeeinrichtungen. Schriftenreihe Modellprogramm zur Weiterentwicklung der Pflegeversicherung, Band 13. GKV-Spitzenverband, Berlin. https://www.gkv-spitzenverband.de/media/dokumente/presse/publikationen/schriftenreihe/GKV_Schriftenreihe_Pflege_Band_13.pdf. Zugegriffen: 16. Apr. 2020

Rothgang H, Kalwitzki T, Cordes J (2019) Alternative Ausgestaltung der Pflegeversicherung. 2. Gutachten. https://www.pro-pflegereform.de/fileadmin/default/Gutachten/2._Gutachten_AAPV_-_Langfassung.pdf. Zugegriffen: 16. Apr. 2020

Rothgang H, Kalwitzki T, Cordes J (2020) Alternative Ausgestaltung der Pflegeversicherung. Die Schwester/der Pfleg 3:12–17

Rothgang H, Kalwitzki T (2018) Skizze einer neuen Finanzierung der Pflegeversicherung. Gesundheits-Sozialpolitik – Zeitschrift Für Das Gesamte Gesundheitswes 6:6–12. https://doi.org/10.5771/1611-5821-2018-6-6

Schneekloth U, Geiss S, Pupeter M, Rothgang H, Kalwitzki T, Müller R (2017) Studie zur Wirkung des Pflege-Neuausrichtungs-Gesetzes (PNG) und des ersten Pflegestärkungsgesetzes (PSG I). Abschlussbericht, Bundesministerium für Gesundheit. TNS Infratest, München.

https://www.bundesgesundheitsministerium.de/fileadmin/Dateien/5_Publikationen/Pflege/Berichte/Abschlussbericht_Evaluation_PNG_PSG_I.pdf. Zugegriffen: 16. Apr. 2020

Schwinger A, Tsiasioti C (2020) Zur Organisations- und Finanzierungszuständigkeit von häuslicher Krankenpflege (SGB V) und medizinischer Behandlungspflege (SGB XI). In: Jacobs K, Kuhlmey A, Greß S, Klauber J, Schwinger A (Hrsg) Pflege-Report 2020. Springer, Berlin Heidelberg

Spasova S, Baeten R, Coster S, Ghailani D, Pena-Casas R, Vernhercke B (2018) Challenges in long-term care in Europe. A study of national policies. European Social Policy Network (ESPN). European Comission, Brussels. https://ec.europa.eu/social/main.jsp?catId=738&langId=en&pubId=8128&furtherPubs=yes. Zugegriffen: 16. Apr. 2020

TRISAN – Trinationales Kompetenzzentrum für ihre Gesundheitsprojekte (Hrsg) (2018) Die Pflege älterer Personen in Deutschland, Frankreich und der Schweiz. https://www.trisan.org/aktuelles/themenheft-die-pflege-aelterer-personen-in-deutschland-frankreich-und-der-schweiz-online/. Zugegriffen: 16. Apr. 2020

Wingenfeld K, Büscher A (2017) Strukturierung und Beschreibung pflegerischer Aufgaben auf der Grundlage des neuen Pflegebedürftigkeitsbegriffs. https://www.bundesgesundheitsministerium.de/fileadmin/Dateien/5_Publikationen/Pflege/Berichte/Fachbericht_Pflege.pdf. Zugegriffen: 16. Apr. 2020

Wingenfeld K, Büscher A, Gansweid B (2011) Das neue Begutachtungsinstrument zur Feststellung von Pflegebedürftigkeit. Schriftenreihe Modellprogramm zur Weiterentwicklung der Pflegeversicherung, Bd 2. CW Haarfeld, Hürth. https://www.gkv-spitzenverband.de/media/dokumente/presse/publikationen/schriftenreihe/GKV-Schriftenreihe_Pflege_Band_2_18962.pdf. Zugegriffen: 16. Apr. 2020

Von der Schwarzarbeit zum „grauen Markt" – und darüber hinaus? Neuere und künftig notwendige Entwicklungen der sog. 24-Stunden-Pflege

Bernhard Emunds und Simone Habel

7.1　Einleitung – 112

7.2　Das Phänomen der Live-in-Pflege – 113

7.3　Der „graue Markt" der sog. 24-Stunden-Pflege – 114

7.4　Drei zentrale Herausforderungen für die Weiterentwicklung – 116

7.5　Gesellschaftliche Hemmnisse für eine arbeits- und sozialrechtliche Gleichstellung – 118

7.6　Fazit – 120

　　　Literatur – 120

In dem Text greifen wir auf Ergebnisse des DFG-finanzierten Forschungsprojekts „Pflegearbeit in Privathaushalten. Eine Frage der Anerkennung. Sozialethische Analysen" zurück, das 2016–2019 am Münsteraner Institut für Christliche Sozialwissenschaften (Heimbach-Steins M, Schwer C, Hänselmann E) und am Nell-Breuning-Institut (Hagedorn J) durchgeführt wurde. Wir danken den Kolleginnen und dem Kollegen für zahlreiche Hinweise im Forschungsprozess und der DFG für die Förderung.

■■ Zusammenfassung

In der häuslichen Pflege durch migrantische Live-in-Pflegekräfte hat sich in den beiden letzten Jahrzehnten neben einem Schwarzmarkt auch ein „grauer Markt" mit verschiedenen Formen der partiellen rechtlichen Formalisierung etabliert. Hierbei erweisen sich in allen derzeit bestehenden Modellen die extrem ausgedehnten Arbeitszeiten in rechtlicher und ethischer Hinsicht als größte Herausforderung. Daher bedarf es einer Weiterentwicklung hin zu einer arbeits- und sozialrechtlichen Gleichstellung dieser Erwerbstätigkeit. Einer solchen Entwicklung stehen jedoch gesellschaftliche Faktoren – wie die Naturalisierung weiblicher Sorgearbeit – entgegen.

During the last two decades, a "grey market" with various forms of legal formalisation has evolved in the organisation of home care arrangements by migrant live-in care workers alongside the already existing black market. In all these models, the extensive working hours tend to be the most significant challenge from a legal and ethical point of view. Consequently, there is an urgent need for an equalisation of this form of employment in terms of labour and social law. However, this development is restrained by societal factors, such as the naturalization of female care work.

7.1 Einleitung

Der vom Wirtschafts- und Sozialrat der UNO eingesetzte Sozialausschuss zeigte sich 2018 in seinem Länderbericht zur Lage der wirtschaftlichen, sozialen und kulturellen Menschenrechte in Deutschland darüber besorgt, dass die in deutschen Privathaushalten arbeitenden und lebenden Pflegekräfte „are required to work excessive hours without regular rest and are vulnerable to exploitation" (UN-CESCR 2018, Ziffer 42). Der UN-Sozialausschuss forderte deshalb die Bundesregierung zu Maßnahmen auf, damit diese Erwerbstätigengruppe in Zukunft vor Ausbeutung und Misshandlungen geschützt sowie bei der Bezahlung und der Begrenzung der Arbeitszeiten mit den Arbeitnehmerinnen und Arbeitnehmern anderer Branchen gleichbehandelt werde (UN-CESCR 2018, Ziffer 43). Ähnliche Forderungen hatte bereits ein Jahr zuvor die offizielle Expertenkommission der Internationalen Arbeitsorganisation, die die Umsetzung des Übereinkommens 189 dieser Organisation („Menschenwürdige Arbeit für Hausangestellte") in Deutschland untersucht, an die Bundesregierung gerichtet (vgl. ILO-CEACR 2017). In der öffentlichen Debatte hierzulande blieb diese Kritik zweier internationaler Organisationen an Menschenrechtsverstößen im Kontext der sog. 24-Stunden-Pflege weithin unbeachtet.

In diesem Beitrag skizzieren wir kurz diese Sonderform häuslicher Pflege, um die es bei den kritischen Hinweisen zweier internationaler Organisationen geht (▶ Abschn. 7.2). Dann zeigen wir auf, dass diese fast ausschließlich von Migrantinnen übernommene Form der Pflegeerwerbsarbeit schon länger nicht mehr nur in Form von Schwarzarbeit geschieht, sondern dass daneben ein „grauer Markt" mit Ansätzen zu einer rechtlichen Formalisierung entstanden ist (▶ Abschn. 7.3). Anschließend skizzieren wir drei zentrale Herausforderungen, die zu bewältigen sind, um den Formalisierungsprozess in Richtung einer vollständigen arbeits- und sozialrechtlichen Gleichstellung dieser Form von Erwerbsarbeit mit der Beschäftigung in anderen Bereichen voranzutreiben (▶ Abschn. 7.4). Schließlich gehen wir der Frage nach, warum in Deutschland bisher kein nennenswerter politischer Druck entstanden ist, die Situation der Migrantinnen in der häuslichen Pflege – auch im Sinne der von den internationalen Organisationen geäußerten Forderungen – zu verbessern (▶ Abschn. 7.5). Der Beitrag schließt mit einem Fazit (▶ Abschn. 7.6).

7.2 Das Phänomen der Live-in-Pflege

In zahlreichen deutschen Pflegehaushalten sind Pendelmigrantinnen[1] aus Polen und anderen Staaten Mittel- und Osteuropas als Pflegekräfte tätig. Zumeist arbeiten sie nicht nur in der Wohnung des Pflegebedürftigen, sondern leben auch darin. Hieraus ergibt sich der in der sozialwissenschaftlichen Literatur verbreitete Begriff „Live-ins", während im allgemeinen Sprachgebrauch häufig von „24-Stunden-Pflege" die Rede ist. Nicht wenige der Mittel- und Osteuropäerinnen wechseln sich in einem festen mehrwöchigen bzw. zwei- oder dreimonatigen Rhythmus mit einer anderen Pflegekraft ab. Andere unterbrechen ihre Pflegeeinsätze in einem deutschen Privathaushalt nur alle paar Monate für ein oder zwei Wochen Urlaub in der Heimat.

Die Live-ins verdienen in Deutschland zumeist zwischen 1.000 und 1.500 € pro Monat (vgl. Rossow und Leiber 2019, S. 37), während die Pflegebedürftigen oder ihre Angehörigen an Agenturen häufig sehr viel größere Summen zu zahlen haben. Für dieses Einkommen übernehmen die Migrantinnen haushaltsnahe Dienstleistungen (u. a. Haushaltsführung, Zubereitung von Mahlzeiten, Besorgungen), grundpflegerische Aufgaben (Unterstützung u. a. bei Körperpflege, An- und Auskleiden, Nahrungsaufnahme, Toilettengängen), Leistungen, welche die Sicherheit der Betreuten erhöhen sollen (u. a. Begleitung von Bewegungen in der Wohnung, Verhüten von Stürzen, Mobilitätstraining, Aufsicht bei demenziell Erkrankten) und die Begleitung der Pflegebedürftigen außer Haus (z. B. bei Arztbesuchen) (vgl. Isfort und von der Malsburg 2017, S. 96 ff.). Zu diesem breiten Spektrum an Tätigkeiten kommen zumeist lange Bereitschafts-

zeiten hinzu, sodass die zeitliche Inanspruchnahme einer Live-in umso stärker wächst und sich damit einer 24-Stunden-Verpflichtung an sieben Wochentagen immer weiter nähert, je pflegebedürftiger die betreute Person ist und je weniger sich die Angehörigen an der Pflege beteiligen.

Dass die sog. 24-Stunden-Pflege in Deutschland – auch im internationalen Vergleich – weit verbreitet ist, wird in der einschlägigen Literatur von niemandem bestritten. Schließlich ist das deutsche Pflegesystem – wie der prinzipielle Vorrang der ambulanten vor der stationären Pflege verdeutlicht – familialistisch geprägt. Faktisch, wenn auch in begrenztem Umfang, beteiligen sich die Pflegekassen über das Pflegegeld, das für die Familien mit Pflegeverantwortung eine frei verfügbare monetäre Leistung darstellt, sogar an der Finanzierung der Live-in-Pflege. In der Literatur umstritten ist jedoch das Ausmaß des Phänomens. Das Deutsche Institut für angewandte Pflegeforschung ging vor zehn Jahren von 100.000 Haushalten aus (vgl. Neuhaus et al. 2009, S. 17); Thomas Klie kam zuletzt auf eine Schätzung von 600.000 Erwerbstätigen (vgl. Lutz 2018, S. 29). In ihrer Studie für die Hans-Böckler-Stiftung schätzten Volker Hielscher et al., dass in 163.000 deutschen Pflegehaushalten Live-ins tätig sind und dass sie dabei durchschnittlich auf eine Arbeitszeit (offenbar ohne Bereitschaftszeit) von 69 Wochenstunden kommen (vgl. Hielscher et al. 2017, S. 60, S. 95). Wird diese Schätzung zugrunde gelegt, leisten die Live-ins in Deutschland ein Viertel bis ein Drittel der bezahlten Pflegearbeit.[2] Die Live-in-Pflege bildet damit eine eigene Säule des deutschen Pflegesystems, die in den pflegepolitischen Diskursen zumeist unsichtbar bleibt.

---

[1] Da ca. 90 % der Erwerbstätigen in der sog. 24-Stunden-Pflege Frauen sind, verwenden wir hier durchgehend die weibliche Form. Aufgrund der Nähe zur Angehörigenpflege bezeichnen wir die Tätigkeiten der Live-ins als Pflege und z. B. nicht als Betreuung.

[2] Vgl. die 764.000 Vollzeitäquivalente in der professionellen Pflege laut Statistischem Bundesamt (2017, S. 10, S. 19), denen – gemäß den Angaben Hielschers et al. – bei den Live-ins ein Volumen an Arbeitsstunden gegenüberstehen würde, das nach eigenen Berechnungen bei 300.000 bis 350.000 Vollzeitäquivalenten läge.

7.3 Der „graue Markt" der sog. 24-Stunden-Pflege

Im ersten Jahrzehnt nach dem Fall der Mauer entstand in Deutschland die Live-in-Pflege als Schwarzarbeit vor allem von Polinnen, die über persönliche Netzwerke an Familien mit Pflegeverantwortung vermittelt wurden. Seit den 2000er Jahren ist in diesem Bereich ein sich ausweitender „grauer Markt" entstanden, der aktuell eine ähnliche Größenordnung wie die in Schwarzarbeit geleistete Live-in-Pflege erreicht haben dürfte. „Grauer Markt" bedeutet hier, dass Privathaushalte und Dienstleisterinnen zwar auf einen rechtlichen Rahmen zurückgreifen, aber die nationalen und EU-weiten arbeits- und sozialrechtlichen Regelungen nicht umfassend umsetzen; entstanden ist damit ein Graubereich zwischen Schwarzmarkt und legalen Praxen, ein Segment der partiellen rechtlichen Formalisierung (Ver.di-Bundesverwaltung 2011; Rossow und Leiber 2017; Rossow und Leiber 2019).

Es sind vor allem die in die Vermittlung der Live-in-Pflegekräfte involvierten Akteure, die in Deutschland den Prozess der Formalisierung vorantreiben, damit den „grauen Markt" etabliert haben und diesen nun zu stabilisieren sowie auszuweiten suchen. Eine zentrale Rolle spielen dabei zum einen die beiden Verbände der Vermittlungsagenturen, der Verband für häusliche Betreuung und Pflege und der Bundesverband häusliche Seniorenbetreuung. Die Politik dieser Verbände wird vor allem von solchen Agenturen bestimmt, die sich durch relativ verlässliche Dienstleistungen vom Gros der arbeitsrechtlich und ethisch hoch problematischen Praktiken in der Live-in-Pflege absetzen wollen (Rossow und Leiber 2019). Ihr längerfristiges Ziel besteht darin, den „grauen Markt" aufzuhellen und die Akzeptanz dieser Form der Pflegearbeit zu verbessern. Zudem zielen sie darauf ab, jenseits des von den Empfängern prinzipiell frei einsetzbaren Pflegegelds weitere Leistungen der Pflegeversicherung als Finanzierungsquelle für die Nachfrage nach ihren Dienstleistungen zu erschließen. Zu erwähnen

sind zum anderen zwei Initiativen kirchlicher Wohlfahrtsverbände, das Modell *CariFair* des Diözesancaritasverbands Paderborn und das unter dem Dach der Diakonie etablierte Modell *vij-FairCare* in Stuttgart. Diese Akteure sind nicht aufgrund ihrer Größenordnung bedeutsam, sondern finden als Vorreiter einer sehr weitgehenden rechtlichen Formalisierung viel öffentliche Aufmerksamkeit.

Die deutschen Dienstleister der Vermittlung, also die teilweise in den genannten Verbänden organisierten Agenturen und die beiden Modellprojekte von Caritas und Diakonie, bieten drei verschiedene Modelle der rechtlichen Formalisierung der Live-in-Pflege (Bucher 2018; Kocher 2019) an. Ein viertes Modell wäre rechtlich möglich, wurde bisher aber noch nicht etabliert.

Im *Entsendemodell* ist die Pflegekraft als Arbeitnehmerin bei einer ausländischen Agentur angestellt, die sich wiederum vertraglich gegenüber den Privathaushalten zur Übernahme der Pflegetätigkeit verpflichtet.[3] Die sozialversicherungspflichtige Beschäftigung geschieht über die Agentur im Herkunftsland der Live-in, was teilweise durch eine sog. A1-Bescheinigung nachgewiesen wird. Hinsichtlich der Sozialversicherung gelten die Konditionen des Entsendelandes, jedoch werden die deutschen Vorschriften des Arbeitsschutzes (einschließlich der Begrenzung der Arbeitszeiten) und zur Einhaltung des Mindestlohns wirksam. Das Modell zielt also darauf, die geringeren Lohnnebenkosten des Herkunftslandes zu nutzen, um die Pflegeleistung kostengünstiger anbieten zu können. Wenngleich dieses Modell von vielen deutschen Agenturen als rechtlich unbedenklich eingestuft und empfohlen wird (Rossow und Leiber 2019; Bucher 2018), zeigen sich

---

3   Für den arbeitsrechtlichen Status der Arbeitnehmerin (und damit für die Grundstruktur des Modells) ist es unerheblich, ob die Entsendung einer ausländischen Agentur durch eine deutsche Agentur vermittelt wurde oder nicht. Falls dies der Fall ist, besteht die einzige Dienstleistung der deutschen Agentur in der Vermittlung zwischen dem Pflegebedürftigen bzw. seiner Familie und dem entsendenden Unternehmen im Herkunftsland der Arbeitnehmerin.

erhebliche rechtliche Probleme. Da die Betreuten bzw. ihre Angehörigen nicht als Arbeitgeber tätig sind, haben sie kein Weisungsrecht (vgl. Bucher 2018, S. 219 f.). Weisungen kann nur der im Herkunftsland angesiedelte Arbeitgeber erteilen, was in der Praxis kaum realisierbar ist. Zudem erbringen viele Entsendeagenturen ihre Pflegeleistungen (fast) ausschließlich im Ausland und lediglich die interne Verwaltungsarbeit im Entsendestaat, was bei einer Entsendung rechtlich nicht erlaubt ist (vgl. Bucher 2018, S. 249 f.). Insofern handelt es sich bei der Praxis, bei der die Agenturen von Entsendung sprechen, häufig nur um „Scheinentsendung". Hinzu kommt das arbeitsrechtliche Kernproblem der sog. 24-Stunden-Pflege: die Arbeitszeit. Für Pflegearrangements mit einer Live-in ist kennzeichnend, dass diese im Allgemeinen täglich mehr als acht Stunden lang mit Haushalt, Pflege, Betreuung und/oder Aufsicht beschäftigt sind. Zudem gibt es fast immer einen nächtlichen Bereitschaftsdienst. Bereitschaftszeit, die am Ort des Einsatzes verbracht wird, zählt jedoch vollständig als Arbeitszeit, sodass die wöchentliche dauerhafte Höchstarbeitszeit von 48 Stunden weit überschritten wird (vgl. Bucher 2018, S. 214).[4] Bei Live-in-Pflege, die im Entsendemodell angeboten wird, findet sich insofern häufig ein eindeutiger Widerspruch zwischen einer mit der Beschäftigten vertraglich vereinbarten 40-Stunden-Woche und dem Versprechen der deutschen Agenturen an die Pflegebedürftigen und ihre Familien, eine Betreuung rund um die Uhr sicherzustellen. Das Modell basiert folglich darauf, dass der Staat

faktisch auf Kontrollen verzichtet (Rossow und Leiber 2019).

Im *Selbständigenmodell* treten die Pflegekraft als selbständige Auftragnehmerin und der Privathaushalt als Auftraggeber auf. Eine Agentur kommt hier ausschließlich für die Vermittlung ins Spiel. So müssen weder die Betreuten bzw. ihre Angehörigen noch die Agenturen Arbeitgeberpflichten übernehmen. Ein besonderes Kennzeichen dieses Modells ist es, dass das deutsche Arbeits- und Sozialrecht teilweise umgangen wird. So gelten u. a. die Vorschriften des Arbeitszeitgesetzes zu Höchstarbeitszeiten und Mindestruhepausen für Selbständige nicht; ebenso muss der Mindestlohn nicht eingehalten werden (vgl. Bucher 2018, S. 46). Dieses Modell hat zuletzt in Deutschland stark an Bedeutung gewonnen (Leiber und Rossow 2019). Das grundlegende rechtliche Problem des Modells besteht darin, dass Selbständigkeit auch dadurch charakterisiert ist, dass die Erwerbstätige selbst über Art und Weise, Zeit und Ort ihrer Tätigkeiten bestimmt und somit die Pflegebedürftigen und ihre Angehörigen kein Weisungsrecht über die Umsetzung der Pflegetätigkeiten haben (vgl. Bucher 2018, S. 46). Tatsächlich findet sich innerhalb der sog. 24-Stunden-Pflege jedoch keine autonome Arbeits(zeit)gestaltung; vielmehr hängen die Entscheidungen zur Umsetzung der Pflege- und Betreuungsaufgaben von der pflegebedürftigen Person oder von ihren Angehörigen ab. Da folglich die für die Selbständigkeit notwendige Souveränität fehlt, kann argumentiert werden, dass – sofern die Agenturen behaupten, Pflegekräfte als Selbständige zu vermitteln – den Arrangements der Live-in-Pflege eine „Scheinselbständigkeit" inhärent ist (vgl. Bucher 2018, S. 138 f.). Jedoch sind die Gerichtsurteile diesbezüglich nicht eindeutig; in Einzelfällen haben Gerichte Angebote der Live-in-Pflege im Selbständigenmodell als rechtlich korrekt eingeschätzt (vgl. Bucher 2018, S. 42).

Im *Arbeitgebermodell* ist die Pflegekraft durch einen Arbeitsvertrag direkt bei dem Privathaushalt angestellt. Die Betreuten bzw. ihre Angehörigen müssen daher als Arbeitgeber bestimmte Pflichten erfüllen, z. B. die Beschäf-

---

[4]   Gelegentlich wird behauptet, die ursprünglich für die Kinderdorfeltern in SOS-Kinderdörfern ins Arbeitszeitgesetz aufgenommene Ausnahmeregelung (§ 18 Abs. 1 Nr. 3) gelte auch für Live-ins, sodass diese von den im Arbeitszeitgesetz enthaltenen Regelungen zur Höchstarbeitszeit ausgenommen seien. Wie Bucher (2018, S. 189) jedoch überzeugend argumentiert, ist diese Ausnahmeregel für die 24-Stunden-Pflege nicht zutreffend, da die Merkmale des Zusammenlebens in einer häuslichen Gemeinschaft und der Eigenverantwortlichkeit (beispielsweise im Sinne einer Gestaltungshoheit über die Arbeitszeit) nicht erfüllt sind sowie zwischen Arbeitszeit und Freizeit differenziert werden kann.

tigung anmelden und Sozialversicherungsbeiträge abführen. Für die Pflegekraft als Arbeitnehmerin gilt das deutsche Arbeits- und Sozialrecht; das beinhaltet u. a. die Lohnfortzahlung bei Krankheit und einen Urlaubsanspruch. Auch müssen der Mindestlohn eingehalten sowie die Arbeitsschutzvorschriften zu maximal zulässiger Arbeitszeit und rechtlichen Ruhezeiten beachtet werden (vgl. Bucher 2018, S. 144 ff.). Vor allem aufgrund des bürokratischen Aufwands für die Betreuten bzw. ihre Angehörigen als Arbeitgeber findet das Modell in der Praxis selten Anwendung. Beschränkt bleibt es weitgehend auf die Beschäftigungsverhältnisse, die durch die Vermittlung von *vij-FairCare* und *CariFair* zustande kommen, die die Familien bei der Erfüllung ihrer Arbeitgeberpflichten unterstützen. Zwei Besonderheiten zeichnen diese beiden Initiativen kirchlicher Wohlfahrtsverbände spezifisch aus: Erstens wird hier die Live-in-Arbeit als Ergänzung der Angehörigenpflege und nicht als deren Ersatz konzipiert. Zweitens gibt es in den Initiativen Koordinatorinnen, die regelmäßig Hausbesuche durchführen und somit die Pflegekräfte und Familien auch nach der Vermittlung begleiten und die Qualität der Pflege und die Fairness der Arbeitsbedingungen dauerhaft im Blick behalten. Als rechtliche Herausforderung auch dieses Modells erweist sich die Arbeitszeit – hier im Sinne der am Einsatzort verbrachten Bereitschaftszeit. Da diese als Arbeitszeit zählt, gelingt es auch hier häufig nicht, die Höchstarbeitszeit von 48 Stunden pro Woche und die Mindestruhepause von täglich elf Stunden, die im Arbeitszeitgesetz vorgeschrieben sind, einzuhalten. Dies bedeutet: Das Arbeitgebermodell ist aus arbeits- und sozialrechtlicher Perspektive zwar wesentlich besser zu beurteilen als die beiden zuvor beschriebenen, doch die damit verbundene Praxis ist ebenfalls rechtlich nicht ganz einwandfrei.

Ein viertes Modell, das für die Live-in-Pflege rechtlich möglich wäre, aktuell aber von den Agenturen offenbar nicht angeboten wird, ist das *Überlassungsmodell.* Hier würde die Pflegekraft als Leiharbeitnehmerin, der Betreute als Entleiher der Arbeit und die deutsche Agentur als Leiharbeitgeberin bzw. Verleiherin der Arbeit agieren (vgl. Bucher 2018, S. 278). Bei der Agentur als Verleiherin der Arbeit lägen die Arbeitgeberpflichten. Da die Agenturen genau dies vermeiden, nämlich auf keinen Fall für das Arbeitsverhältnis der Live-in rechtlich verantwortlich sein wollen, gibt es aktuell keine entsprechenden Angebote. Während des Einsatzes würde die Agentur das Weisungsrecht auf den Privathaushalt übertragen; dieser könnte folglich die Umsetzung der Pflegetätigkeit steuern. Gleichzeitig bliebe die Agentur als Arbeitgeberin jedoch zuständig für die Einhaltung der Vorschriften des Arbeitsschutzes und der Arbeitszeit (vgl. Bucher 2018, S. 279 ff.). Eine Besonderheit dieses Modells besteht darin, dass die Agentur eine Erlaubnis für die Überlassung durch die Bundesagentur für Arbeit bzw. durch die für das jeweilige Bundesland zuständige Agentur für Arbeit benötigt. Folglich kann diese die Zuverlässigkeit und die wirtschaftlichen Verhältnisse des Verleihers prüfen. Nicht nur bei Verletzung der Pflicht des Arbeitgebers zur Sozialversicherung, sondern auch bei einer unzureichenden Kontrolle der Einhaltung von Arbeitsschutzvorschriften könnte dann die zuständige Agentur für Arbeit ihre Zustimmung verweigern bzw. zurückziehen (vgl. Bucher 2018, S. 284 f.). Im Gegensatz zu den drei anderen, bereits praktizierten Modellen hätte im Überlassungsmodell also eine nationale Behörde die Möglichkeit, die Agentur als Leiharbeitgeberin hinsichtlich ihrer Zuverlässigkeit und der Einhaltung des Arbeits- und Sozialrechts zu prüfen. Das Problem der Arbeitszeit – insbesondere der mit dem Live-in-Status häufig verbundenen Bereitschaftspflichten – würde allerdings auch in diesem Modell nicht gelöst.

7.4 Drei zentrale Herausforderungen für die Weiterentwicklung

Bei der Skizze der praktizierten oder möglichen Vertragsformen wurde bereits deutlich, dass es aus juristischer und ethischer Sicht ein Geflecht von Herausforderungen gibt, das einerseits eine Weiterentwicklung des gesetzlichen Rahmens und der Praxis der Live-in-Pflege in Deutschland dringend erforderlich macht, andererseits eine solche Weiterentwicklung aber auch erschwert. Drei dieser eng miteinander verbundenen Herausforderungen seien kurz benannt.

Bei einer Dienstleistung, die häufig als „24-Stunden-Pflege" bezeichnet wird und dann nur von einer Person erbracht werden soll, ist es nicht verwunderlich, dass das *erste* Problem die Arbeitszeit (einschließlich der vor Ort verbrachten Bereitschaftszeit) ist. *Rechtlich* gilt: Unter Beachtung der Grenzen des deutschen Arbeitszeitgesetzes kann die Live-in-Pflege nur in Ausnahmefällen als Beschäftigung organisiert werden. Möglich ist dies heute nur dann, wenn es keiner Aufsicht und keiner Bereitschaft bedarf oder wenn sich neben der Live-in mindestens ein pflegender Angehöriger quasi in Vollzeit engagiert. Aus *ethischer* Sicht ist die als Ersatz und nicht als Ergänzung von Angehörigenpflege organisierte Live-in-Pflege als solche problematisch, sodass auch das Selbständigenmodell keine Lösung wäre. Schließlich steht hier die Erwerbstätige dem Pflegebedürftigen wochenlang rund um die Uhr zur Verfügung: mit diversen Tätigkeiten oder eben im Bereitschaftsdienst. Damit werden ihre in Menschenrechtserklärungen verbrieften Rechte auf Freizeit und – aufgrund der daraus resultierenden Gesundheitsgefährdung – auf körperliche Unversehrtheit verletzt; tangiert wird ihre Menschenwürde, die als ihr Anspruch zu verstehen ist, über wesentliche Bereiche des eigenen Lebens frei verfügen zu können (vgl. Emunds 2016, S. 143 ff.).

Das *zweite* Problem ist, dass es keine rechtssichere Vertragsform gibt. Der Gesetzgeber bietet für die Beteiligten keine einzige Vertragsform, mit der sie die Dienstleistung der Live-in-Pflege arbeitsrechtlich einwandfrei regeln könnten. Trotz einzelner anderslautender Gerichtsurteile ist, wenn im Kontext der sog. 24-Stunden-Pflege Selbständigkeit behauptet wird, von Scheinselbständigkeit auszugehen. Das Entsendemodell sowie die beiden wesentlich fairer ausgestalteten Varianten, das Arbeitgeber- und das Überlassungsmodell, greifen dagegen auf abhängige Beschäftigung zurück und scheitern deshalb an den Beschränkungen des Arbeitszeitgesetzes.

Das *dritte* zentrale Problem besteht darin, dass es keinen – gegenüber dem Pflegealltag – externen Akteur gibt, der für das Erbringen der Dienstleistung Qualitätsstandards setzt, diese intern in der Praxis durchsetzt und extern für die Qualität haftet. Die Arbeit findet in Privathaushalten statt. Was wann zu tun ist und wie es zu tun ist, ergibt sich in der täglichen Interaktion zwischen der Live-in-Pflegekraft einerseits und dem Pflegebedürftigen bzw. den Angehörigen andererseits. Es gibt kaum Handlungskataloge, Aufgabenprofile und Regeln, keine Feedbacks von Kolleginnen oder von einer Chefin, keine Regelsetzung durch eine Organisation, die im häuslichen Pflegealltag präsent ist (vgl. Staab 2014, S. 178 f.). Nur die Initiativen aus den kirchlichen Wohlfahrtsverbänden (und einige wenige Agenturen) haben durch die Besuche der Koordinatorinnen in den Pflegehaushalten eine Instanz der Beratung, der Unterstützung und des Konfliktmanagements etabliert, die regelmäßig aus einer externen Perspektive auf den häuslichen Pflegealltag schaut. Für die Qualität der Pflege und der Pflegearbeit ist dies ein essentieller Schritt, den das Gros der Anbieter auf dem „grauen Markt" aber noch nicht gegangen ist. Ein weiterer deutlicher Fortschritt in dieser Hinsicht wäre es, ein Überlassungsmodell zu etablieren, bei dem die Agenturen in Deutschland als Leiharbeitgeber gegenüber der Bundesagentur für Arbeit für die Einhaltung der Höchstarbeitszeiten und anderer Arbeitsschutzregeln verantwortlich wären.

Nach dem Etablieren des „grauen Markts" bedarf es dringend weiterer Entwicklungsschritte, die nun in Richtung fairerer Arbeitsverhältnisse für die Live-ins gehen müssen. Vielversprechend erscheinen – bezogen auf das *Arbeitsrecht* – vor allem Bemühungen um eine Ausbreitung des Überlassungsmodells oder des Arbeitgebermodells, das ähnlich wie bei *vij-FairCare* und *CariFair* durch Maßnahmen der Begleitung und Unterstützung von Arbeitgebern und -nehmern zu flankieren wäre. Umso bedenklicher stimmt, dass aus dem Bundesministerium der Gesundheit zuletzt Signale zu vernehmen waren, die auf mögliche Versuche einer politischen Gestaltung im Sinne des Selbständigenmodells verweisen (u. a. Klie 2019). In diesem Fall würde der Arbeitsschutz für Live-ins auf ein völlig unzureichendes, kaum justiziables Minimum reduziert. Damit die Alternativen des Überlassungs- und des Arbeitgebermodells in großem Umfang praktikabel werden, bedarf es allerdings auch solcher Weiterentwicklungen der *Praxis* der Live-in-Pflege, durch die das Problem der extrem ausgedehnten Arbeitszeiten der Arbeitnehmerinnen gelöst wird. Insbesondere müssten die langen Zeiten der Aufsicht und der Bereitschaft anders als durch die Dauerpräsenz jeweils einer Live-in abgedeckt werden. Dabei kommt der Kombination der Live-in-Pflege mit einer zeitlich ausgedehnten Angehörigenpflege eine zentrale Rolle zu. Denkbar wäre zudem, dass einige der neuen digitalen Technologien so eingesetzt werden, dass weitere Beschäftigte diese beiden Aufgaben jeweils für eine ganze Reihe von Pflegehaushalten gleichzeitig erfüllen können. Pilotprojekte, in denen versucht wird, solche Technologien für eine – dem Arbeitszeitgesetz entsprechende – Begrenzung der Wochenarbeitszeit von Live-ins zu nutzen, scheint es bisher aber nicht zu geben. Ohne solche oder andere weitere Entwicklungsschritte dürfte es aber bei der aktuellen, aus arbeitsrechtlicher und ethischer Sicht höchst unbefriedigenden Form der Live-in-Pflege bleiben.

7.5 Gesellschaftliche Hemmnisse für eine arbeits- und sozialrechtliche Gleichstellung

Die aktuelle, in vielfacher Hinsicht problematische Praxis der Live-in-Pflege wird ermöglicht und perpetuiert durch gesellschaftliche Asymmetrien und Blickverengungen. Wenn diese im Folgenden in drei Schritten analysiert werden, soll dies nicht nur das Phänomen kontextualisieren, sondern auch die Hindernisse aufdecken, die einer weiteren rechtlichen Formalisierung der Erwerbsarbeit von Live-ins und damit ihrer arbeits- und sozialrechtlichen Gleichstellung mit anderen Beschäftigten im Wege stehen.

Ein *erster* Analyseschritt gilt der Vergeschlechtlichung von Pflegearbeit vor dem Hintergrund der historischen Konstruktion von öffentlicher und privater Sphäre. Historisch wurde Pflegearbeit – zusammen mit anderen Formen von Hausarbeit – als weibliche „Arbeit aus Liebe" oder als „Liebesdienst" (Bock und Duden 1977, S. 121) konzipiert. Dies war eng verbunden mit der Konstruktion komplementärer Geschlechtscharaktere, denen zufolge die Frau durch ihr Wesen und ihre Natur für die häusliche Arbeit bestimmt sei (Hausen 1976). Tätigkeiten der Haus- und Sorgearbeit im Privaten wurden demnach nicht als Arbeit begriffen, sondern als Verwirklichung eines weiblichen Geschlechtscharakters naturalisiert. Die auf diese Weise unsichtbar gemachte Arbeit muss dann auch nicht entlohnt werden, sondern „entstammt der Liebe und wird durch Liebe entlohnt" (Bock und Duden 1977, S. 121).

Dieses historisch entwickelte Rollenmuster weiblich konnotierter Sorgearbeit wirkt sich auch auf bezahlte Erwerbsverhältnisse in Privathaushalten und hier insbesondere auf die Live-in-Pflege aus. So findet sich auf rechtlicher Ebene eine historische Kontinuität der arbeitsrechtlichen Benachteiligung von früheren Hausgehilfinnen und heutigen haushaltsnahen Dienstleisterinnen im Vergleich zu Normalarbeitsverhältnissen (Krawietz und Scheiwe 2014). Die „Familienähnlichkeit" von den im Privathaushalt erbrachten Dienstleistungen zu privater Haus- und Sorgearbeit wird dabei häufig als Begründung und Legitimation für die Ungleichbehandlung von Hausangestellten aufgeführt (Scheiwe 2014). Insbesondere entspricht der gegenüber Live-ins formulierte Anspruch, den im Haushalt eines Pflegebedürftigen anfallenden Bedarf an Sorge- und Hausarbeit vollständig abzudecken, weithin dem an die Ehefrauen (bzw. in der Angehörigenpflege an die Töchter und Schwiegertöchter) adressierten Anspruch. Stärker noch als für andere im Haushalt erbrachte Dienstleistungen gilt also für die Live-in-Pflege, dass mit ihr stereotype Geschlechterrollen aufrechterhalten werden (Rossow und Leiber 2017). Sichtbar wird die Kontinuität der Idee einer „Arbeit aus Liebe" schließlich auch darin, dass eine Form familiärer Zuneigung (*fictive kinship*) zwischen den Live-ins, den Betreuten und ggf. den Angehörigen entsteht, die zur Verschleierung der Arbeit sowie ihrer Asymmetrien beiträgt und es den Erwerbstätigen erschwert, sich für ihre Rechte einzusetzen (u. a. Satola 2015, S. 207, S. 231).

Zweitens ist die Ethnisierung von Sorgearbeit im globalen Norden bedeutsam. So ist in den vergangenen zwanzig Jahren die Sorgearbeit in Privathaushalten zum größten Beschäftigungssektor für Migrantinnen geworden (vgl. Lutz 2018, S. 23). Im Pflegesektor gewinnen Strategien an Bedeutung, Beschäftigungslücken durch legale und illegalisierte Migration zu schließen oder zumindest zu verringern. Die Nachfrage nach migrantischen Arbeitskräften wird insbesondere durch die demographische Alterung der Bevölkerung sowie die steigende Erwerbsbeteiligung „einheimischer" Frauen befördert. So dient die Auslagerung von Sorgearbeit an Migrantinnen dazu, die geschlechtsspezifische Sorgeverantwortung der „einheimischen" Frauen zu reduzieren. Sorgearbeit bleibt auf diese Weise in weiblicher Verantwortung, wodurch die bisherige geschlechtsspezifische Aufgabenverteilung in anderer Form perpetuiert wird (u. a. Emunds und Merkle 2016; Lutz 2018).

Die migrantischen Arbeiterinnen verbindet, dass sie aus ärmeren Ländern stammen und ihre Einkünfte als Remissionen in die Herkunftsländer rücküberweisen, um mangelnde Sozialleistungen sowie Bildung für Kinder und Familienangehörige zu finanzieren. Ihre Löhne sind geringer als diejenigen „einheimischer" Pflegekräfte und ihre Tätigkeit in einem ausländischen Haushalt bildet die Alternative zu Arbeitslosigkeit oder geringer entlohnter Arbeit im eigenen Land (vgl. Lutz 2018, S. 25 f.). Eine Voraussetzung dieser Form der Erwerbsarbeit bildet somit eine ökonomische Asymme-

trie von Aufnahme- und Herkunftsland. Dieses Phänomen der Transnationalisierung von Sorgearbeit ist mit dem Konzept der *Global Care Chain* gefasst worden (Hochschild 2000). Das Konzept macht deutlich, wie im globalen Norden[5] kommerzialisierte Sorgearbeit in Versorgungsketten an Migrantinnen weitergereicht wird, die wiederum einen Anteil ihres Einkommens für die Versorgung ihrer eigenen Familie ausgeben. Dadurch wird soziale Ungleichheit transnational konstituiert, da einerseits die Haushalte in den Aufnahmeländern von emotionalem Mehrwert profitieren, während andererseits die zurückgelassenen Familien in den Heimatländern an Care-Lücken zu leiden haben (vgl. Lutz 2018, S. 40).

Drittens kann aufgezeigt werden, dass die Vermarktlichung der Pflege damit einhergeht, dass den Pflegebedürftigen und deren Angehörigen eine spezifische Rolle mit entsprechend konturierter und stark begrenzter Verantwortungswahrnehmung angeboten wird. Auf dem Markt für Pflegeleistungen werden sie als Kunden adressiert, die aus dem Sortiment verschiedener Angebote ambulanter Dienstleistungen das von ihnen präferierte Leistungspaket auswählen können. Die Agenturen agieren auf diesem Markt als Adressaten des marktorientierten Handelns der Kunden und zugleich als Gestalter des Marktes, indem sie für verschiedene Pflegegrade sowie für unterschiedliche pflegerische und sprachliche Kompetenzansprüche passende Leistungsangebote zu bestimmten Preisen auflisten. Letztlich führen die meisten Angebote zu einem „Rundum-sorglos-Angebot" (Rossow und Leiber 2017, S. 296) an die Angehörigen, das die Live-in-Pflege als vollständigen und beinahe gleichwertigen Ersatz von Angehörigenpflege propagiert und die Angehörigen scheinbar von allen weitergehen-

---

[5] Im europäischen Kontext können die Migrationsbewegungen nicht einfach als Bewegung von Süden nach Norden charakterisiert werden. Vielmehr geht es hier auch um Ost-West-Migration (von Ost- nach Westeuropa) bzw. Ost-Ost-Migration (aus ökonomisch schwächeren Ländern am Rande der EU in osteuropäische Mitgliedsstaaten) (vgl. Lutz 2018, S. 26).

den Pflichten befreit. Vor allem ermöglicht die Kundenrolle den Pflegebedürftigen und den Angehörigen, ihre Verantwortung als Arbeitgeber der Live-ins von sich zu weisen. Als Legitimation für ihr Handeln können sie auf einen agenturvermittelten Markt verweisen, auf dem sie lediglich ein bestimmtes Leistungsangebot nachfragen und dabei ein vorgegebenes Preis-Leistungs-Verhältnis akzeptieren. Ihre eigene Mitverantwortung an der Fortsetzung von Ausbeutungspraxen migrantischer Sorgearbeiterinnen können sie auf diese Weise negieren (vgl. Rossow und Leiber 2017, S. 297 ff.). Insofern erfüllt der Pflegemarkt eine legitimierende und rechtfertigende Funktion für Familien mit Pflegeverantwortung, wenn sie die prekäre Sorgearbeit durch Live-ins in Anspruch nehmen.

Die in diesem Abschnitt skizzierte Kontextualisierung der Live-in-Pflege in drei Schritten konnte deutlich machen, dass sich in dieser Praxis Kontinuitäten (wie weibliche Sorgearbeit und migrantische prekäre Arbeit) manifestieren und Rollenmuster (wie das Verständnis der Haushalte als Kunden) verdichten. Durch die Reproduktion geschlechtsspezifischer und ethnischer Asymmetrien sowie aufgrund der Verdrängung individueller Verantwortung durch die Teilnahme an einem Markt mit vorgegebenen Angeboten nehmen die Familien mit Pflegeverantwortung ihren Rückgriff auf weibliche migrantische Sorgearbeit in der Live-in-Pflege nicht als Ausbeutung und sich selbst nicht als Ausbeuter wahr. Zugleich wird gesellschaftlich verhindert, dass die arbeits- und sozialrechtliche Gleichstellung dieser Arbeit mit anderen Formen der Erwerbstätigkeit – wie sie auch von den eingangs zitierten internationalen Organisationen angemahnt wird – als eine vordringliche politische Aufgabe erkannt und in Angriff genommen wird.

7.6 Fazit

Im vorliegenden Beitrag haben wir aufgezeigt, dass sich im Bereich der sog. 24-Stunden-Pflege in den letzten Jahren neben dem Segment der Schwarzarbeit ein „grauer Markt" fest etabliert hat, auf dem unterschiedliche Akteure verschiedene Strategien einer partiellen rechtlichen Formalisierung dieser Form von Pflegeerwerbsarbeit verfolgen. Vor allem aufgrund des zentralen Problems extrem ausgedehnter Arbeitszeiten, zu denen auch die Zeiten der Aufsicht und der Bereitschaft zählen, bedarf es dringend einer Weiterentwicklung der primär von Migrantinnen übernommenen Live-in-Pflege in Richtung fairer Arbeitsbedingungen und einer arbeits- und sozialrechtlichen Gleichstellung dieser Erwerbstätigkeit mit den Beschäftigungsformen anderer Bereiche. Dass die deutsche Gesellschaft diese politische Aufgabe weitgehend verdrängt, ist bedingt durch eine breite gesellschaftliche Akzeptanz der extremen Ungleichbehandlung migrantischer Arbeitnehmerinnen in der sog. 24-Stunden-Pflege. Diese wiederum geht u. a. zurück auf Asymmetrien von Geschlecht und Ethnizität sowie auf eine beschränkte Verantwortungswahrnehmung der auf Live-in-Pflege zurückgreifenden Familien, die sich nicht als Arbeitgeber, sondern als Kunden eines von Agenturen etablierten Marktes begreifen.

Literatur

Bock G, Duden U (1977) Arbeit aus Liebe – Liebe als Arbeit: Zur Entstehung der Hausarbeit im Kapitalismus. In: Frauen und Wissenschaft. Beiträge zur Berliner Sommeruniversität für Frauen im Juli 1976. Courage, Berlin, S 118–199

Bucher B (2018) Rechtliche Ausgestaltung der 24-h-Betreuung durch ausländische Pflegekräfte in deutschen Privathaushalten. Eine kritische Analyse. Nomos, Baden-Baden

Emunds B (2016) Damit es Oma gutgeht. Pflege-Ausbeutung in den eigenen vier Wänden. Westend, Frankfurt/M

Emunds B, Merkle I (2016) „Hinter jedem erfolgreichen Mann steht eine Frau. Hinter jeder erfolgreichen Frau steht eine andere Frau." Sozialethische Reflexionen zur Sorgearbeit. In: Chittilappilly P (Hrsg) Horizonte gegenwärtiger Ethik. Herder, Freiburg/Breisgau, S 505–523

Hausen K (1976) Die Polarisierung der „Geschlechtercharaktere" – Eine Spiegelung der Dissoziation von Erwerbs- und Familienleben. In: Werner C (Hrsg) Sozialgeschichte der Familie in der Neuzeit Europas. Klett, Stuttgart, S 363–393

Hielscher V, Kirchen-Peters S, Nock L (2017) Pflege in den eigenen vier Wänden: Zeitaufwand und Kosten. Pflegebedürftige und ihre Angehörigen geben Auskunft (HBS-Study 363). Hans-Böckler-Stiftung, Düsseldorf

Hochschild AR (2000) Global care chains and emotional surplus value. In: Giddens A, Hutton W (Hrsg) On the edge. Living with global capitalism. Jonathan Cape, London, S 130–146

ILO-CEACR – International Labour Organization – Committee of Experts on the Application of Conventions (2017) Comments. Direct Request – adopted 2016, published 106th ILC session (2017) Domestic Workers Convention 2011 (No. 189) – Germany (Ratification: 2013). https://www.ilo.org/dyn/normlex/en/f?p=1000:13100:0::NO:13100:P13100_COMMENT_ID:3300808:NO. Zugegriffen: 2. Jan. 2020

Isfort M, von der Malsburg A (2017) Privat organisierte Pflege in NRW: Ausländische Haushalts- und Betreuungskräfte in Familien mit Pflegebedarf. Gutachten im Auftrag des Ministeriums für Gesundheit, Emanzipation, Pflege und Alter des Landes Nordrhein-Westfalen. Düsseldorf. https://broschueren.nordrheinwestfalendirekt. de/broschuerenservice/staatskanzlei/privat-organisierte-pflege/2349. Zugegriffen: 2. Jan. 2020

Klie T (2019) 24-Stunden-Pflege à la Österreich. Häusliche Pflege 9:60

Kocher E (2019) Der rechtliche Rahmen der 24-Stunden-Pflege in Deutschland. In: Rudolph C, Schmidt K (Hrsg) Interessenvertretung und Care. Voraussetzungen, Akteure und Handlungsebenen. Westfälisches Dampfboot, Münster, S 195–213

Krawietz J, Scheiwe K (2014) Einleitung. Die historische Entwicklung von Arbeit im Privathaushalt – die Vielfalt der Formen und ihre Regulierung. In: Scheiwe K, Krawietz J (Hrsg) (K)Eine Arbeit wie jede andere? Die Regulierung von Arbeit im Privathaushalt. De Gruyter, Berlin Boston, S 1–20

Lutz H (2018) Die Hinterbühne der Care-Arbeit. Transnationale Perspektiven auf Care-Migration im geteilten Europa. Beltz Juventa, Basel Weinheim

Neuhaus A, Isfort M, Weidner F (2009) Situation und Bedarfe von Familien mit mittel- und osteuropäischen Haushaltshilfen. Deutsches Institut für angewandte Pflegeforschung e. V., Köln. http://www.dip.de. Zugegriffen: 30. Jan. 2020

Rossow V, Leiber S (2017) Zwischen Vermarktlichung und Europäisierung. Die wachsende Bedeutung transnational agierender Vermittlungsagenturen in der häuslichen Pflege in Deutschland. Sozialer Fortschr 66:285–302

Rossow V, Leiber S (2019) Entwicklungen auf dem Markt für „24-Stunden-Pflege". Polit Zeitgesch 69:33–34:37–42

Satola A (2015) Migration und irreguläre Pflegearbeit in Deutschland. Eine biographische Studie. ibidem, Stuttgart

Scheiwe K (2014) Die soziale Absicherung häuslicher Pflege über Grenzen hinweg – Rechtliche Grauzonen, (Ir-)Regularität und Legitimität. In: Scheiwe K, Krawietz J (Hrsg) (K)Eine Arbeit wie jede andere? Die Regulierung von Arbeit im Privathaushalt. De Gruyter, Berlin Boston, S 123–150

Staab P (2014) Macht und Herrschaft in der Servicewelt. Hamburger Edition, Hamburg

Statistisches Bundesamt (2017) Pflegestatistik 2015. Pflege im Rahmen der Pflegeversicherung – Deutschlandergebnisse. Statistisches Bundesamt, Wiesbaden

United Nations – Committee on Economic, Social and Cultural Rights (UN-CESCR) (2018) Concluding observations on the sixth periodic report of Germany (E/C.12/DEU/CO/6). https://digitallibrary.un.org/record/1653881. Zugegriffen: 2. Jan. 2020

Ver.di-Bundesverwaltung (2011) „Grauer Pflegemarkt" und Beschäftigung ausländischer Pflegehilfskräfte. Eine Argumentationshilfe, bearbeitet von Steffen M. Ver.di-Bundesverwaltung–Gesundheitspolitik, Berlin

Die Pflegeversicherung: eine vertragswettbewerbsfreie Zone

Klaus Jacobs

8.1 Reformbedarf bei der Steuerung der Pflegeversorgung – 124

8.2 Reformalternative: Wettbewerb wie in der GKV? – 126
8.2.1 Die Konzeption der „Solidarischen Wettbewerbsordnung" – 126
8.2.2 Voraussetzungen für Vertragswettbewerb – 128
8.2.3 Fehlende Voraussetzungen in der SPV – 130

8.3 Fazit und Ausblick – 131

Literatur – 132

© Der/die Autor(en) 2020
K. Jacobs et al. (Hrsg.), *Pflege-Report 2020*, https://doi.org/10.1007/978-3-662-61362-7_8

■■ Zusammenfassung

Der Beitrag befasst sich mit der Frage, inwieweit vertragswettbewerbliche Steuerung zur Verbesserung der Pflegeversorgung beitragen kann. Hierzu wird die Konzeption der Solidarischen Wettbewerbsordnung der gesetzlichen Krankenversicherung (GKV) betrachtet und ein Blick auf die Erfahrungen gerichtet, die dort seit der Einführung von freier Kassenwahl und Risikostrukturausgleich mit vertragswettbewerblicher Versorgungssteuerung gemacht wurden, bzw. auf die Gründe, warum es in dieser Hinsicht kaum positive Erfahrungen gibt. Vor diesem Hintergrund fällt die Beurteilung der Zweckmäßigkeit vertragswettbewerblicher Steuerung in der Pflegeversicherung negativ aus. Insbesondere ist im Pflegekontext eine wesentliche Funktionsbedingung der GKV-Wettbewerbskonzeption nicht hinreichend erfüllt: die Fähigkeit der (überwiegend alten, multimorbiden und oftmals zudem kognitiv beeinträchtigten) pflegebedürftigen Versicherten zur individuellen Kassen- bzw. Tarifwahl. Außerdem gibt es bislang kein Konzept zur Ausgestaltung eines pflegekompatiblen Risikostrukturausgleichs. Dieser Befund unterstreicht gleichzeitig die Skepsis gegenüber der Forderung nach einer Integration von Pflege- und Krankenversicherung.

This article deals with the question to what extent competitive control of contracts can contribute to improving the provision of care. To this end, the author examines the concept of the solidarity-based competitive system of statutory health insurance (SHI) and takes a look at the experiences that have been made since the introduction of free choice of health insurance funds and the risk adjustment scheme with contract-based competitive care control and at the reasons why there are hardly any positive experiences in this respect. Against this background, the appropriateness of contract competition control in long-term care insurance is assessed as negative. In particular, one essential condition of the SHI competition concept is not sufficiently fulfilled: the ability of the (predominantly old, multimorbid and often also cognitively impaired) insurees in need of long-term care to choose their individual insurance fund or tariff. Moreover, there is no concept yet for the design of a risk adjustment scheme that is compatible with long-term care. This also underlines the scepticism about the demand for an integration of long-term care insurance and health insurance.

8.1 Reformbedarf bei der Steuerung der Pflegeversorgung

Rund ein Vierteljahrhundert nach Einführung der gesetzlichen Pflegeversicherung mit ihren beiden Zweigen der sozialen Pflegeversicherung (SPV) und der privaten Pflegepflichtversicherung (PPV) gibt es strukturellen Reformbedarf in drei eng miteinander verknüpften Bereichen der Pflegeversorgung und ihrer Finanzierung. Im Mittelpunkt der öffentlichen Diskussion stehen vor allem Reformen der Finanzierungsstrukturen, speziell im Hinblick auf die künftige Rolle und Ausgestaltung der Pflegeversicherung: Wer soll in Zukunft in welcher Form an der solidarischen Finanzierung des Versicherungsschutzes beteiligt sein? Bei der Beantwortung dieser Frage geht es zugleich aber auch um Fragen des Leistungsrechts: Welche Leistungen sollen künftig zur solidarisch finanzierten Pflegeversorgung gehören und welche nicht? Eine Antwort hierauf betrifft unmittelbar die Höhe der Eigenanteile, die die Pflegebedürftigen bzw. ihre Angehörigen im Leistungsfall selbst tragen müssen. Zugleich wird auch die seit Einführung der Pflegeversicherung in Anlehnung an die Gesundheitsversorgung geschaffene strikte Trennung zwischen dem stationären und dem ambulanten Leistungsbereich tangiert, die der Herausbildung neuer Formen bedarfsgerechter Pflegearrangements im Grenzbereich von ambulant und stationär vielfach entgegensteht.

Deutlich weniger Beachtung als finanzierungs- und leistungsstrukturelle Fragen finden in der aktuellen Reformdebatte zumeist Überlegungen zu Steuerungsstrukturen. Dabei findet Steuerung in Bezug auf die Pflegeversorgung in mindestens dreifacher Form statt, bzw. – dies unterstreicht diesbezüglichen Reformbedarf – sie findet nur unzureichend statt oder zumindest nicht in einer zweckmäßig ausgestalteten und letztlich im Interesse der Betroffenen wirksamen Form.

- Auf der Makroebene geht es um die Steuerung der regionalen Pflege-Infrastruktur, oder anders formuliert: um die Sicherstellung eines ausreichenden Angebots an bedarfsgerechten Pflegeleistungen vor Ort.
- Auf der Mikroebene geht es um die Steuerung der Pflegebedürftigen in bedarfsgerechte Settings, und zwar nach Möglichkeit nicht nur in Bezug auf die eigentlichen Pflegeleistungen, sondern auch im Hinblick auf präventive und rehabilitative Leistungen zur Pflege sowie alle Formen der (präventiven, kurativen und rehabilitativen) Gesundheitsversorgung der Pflegebedürftigen sowie Leistungen ihrer sozialen Teilhabe.
- Schließlich geht es um die Steuerung von Qualität und Wirtschaftlichkeit bei denjenigen, die die vorgenannten Leistungen erbringen, das heißt: die Definition und Gewährleistung von Mindestqualitätsstandards sowie eine möglichst stetige Verbesserung von Qualität und Effizienz der Pflegeversorgung bzw. der Gesamtversorgung der Pflegebedürftigen, zumindest in Bezug auf die im Rahmen der SPV und der gesetzlichen Krankenversicherung (GKV) organisierten und von diesen beiden Sozialversicherungszweigen (mit-)finanzierten Leistungen.

Ordnungspolitisch konsistent wäre es nun, für diese drei Steuerungsdimensionen bzw. -aufgaben die jeweils zweckmäßigerweise (primär) zuständigen Akteure zu identifizieren und anschließend zu untersuchen, über welche Instrumente diese Akteure verfügen müssten, um die ihnen zugewiesenen Steuerungsaufgaben wirksam erfüllen zu können. Doch folgt weder die Struktur des Sozialgesetzbuches (SGB) dieser ordnungspolitischen Logik noch tut es die

öffentliche Reformdiskussion. Das für die Pflegeversicherung zuständige SGB XI ist nicht primär aufgaben-, sondern weitgehend akteursorientiert aufgebaut, speziell in Bezug auf die Aufgaben der Länder (§ 9) und die Aufgaben der Pflegekassen (§ 12). Das führt dazu, dass unterschiedliche Akteure für bestimmte Teilaufgaben zuständig bzw. verantwortlich sind, die sich teilweise überlappen bzw. nicht klar voneinander abgegrenzt sind. Angesichts objektiv bestehender Interessenkonflikte zwischen einzelnen Akteuren lässt sich dieses Problem auch nicht durch gesetzliche „Partnerschafts-Appelle" beseitigen. Dabei führt die Mehrfachzuständigkeit in Bezug auf bestimmte Aufgaben im Ergebnis erfahrungsgemäß nicht zu einer besonders guten, weil gleich mehrfachen Aufgabenerfüllung, sondern eher im Gegenteil: Es droht eine Zuständigkeits- und Verantwortungsdiffusion, bei der letztlich niemand wirklich „den Hut aufhat".

Dies gilt besonders eindrucksvoll für die Aufgabe der Sicherstellung. Hier sind die Länder für die Vorhaltung einer leistungsfähigen, zahlenmäßig ausreichenden und wirtschaftlichen pflegerischen Versorgungsstruktur verantwortlich (§ 9 Abs. 1 SGB XI) und die Pflegekassen für die Sicherstellung der pflegerischen Versorgung ihrer Versicherten (§ 12 Abs. 1 SGB XI). Wenn aber in einer Region Angebotsdefizite bestehen, also „Sicherstellung" im ureigenen Wortsinn gefragt ist, sind weder die Länder und Kommunen noch die Kassen in der Lage, diesem Problem wirksam entgegenzutreten. Ob die Umsetzung der im Mai 2015 vorgelegten „Empfehlungen der Bund-Länder-Arbeitsgruppe zur Stärkung der Rolle der Kommunen in der Pflege" (BMG 2015) zu einer nennenswerten Veränderung dieser Situation führen wird? Bislang ist dies bestenfalls schemenhaft erkennbar.

8.2 Reformalternative: Wettbewerb wie in der GKV?

In eine ganz andere Richtung weisen die steuerungsstrukturellen Reformvorschläge, die die Bundesvereinigung der Deutschen Arbeitgeberverbände (BDA) seit vielen Jahren für die SPV unterbreitet, zuletzt erst wieder im Februar 2020. Unter der Überschrift „Wettbewerb auf allen Ebenen schaffen" heißt es in einem zweiseitigen Positionspapier, dass der Kosten-, Preis- und Qualitätswettbewerb zur Erzielung kostengünstiger und leistungsfähiger Versorgungsstrukturen sowohl zwischen den Pflegekassen als auch zwischen den Leistungsanbietern verstärkt werden müsse. Der Einheitsbeitragssatz und der vollständige Ausgabenausgleich machten die soziale Pflegeversicherung zu einer wettbewerbsfreien Zone. Die Pflegekassen benötigten größere vertragliche Gestaltungsspielräume mit den Leistungsanbietern (BDA 2020).

Dass die BDA mit dieser Forderung vom Grundsatz her das Wettbewerbskonzept der Solidarischen Wettbewerbsordnung der GKV im Blick hat, macht ihr im Oktober 2016 vorgelegtes umfangreicheres „BDA-Konzept zur Neuordnung der sozialen Pflegeversicherung" deutlich. Dort wird gleich zu Beginn des Abschnitts, in dem die Forderung nach Einführung von Vertragswettbewerb in der SPV ausgeführt wird, explizit eine Analogie zur wettbewerblichen Ausrichtung der GKV hergestellt. Unter den bestehenden Rahmenbedingungen der SPV mit einheitlichem Beitragssatz und vollständigem Finanzausgleich hätten die Pflegekassen kaum ökonomische Anreize, ihre Ausgaben möglichst niedrig zu halten bzw. Wettbewerbsvorteile für ihre Versicherten zu erwirtschaften. Hierauf habe bereits im Jahr 2002 die Enquête-Kommission „Demographischer Wandel" in ihrem Schlussbericht hingewiesen (BDA 2016, S. 2).

Die Veröffentlichung dieses Berichts ist mittlerweile fast zwanzig Jahre her (Deutscher Bundestag 2002), und schon deshalb dürften sich vermutlich nicht mehr viele der heute pflegepolitisch Verantwortlichen hieran erinnern. Aber nicht nur aus diesem Grund soll die BDA-Forderung nach (mehr) Vertragswettbewerb in der SPV im Folgenden näher betrachtet werden. Hierfür sprechen noch zwei weitere Gründe: Zum einen haben sich die Erwartungen, die mit versorgungsorientiertem Kassenwettbewerb verknüpft werden, im Verlauf der letzten knapp zwanzig Jahre spürbar verändert. Anfang der 2000er Jahre, als die Enquête-Kommission „Demographischer Wandel" tätig war, galt der im Hinblick auf die gezielte Versorgungssteuerung forcierte Kassenwettbewerb vielfach als eine besonders erfolgsversprechende Reformoption. Diese Einschätzung muss aus heutiger Sicht jedoch erheblich relativiert werden, zumindest im Hinblick auf den Großteil der gesundheitspolitischen Akteure. Aber unabhängig davon stellt sich zum anderen ganz grundsätzlich die Frage, ob bzw. inwieweit Steuerungsstrukturen, die sich im Kontext der GKV-finanzierten Versorgung als zweckmäßig erweisen (können), überhaupt geeignet sind, mehr oder weniger unverändert auf die im Rahmen der SPV (mit-)finanzierte Pflegeversorgung übertragen zu werden.

8.2.1 Die Konzeption der „Solidarischen Wettbewerbsordnung"

Wie das Konzept der Solidarischen Wettbewerbsordnung in der GKV zustande kam, ist mehrfach beschrieben worden, meist in Verbindung mit dem Wort „Lahnstein" (etwa Reiners 2017). In diesem Ort am Rhein fand nämlich im Herbst 1992 die Klausursitzung statt, in der sich Gesundheitspolitiker aus Union, SPD und FDP aus Bund und Ländern gemeinsam auf die Einführung der weitgehend freien Krankenkassenwahl verständigten. Damit war im Ergebnis automatisch die Einführung von Kassenwettbewerb verbunden, auch wenn dies seinerzeit keineswegs das primäre Reformziel war, das vielmehr darin lag, die Kassenwahlrechte von Arbeitern und Angestellten einander anzugleichen. Weil eine Fortsetzung von – ggf. veränderten – Zuweisungsregelungen zu einzelnen Krankenkassenarten im ausgehenden 20. Jahrhundert aber nicht mehr für zeitgemäß gehalten wurde, kam es zur Einführung der freien Kassenwahl und damit gewissermaßen eher „nolens volens" zur Einführung von Kassenwettbewerb. Hieran zu erinnern erscheint deshalb angebracht, weil damit möglicherweise bereits ein Stück weit erklärt werden kann, warum die Gesundheitspolitik trotz anhaltend vollmundiger Wettbewerbs-Rhetorik in ihrem praktischen Handeln bis heute meist ausgesprochen zurückhaltend geblieben ist, wenn es um die Realisierung vertragswettbewerblicher Konzepte ging: Im Grunde war die Politik hiervon nie wirklich überzeugt.

Doch zunächst zurück nach Lahnstein bzw. zum dort vereinbarten Gesundheitsstrukturgesetz, das nicht nur die Einführung der freien Kassenwahl ab 1995/96 vorsah, sondern zu deren Flankierung – zeitlich sogar noch ein Stück vorgelagert – die Einführung des bundesweiten Risikostrukturausgleichs zwischen allen Krankenkassen. Dieses zentrale Element der nunmehr erforderlichen GKV-Wettbewerbsordnung hatte einerseits die Aufgabe, beitragsrelevanten Wettbewerbsverzerrungen aufgrund strukturell sehr unterschiedlich zusammengesetzter Versichertenbestände entgegenzuwirken, und andererseits das Ziel, aktiver Risikoselektion durch die Kassen vorzubeugen.

Nicht nur die Politik war damals keineswegs uneingeschränkt von der Sinnhaftigkeit von forciertem Kassenwettbewerb überzeugt; dies galt mindestens ebenso für den überwiegenden Teil der Krankenkassen und ihrer Verbände. Gleichwohl hielten sich Letztere nicht lange damit auf zu lamentieren, sondern machten sich sehr schnell daran, die erfolgte Wettbewerbsorientierung der GKV mit Leben zu füllen. Hierzu legten die Kassenverbände schon im Herbst 1994 ein Positionspapier vor mit dem Titel „Solidarische Wettbewerbsordnung als Grundlage für eine zukunftsorientierte gesetzliche Krankenversicherung". Darin wurde u. a. festgestellt, dass der Kernbereich des Kassenwettbewerbs die Vertragspolitik sei. Dabei

gehe es in erster Linie um die Erschließung von Wirtschaftlichkeitsreserven in der Versorgung sowie um die Sicherung und Verbesserung der Versorgungsqualität. Hierzu sollte im Wettbewerb nach optimalen Vertragslösungen gesucht werden. Zur Sicherstellung der tragenden Strukturprinzipien der GKV sei allerdings ein einheitlicher Rahmen notwendig, der insbesondere zwei Dimensionen umfasse: einen einheitlichen Leistungskatalog sowie bestimmte Qualitätsstandards im Sinne von Mindeststandards, einschließlich der gemeinsamen Festlegung der Zugangsvoraussetzungen zur Berufsausübung für die Leistungserbringer (Arge 1994, S. 16).

Diese ordnungspolitische Positionierung, die dem Wettbewerb der Krankenkassen eine wichtige Funktion bei der Versorgungsgestaltung zuweist, basiert auf dem Verständnis eines interdependenten wettbewerblichen Beziehungsgeflechts zwischen den drei zentralen Akteursgruppen der Versicherten/Patienten, Krankenkassen und Leistungserbringer auf dem Versicherungs-, Leistungs- und Behandlungsmarkt. Dieses Wettbewerbskonzept wird in der internationalen Gesundheitsökonomie gewöhnlich als „Managed Competition" bezeichnet – ein Begriff, der auf den US-Ökonomen Alain Enthoven zurückgeht (Enthoven 1993). In Deutschland hat sich hierfür spätestens seit dem Positionspapier der Arbeitsgemeinschaft der Spitzenverbände der Krankenkassen die Bezeichnung „Solidarische Wettbewerbsordnung" eingebürgert.

Die drei Akteursgruppen und ihre wettbewerblichen Beziehungen auf den drei Märkten sind in ◻ Abb. 8.1 dargestellt. Das Charakteristikum dieser Wettbewerbskonzeption der GKV liegt in den Beziehungen auf dem Leistungsmarkt, auf dem Krankenkassen und Leistungserbringer selektive Versorgungsverträge abschließen können. So etwas gibt es etwa in der Gesundheitsversorgung von Privatpatienten nicht. Die auf dem Leistungsmarkt durch eine Kasse selektivvertraglich vereinbarten Versorgungsleistungen sind ein wesentlicher Parameter im Kassenwettbewerb, denn sie werden auf dem Versicherungsmarkt den Ver-

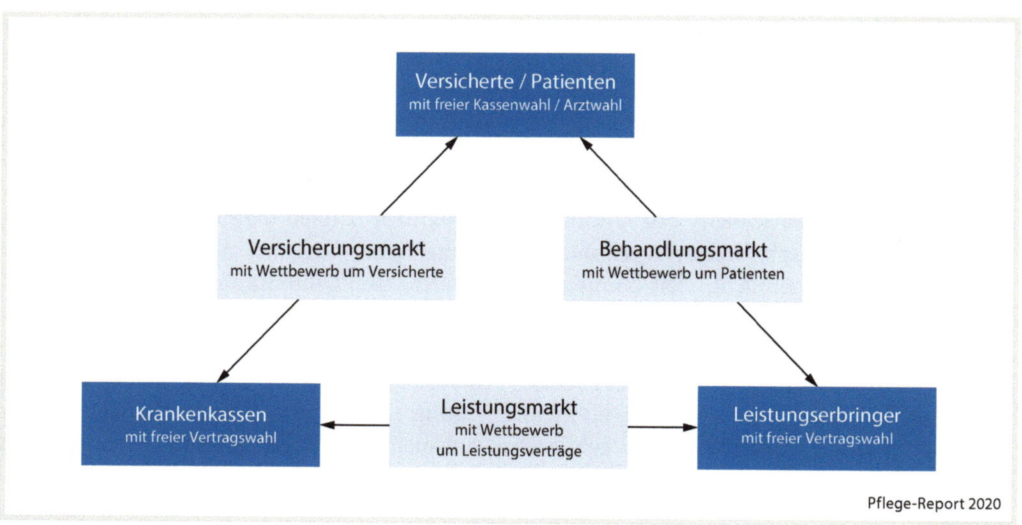

Abb. 8.1 Märkte und Wettbewerbsfelder in der GKV (in Anlehnung an Cassel und Wasem 2014)

sicherten angeboten. Diese können sich hierfür durch die Ausübung ihres Kassenwahlrechts und/oder innerhalb einer Kasse durch die Einschreibung in einen versorgungsbezogenen Wahltarif entscheiden. In dem Maße, in dem durch das selektivvertragliche Versorgungspaket Effizienzgewinne gegenüber der Kollektivversorgung realisiert werden, finden diese ihren Niederschlag in einem vergleichsweise günstigen (Zusatz-)Beitrag der Kasse bzw. einem Bonus oder Beitragsnachlass in dem entsprechenden Wahltarif. Die Versicherten, die sich im Rahmen ihrer Kassen- bzw. Tarifwahl freiwillig für das entsprechende Versorgungsangebot entscheiden, akzeptieren damit zugleich auf dem Behandlungsmarkt – in ihrer Rolle als Patienten – gewisse Einschränkungen in Bezug auf ihre ansonsten weithin unbeschränkte Leistungserbringerwahl („freie Arzt- bzw. Krankenhauswahl"). Dies geschieht im Sinne von unterschiedlich ausgestalteten Managed-Care-Modellen i. d. R. im Austausch gegen ein Plus an Qualität und Wirtschaftlichkeit der Versorgung, weil nur in dieser Hinsicht besonders ausgewiesene Leistungserbringer im Rahmen der Selektivverträge zum Zuge kommen.

8.2.2 Voraussetzungen für Vertragswettbewerb

Bei der Gestaltung der GKV-finanzierten Gesundheitsversorgung spielt dieses Wettbewerbskonzept, das auch als Vertragswettbewerb bezeichnet wird, weil Selektivverträge darin den „ökonomischen Kern" bilden (Oberender und Zerth 2014), keine nennenswerte Rolle – weder in der Praxis noch im Rahmen von aktuellen Reformdebatten, z. B. zur Neuordnung der Krankenhauslandschaft oder zur sektorenübergreifenden Versorgung. Das letzte größere Reformgesetz, in dem vertragswettbewerbliche Freiräume von Krankenkassen und Leistungserbringern erweitert und nicht zugunsten des Ausbaus von immer detaillierterer plan- und kollektivwirtschaftlicher Versorgungsgestaltung zurückgefahren wurden, war das GKV-Modernisierungsgesetz, das 2004 in Kraft trat (siehe Jacobs und Rebscher 2014) – also etwa zur gleichen Zeit, in der sich die bereits angesprochene Enquete-Kommission „Demographischer Wandel" mit möglichen wettbewerblichen Impulsen im Kontext der Pflegeversorgung befasste.

Immerhin hat es in der GKV zuletzt eine mehrjährige Debatte über die sachgerechtere Ausgestaltung des Ordnungsrahmens für den Kassenwettbewerb gegeben, die letztlich zur Verabschiedung des im April 2020 in Kraft getretenen „Gesetzes für einen fairen Kassenwettbewerb in der gesetzlichen Krankenversicherung" (GKV-FKG) geführt hat. Darin geht es im Wesentlichen um zwei Fragen: zum einen um die Weiterentwicklung des bereits durch die Beschlüsse von Lahnstein in der ersten Hälfte der 1990er Jahre eingeführten Risikostrukturausgleichs zwischen den Krankenkassen, der seit 2009 neben demographischen Kriterien der Versicherten (Alter und Geschlecht) auch direkte Morbiditätsindikatoren enthält, und zum anderen um rechtliche Maßgaben zum Wettbewerbsverhalten, Haftungs- und Aufsichtsrecht der Kassen. Wie Gesundheitsminister Jens Spahn anlässlich der Verabschiedung des GKV-FKG im Deutschen Bundestag im Februar 2020 betonte, werde der Wettbewerb der Kassen „künftig fairer und zielgenauer" (BMG 2020).

Substanzieller wird der Kassenwettbewerb damit allerdings nicht, zumindest was den bei seiner Einführung vor über einem Vierteljahrhundert erhofften Beitrag zur Verbesserung von Qualität und Wirtschaftlichkeit der Gesundheitsversorgung angeht, denn die vielfach konstatierten Defizite speziell auf dem Leistungsmarkt bestehen unverändert fort (Jacobs 2020). Dies macht auch eine Stellungnahme der Monopolkommission deutlich, die das Gesetz insoweit als unvollständig bezeichnet, als die Reformbaustelle Leistungswettbewerb gar nicht adressiert werde (MK 2019) – damit sind die hier als Vertragswettbewerb auf dem Leistungsmarkt bezeichneten Selektivvertragsoptionen und deren Weitergabe an die Versicherten in Gestalt von entsprechenden Wahltarifen gemeint, mit denen sich die Monopolkommission bereits in einem früheren Gutachten ausführlicher befasst hatte (MK 2017).

Damit gibt es nach der Einschätzung der Monopolkommission drei notwendige Voraussetzungen für „einen wirksamen Kassenwettbewerb um die beste Gesundheitsversorgung": ein zweckmäßig ausgestalteter Risikostrukturausgleich, einheitliche Wettbewerbsregeln („Level Playing Field") sowie geeignete Möglichkeiten, die Versorgung im Wettbewerb effizient zu gestalten (MK 2019). Wenn man die bisherigen Erfahrungen mit Vertragswettbewerb in der GKV und die dabei immer wieder deutlich gewordenen Missverständnisse, aber auch sehr grundsätzlich formulierte Vorbehalte Revue passieren lässt, gibt es im Hinblick auf versorgungsorientierten Kassenwettbewerb aber mindestens noch zwei weitere Funktionsbedingungen. Die Monopolkommission führt sie vermutlich nur deshalb nicht explizit auf, weil sie ihr mutmaßlich selbstverständlich erscheinen, doch lässt sich gewiss eine Lehre aus einem Vierteljahrhundert Kassenwettbewerb ziehen: Selbstverständlich ist in diesem Kontext nichts.

Die beiden weiteren Voraussetzungen für vertragswettbewerbliche Versorgungsgestaltung sind abgeleitet aus konkreten Konstellationen, in denen Wettbewerbssteuerung von vornherein nicht in Frage kommt: zum einen etwa in dünn besiedelten Regionen, in denen es schlicht an ausreichenden Leistungsangeboten mangelt und alle Anstrengungen der Akteure vor Ort gemeinsam darauf ausgerichtet sein müssen, überhaupt für ein ausreichendes Versorgungsangebot zu sorgen; zum anderen etwa in einer Notfallsituation, in der ein Patient nicht imstande ist, eine eigene Wahlentscheidung zwischen verschiedenen Versorgungsalternativen zu treffen und darauf angewiesen ist, dass insbesondere zeitkritische Entscheidungen bestmöglich in seinem Sinn durch kompetente Sachwalter erfolgen. Allgemein, also über diese konkreten Konstellationen hinausgehend formuliert, lauten diese beiden Funktionsbedingungen für wirksamen Vertragswettbewerb somit, dass es genügend Leistungserbringer bzw. alternative Versorgungsangebote geben muss und dass die Versicherten bzw. Patienten im Hinblick auf alternative Versorgungsangebote hinreichend „wahlfähig" sein müssen – damit sie, wie oben ausgeführt, eine entsprechende Kassen- bzw. Tarifwahl treffen können.

8.2.3 Fehlende Voraussetzungen in der SPV

Die Funktionsbedingungen für wirksamen versorgungsorientierten Kassenwettbewerb, die im Kontext der GKV aus der Konzeption der Solidarischen Wettbewerbsordnung und den hiermit gesammelten Erfahrungen aus Praxis und gesundheitspolitischer Debatte abgeleitet wurden, können nun – gleichsam im Sinne einer „Checkliste" – auf die SPV übertragen werden. So lässt sich überprüfen, inwieweit die Voraussetzungen für wirksamen Vertragswettbewerb hier erfüllt werden können. Das Ergebnis, um es vorwegzunehmen, fällt einigermaßen ernüchternd aus – zumindest aus der Sicht derjenigen, die der Idee vertragswettbewerblicher Versorgungssteuerung als Alternative zu plan- und kollektivwirtschaftlicher Versorgungsgestaltung grundsätzlich aufgeschlossen gegenüberstehen, denn im Grunde ist keine der insgesamt fünf Voraussetzungen für wirksamen Vertragswettbewerb erfüllt bzw. – grundsätzlich oder zumindest in absehbarer Zeit – erfüllbar.

Zwei wesentliche Wettbewerbsvoraussetzungen sollen hier speziell betrachtet werden: der erforderliche Risikostrukturausgleich sowie die Wahlfähigkeit der Versicherten/Patienten bzw. – im Kontext der SPV – der Pflegebedürftigen.

In einem Versicherungssystem mit solidarischer Finanzierung, also ohne risikoäquivalent ausgestaltete Beiträge, erfordert versorgungsorientierter Kassenwettbewerb einen zweckmäßig ausgestalteten Risikostrukturausgleich. Diese Ansicht kann mittlerweile wohl als unstrittig gelten. Was konkret unter „zweckmäßiger Ausgestaltung" zu verstehen ist, dürfte freilich unterschiedlich eingeschätzt werden. Doch auch in dieser Hinsicht sollte es nach einer mehrjährigen kontroversen Reformdebatte in der GKV, die – wie bereits dargestellt – Anfang 2020 mit der Verabschiedung des GKV-FKG ihr zumindest vorläufiges Ende gefunden hat, dahingehend Konsens geben, dass ein ausschließlich auf Alter und Geschlecht der Ver-

sicherten fußender Risikostrukturausgleich im Hinblick auf einen unverzerrten Kassenwettbewerb unzureichend ist, und zwar sowohl in der Kranken- als auch in der Pflegeversicherung. Hierzu hatte es in der ersten Hälfte der 1990er-Jahre, also nicht nur vor der Umsetzung der „Beschlüsse von Lahnstein", sondern auch vor Einführung der Pflegeversicherung, in der Wissenschaft durchaus noch anderslautende Einschätzungen gegeben (etwa Hofmann 1993).

Als ein knappes Jahrzehnt später eine wissenschaftliche Expertise im Auftrag der Enquete-Kommission „Demographischer Wandel" erstellt wurde (IGES et al. 2001), hatte der Deutsche Bundestag immerhin schon beschlossen, dass der Risikostrukturausgleich in der GKV direkt morbiditätsorientiert weiterentwickelt werden sollte (was ab 2009 Realität wurde). Gleichwohl stand die hieraus abgeleitete grundsätzliche Übertragbarkeit des Risikostrukturausgleichs aus der GKV auf die Pflegeversicherung auf dünnem Eis. Zwar ist es Heinz Rothgang zufolge nach entsprechenden internationalen Vorbildern durchaus möglich, „dass die Kosten der Langzeitpflege sehr präzise vorhergesagt werden können, wenn Pflegebedürftigkeit und die Versorgungsform als Prädiktoren zugelassen werden", doch stelle sich in diesem Fall die Frage, was die Kassen im Wettbewerb steuern sollen und können (Rothgang 2016, S. 22). Das hängt unmittelbar mit den leistungsrechtlichen Besonderheiten der Pflegeversicherung zusammen, die sich angesichts des Teilleistungsprinzips, der Alternative von ambulanter und stationärer Pflege bei gleichem Grad an Pflegebedürftigkeit sowie – in der ambulanten Pflege – dem Wahlrecht zwischen Sach- und Geldleistungen bzw. einer Kombination dieser beiden Leistungsformen grundlegend von der Ausgestaltung der GKV-Leistungen unterscheidet. Rothgang schlussfolgert, dass für die erfolgreiche Einführung von Kassenwettbewerb in der Pflegeversicherung ein Risikostrukturausgleich geschaffen werden müsse, der über hinreichend gute Prädiktionskraft verfügt, ohne dabei die Parameter zu enthalten, die gesteuert werden sollen, „was sich womöglich wechselseitig ausschließt" (Rothgang 2016, S. 23).

Doch selbst wenn es gelänge, einen anreizkompatiblen Risikostrukturausgleich für die SPV zu konstruieren – möglicherweise leichter unter veränderten leistungsrechtlichen Rahmenbedingungen (Stichwort: Vollversicherung ohne Sektorentrennung mit Sachleistungsprinzip) –, bliebe eine zweite Voraussetzung für Vertragswettbewerb letztlich nicht erfüllbar: die hinreichende Wahlfähigkeit der pflegebedürftigen Versicherten. Wie gezeigt, ist die freie Kassen- bzw. Tarifwahl jedoch ein zentraler Baustein der Solidarischen Wettbewerbsordnung. Ein nicht geringer Anteil der Pflegebedürftigen mit kognitiven Beeinträchtigungen kann eine solche freie Wahl schlechterdings nicht leisten, doch auch den übrigen – zum Großteil hochaltrig und multimorbide – wird man einen Kassen- und/oder Tarifwechsel als Voraussetzung für den Erhalt einer bedarfs- bzw. präferenzgerechten Versorgung kaum zumuten wollen oder können. Mit der Freiwilligkeit in Bezug auf die Teilnahme an bestimmten, selektivvertraglich vereinbarten Versorgungsmodellen entfällt jedoch eine wesentliche Grundlage für deren Legitimation. Dieses gravierende Manko kann auch nicht dadurch behoben werden, dass anderen Kassen das Recht eingeräumt wird, solchen Verträgen „beizutreten" – sofern dies in Bezug auf die dafür erforderlichen Ressourcen überhaupt möglich wäre –, denn auch das wäre ja nicht gleichbedeutend mit der Ausübung des individuellen Wahlrechts der Versicherten.

Auf die Betrachtung der übrigen Voraussetzungen für wirksamen versorgungsorientierten Kassenwettbewerb in der SPV kann angesichts dieser Befunde – kein anreizkompatibler Risikostrukturausgleich sowie keine hinreichende Fähigkeit zur freien Kassen- bzw. Tarifwahl – im Prinzip verzichtet werden. Als Stichworte mögen deshalb genügen: zum einen der Hinweis auf eine im Vergleich zur GKV deutlich höhere Marktkonzentration bei den Pflegekassen sowie zum anderen die Erwartung einer eher durch Knappheit gekennzeichneten Angebotskonstellation auf dem Pflegemarkt angesichts weiterhin wachsender Nachfrage – also zwei weitere dicke Fragezeichen bezüglich der Nutzbarkeit vertragswettbewerblicher Versorgungssteuerung in der Pflege.

8.3 Fazit und Ausblick

Wie gezeigt wurde, eignet sich der Vertragswettbewerb nach der GKV-Konzeption der Solidarischen Wettbewerbsordnung nicht zur gezielten Steuerung der Pflegeversorgung. Damit scheidet zugleich aber auch eine speziell in dieser Hinsicht propagierte Integration der Pflegeversicherung in die GKV als sinnvolle Reformoption aus. Gerade im Interesse von mehr versorgungsorientiertem Kassenwettbewerb zur Verbesserung von Qualität und Wirtschaftlichkeit der Gesundheitsversorgung wäre hiervor sogar eher zu warnen, weil dessen Realisierungschancen durch einen solchen Schritt womöglich noch weiter verschlechtert würden. Diese Schlussfolgerung dürfte vermutlich überraschen: ein Votum gegen die Integration von GKV und SPV im Interesse der Aufrechterhaltung der vertragswettblichen Steuerungsoption in der GKV.

Damit bliebe allerdings die Problematik des Nebeneinanders von wettbewerblicher GKV und nicht-wettbewerblicher SPV vom Grundsatz her bestehen (siehe Rothgang 2016). Hieraus resultierende mögliche Fehlanreize bei den wettbewerblich orientierten Krankenkassen mit nachteiligen Auswirkungen auf die Versorgung der Pflegebedürftigen müssten entsprechend beseitigt werden. Das bedeutet, dass der Status quo der Finanzierungszuständigkeit der GKV für die häusliche Krankenpflege ambulant Pflegebedürftiger auf der einen Seite und der SPV für deren Gegenstück im stationären Bereich, die medizinische Behandlungspflege, auf der anderen Seite nicht aufrechterhalten bleiben kann. Dies gilt aber unabhängig von dem damit verbundenen Anreizproblem für die wettbewerblichen Krankenkassen auch bereits im Hinblick auf die für sinnvoll erachtete Überwindung der Sektorentrennung ambulant/stationär in der Pflegeversorgung. Im Hinblick auf ein zweites Anreizproblem als Folge des Nebeneinanders von GKV mit und SPV ohne Kassenwettbewerb mit nachteiligen Wirkungen für das Rehabilitationsgeschehens von Pflegebedürftigen ist der Gesetzgeber (in Bezug auf § 18a SGB XI „Weiterleitung der Rehabilitationsempfehlung, Berichtspflichten") bereits tätig geworden – ob ausreichend, bleibt zu beobachten.

Ist die SPV nun, wie die BDA behauptet, eine „wettbewerbsfreie Zone" (BDA 2020)? Die Antwort lautet: Nein, sie ist lediglich eine vertragswettbewerbsfreie Zone, aber deshalb keineswegs zwangsläufig vollkommen wettbewerbsfrei. Auch die Kranken- bzw. Pflegekassen können dabei durchaus aktiv mitwirken, nur sinnvollerweise halt nicht mithilfe von Selektivverträgen und damit verknüpften Wahltarifen. Gleichwohl stehen die Anbieter von Leistungen der Pflegeversorgung weiterhin im Wettbewerb um die Pflegebedürftigen. Diese und ihre Angehörigen hierbei aktiv zu beraten und dazu weitestgehende Transparenz über die Qualität der Anbieter herzustellen – und zwar nicht nur im Hinblick auf die eigentlichen Pflegeleistungen, sondern darüber hinaus auch in Bezug auf die Organisation der Gesundheitsversorgung der Pflegebedürftigen sowie Möglichkeiten für deren soziale Teilhabe – sind und bleiben wesentliche Aufgaben, durch deren erfolgreiche Wahrnehmung sich die Kassen auch wettbewerblich positionieren können.

Literatur

Arge – Arbeitsgemeinschaft der Spitzenverbände der Krankenkassen (1994) Solidarische Wettbewerbsordnung als Grundlage für eine zukunftsorientierte gesetzliche Krankenversicherung. Arge – Arbeitsgemeinschaft der Spitzenverbände der Krankenkassen, Bonn u. a. O.

BDA – Bundesvereinigung der Deutschen Arbeitgeberverbände (2016) Pflegeversicherung dauerhaft leistungsfähig und finanzierbar halten. BDA-Konzept zur Neuordnung der sozialen Pflegeversicherung

BDA (2020) Soziale Pflegeversicherung. BDA kompakt

BMG – Bundesministerium für Gesundheit (2015) Empfehlungen der Bund-Länder-Arbeitsgruppe zur Stärkung der Rolle der Kommunen in der Pflege

BMG (2020) Bundesgesundheitsminister Spahn: „Wettbewerb zwischen den Krankenkassen wird gerechter – Lieferengpässen bei Arzneimitteln entgegenwirken. Bundestag beschließt „Gesetz für einen fairen Kassenwettbewerb in der gesetzlichen Krankenversicherung" (Pressemitteilung vom 13.02.2020)

Cassel D, Wasem J (2014) Solidarität und Wettbewerb als Grundprinzipien eines sozialen Gesundheitswesens. In: Cassel D, Jacobs K, Vauth C, Zerth J (Hrsg) Solidarische Wettbewerbsordnung. Medhochzwei, Heidelberg, S 3–43

Deutscher Bundestag (2002) Schlussbericht der Enquête-Kommission „Demographischer Wandel – Herausforderungen unserer älter werdenden Gesellschaft an den Einzelnen und die Politik". Drucksache 14/880 vom 28.03.2002

Enthoven A (1993) The history and principles of managed competition. Health Aff 12(Suppl. 1):24–48

Hofmann J (1993) Risikostrukturausgleich in der Pflegeversicherung. Sozialer Fortschr 42(9):202–203

IGES, Igl G, Wasem J (2001) Potenziale und Grenzen der Integration von Gesetzlicher Krankenversicherung (SGB V) und Sozialer Pflegeversicherung (SGB XI) (Gutachten im Auftrag der Enquête-Kommission „Demographischer Wandel" des Deutschen Bundestags. Vorgelegt im Juni 2001)

Jacobs K (2020) Vertragswettbewerb: Neustart geboten. Gesundheit Sozialpolit 74(1):24–28

Jacobs K, Rebscher H (2014) Meilensteine auf dem Weg zur Solidarischen Wettbewerbsordnung. In: Cassel D, Jacobs K, Vauth C, Zerth J (Hrsg) Solidarische Wettbewerbsordnung. Medhochzwei, Heidelberg, S 45–73

MK – Monopolkommission (2017) Stand und Perspektiven des Wettbewerbs im deutschen Krankenversicherungssystem. Sondergutachten 75

MK (2019) Gut aber unvollständig. Policy Brief, Ausgabe 3

Oberender P, Zerth J (2014) Selektivverträge als „ökonomischer Kern" der Solidarischen Wettbewerbsordnung. In: Cassel D, Jacobs K, Vauth C, Zerth J (Hrsg) Solidarische Wettbewerbsordnung. Medhochzwei, Heidelberg, S 173–198

Reiners H (2017) Mythos Lahnstein. Gesundh Ges 20(9):22–28

Rothgang H (2016) Ordnungspolitische Weiterentwicklung durch mehr Wettbewerb in der Pflegeversicherung? Gesundheit Sozialpolit 70(1):19–24

Geriatrische Rehabilitation – Aktueller Stand und zukünftige Entwicklung

Clemens Becker, Ramona Auer, Kilian Rapp, Stefan Grund und Jürgen M. Bauer

9.1   Einleitung – 137

9.2   Prävention und Rehabilitation an der Schnittstelle zur Pflege – 138
9.2.1   Prävention bei Pflege – 138
9.2.2   Rehabilitation vor Pflege – 138
9.2.3   Kurzzeitpflege und Übergang in die Rehabilitation – 139

9.3   Rehabilitative Versorgungsformen für pflegebedürftige ältere Menschen – 140
9.3.1   Evidenz der stationären Rehabilitation bei älteren Menschen – 140
9.3.2   Versorgung in der stationären geriatrischen Rehabilitation in Deutschland – 140
9.3.3   Ambulante geriatrische Rehabilitation – 141
9.3.4   Mobile geriatrische Rehabilitation – 142

9.4   Innovative Modellprojekte zur Verbesserung der Prävention und rehabilitativen Versorgung älterer Menschen – 143
9.4.1   Modell zur Prävention bei drohendem Pflegebedarf – 143
9.4.2   Rehabilitation in der Kurzzeitpflege – 144

© Der/die Autor(en) 2020
K. Jacobs et al. (Hrsg.), *Pflege-Report 2020*, https://doi.org/10.1007/978-3-662-61362-7_9

9.5 Rehabilitative Versorgungstrukturen für ältere Menschen mit Pflegebedarf in Europa – 145

9.6 Fazit – 146

Literatur – 146

▪▪ Zusammenfassung

Aufgrund des demographischen Wandels steigt die Zahl hochbetagter, multimorbider Menschen mit Rehabilitationsbedarf und -potenzial. Dieser Entwicklung wurde bereits in den 90er Jahren durch die Unterstützung der geriatrischen Rehabilitation begegnet. Mit ihren diversen Ausgestaltungen hilft diese, die rehabilitativen Bedarfe älterer Menschen in den verschiedenen Versorgungssektoren abzudecken. Dabei erfolgt die gut etablierte und wissenschaftlich fundierte stationäre geriatrische Rehabilitation häufig nach einem akutstationären Aufenthalt. Demgegenüber unterstützt die ambulante und mobile geriatrische Rehabilitation die Versorgung im prä- und poststationären Sektor. Aktuelle Zahlen belegen die Entwicklungsdynamik in diesem Bereich. Der derzeitige Entwicklungsfokus liegt auf der Optimierung präventiver und rehabilitativer Maßnahmen im ambulanten Bereich sowie im stationären Pflegebereich. Unterstützt wird dies durch zahlreiche Innovationsfonds-Projekte des G-BA und durch eine europaweite Zusammenarbeit. Zudem gilt es Gesetze zur Stärkung der Teilhabe älterer Menschen besser umzusetzen.

Due to demographic change, the number of very old, multimorbid people with rehabilitation needs and potential is increasing. This challenge was already met in the 1990s by promoting geriatric rehabilitation. The various forms of geriatric rehabilitation help to cover the rehabilitation needs of elderly people in the different care sectors. Well-established and scientifically sound inpatient geriatric rehabilitation often takes place after an acute inpatient stay. In contrast, outpatient and mobile geriatric rehabilitation supplements the pre- and post-inpatient sector. Current figures confirm the dynamic development in this field. The present development focuses on optimising preventive and rehabilitative measures in the outpatient and inpatient nursing care sectors. This is supported by numerous innovation fund projects of the G-BA and by Europe-wide cooperation. It is also important to better implement legislation to strengthen social participation of elderly people.

9.1 Einleitung

Der demographische Wandel in Deutschland tritt in eine neue Phase. Die Zahl der Hochaltrigen steigt wie prognostiziert kontinuierlich an. Zudem beginnt der Renteneintritt der Generation „Babyboomer". Dies hat Auswirkungen auf die Anzahl an Gesundheitsfachkräften (z. B. Hausärzte), die Inanspruchnahme von medizinischen und therapeutischen Leistungen nach dem Renteneintritt und zukünftig auch auf den pflegerischen Bedarf dieser Gruppe. Die Akkumulation dieser Kohorteneffekte der Vor- und Nachkriegsgeneration ist ein gesundheitliches Versorgungsrisiko, das mit den gegenwärtigen Strukturen und Prozessen nicht abgefangen werden kann. Daher besteht Konsens, dass die primäre, sekundäre und tertiäre Prävention der Pflegebedürftigkeit eine hohe gesellschaftliche Priorität hat. Die großen und relevantesten Themen sind hierbei neurodegenerative Erkrankungen wie Demenz und Morbus Parkinson sowie Schlaganfallerkrankungen und sturzbedingten Verletzungen. Letztere sind nach dem Akutereignis für die Patienten häufig mit Pflegebedürftigkeit verbunden. Die onkologischen Krankheiten (Lungenkrebs, Brustkrebs, Darmkrebs), Herzkreislauferkrankungen (chronische Herzinsuffizienz und ischämische Herzkrankheiten), Infektionskrankheiten (Pneumonie und Harnwegsinfekte) und chronische Lungenerkrankungen (COPD) sind zwar mit häufigen Krankenhausaufenthalten verbunden, führen aber meist erst in der terminalen Phase zu häuslichem und stationärem Pflegebedarf. Dies spiegelt sich u. a. auch in der Gesundheitsberichterstattung des Robert Koch-Instituts wider, die in den letzten Jahren zunehmend das Thema Alter und demographischer Wandel aufgegriffen hat. Bereits in der letzten Legislaturperiode wurde das Thema Prävention der Pflegebedürftigkeit auch politisch aufgegriffen. Der damalige Gesundheitsminister Gröhe machte auf eine Reihe von dysfunktionalen Prozessen aufmerksam. Beispielsweise thematisierte er, dass im Rahmen der MDK-Erstbegutachtung zur Pflegegradeinstufung das Rehabilitationspotenzial nur unzureichend identifiziert wird, was auch in einer Studie untersucht worden war (Rothgang et al. 2014). Die derzeitige Regierungskoalition hat im Koalitionsvertrag angekündigt, den präventiven Hausbesuch älterer Menschen zu fördern. Weiterhin soll die geriatrische Rehabilitation gesetzlich gestärkt werden. Eine Reihe von G-BA-Projekten im Innovationsfonds greifen das Thema auf. Auf der Sollseite ist anzumerken, dass flächendeckend bislang keine kohärente Strategie zur Prävention und rehabilitativen Versorgung von Hochbetagten vorhanden ist; die Versorgungsstrukturen in den Bundesländern sind weiterhin sehr unterschiedlich. Das Präventionsgesetz hat für ältere Menschen, die noch zu Hause leben, bislang kaum erkennbaren Effekte gehabt.

Der vorliegende Beitrag führt zunächst die derzeitigen Versorgungswege an der Schnittstelle von Prävention und Rehabilitation zur Pflege aus, geht dann auf einige Versorgungsformen der Rehabilitation für pflegebedürftige ältere Menschen ein und stellt anschließend innovative Modellprojekte und Beispiele aus dem europäischen Ausland vor.

9.2 Prävention und Rehabilitation an der Schnittstelle zur Pflege

9.2.1 Prävention bei Pflege

Mit dem Gesetz zur Stärkung der Gesundheitsförderung und der Prävention aus dem Jahr 2015 wurden Pflegekassen dazu verpflichtet, Präventionsleistungen in Pflegeeinrichtungen zu erbringen (§ 5 SGB XI). Diese gesetzliche Verpflichtung zum Grundsatz „Prävention und Reha vor Pflege" greift jedoch zu kurz und kann sicher nicht die politisch gewünschten Effekte erzielen: Da § 5 Abs. 1 SGB XI sich auf voll- und teilstationäre Einrichtungen (im Sinne des § 71 Abs. 2 SGB XI) beschränkt, ist der Präventionsauftrag für die häusliche Pflege nicht verpflichtend. Mit der neuen Regelung wollte der Gesetzgeber vor allem die Bereitstellung

von finanziellen Mitteln durch die Pflegekassen vorgeben: Mit Beginn im Jahr 2016 sollten pro Versicherten 0,30 € für Leistungen dieser Art aufgewendet werden. Dieser Wert wurde in den Folgejahren angepasst. Die Finanzmittel werden also auf Grundlage aller Versicherten berechnet, profitieren sollen aber nur stationäre Bewohnerinnen und Bewohner. Dies ist vor dem Hintergrund, dass gut drei Viertel aller Pflegebedürftigen im häuslichen Setting versorgt werden, nicht nachvollziehbar. Der Anspruch auf Präventionsleistungen nach SGB XI sollte, ist er vom Gesetzgeber ernst gemeint, für alle Pflegebedürftigen gelten und die Verpflichtung in Form bereitzustellender Mittel auch auf Menschen in der Häuslichkeit ausgeweitet werden. Darüber hinaus kann auch diskutiert werden, dass die Umsetzung von präventiven Angeboten für pflegebedürftige Menschen oder von Pflegebedürftigkeit Bedrohten auch deshalb gehemmt ist, da die finanzielle Zuständigkeit für diese bei der Krankenversicherung liegt, Einsparungen aufgrund von Erfolgen der Präventionsmaßnahmen aber der Pflegeversicherung zugutekämen (Jacobs und Greß 2017).

9.2.2 Rehabilitation vor Pflege

Rehabilitation kann den Eintritt von Pflegebedürftigkeit hinauszögern (Seger et al. 2013). Daher muss spätestens, wenn Pflegebedürftigkeit droht, die Indikation für eine Rehabilitation geprüft werden. Der Grundsatz „Rehabilitation vor und bei Pflege" ist in den Sozialgesetzbüchern schon lange fest verankert. Die medizinische Rehabilitation und diesem Fall die geriatrische Rehabilitation wird dabei als Maßnahme betrachtet, Pflegebedürftigkeit zu überwinden, zu mindern oder ihre Verschlimmerung zu verhüten (§ 31 SGB XI, § 11 SGB V). Der Zugang zur geriatrischen Rehabilitation kann ambulant über den niedergelassenen Vertragsarzt, als Anschlussrehabilitation nach einer Krankenhausbehandlung oder im Rahmen der Pflegebegutachtung erfolgen. Die gesetzliche Grundlage dafür wurde im Zweiten

▫ Tabelle 9.1 Versorgungswege von pflegebedürftigen Menschen nach akutstationärer Krankenhausbehandlung und ursprünglich häuslicher Versorgung (2019) (Quelle: Eigene Berechnungen auf Basis von Routinedaten der AOK Baden-Württemberg)

Entlass-situation	Stationäre Rehabilitation	Häusliche Umgebung	Stationäre Langzeit-Pflege	Kurzzeitpflege	Verstorben
Anteil in %	4	44	29	12	11

Pflege-Report 2020

Pflegestärkungsgesetz geschaffen. Seit Januar 2015 findet der sogenannte optimierte Begutachtungsstandard (OBS) Anwendung, bei dem nach gutachterlichem Screening eine Empfehlung durch ärztliche Gutachter für eine Rehabilitation ausgesprochen wird (BMG 2016) (§ 18 Abs. 1 und 6 SGB XI). Mit Inkrafttreten des Pflegeweiterentwicklungsgesetzes hat die gutachterliche Feststellung der Indikation zur Rehabilitation verbindliche Wirkung. Ziel des Gesetzgebers war es, die Inanspruchnahme von Rehabilitation für diesen Personenkreis zu erhöhen. Der relative Anteil der Rehabilitationsempfehlungen konnte damit auch von 1,1 auf 2,7 % gesteigert werden (GKV-SV 2018). Die Einwilligung des Versicherten zur Weitergabe dieser Rehabilitationsempfehlung löst eine Antragstellung nach § 14 SGB IX aus. Leider lag die Quote der Einwilligungen der Versicherten zur Weiterleitung der Empfehlung an die Krankenkasse als zuständiger Träger der Rehabilitation in den Jahren zwischen 2015 und 2018 nur zwischen 37 und 49 % (GKV-SV 2018). Die Gründe hierfür sind vielschichtig und bilden immer ein komplexes Zusammenspiel mehrerer Einflussfaktoren ab. Zu diskutieren sind strukturell bedingte Hemmnisse (z. B. mangelnde rehabilitative Versorgungsstrukturen) bis hin zu persönlichen, individuellen Ablehnungsgründen (z. B. häusliche Bindung und Verpflichtung für Angehörige) (Golla et al. 2019).

9.2.3 Kurzzeitpflege und Übergang in die Rehabilitation

Kurzzeitpflege kann im Versorgungsalltag an der Schnittstelle zwischen Akutaufenthalt und weiterem Versorgungsweg stehen. Die Kurzzeitpflege kann als Übergangsleistung nach § 42 SGB XI bei bestehender Pflegebedürftigkeit und nach § 39c bei fehlender Pflegebedürftigkeit in Anspruch genommen werden. Die Inhalte der Leistung sind hier auf Hilfen bei der Körperpflege, Ernährung, Mobilität und sozialer Betreuung beschränkt. Für die weitere Versorgung von älteren Menschen kann die Kurzzeitpflege eine wichtige Rolle für die Steuerung in anschließende Versorgungswege darstellen. Das Potenzial dahingehend ist jedoch noch ausbaufähig. Frühere Berichte (Rothgang et al. 2015) zeigten, dass die Mehrzahl der Personen, die Kurzzeitpflege im Anschluss an einen Krankenhausaufenthalt in Anspruch nehmen, in vollstationäre Dauerpflege überführt wird. Circa ein Drittel wird in häusliche ambulante Pflege übergeleitet und nur ca. 6 % der Personen kehren nach Hause zurück, ohne dass Pflegebedürftigkeit vorliegt. Rehabilitationsmaßnahmen werden im Anschluss an Kurzzeitpflegeaufenthalte nur selten in Anspruch genommen (Frankenhauser-Mannuß 2017). Die Versorgungswege von pflegebedürftigen Menschen, die ursprünglich aus der Häuslichkeit kamen, nach einer akutstationären Krankenhausbehandlung wurden auch in einer aktuellen Studie untersucht (siehe hierzu ▶ Abschn. 9.4.2). ▫ Tab. 9.1 zeigt, dass 44 % dieser vorher ambulant versorgten Pflegebedürftigen nach einem Krankenhausaufenthalt in die häusliche Umge-

◘ Tabelle 9.2 Versorgungswege von pflegebedürftigen Kurzzeitpflegegästen nach akutstationärer Krankenhausbehandlung und ursprünglich häuslicher Versorgung (2019) (Quelle: Eigene Berechnungen auf Basis von Routinedaten der AOK Baden-Württemberg)

Entlasssituation	Stationäre Rehabilitation	Häusliche Pflege	Stationäre Langzeit-Pflege	Verstorben[a]
Anteil in %	4	32	42	20

[a] innerhalb eines Monats

Pflege-Report 2020

bung zurückkehren, während 12 % in die Kurzzeitpflege und 4 % in eine stationäre Rehabilitation entlassen werden.

Schaut man weiter auf die Versorgungswege der 12 %, die nach einer akutstationären Krankenhausbehandlung eine Kurzzeitpflege erhielten, muss festgestellt werden, dass 42 % der Kurzzeitpflegegäste in der Langzeitpflege weiterversorgt werden. Für lediglich 4 % von ihnen ist die Kurzzeitpflege tatsächlich eine Übergangsform in dem Sinne, dass sie eine Rehabilitationsfähigkeit erlangen (siehe ◘ Tab. 9.2).

9.3 Rehabilitative Versorgungsformen für pflegebedürftige ältere Menschen

9.3.1 Evidenz der stationären Rehabilitation bei älteren Menschen

Die systematischen Reviews der Cochrane Collaboration und HTA-Berichte (Crotty et al. 2010; Korczak et al. 2012) weisen darauf hin, dass die stationäre Rehabilitation älterer Menschen nach Schlaganfall, Hüftfrakturen etc. wirksam ist. Zudem gibt es belastbare Daten für die Wirksamkeit einer stationären Rehabilitation auch bei Patienten mit chronisch obstruktiver Lungenerkrankung (COPD) und peripherer arterieller Verschlusskrankheit (pAVK). Bei elektiven Operationen, z. B. nach Hüft- und Kniegelenkersatz, ist die ambulante Rehabili-

tation oft mindestens gleich wirksam wie eine stationäre Behandlung, jedoch meist kostengünstiger als die stationäre Rehabilitation.

Die Effekte einer stationären Rehabilitation bei älteren Patienten mit onkologischen Erkrankungen und nach herzchirurgischen und kardiologischen Klappeninterventionen sind weniger gut untersucht.

9.3.2 Versorgung in der stationären geriatrischen Rehabilitation in Deutschland

Die stationäre geriatrische Rehabilitation wurde vor allem ab Mitte der 90er Jahre parallel zur Einführung der Pflegeversicherung gefördert. Dies erfolgte initial vom Bundesministerium für Arbeit und Sozialordnung und nicht vom Bundesministerium für Gesundheit. Der explizite Grundgedanke des damaligen Sozialministers Norbert Blüm war es, mit der geriatrischen Rehabilitation den Pflegebedarf zu reduzieren oder zu verhindern. Verschiedene Förderprogramme unterstützten die neue Versorgungsform. Dies wurde in etwa zwei Drittel der Bundesländer aufgegriffen. Ein Drittel der Bundesländer etablierte keine vergleichbaren Strukturen (Becker und van den Heuvel 2013). Die föderale Gliederung und finanziellen (Fehl-)Anreize haben bislang eine Homogenisierung der Versorgung verhindert. Die Anzahl der Einrichtungen mit stationärer geriatrischer Rehabilitation lag bei der letzten Erhebung bei 159, mit insgesamt 8.173 Plätzen und ca. 122.932 behandelten Patienten im Jahr (Statistisches Bundesamt 2017). Nach Vorabinformation ist in den letzten Jahren eine leicht steigende Tendenz zu verzeichnen. Die meisten Aufnahmen erfolgen nach einem Akutereignis. Die Zuweisungen durch Ärzte der Primärversorgung und durch den Medizinischen Dienst der Krankenkassen liegen unter 10 %.

Becker et al. (2019) untersuchten jüngst die Auswirkung der Versorgungstypen auf den Pflegebedarf. Dabei wurden die Rehabilitationsverläufe von mehr als 5.000 Patienten mit Hüftfraktur in einem Bundesland ohne flächendeckende geriatrische Rehabilitation (Hessen) mit denen in zwei Bundesländern (Baden-Württemberg und Bayern) mit mittlerer und hoher Frequenz geriatrisch-rehabilitativer Versorgung verglichen. Dabei zeigte sich, dass im Bundesland mit der höchsten Rate mit geriatrisch-rehabilitativer Versorgung der Pflegebedarf und die Heimeinweisungen nach Hüftfraktur deutlich seltener auftraten. Robuste Daten gibt es neben der Alterstraumatologie auch für die neurogeriatrische Rehabilitation nach Schlaganfall.

Die Kosten der stationären Rehabilitation außerhalb der Neurologie liegen derzeit bei etwa 4.000 € pro Fall, die der Schlaganfallrehabilitation deutlich darüber. Kosten-Nutzen oder Kosten-Effektivitäts-Analysen liegen für Deutschland nicht vor. Aus Sicht der Autoren zeigen sich in den letzten zehn Jahren mehrere Trends. So wurde die geriatrische Rehabilitation der Schlaganfallpatienten zunehmend in die neurologische Rehabilitation verlagert, während der Anteil an Patienten mit muskuloskeletalen Erkrankungen in der geriatrischen Rehabilitation stieg. Durch einen Anstieg der Lebenserwartung erhöht sich auch der Anteil der Rehabilitanden mit chronischen Lungenerkrankungen. Zudem haben sehr viele Rehabilitanden vorbestehende (Demenz) oder neu aufgetretene (Delir) kognitive Schädigungen. Am ehesten aufgrund des medizinischen Fortschritts (z. B. Kathetertechnik) ist dagegen die Zahl der Amputationspatienten mit Prothesenversorgung rückläufig und die Anzahl multimorbider Patienten mit Polypharma-

zie und erheblichem medizinischem Begleitbehandlungsbedarf wie Dialyse steigend. Unter diesen Patienten sind auch jüngere Menschen, sodass das Durchschnittsalter in der geriatrischen Rehabilitation insgesamt eher konstant geblieben ist. Jede Therapieform – somit auch die geriatrische Rehabilitation – bedarf der Beschreibung der Inhalte, Frequenz, Intensität und Dauer. Diese ist abhängig von der Evidenz, der Umsetzungstreue, der Refinanzierung und der Qualifikation der Mitarbeiter. Die normativen Vorgaben im Rahmen des QS-Reha®-Verfahrens Strukturqualität (§ 137d SGB V) sind ausreichend präzise (Bewertungskriterien der Strukturqualität stationärer geriatrischer Einrichtungen im QS-Reha®-Verfahren 2017). Weniger genau sind die Vorgaben zur Frequenz und zur Intensität. Hier sind Nachbesserungen für die Definition der Belastungsnormativen (Intensität, Dichte, Dauer, Umfang, Häufigkeit und Bewegungsfrequenz) erforderlich. Ein unzureichend diskutiertes Thema ist die Dauer der Maßnahmen. Während die Dauer der neurologischen Rehabilitation im internationalen Vergleich unverhältnismäßig lang ist, ist die Dauer bei den anderen Indikationen oft zu kurz bzw. der Übergang in die ambulanten und mobilen Rehabilitationsformen gelingt nicht. Weiter zeigt sich seit zehn Jahren keine Veränderung mit Blick auf die unzureichenden Kapazitäten der geriatrischen Rehabilitation in den Bundesländern, die über einen Überschuss an Krankenhausbetten verfügen, sich in den letzten zehn Jahren jedoch standhaft geweigert haben, eine angemessene Struktur in der stationären geriatrischen Rehabilitation aufzubauen (Bundesverband Geriatrie e. V. 2016).

9.3.3 Ambulante geriatrische Rehabilitation

Aus Sicht der Autoren wird die ambulante geriatrische Rehabilitation weiten Teilen Deutschlands nur zögerlich implementiert. Die Angebote befinden sich überwiegend in mittleren und größeren Städten (Bundesverband Geriatrie 2016). Die Zielgruppe sind geriatrische Patienten, die meistens mit Gehhilfen noch gehfähig sind. Ein häufiges Ziel ist die Wiedererlangung der außerhäuslichen Mobilität. Viele Teilnehmer haben einen deutlichen Pflegeaufwand und einen niedrigen Pflegegrad. Somit ist ein weiteres Ziel der Behandlung, eine Erhöhung des Pflegebedarfs zu verhindern. Die Zuweisungen erfolgen meist im Anschluss an eine Akutbehandlung oder nach einer stationären Rehabilitation, Zuweisungen durch Primärärzte oder den Medizinischen Dienst sind die Ausnahme. Die Zufriedenheit der Patienten ist außergewöhnlich hoch. Für elektive Gelenkeingriffe zeigt sich mittlerweile, dass die ambulante Rehabilitation aus gesundheitsökonomischer Sicht überlegen ist. Zu den häufigen alterstraumatologischen Erkrankungen und zu Patienten mit Schlaganfall gibt es bislang jedoch keine Daten.

Die Inhalte der ambulanten geriatrischen Rehabilitation unterscheiden sich deutlich von der stationären Phase. Der Schwerpunkt liegt meist darauf, die außerhäusliche Mobilität und Teilhabe wiederherzustellen. Die Frequenz und Intensität der Therapien liegt über der des stationären Bereichs. Die meisten Patienten erhalten mehr als fünf Therapieeinheiten pro Therapietag. Die Intensität liegt deutlich über dem Level der stationären Phase. Für Amputationspatienten mit Beinprothesen, für die Nachhaltigkeit bei schweren sturzbedingten Frakturen und bei mittelschwer betroffenen neurogeriatrischen Patienten ist dieser Abschnitt essentiell, um eine nachhaltige Besserung zu erreichen. Die zweite Gruppe sind Patienten, die unmittelbar aus der Akutphase ambulant weiterbehandelt werden können. Bei ausreichender Zugänglichkeit der Wohnung und vorhandener häuslicher Unterstützung ist die ambulante Rehabilitation meist kostengünstiger und nachhaltiger als die stationäre Rehabilitation. In der Gesamtschau der rehabilitativen Versorgungsformen und aus der Public Health Perspektive ist der ambulanten geriatrischen Rehabilitation zwar ein erhebliches Potenzial zuzuschreiben, faktisch leistet diese heute aufgrund der geringen Fallzahlen nur einen sehr begrenzten Beitrag zur Reduktion der Pflegebedarfe.

9.3.4 Mobile geriatrische Rehabilitation

Die zugehende Rehabilitation im häuslichen Umfeld ist die dritte Säule der Rehabilitationsformen. Die Zahl der Standorte hat sich in den letzten fünf Jahren positiv entwickelt. Nachdem es anfänglich nur ein sehr zögerliches Interesse der Leistungserbringer gab, stieg die Anzahl der Standorte bis 2018 auf 15 Einrichtungen mit 1.710 mobilen geriatrischen Rehabilitationsmaßnahmen (KCG 2019). Dieser positive Trend setzt sich derzeit weiter fort. Die MDS-Richtlinie (Rahmenempfehlung zur mobilen geriatrischen Rehabilitation 2007) war nach Ansicht der Autoren initial insgesamt sehr restriktiv formuliert und befindet sich derzeit in der Überarbeitung. Inhalte, Frequenz, Dauer und Intensität sind anders als in der ambulanten und stationären Rehabilitation. Die Therapien sind ausschließlich Einzeltherapien. Patienten mit Sprachbarrieren und Patienten mit kognitiven Schäden können in Anwesenheit familiärer Pflegepersonen meist besser als im stationären Bereich versorgt werden. Gleiches gilt für Patienten mit multiresistenten Keimen, die im stationären Setting meist isoliert werden müssen. Eine weitere wichtige Zielgruppe sind Patienten mit ausgeprägten sensorischen Einschränkungen (Blindheit und Taubheit), die sich im eigenen Umfeld oft deutlich besser zurechtfinden. Die mobile Rehabilitation eignet sich auch für die Patienten in der Kurzzeitpflege (s. u.).

9.4 Innovative Modellprojekte zur Verbesserung der Prävention und rehabilitativen Versorgung älterer Menschen

9.4.1 Modell zur Prävention bei drohendem Pflegebedarf

Die Prävention von Hilfs- und Pflegebedürftigkeit ist ein nicht umgesetztes Ziel der deutschen Gesundheitspolitik. Über die Zugangswege des primärärztlichen Bereichs (v. a. Hausärzte) sowie der MDK-Begutachtung werden bisher kaum präventive Angebote veranlasst bzw. Anträge auf Leistungen der medizinischen Rehabilitation gestellt. Insbesondere bei älteren Menschen mit einem chronisch-progredienten Verlauf gibt es eine Unterversorgung. Im Jahr 2017 lag beispielsweise die Quote der Rehabilitationsempfehlungen durch den MDK bei 2,3 % (40.000 Empfehlungen bei 1,8 Mio. Begutachtungen).

Nur die „Event-getriggerte" Rehabilitation ist im deutschen Gesundheitswesen ein etablierter Prozess. Darüber hinaus gibt es aber viele zu Hause lebende ältere Menschen, die eine allmähliche Verschlechterung ihrer körperlichen Kapazität und Funktionalität erfahren. Dies geht mit einem Verlust der Reservekapazität, einer erhöhten Vulnerabilität gegenüber Stressoren (Frailty) und der Gefahr der Dekompensation der häuslichen Versorgungssituation einher. Diese Personengruppe wird nur selten einer geriatrischen Rehabilitation zugeführt und oft ist diese im stationären Setting überflüssig. So wünschen Patienten, die keine akute Erkrankung haben, in der Regel keinen stationären Aufenthalt in einer (Rehabilitations-)Klinik, darüber hinaus birgt eine stationäre Rehabilitation auch Gesundheitsrisiken wie z. B. nosokomiale Infektionen oder eine erhöhte Sturzneigung in fremder Umgebung, und nicht zuletzt ist eine stationäre Rehabilitation aus volkswirtschaftlicher Sicht mit hohen Kosten verbunden. Die Verordnung von Übungsbehandlungen, die durch die Physiotherapie erbracht werden, ist das aktuell für diese Patienten gängigste Angebot. Dieses Angebot ist aber vermutlich nicht ausreichend zielgruppenspezifisch, in Intensität und Frequenz subtherapeutisch und fokussiert zu wenig auf Nachhaltigkeit. Vorsorgemedizinische Angebote im ambulanten Bereich, die auf den spezifischen Bedarf dieser vulnerablen Patientengruppe ausgerichtet sind, sind dagegen in Deutschland nicht verfügbar.

Vor allem in angelsächsischen Ländern wurden Interventionen entwickelt, die Behinderung und Gebrechlichkeit bei alten, zu Hause lebenden Menschen verhindern oder verbessern sollen. Als zentrales Element verfügten diese Interventionen meist über ein Übungsprogramm, das um Komponenten wie eine Anpassung der Umgebung, die Ernährung oder sozialmedizinische Aspekte erweitert wurde (Daniels et al. 2010; Puts et al. 2017). Dadurch ließen sich die körperliche Kapazität, der Grad der Behinderung, das Maß an Gebrechlichkeit oder der Lebensradius verbessern. Diese Interventionen dienten als Vorbild für das Projekt „Prävention für mehr Teilhabe im Alter", das 2021 in Form einer randomisierten Studie an drei Zentren (Stuttgart, Heidelberg, Ulm) ins Feld gehen soll und über den Innovationsfonds des gemeinsamen Bundesausschusses gefördert wird.

■■ Prävention für mehr Teilhabe im Alter – die „PromeTheus"-Studie

Die neue Versorgungsform richtet sich an ältere, zu Hause lebende und zunehmend gebrechliche Patienten. Ziel ist es, den weiteren Funktionsverlust aufzuhalten und die Teilhabe zu verbessern. Beispiele für eine verbesserte Teilhabe sind der Erhalt der Aktivitäten des täglichen Lebens, das (erneute) Ermöglichen von Unternehmungen außer Haus oder eine gute psychosoziale Einbindung. Dies soll durch ein multidimensionales Programm erreicht werden. Die Identifikation von Patienten und deren Vermittlung ins Programm erfolgt über die Hausärztin/den Hausarzt.

Das Programm orientiert sich am Frailty Intervention Trial (FIT), der in Australien entwickelt, in einem RCT erfolgreich überprüft und auch gesundheitsökonomisch evaluiert wurde (Cameron et al. 2013; Fairhall et al. 2015). Die motorische Kernkomponente soll identisch übernommen und weitere Komponenten sollen ans deutsche Versorgungssystem angepasst werden. Dabei werden bereits bestehende Strukturen des deutschen Versorgungssystems in das Programm eingebunden. Das Programm erstreckt sich über einen Zeitraum von zwölf Monaten und besteht aus a) einem Trainingsprogramm mit zehn Hausbesuchen und fünf zusätzlichen Telefonaten durch einen Physiotherapeuten (obligate Kernkomponente), b) fakultativen Bedarfskomponenten wie einer Beratung durch den Sozialen Dienst, Ernährungsberatung und einer Patient/Umwelt-Passung und c) einer fakultativen Gruppenkomponente, die Patienten die Einbindung in ein längerfristiges Gruppenangebot anbietet.

Der Physiotherapeut (der Kernkomponente) ist Koordinator der gesamten Intervention, während bei den Bedarfskomponenten auf (angepasste) Angebotsstrukturen der AOK Baden-Württemberg zurückgegriffen wird. Die medizinische Behandlung verbleibt unverändert beim Hausarzt.

9.4.2 Rehabilitation in der Kurzzeitpflege

Die gegenwärtige Zuweisung zur Kurzzeitpflege ist nach dem heutigen Wissensstand unzureichend untersucht. Die Patienten in der Kurzzeitpflege sind in ihren Bedarfen sehr heterogen und es ist unklar, welche therapeutischen Versorgungsangebote in der Kurzzeitpflege durchgeführt werden. Bei ca. 30 % der geriatrischen Patienten und Patientinnen, die aus Akutkliniken in Kurzzeitpflege entlassen werden, liegen zum Zeitpunkt der Aufnahme Rehabilitationsbedarfe mit Besserungspotenzial vor, trotz nicht gegebener Rehabilitations-

fähigkeit im Sinne einer Indikation zur stationären Rehabilitation (Janßen 2018). Diese zu fördern ist von erheblicher Bedeutung für den weiteren Versorgungsbedarf und -verlauf. Unbefriedigend niedrige Quoten der Rückführung nach Hause legen nahe, dass in Kurzzeitpflege gerade für Personen mit vorhandenen rehabilitativen Potenzialen Defizite einer bedarfsgerechten Versorgung bestehen. Zu vermuten ist, dass nur bei einer Minderheit der Fälle Besserungspotenziale gefördert und funktionelle Einschränkungen stabilisiert oder verbessert werden, damit eine Rückkehr ins häusliche Umfeld möglich ist. Darüber hinaus gelingt es nur unzureichend, häusliche Settings zu stärken und in ausreichendem Maße auf die Versorgung der pflegebedürftigen Person vorzubereiten.

■■ Neue Wege in der rehabilitativen Kurzzeitpflege – „REKUP"-Studie

An dieser Schlüsselstelle ist das innovative Angebot einer rehabilitativen Kurzzeitpflege eine potenziell sinnvolle Ergänzung, zumal es den im Geriatriekonzept des Landes Baden-Württemberg (Ministerium für Soziales und Integration 2014) formulierten Anspruch erfüllt, abgestufte Versorgungsangebote für geriatrische Patienten und Patientinnen vorzuhalten.

Die Innovationsfonds-geförderte REKUP-Studie evaluiert – aufgrund der derzeit einfacheren Konzeption und Umsetzung entsprechender Versorgungsangebote im Krankenhaus (geriatrische Rehabilitation) – einen multidisziplinären rehabilitativen Ansatz im Kurzzeitpflegeprozess. Die Studie untersucht über einen Beobachtungszeitraum von insgesamt sieben Monaten (Dauer des Aufenthalts in Kurzzeitpflege meist zwei bis vier Wochen, dazu eine sechsmonatige Nachbeobachtungszeit) die Entwicklung der Lebenssituation, des Gesundheitszustands und des Pflegebedarfs geriatrischer Patientinnen und Patienten. Es besteht die Annahme, dass es bei einem erheblichen Anteil der in rehabilitativer Kurzzeitpflege versorgten geriatrischen Patienten gelingt, die Rehabilitationsfähigkeit herzustellen. Zudem wird angenommen, dass die Anzahl von Komplikationen, Krankenhauseinweisungen, Überleitungen in die Dauerpflege sowie die Pflegebedarfe und Inanspruchnahme von Versorgungsleistungen reduziert werden können. Um die Wirksamkeit der Intervention zu überprüfen, werden die Ergebnisse mit einer Kontrollgruppe aus der „konventionellen" Kurzzeitpflege verglichen. Neben der Kontrolle der Hauptzielkriterien sollen auch psychosoziale Kriterien wie die Belastung der Angehörigen, die Zufriedenheit der Patientinnen und Patienten sowie der Leistungserbringer eruiert werden. Im Falle einer positiven Evaluation ist es ein weiteres Ziel, die Nachhaltigkeit des Modells zu sichern und ein Konzept zum Transfer des Modells in geeignete Versorgungsbereiche zu erarbeiten.

9.5 Rehabilitative Versorgungstrukturen für ältere Menschen mit Pflegebedarf in Europa

Auch in unseren europäischen Nachbarländern stellen der demographische Wandel und die damit einhergehende Zunahme an hochbetagten, multimorbiden Menschen eine große Herausforderung dar. Während sich die Bedarfe dieser Menschen zwischen den einzelnen Ländern nicht wesentlich unterscheiden, sind die Versorgungsstrukturen und -kapazitäten in Bezug auf rehabilitative Maßnahmen jedoch sehr unterschiedlich. Circa 30 % der europäischen Nachbarländer haben bisher keine geriatrisch rehabilitativen Versorgungsstrukturen etabliert (Grund et al. 2019a). In Ländern mit entsprechenden Strukturen divergieren jedoch die Kapazitäten (Anzahl der Einrichtungen und Betten) erheblich. So variiert zum Beispiel die Anzahl der Betten von unter 0 bis 70/100.000 Einwohner (Grund et al. 2019a). Dabei erfolgen die rehabilitativen Maßnahmen im Rahmen eines stationären Rehabilitationsprogrammes bei hochbetagten, multimorbiden Menschen fast immer nach akutstationärer Versorgung.

■ ■ „Skilled Nursing Home Facilities" als Ort der geriatrischen Rehabilitation

Der sicherlich deutlichste Unterschied zu den europäischen Nachbarländern liegt im Bereich des geriatrisch-rehabilitativen Settings. In nahezu allen Nachbarländern erfolgen stationäre rehabilitative Maßnahmen bei hochbetagten, multimorbiden Menschen in Pflegeheimen mit speziell geschultem Personal und gesonderter personeller Ausstattung (Skilled Nursing Homes Facilities, SNF). In Deutschland dagegen findet die geriatrische Rehabilitation im stationären Klinik-Setting statt. Auf strukturierte Rehabilitationsprogramme mit Inklusion eines geriatrischen Teams sind deutsche Pflegeheime derzeit nicht ausgerichtet. Kompensationsversuche, zum Beispiel mittels der mobilen geriatrischen Rehabilitation, oder innovative Konzepte wie das REKUP-Model sind in Entwicklung, haben jedoch eine andere Zielgruppe als die klassische geriatrische Rehabilitation. In den „Skilled Nursing Home Facilities" in unseren europäischen Nachbarländern, zum Beispiel in den Niederlanden, gibt es u. a. eine Differenzierung der Patienten mit verschiedenen Krankheitsentitäten. So existieren spezielle Stationen für onkologische, COPD-, Schlaganfall-Patienten und Patienten mit Demenz. Auch die ärztliche Versorgung ist in diesen Institutionen durch eine tägliche Präsenz und nächtliche Rufbereitschaft oder Präsenz gesichert. Ein weiterer wesentlicher Unterschied ist die Länge der Verweildauer in geriatrisch rehabilitativen Settings/Programmen. So variiert die Verweildauer zwischen sieben und 65 Tagen zwischen den europäischen Ländern (Grund et al. 2019a).

Welche Auswirkungen die erheblichen Unterschiede in der Versorgungsstruktur bzw. den Versorgungsmodellen und der Behandlungslänge haben, ist Gegenstand aktueller Forschungsvorhaben.

Für die weitere Optimierung der Versorgung von hochbetagten, multimorbiden Menschen mit Rehabilitationsbedarf und zum Start eines Homogenisierungsprozesses auf europäischer Ebene sind kürzlich Grundprinzipien der geriatrischen Rehabilitation beschrieben worden (Grund et al. 2019b). Eine der zukünftigen Herausforderungen wird die weitere Standardisierung der geriatrischen Rehabilitation im Sinne einer „Best Practice"-Leitlinie auf europäischer Ebene sein.

9.6 Fazit

Aufgrund des demographischen Wandels steigt die Zahl hochbetagter multimorbider Menschen mit Rehabilitationsbedarf und -potenzial. Für diese Menschen ist es entscheidend, den funktionellen Abbau zu verhindern, Mobilitätseinschränkungen zu reduzieren, Vereinsamung vorzubeugen und Teilhabe zu sichern. In den letzten Jahrzehnten wurden bereits große Anstrengungen unternommen, auf die demographische Entwicklung geeignete Antworten zu geben. Viele der zahlreichen Versorgungsformen, die es heute gibt, sind auf mutige Initiativen in der Vergangenheit zurückzuführen. So ist die stationäre geriatrische Rehabilitation in vielen deutschen Bundesländern etabliert und ihr Nutzen wissenschaftlich fundiert. Weitere Versorgungsformen wie die ambulante und mobile geriatrische Rehabilitation werden aufgrund der bestehenden Bedarfe weiter ausgebaut und wissenschaftlich begleitend optimiert. So wie in den 90er Jahren stehen wir heute weiterhin vor der Aufgabe, die präventive und rehabilitative Versorgung älterer Menschen weiterzuentwickeln – sei es durch die bessere Umsetzung bestehender Gesetze oder durch neue wissenschaftliche Erkenntnisse. Letztere werden durch zahlreiche Innovationsfonds-Projekte des G-BA vorangetrieben und durch eine europaweite Zusammenarbeit unterstützt.

Obgleich in der Vergangenheit eine Reihe an wissenschaftlichen Untersuchungen zum Thema rehabilitative Maßnahmen bei älteren Menschen durchgeführt wurden, sind etliche Versorgungsbereiche und spezifische Patientengruppen noch nicht ausreichend untersucht. Die oben genannten Beispiele für aktuelle Innovationsfonds-Projekte evaluieren in

naher Zukunft neue Versorgungskonzepte, die wiederum auf spezifische Aspekte von Erkrankungen bei älteren Menschen eingehen. So wird die Verbesserung der präventiven Versorgung im häuslichen Bereich (PromeTheus) und der rehabilitativen Versorgung in der Kurzzeitpflege (REKUP) Menschen mit der Gefahr des funktionellen Abbaus oder mit verzögerter Rekonvaleszenz erreichen.

Ein weiterer zukünftiger Forschungsschwerpunkt ist die Rehabilitation in der stationären Langzeitpflege und deren Optimierungsmöglichkeiten, zum Beispiel durch den Ausbau der mobilen geriatrischen Rehabilitation oder ähnlicher Bereiche wie die in den Niederlanden üblichen „SNF". Des Weiteren wird der prärehabilitative Bereich, vor allem bei elektiven operativen Eingriffen oder Langzeitbestrahlungen und Chemotherapien, in den Forschungsfokus rücken.

Unterstützt wird die Weiterentwicklung der derzeitigen rehabilitativen Versorgungsstrukturen in Deutschland durch vergleichende Evaluationen mit unseren europäischen Nachbarländern im Rahmen einer Arbeitsgruppen-Initiative der Europäischen Gesellschaft für Geriatrische Medizin (EuGMS).

Literatur

Becker C, van den Heuvel C (2013) Geriatrische Rehabilitation. Ein Modell ohne Zukunft? Z Gerontol Geriat 46:489–490. https://doi.org/10.1007/s00391-013-0529-1

Becker C, Rapp K, Rothenbacher D, Büchele G (2019) Acute care models for hip fracture treatment vs post-acute rehabilitation services in older adults after hip fracture: A comparative claims data analysis from Germany. J Rehabil Med. https://doi.org/10.2340/16501977-2630

Bewertungskriterien der Strukturqualität stationärer geriatrischer Einrichtungen im QS-Reha®-Verfahren (2017). https://www.qs-reha.de/media/dokumente/instrumente/bewertungskriterien/2017_09_21_Strukturkriterien_Geriatrie_stationaer.pdf. Zugegriffen: 29. April 2020

GKV-Spitzenverband (2018) Bericht des GKV-Spitzenverbandes nach § 18a Abs. 3 SGB XI über die Erfahrungen der Pflegekassen mit der Umsetzung der Empfehlungen der Medizinischen Dienste der Krankenversicherung und der beauftragten unabhängigen Gutachter zur medizinischen Rehabilitation im Rahmen der Begutachtung zur Feststellung der Pflegebedürftigkeit. Berlin. https://www.gkv-spitzenverband.de/media/dokumente/pflegeversicherung/richtlinien__vereinbarungen__formulare/pflege_berichte/2018_5/190831_Pflege-Bericht_Reha-Empfehlungen_18a.pdf. Zugegriffen: 6. März 2020

Bundesministerium für Gesundheit (2016) Sechster Bericht der Bundesregierung über die Entwicklung der Pflegeversicherung und den Stand der pflegerischen Versorgung in der Bundesrepublik Deutschland. Berlin. https://www.bundesgesundheitsministerium.de/fileadmin/Dateien/5_Publikationen/Pflege/Berichte/6.Pflegebericht.pdf. Zugegriffen: 6. März 2020

Bundesverband Geriatrie e. V. (2016) Weißbuch Geriatrie, 3. Aufl.. ISBN 978-3-17-031042-1

Cameron ID, Fairhall N, Langron C, Lockwood K, Monaghan N, Aggar C, Sherrington C, Lord SR, Kurrle SE (2013) A multifactorial interdisciplinary intervention reduces frailty in older people: randomized trial. BMC Med 11:65. https://doi.org/10.1186/1741-7015-11-65

Crotty M, Unroe K, Cameron ID, Miller M, Ramirez G, Couzner L (2010) Rehabilitation interventions for improving physical and psychosocial function after hip fracture in older people. Cochrane Syst Rev. https://doi.org/10.1002/14651858.CD007624.pub3

Daniels R, Metzelthin S, van Rossum E, de Witte L, van den Heuvel W (2010) Interventions to prevent disability in frail community-dwelling older persons: an overview. Eur J Ageing 7(1):37–55. https://doi.org/10.1007/s10433-010-0141-9

Fairhall N, Sherrington C, Kurrle SE, Lord SR, Lockwood K, Howard K, Hayes A, Monaghan N, Langron C, Aggar C, Cameron ID (2015) Economic evaluation of a multifactorial, interdisciplinary intervention versus usual care to reduce frailty in frail older people. J Am Med Dir Assoc 16(1):41–48. https://doi.org/10.1016/j.jamda.2014.07.006

Frankenhauser-Mannuß J, Auer R (2017) Bedeutung von Rehabilitation und Kurzzeitpflege in der Versorgung älterer (pflegebedürftiger) Personen. 16. Deutscher Kongress für Versorgungsforschung, Berlin, Oktober

Golla A, Richter C, Mau W, Saal S (2019) Abschlussbericht für das Forschungsprojekt: „Nachverfolgung von Rehabilitationsempfehlungen im Rahmen der Pflegebegutachtung". https://rehaempfehlung.medfak.uni-halle.de/files/2020/01/Abschlussbericht.pdf. Zugegriffen: 22. Apr. 2020

Grund S, van Wijngaarden JP, Gordon AL, Schols JM-GA, Bauer JM (2019a) EuGMS survey on structures of geriatric rehabilitation across Europe. Eur Geriatr Med 11:217–232. https://doi.org/10.1007/s41999-019-00273-2

Grund S, Gordon AL, van Balen R, Bachmann S, Cherubini A, Landi F, Stuck AE, Becker C, Achterberg WP, Bauer JM, Schols JMGA (2019b) European consensus on core principles and future priorities for geriatric rehabilitation: consensus statement. Eur Geriatr Med 11:233–238. https://doi.org/10.1007/s41999-019-00274-1

Jacobs K, Greß S (2017) Schnittstellenprobleme bei der gesundheitlichen Versorgung der Pflegebedürftigen. In: Jacobs K, Kuhlmey A, Greß S, Klauber J, Schwinger A (Hrsg) Pflege-Report 2017. Schattauer, Stuttgart, S 205–215

Janßen H (2018) Ermittlung des allgemeinen Rehabilitationsbedarfs und Evaluation Mobiler Geriatrischer Rehabilitation in stationären Pflegeeinrichtungen und der Kurzzeitpflege. Hochschule Bremen, Bremen. https://www.bundesgesundheitsministerium.de/fileadmin/Dateien/5_Publikationen/Pflege/Berichte/Schlussbericht_MoGeRe_10._Sept_2018.pdf. Zugegriffen: 01. April 2020

Kompetenz-Centrum Geriatrie (KCG) (2019) Jahresbericht – Basisdokumentation Mobile Geriatrische Rehabilitation

Korczak D, Steinhauser G, Kuczera C (2012) Effektivität der ambulanten und stationären geriatrischen Rehabilitation bei Patienten mit der Nebendiagnose Demenz. HTA-Bericht 122. Deutsches Institut für Medizinische Dokumentation und Information (DIMDI), Köln. https://portal.dimdi.de/de/hta/hta_berichte/hta331_bericht_de.pdf. Zugegriffen: 27. Apr. 2020

Ministerium für Soziales und Integration (Hrsg) (2014) Geriatriekonzept Baden-Württemberg

Puts MTE, Toubasi S, Andrew MK, Ashe MC, Ploeg J, Atkinson E, Ayala AP, Roy A, Rodríguez Monforte M, Bergman H, McGilton K (2017) Interventions to prevent or reduce the level of frailty in community-dwelling older adults: a scoping review of the literature and international policies. Age Ageing 46(3):383–392. https://doi.org/10.1093/ageing/afw247

Rahmenempfehlung zur mobilen geriatrischen Rehabilitation (2007) https://www.mds-ev.de/fileadmin/dokumente/Publikationen/GKV/Rehabilitation/RE_MoGeRe_070501_1_.pdf. Zugegriffen: 27. April 2020

Rothgang H, Huter K, Kalwitzki T, Mundhenk R (2014) Reha XI. Erkennung rehabilitativer Bedarfe in der Pflegebegutachtung des MDK; Evaluation und Umsetzung – Kurzbericht. http://www.socium.uni-bremen.de/lib/download.php?file=1e147ac5d4.pdf&filename=Reha_XI_Ergebnisse_Kurzbericht.pdf. Zugegriffen: 1. Apr. 2020

Rothgang H, Kalwitzki T, Müller R, Runte R, Unger R (2015) Barmer GEK Pflegereport 2015. Barmer GEK, Berlin

Seger W, Sittaro N, Lohse R, Rabba J (2013) Comparison of development and mortality under domestic or institutional care with and without medical rehabilitation: The Hannover morbidity and mortality long-term care study. Z Gerontol Geriat 46(8):756–768. https://doi.org/10.1007/s00391-013-0521-9

Statistisches Bundesamt (2017) Gesundheit. Grunddaten der Vorsorge- und Rehabilitationseinrichtungen 2016. Fachserie 12, Reihe 6.1.1. https://www.destatis.de/DE/Themen/Gesellschaft-Umwelt/Gesundheit/Vorsorgeeinrichtungen-Rehabilitationseinrichtungen/Publikationen/Downloads-Vorsorge-oder-Reha/grunddaten-vorsorge-reha-2120612167004.pdf?__blob=publicationFile. Zugegriffen: 6. Apr. 2020

Vom Markt und den Sorgen – sollen individuelle Pflegeleistungen kommunal gesteuert werden?

Thomas Pfundstein und Marcus Bemsch

10.1   Einleitung – 150

10.2   Problemstellung – 151
10.2.1 Hohe Dynamik des soziodemographischen Wandels mit disparaten regionalen Entwicklungen – 151
10.2.2 Die Pflegeversicherung: Teilleistungen für Teilbedarfe – 152
10.2.3 Zwischen Baum und Borke – die Infrastrukturverantwortung für Alter und Pflege – 155

10.3   Handlungsoptionen – 157
10.3.1 Ebenen der kommunalen Gestaltungsoptionen – 157
10.3.2 Die Landesoptionen – zwischen Verpflichtung und Förderung – 157
10.3.3 Landkreise und kreisfreie Städte – 159
10.3.4 Orts- und Quartiersebene – 160

10.4   Fazit – 161

        Literatur – 162

© Der/die Autor(en) 2020
K. Jacobs et al. (Hrsg.), *Pflege-Report 2020*, https://doi.org/10.1007/978-3-662-61362-7_10

■ ■ **Zusammenfassung**

Die gesetzliche Pflegeversicherung als individuelle Teilkaskoversicherung des Risikos der Hilfe- und Pflegebedürftigkeit hat sich seit der Einführung 1995 als staatlicher Beitrag zur Stärkung und Sicherung der familiären Unterstützungsleistungen verstanden. In den letzten 25 Jahren hat das System eine deutliche Ausweitung erfahren und ist inzwischen zum dominanten Sicherungssystem der Unterstützung und Hilfen im Alter geworden. Angesichts des demographischen und soziostrukturellen Wandels und der damit verbundenen steigenden Bedarfe wurde und wird die Pflegeversicherung kritisiert, mit dem wachsenden Bedarf nicht schritthalten zu können. Insbesondere die aktuelle Kritik sieht im Fachkräftemangel und den steigenden privaten Kosten der Pflege ein Versagen des Marktprinzips der Pflegeversicherung. Gefordert werden eine bessere Gesamtkoordination der sozialen Leistungen im Alter und ein stärkerer Einfluss der Kommunen. Der Beitrag analysiert die bisherigen Entwicklungen, zeigt verpasste Chancen auf und spricht sich für eine stärkere Sozialraumorientierung und kommunale Koordination aus.

Since its introduction in 1995, the German statutory nursing care insurance as individual partial comprehensive insurance scheme covering the risk of need for help and long-term care has been seen as a contribution of the state to strengthening and securing family support services. The system has expanded significantly in the past 25 years and has now become the dominant social security system for support and assistance in old age. In view of the demographic and socio-structural change and the associated rising needs, nursing care insurance is criticised for not being able to keep up with the growing demand. The current criticism in particular names a shortage of skilled workers and rising private costs of care as reasons for the failure of the market principle of nursing care insurance. A better overall coordination of social benefits in old age and a stronger influence of the municipalities are called for. The article analyses previous developments, shows missed opportunities and argues for a stronger orientation towards the social environment and municipal coordination.

10.1 Einleitung

Wer in Deutschland über die Pflege redet, kommt recht schnell auch auf die Pflegeversicherung zu sprechen. Die Pflegeversicherung ist seit ihrer Einführung 1995 eine gesellschaftliche und soziale Erfolgsgeschichte. In der historischen Betrachtung dokumentiert die Bundespflegestatistik (§ 109 SGB XI) in allen dokumentierten Parametern einen deutlichen Zuwachs. So hat sich nicht nur die Zahl der Leistungsempfängerinnen und Leistungsempfänger von 2,04 auf 3,41 Mio. fast verdoppelt, auch die Zahl der Beschäftigten ist mit 1,15 Mio. in 14.100 ambulanten Diensten und 14.500 Pflegeeinrichtungen auf einen historischen Höchststand gewachsen (Statistisches Bundesamt 2003, 2018). Parallel dazu sind die Ausgaben der Pflegeversicherung gestiegen. 2018 lagen sie bei 38,2 Mrd. € (BMG 2020) mit weiter steigender Tendenz.

Begleitet wurde diese Entwicklung aber auch von einer dauerhaften politischen Debatte, inwieweit die Leistungen der gesetzlichen Pflegeversicherung zur Bedarfsdeckung des Risikos der Pflegebedürftigkeit beitragen und ihren sozialen Zweck erfüllen. Schon die Einführung der sozialen Pflegeversicherung 1995 ist als Ergebnis einer langen politischen Diskussion um das sich entwickelnde Risiko einer langzeitlichen Unterstützung von Menschen im Hilfebedarf im Alltag zu werten. Die familiäre Pflegebereitschaft sollte erhalten werden und die pflegebedingte Abhängigkeit von Sozialhilfe minimiert werden, ohne dass das neue System zu hohen steuerlichen oder versicherungsbedingten Mehrbelastungen führen sollte (Igl 1994; Zängl 2015).

Wie bekannt entschied sich der Bundesgesetzgeber für eine begrenzte Versichertenlösung und eine Koppelung der Pflegeversicherung als eigenständiger Zweig der Krankenversicherung. Unangetastet blieb auch das historisch gewachsene Verhältnis zwischen gesetzlicher und privater Krankenversicherung; auch diese Differenzierung wurde auf die Pflegeversicherung übertragen.

In den letzten 25 Jahren wurde die Pflegeversicherung über mehrere Reformen weiterentwickelt und im Leistungsumfang erweitert. In ihren Grundzügen ist sie aber eine individuelle Teilleistung für Teilbedarfe mit der grundsätzlichen Wahlfreiheit zwischen Geld- und Sachleistungen geblieben. Die Entwicklung der Infrastruktur überlässt das SGB XI dem Markt oder den Partnern der „gesamtgesellschaftlichen Verantwortung" (§ 8, Abs. 1 SGB XI). Systemimmanent erfolgt Infrastruktursteuerung im Sachleistungsbereich lediglich über die Struktur- (7. Kapitel, SGB XI) und Qualitätsanforderungen (11. Kapitel, SGB XI). Wer Leistungen der Pflegeversicherung erbringen will, ist an diese Struktur- und Qualitätsstandards gebunden. Wo und weitgehend auch wie diese Leistungen erbracht werden, ist den Anbietern überlassen. Im Ergebnis ist damit ein hoch regulierter Markt entstanden, der aber keine direkte Einflussnahme für eine territoriale Infrastruktur zulässt. „Eine leistungsfähige, regional gegliederte, ortsnahe und aufeinander abgestimmte ambulante und stationäre pflegerische Versorgung der Bevölkerung zu gewährleisten" (§ 8, Abs. 2 SGB XI) ist zwar der Anspruch der gesetzlichen Pflegeversicherung, die Erfüllung dieser Aufgabe wird aber als „gesamtgesellschaftliche Aufgabe" externalisiert und den Ländern (§ 9 SGB XI), den Kommunen und der Zivilgesellschaft überantwortet.

Angesichts dieser schon im Grundsatz hybriden Systematik der gesetzlichen Pflegeversicherung fällt es schwer, den verschiedenen Akteuren konkrete infrastrukturelle Verantwortungen zuzuschreiben. Die Möglichkeit der Geldleistung individualisiert das System. Betroffenen und ihren Angehörigen bleibt immer die Alternative der Selbstorganisation. Parallel zum System der Sachleistung hat sich ein Markt der privaten Pflegearrangements entwickelt. Dieser Markt ist weit weniger geregelt und von temporärer Arbeitsmigration gestützt und getragen. Inwieweit dieser Bereich zur Stabilität des Gesamtsystems beiträgt, ist weitgehend offen; dass er etwas dazu beiträgt, ist aber unumstritten (Arend und Klie 2016). Entsprechend ambivalent ist die Bewertung der Pflegeversicherung in der Bevölkerung. Sie wird einerseits hoch geschätzt, es fehlt aber das Vertrauen, dass die künftigen Herausforderungen vor allem in der eigenen Perspektive zu bewältigen sind.

10.2 Problemstellung

10.2.1 Hohe Dynamik des soziodemographischen Wandels mit disparaten regionalen Entwicklungen

Im Kern der Entwicklungen und Reformen stand und steht die gesellschaftliche Debatte um die Frage, wie Pflege organisiert und getragen wird. Im Alltag und in der Tradition der Bürgerinnen und Bürger wünschen sich die meisten eine Unterstützung durch Ehepartner, Lebensgefährten und Kinder im vertrauten Umfeld der privaten Häuslichkeit. Dies korreliert mit einer generell großen Bereitschaft zur Unterstützung im familiären und nachbarschaftlichen Umfeld. Die Pflegeversicherung wird fast uneingeschränkt positiv bewertet. Die aktiv Pflegenden wünschen sich von der Politik vor allem mehr Unterstützung und den Abbau von bürokratischen Hürden (polis/sinus 2014).

Trotz sich ändernder Lebensbedingungen ist die Bereitschaft, private Pflege zu übernehmen, stabil geblieben. Auch 2017 lag der Anteil der ambulant versorgten Pflegebedürftigen bei über drei Viertel aller Pflegebedürftigen (Statistisches Bundesamt 2018). Ein Vergleich der Daten auf Kreisebene zeigt in ländlichen und wirtschaftlich weniger prosperierenden Landkreisen sogar noch deutlichere Zahlen der ambulant versorgten Pflegebedürftigen und der Geldleistungsnehmer.[1] Historisch betrachtet wurde noch nie so viel gepflegt wie heute.

Die steigende Lebenserwartung, das Risiko der Demenz, das deutlich mit der Hochaltrigkeit korreliert, und die sozialstrukturellen Veränderungen der Familien stellt die private Pflege in der eigenen Häuslichkeit vor wachsende Herausforderungen. Vieles spricht dafür, dass vor allem die nächsten Jahre erhebliche Veränderungen bringen werden. Die Bedingungen für eine familiäre und private Unterstützung sind schon heute eher ungünstig und werden sich in Zukunft noch verschlechtern.

Unter diesen erwartbaren Entwicklungen wird das Versorgungsangebot der Pflegeversicherung weiter ausgebaut werden müssen. Die Möglichkeiten hierfür sind aber aufgrund des demographischen Wandels begrenzt. Angesichts des allgemeinen Fachkräftemangels fehlen nicht nur im Gesundheits- und Pflegebereich schon heute die erforderlichen Fach- und Hilfskräfte – ganz allgemein stehen inzwischen alle Wirtschaftsbranchen vor dieser Herausforderung. Bei steigendem Bedarf und der Aussicht, dass die hohe private familiäre Pflegebereitschaft aufgrund der ungünstigen soziostrukturellen Bedingungen sich ungünstig entwickeln wird, könnte selbst der heute unbefriedigende Status quo künftig gefährdet sein (Schwinger et al. 2019). Die aktuellen Bundesinitiativen, die Anwerbung ausländischer Pflegekräfte, bessere Arbeitsbedingungen und Bezahlung (Pflegepersonal-Stärkungsgesetz – PpSG), neue technische Lösungen und eine bessere Vereinbarkeit von Pflege und Beruf werden einen kleinen Beitrag zu dieser Lücke leisten, aber mit hoher Wahrscheinlichkeit nicht ausreichen.

Insofern ist es nicht verwunderlich, dass eine „Revitalisierung der kommunalen Verant-

wortung (nicht nur) in der Pflege" (Naegele 2014) gefordert wird. Gewohnt und gelebt wird vor Ort, und wenn dieser Ort wegen körperlicher und kognitiver Einschränkungen zum dominanten Lebensmittelpunkt wird, werden die Hilfen und Unterstützungsangebote an diesem Ort angeboten werden müssen. Deutlich wird unter diesem Blickwinkel, dass die Sicherung und der Ausbau von Lebensqualität und Teilhabe nicht nur eine Aufgabe der Pflegeversicherung sein kann. Es wird darauf ankommen, ein sozialräumlich gegliedertes System aufzubauen, das einerseits bessere Möglichkeiten zivilgesellschaftlichen Engagements bietet, das jeweilige soziale Umfeld einbezieht und andererseits mit professionellen Leistungen besser und effizienter verbunden wird (Engelmann et al. 2015).

10.2.2 Die Pflegeversicherung: Teilleistungen für Teilbedarfe

Mit der Einführung der gesetzlichen Pflegeversicherung wurde eigens ein Pflegebedürftigkeitsbegriff geschaffen, der eng an die körperlichen Verrichtungen des Alltags gebunden war (vgl. § 14 a. F. SGB XI). Die Grundpflege im häuslichen Arrangement ließ sich damit an die Verrichtungen des Alltags binden, zeitlich begrenzen und von der Behandlungspflege und Betreuung abgrenzen. Alle anderen, auch damals schon erforderlichen Aufgaben der „Pflege" wie die Sicherung der Teilhabe, die emotionale Begleitung und Betreuung waren dem familiären Unterstützungssystem überantwortet bzw. dem Grundsicherungssystem der Sozialhilfe überlassen. Die Kritik, dass dieses System weder bedarfsangemessen noch bedarfsdeckend ausgelegt sei, begleitete die Pflegeversicherung dauerhaft. Im Ergebnis prägte die Modularisierung und Verpreislichung der Verrichtungen den Alltag einer ganzen Generation von Kranken- und Altenpflegerinnen und -pflegern: Bezahlt wurde, was die Pflegeversicherung vorgab. Trotz veränderter Bedin-

---

[1] So werden z. B. im Landkreis Südwestpfalz (Rheinland-Pfalz) nur 16 % der Pflegebedürftigen in einer vollstationären Einrichtung versorgt, während 61 % die Geldleistung beziehen. Im Gegensatz dazu liegt die stationäre Versorgungsquote in der Stadt Speyer bei 46 % (Statistisches Landesamt Rheinland-Pfalz 2019).

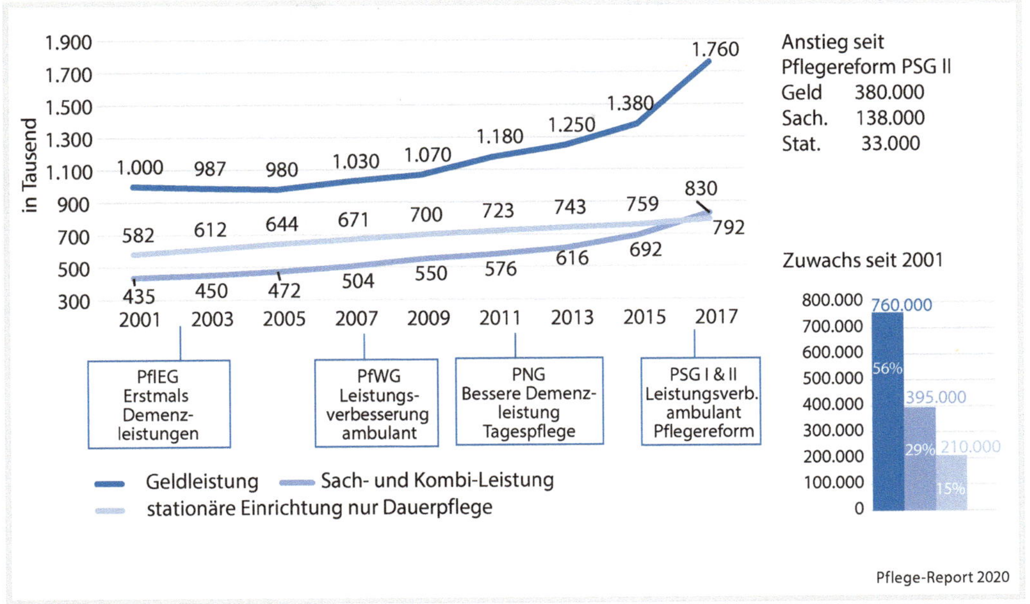

Abb. 10.1 Die gesetzliche Pflegeversicherung im Zeitvergleich (Datenquelle: Destatis Pflegestatistik 2001–2017), eigene Berechnungen

gungen prägt diese Praxis bis heute die betriebswirtschaftliche Wirklichkeit ambulanter Dienste.

Mit der Einführung des neuen Pflegebedürftigkeitsbegriffs im Pflegestärkungsgesetz II (PSG II) ist der Bundesgesetzgeber nach 23 Jahren und mehreren kleineren Reformen der Kritik entgegengekommen. Kognitive, psychische und krankheitsbedingte Beeinträchtigungen und die damit verbundenen Unterstützungsleistungen werden bei der Begutachtung von Pflegebedürftigkeit nun berücksichtigt. In Folge dieser Reform lassen sich häusliche Pflegearrangements im Prinzip individuell passgenauer und bedarfsgerechter gestalten. Mit der Reform ist nicht nur das Leistungsspektrum der bisher Anspruchsberechtigten erweitert worden, es sind auch ca. 550.000 Leistungsberechtigte neu hinzugekommen (Statistisches Bundesamt 2018). Dieser Mehrbedarf bei gleichzeitigem Fachkräftemangel hat die Situation auf dem (regulierten) Markt der Pflegeleitungen noch einmal deutlich verschärft. Inzwischen nehmen deutlich mehr Leistungsempfänger die Geld-

leistung in Anspruch. Ob dies aus freien Stücken oder wegen fehlender Angebote geschieht, wurde bisher nicht evaluiert (siehe ◘ Abb. 10.1).

Auf das PSG II folgte das PSG III. Mit dem Pflegestärkungsgesetz III wurden die erforderlichen Gesetzesänderungen vollzogen, die sich aus dem neuen Pflegebedürftigkeitsbegriff für die anderen Sozial- und Gesundheitsleistungsbereiche ergaben. Dies betraf insbesondere auch das Verhältnis des SGB XI zum SGB XII. Im Vorfeld hatte die Bund-Länder-AG Empfehlungen zur Stärkung der Kommunen in der Pflege erarbeitet. Nach den Vorstellungen der Bund-Länder-AG sollten

- angemessene Steuerungsmöglichkeiten der Angebotsstrukturen vor Ort sowie
- effiziente Kooperations- und Koordinationsstrukturen inklusive einer besseren Verzahnung der kommunalen Beratung im Rahmen der Daseinssorge und im Rahmen der Rolle der Kommunen als Sozialleistungsträger mit den Beratungsangeboten und Aufgaben der Pflegekassen entstehen (BMG 2017).

Die einzelnen Empfehlungen sahen unterschiedliche Maßnahmen in verschiedenen Bereichen vor:

- Zur Vermeidung von Über-, Unter- und Fehlversorgung empfahl die Bund-Länder-AG, kommunale Pflegestrukturplanung und regionale Pflegekonferenzen in das SGB XI aufzunehmen und die Pflegekassen zur Mitarbeit zu verpflichten. Mit dieser kooperativen Planungsverpflichtung sollte der Kontrahierungszwang der Versorgungsverträge teilweise eingeschränkt werden.

- Im Bereich der Beratung des SGB XI sollte eine Verbesserung der Zusammenarbeit und Transparenz zwischen Pflegekassen und Kommunen angestrebt werden. Zur Qualifikation der Beratenden sollten vom GKV-Spitzenverband Qualitätsstandards erarbeitet werden. Darüber hinaus wurde vorgeschlagen, neue Beratungsstrukturen in 60 kommunalen Modellkommunen zu erproben.

- Zur Weiterentwicklung der niedrigschwelligen Angebote sollte die Wissensbasis durch weitere Forschungsprojekte verbessert werden. Bund, Länder und kommunale Spitzenverbände sollten in jeweils eigener Budgetverantwortung Projekte/Maßnahmen initiieren, sich gegenseitig informieren und den Informationsaustausch stärken. Die Mittel des § 45c und d SGB XI sollten besser ausgeschöpft werden.

- Darüber hinaus wurden dem Bund und den Ländern empfohlen, die Wohnraumförderung auszubauen und die Koordination zwischen Bund und Ländern zu verbessern. Insbesondere sollten der altersgerechte und barrierefreie Wohnraum und neue Wohnformen und Quartiersmodelle gefördert werden. Hierfür wurde angeregt, die wohnraumverbessernden Maßnahmen des § 40 SGB XI zu nutzen.

Der zustimmungspflichtige Gesetzentwurf zum PSG III hat die Empfehlungen der Bund-Länder-AG nur bedingt übernommen. Der Bundesrat äußerte deutliche Bedenken hinsichtlich der Mehrbelastung der Sozialhilfe und sah in den Modellvorhaben nach § 123 SGB XI kein geeignetes Mittel, die ortsnahe und aufeinander abgestimmte Beratung in der Pflege umzusetzen. Der Gesetzesnovelle wurde ausdrücklich nur deshalb zugestimmt, um eine Verschiebung der Reformen des PSG II nicht verantworten zu müssen. Insbesondere die Regelungen der § 123 und 124 SGB XI (Modellvorhaben; Quelle: GKV Spitzenverband 2018) widersprächen der verfassungsrechtlichen Unabhängigkeit der Kommunen und seien eine Zumutung für die kommunale Familie (Vorholz 2017) bzw. eine Anmaßung der Kompetenz der Pflegekassen hinsichtlich der Beratung nach § 7a SGB XI. Die Bundesregierung wurde aufgefordert, die Bedenken des Bundesrates aufzunehmen und insbesondere eine Evaluierung des PSG III zu veranlassen (Bundesrat 2016).

Aus Sicht einer besseren Koordinierung und Kooperation der Pflegeversicherung mit den kommunalen Aufgaben der Daseinssorge ist mit dem PSG III eine große Chance nicht genutzt worden. Der teilhabeorientierte neue Pflegebedürftigkeitsbegriff zwingt regelrecht dazu, die Leistungen der Kommunen im Bereich der Altenhilfe, der Hilfe zur Pflege, der Eingliederungshilfe für Menschen mit Behinderung und der neuen Regelungen des Bundesteilhabegesetzes (BTHG) mit den Leistungen der Pflegeversicherung zu koordinieren. Bei aller Würdigung individueller Leistungsansprüche der Pflegeversicherung wird auch die Pflegeversicherung nicht umhinkommen, ihren Beitrag zur Sicherung der Pflege und Teilhabe mit den anderen Leistungen zu koordinieren (Schwieger 2018).

Es wäre aber zu kurz gegriffen, die Verantwortung für verpasste Chancen allein beim Bund und der Pflegeversicherung zu sehen; auch auf Seiten der Länder und der Kommunen wurden die Möglichkeiten des PSG III wenig genutzt. Lediglich im Bereich der neuen Möglichkeiten zur „Angebote der Unterstützung im Alltag" nach § 45a SGB XI haben inzwischen alle Bundesländer Landesverordnungen zur Umsetzung erlassen.[2] Die Möglichkeiten einer Governance-orientierten Pflegeplanung und der Erarbeitung von gemeinsamen Planungsempfehlungen (§ 8a SGB XI) wurden bisher noch in keinem Bundesland in die Landespflegegesetze aufgenommen.

Mit den Pflegestärkungsreformen I–III hat die Pflegeversicherung einige neue Möglichkeiten für eine sozialräumlich gegliederte und mit den Initiativen der Zivilgesellschaft verbundene Leistungserbringung eröffnet. Bisher fehlt es aber noch an dem Willen und der Konsequenz, diese Möglichkeiten auch umzusetzen. Dies gilt für die Länder, Kommunen, Pflegekassen und ambulanten Dienste gleichermaßen. Die Routine langjähriger Praxis ist vielerorts wirkungsmächtiger als die Möglichkeit zur Innovation.

10.2.3 Zwischen Baum und Borke – die Infrastrukturverantwortung für Alter und Pflege

Bei Einführung der Pflegeversicherung lag die Verantwortung für die Infrastruktur der Pflege noch bei den Ländern (vgl. § 8 a. F. SGB XI). Die Pflegeversicherung nahm damit die Tradition der Länder auf, die vor Einführung der Pflegeversicherung meist über eine institutionelle Förderung von Pflegeeinrichtungen verfügten. Zum überwiegenden Teil vollzogen die Länder diese Förderung als Objektförderung, indem die Investitionskosten von Pflegeeinrichtungen gefördert wurden. Gesteuert und begrenzt wurden die Förderungen anhand von landesspezifischen Bedarfsindikatoren (Klie und Pfund-

stein 2010). In den Beitrittsländern wurde zudem nach Artikel 52 SGB XI die Modernisierung der stationären Einrichtungen aus Mitteln der Pflegeversicherung gefördert. Einige Bundesländer förderten darüber hinaus die Struktur der Sozialstationen mit pauschalen Zuschüssen. Zu Beginn der 2000er Jahre wurden diese Förderungen in allen Bundesländern eingestellt. Lediglich Nordrhein-Westfalen fördert im Wege der Subjektförderung indirekt die stationären Investitionskosten. Pflegebedürftige in stationären Einrichtungen haben unter bestimmten Voraussetzungen Anspruch auf Pflegewohngeld (APG NW).[3]

Den Pflegekassen obliegt nach § 69 SGB XI *„im Rahmen ihrer Leistungsverpflichtung eine bedarfsgerechte und gleichmäßige, dem allgemein anerkannten Stand medizinisch-pflegerischer Erkenntnisse entsprechende pflegerische Versorgung der Versicherten zu gewährleisten (Sicherstellungsauftrag). Sie schließen hierzu Versorgungsverträge sowie Vergütungsvereinbarungen mit den Trägern von Pflegeeinrichtungen (§ 71) und sonstigen Leistungserbringern."* Theoretisch wäre nach den Bestimmungen des § 8 SGB XI auch ein direktes Engagement der Kommunen und Länder für die pflegerische Infrastruktur möglich. Das EU-Beihilferecht und das verfassungsrechtliche Subsidiaritätsgebot sowie der Wettbewerbscharakter des SGB XI setzen einer entsprechenden Initiative allerdings enge Grenzen. In der Praxis ist eher das Gegenteil zu beobachten: Der Anteil ambulanter Dienste und stationärer Pflegeeinrichtungen in kommunaler und frei-gemeinnütziger Trägerschaft ist rückläufig.

Entsprechend ambivalent ist das Verhältnis der Länder und Kommunen zur Pflegestrukturplanung. Sozialberichterstattung auf Landes- oder kommunaler Ebene begegnet immer wieder dem Vorbehalt, dass das Primat der Marktorientierung Bedarfsplanung nicht

---

2 Auf Grundlage des § 45a SGB XI können die Länder im Zuge einer Verordnungsermächtigung die Bedingungen für Angebote der Unterstützung im Alltag regeln. Sofern vorhanden, haben Pflegebedürftige einen Umwandlungsanspruch von bis zu 40 % des Sachleistungsbetrags. Nordrhein-Westfalen finanziert über die Regelungen des § 45a–d SGB XI gemeinsam mit den Pflegekassen die Regionalbüros Alter, Pflege und Demenz, Bayern die Fachstellen für Demenz und Brandenburg die Fachstelle Altern und Pflege im Quartier (FAPiQ).

3 Gesetz zur Weiterentwicklung des Landespflegerechtes und Sicherung einer unterstützenden Infrastruktur für ältere Menschen, pflegebedürftige Menschen und deren Angehörige (Alten- und Pflegegesetz Nordrhein-Westfalen – APG NRW).

zulässt. In den Landespflegegesetzen sind deshalb nur wenige Anforderungen an die Pflegestrukturplanung zu finden. Am deutlichsten – seit 2014 noch einmal verstärkt – verpflichtet Nordrhein-Westfalen die Kommunen zur kommunalen Pflegestrukturplanung (Landespflegegesetz Nordrhein-Westfalen – PfG NW). In ähnlicher, etwas weniger differenzierter Weise sieht Rheinland-Pfalz (LPflegeASG)[4] die kommunale Pflegestrukturplanung vor und Brandenburg verpflichtet die Kommunen zur Beobachtung (Landespflegegesetz LPflegeG).

Die Ansicht, dass Planung nur dort erforderlich ist, wo auch direkte Interventionen erfolgen, ist allerdings nicht mehr zeitgemäß. Auch Märkte erfordern Beobachtung und Regelung. Eine gute sozialräumlich orientierte Pflegestrukturplanung, die Investoren, Dienstleister und Bürgerinnen und Bürger in die Planungsüberlegungen und Handlungsempfehlungen einbezieht, kann sehr wohl infrastrukturelle Entwicklungen befördern und vor Unter-, Fehl- und Überversorgung bewahren. Mit dem Instrument der kommunalen Pflegestrukturberichtserstattung und den kommunalen Pflegekonferenzen ist dem Grunde nach eine kooperative, abgestimmte Entwicklung möglich und mit dem § 8a SGB XI kann diese Kooperation auch von den Pflegekassen unterstützt werden.

Bisher ist es (leider) bei der unpräzisen Definition der „Pflege als gemeinsame gesellschaftliche Verantwortung" (§ 8, Abs. 1 SGB XI) geblieben. Koordinierte, integrierte Sozialplanung ist nur teilweise vorzufinden; in großen Städten eher, im ländlichen Raum und in den Landkreisen fast kaum. In der Sache verschieben sich zudem die Verantwortlichkeiten. Mit der Öffnung des Pflegebedürftigkeitsbegriffs zu Teilhabeleistungen leistet die Pflegeversicherung einen Teilbeitrag für die Daseinsorge. Schon kleine Änderungen, z. B. die parallele Finanzierung der Tagespflege und der ambulanten Leistungen, können sich für

die Pflegeversicherung zum Ausgabenproblem auswachsen. Bei den Kommunen hingegen bestehen große Befürchtungen, dass angesichts des demographischen Wandels die Finanzierung der sozialen Daseinsorge grundlegend an ihre Grenzen stößt (Bundesrat 2016). Die auf Hilfe Angewiesenen stehen vor dem Problem, wie Unterstützung überhaupt gestaltet und finanziert werden soll.

Angesichts dieses bundespolitischen Nebeneinanders der verschiedenen Leistungssysteme wird die bisherige Struktur der sozialen, gesundheitlichen und pflegerischen Sicherung in Frage gestellt. Etwa dahingehend, dass zwischen CURE (medizinische Pflege) und CARE (Sorge – soziale Unterstützung) differenziert wird und die medizinischen Leistungen der Pflegeversicherung (CURE) der Krankenversicherung[5] zugeschlagen werden, während die Sorgeleistungen (CARE) in einem neuen eigenständigen Leistungsgesetz zum Bundesteilhabegesetz (SGB IX) geregelt werden sollen (Hoberg et al. 2013). Etwas systemimmanenter wird im sogenannten „Sockel-Spitze-Tausch" zur Pflegeversicherung argumentiert (Rothgang und Kalwitzki 2019). Hier sollen die wachsenden Kosten der Pflege durch ein Deckelungsmodell für die Pflegebedürftigen begrenzt und die Pflegleistungen ab dieser Obergrenze durch einen Steuerzuschuss zur Pflegeversicherung übernommen werden.[6] Beiden Reformen gemeinsam wäre die Sicherung einer verbindlichen Infrastruktur. Für ihre Umsetzung müssten ein Bedarfsfeststellungsinstrument und eine Infrastruktur zur Gewährleistung dieser Bedarfe geschaffen werden. Ohne ein Case- und Care-Management auf kommunaler Ebene ist dies nicht zu erreichen. Die finanzielle und personelle Situation der Kommunen ist leider weit davon entfernt, dies leisten zu können. Der Siebte Altenbericht der Bundes-

---

[4]   Landesgesetz zur Sicherstellung und Weiterentwicklung der pflegerischen Angebotsstruktur.

[5]   Bzw. aktuell auch als Pflegeversicherungsleistungen bestehen bleiben könnten.

[6]   Die Länder Berlin, Bremen, Hamburg und Schleswig-Holstein haben hierzu einen Entschließungsantrag im Bundesrat eingebracht (Br-Drucks. 106/19 v. 01.03.2019).

regierung hat angesichts der demographischen Entwicklung und der ungleichen Lebensbedingungen in der Bundesrepublik ein Leitgesetz zur Stärkung einer Politik für ältere und mit älteren Menschen empfohlen, das die Kommunen auf Basis des § 71 SGB XII (Altenhilfe) in ihrer Kompetenz zur Gestaltung von Infrastrukturen durch die Übertragung konkreter Planungs- und Koordinierungsaufgaben befähigen soll (BMFFSJ 2016).

In neuerer Zeit kommt auch Bewegung hinsichtlich einer umfassenderen Beratung von Pflegebedürftigen in häuslicher Versorgung. So etwa mit dem Vorschlag eines unabhängigen „Pflege-Ko-Piloten" im Rahmen des Entlastungsbudgets (Westerfellhaus 2020) oder dem weitergehenden Vorschlag des BKK Dachverbandes für die Schaffung von „Kommunalen pflegerischen Versorgungszentren (KpVZ)" auf Basis des § 63 Abs. 3b und c SGB V (BKK Dachverband 2020).

10.3 Handlungsoptionen

Der Siebte Altenbericht hat mit dem Bericht zur „Sorge und Mitverantwortung in der Kommune – Aufbau und Sicherung zukunftsfähiger Gemeinschaften" ein Leitbild integrierter Entwicklung vorgelegt. Es bietet mit der Differenzierung zwischen Leitgedanken, Handlungsfeldern und grundsätzlichen Überlegungen eine Orientierung für die Entwicklung (siehe ◘ Abb. 10.2).

Der Aufbau und die Sicherung zukunftsfähiger Gemeinschaften aller Generationen wird darin als Querschnittsaufgabe kommunaler Politik betrachtet. Als Ordnungsrahmen sieht der Siebte Altenbericht das Subsidiaritätsprinzip und die kommunale Selbstverwaltung. Die Kommunen sind der Ort, an dem die Infrastruktur der Gesundheit, Pflege und des Wohnens ihre Ausgestaltung und Konkretisierung erfährt. Den Kommunen kommt für diese integrierende Aufgabe eine Moderations- und Koordinationsfunktion zu.

10.3.1 Ebenen der kommunalen Gestaltungsoptionen

Akzeptiert man den differenzierten Blick des Siebten Altenberichts, ist die Herausforderung des demographischen Wandels und der steigenden Zahl von Menschen mit Unterstützungsbedarf nicht allein durch den Staat und den Markt zu lösen. Eine dem Grundprinzip der Subsidiarität verpflichtete Sozialpolitik wird auf Sozialraumorientierung (Merten 2002) und den Welfare Mix (Evers und Olk 1996) bauen müssen. In der Praxis wird es darauf ankommen, auf den verschiedenen Ebenen des politischen Handelns einen Willen zur Gestaltung zu entwickeln.

10.3.2 Die Landesoptionen – zwischen Verpflichtung und Förderung

Der Föderalismus lässt den Ländern einige Möglichkeiten der Gestaltung offen. Für den Ausbau der Infrastruktur der Pflege und der Unterstützung im Alter sind vor allem die Landespflegegesetze und die Landesheimgesetze[7] maßgeblich. Hier bestehen derzeit deutliche Unterschiede zwischen den Ländern. Verbesserungen der Kooperation sind zu erwarten, wenn in den Landespflegegesetzen:

- Die kommunale Pflegestrukturplanung und die regionalen Pflegekonferenzen unter Beteiligung der Pflegekassen verpflichtend gemacht werden. Bisher ist dies nur in Nordrhein-Westfalen und Rheinland-Pfalz der Fall.
- Die Länder die Landkreise und kreisfreien Städte[8] fachlich und methodisch bei die-

---

[7] Im Zuge der Föderalismusreform 2006 wurde der ordnungsrechtliche Teil des Bundesheimgesetzes an die Länder übertragen. Inzwischen haben alle Länder ordnungsrechtliche Gesetze zu den Wohnformen und Teilhabe erlassen.

[8] Bzw. Bezirke in den Stadtstaaten.

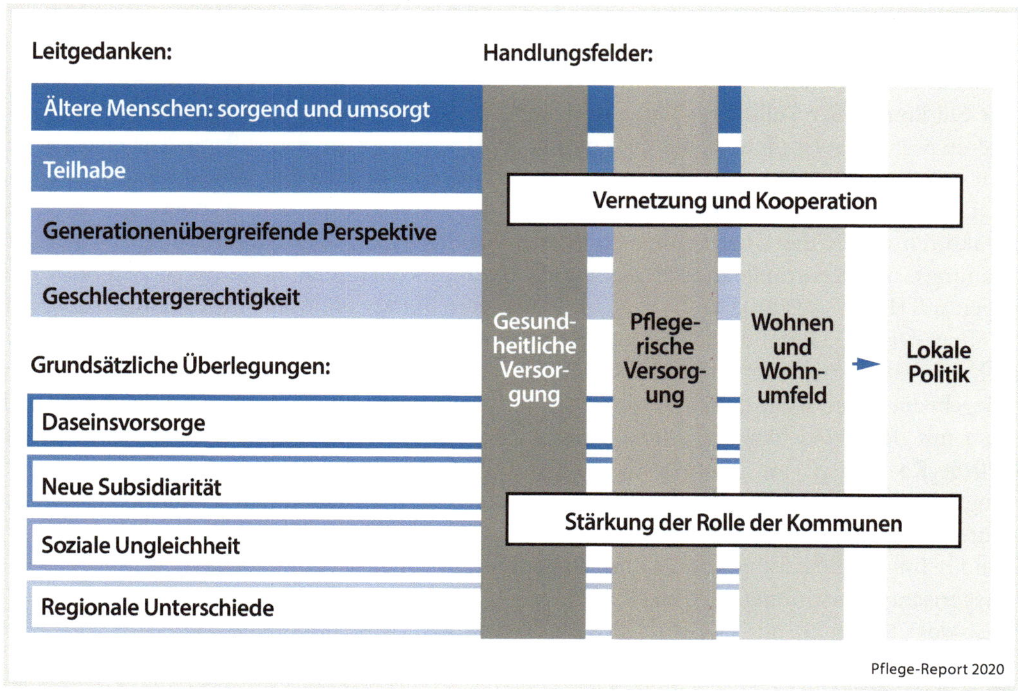

◘ Abb. 10.2 Themen und Struktur des Siebten Altenberichts (Quelle: Berner F, Deutsches Zentrum für Altersfragen (DZA))

ser Aufgabe unterstützen. Beispielhaft sind hier die teilweise gemeinsam mit den Pflegekassen getragenen Initiativen von Bayern (Fachstellen für Demenz), Brandenburg (FAPiQ-Fachstelle für Alter und Pflege im Quartier), Nordrhein-Westfalen (Regionalbüros Alter, Pflege und Demenz) oder Rheinland-Pfalz (Netzwerk für Demenz und Servicestelle für kommunale Pflegestrukturplanung).

— Die regionalen Pflegestützpunkte zu einer landeseinheitlichen Infrastruktur der integrierten Beratung der Kommunen und der Pflegekassen gesetzlich umgesetzt werden. Zunehmend wird dabei auch das Vorfeld der Pflege in den Blick genommen. Angesichts der zunehmenden Zahl der Ein-Personen-Haushalte gewinnt der präventive Hausbesuch an Bedeutung.[9]

— Die Förderung der Angebote zur Unterstützung im Alltag ausgebaut werden und die Initiativen des Ehrenamtes besser finanziell und fachlich begleitet werden.

Landesrechtlich geregelt kann auch das Verhältnis der Teilhabe- und Pflegestrukturplanung werden. Derzeit sind die Planungen weder sozialräumlich noch inhaltlich koordiniert. Speziell im Bereich der Angebote des Wohnens sind deutliche Schnittmengen zu erwarten. Die gerade umgesetzte Reform des Bundesteilhabegesetzes (BTHG) bietet deutliche Synergieeffekte. Hinsichtlich der Neuen Wohnformen sind vor allen die Regelungen der Landesheimgesetze und die Förderung des sozialen Wohnungsbaus eine entscheidende Stellschraube für die weitere Entwicklung. Regelungen in den Landesbauverordnungen zur Förderung kollektiver barrierefreier Wohnformen

---

[9] Rheinland-Pfalz setzt in Modellkommunen den präventiven Hausbesuch mit der Landesförderung der Gemeindeschwester[plus] um; Hamburg führt ab 2020

den „Hamburger Hausbesuch" für Hochaltrige in allen Bezirken ein.

können wesentliche Impulse für die Weiterentwicklung bieten.

Landesrechtlich regeln lässt sich auch die bisher unzureichende Datenlage im Bereich der Pflegestatistik und der Wohnraumentwicklung. Mit dem PSG III wurde auch die Pflegestatistik erweitert (§ 109 SGB XI). So haben die ambulanten Dienste und stationären Einrichtungen nun auch die Postleitzahl[10] der Pflegebedürftigen anzugeben. Dies gilt auch für den Wohnort vor der Übersiedlung ins Heim. Damit ist erstmals auch eine räumliche Analyse unterhalb der Kreisebene möglich.

Über die statistischen Landesämter steht es den Ländern zudem frei, über die geforderte Bundeseinheitlichkeit hinaus weitere Daten zu erheben. Bisher ist es in vielen Teilbereichen der Statistik immer noch üblich, die Lebenssituation der 65-Jährigen und älteren nicht weiter zu differenzieren. Hier wäre eine weitere Altersdifferenzierung für analytische Zwecke sehr sinnvoll.

10.3.3 Landkreise und kreisfreie Städte

Die Landkreise und kreisfreien Städte stehen vor der Aufgabe, eine Sozialberichterstattung und Infrastruktur des Alters und des Alterns aufzubauen. Nach § 71 SGB XI (Altenhilfe) haben sie dazu einen eigenständigen Gestaltungsauftrag. *„Die Altenhilfe soll dazu beitragen, Schwierigkeiten, die durch das Alter entstehen, zu verhüten, zu überwinden oder zu mildern und alten Menschen die Möglichkeit zu erhalten, selbstbestimmt am Leben der Gemeinschaft teilzunehmen und ihre Fähigkeit zur Selbsthilfe zu stärken"* (§ 71 Abs. 1 SGB XI). Im Konkreten können die kommunalen Träger der Sozialhilfe über den § 71 SGB XI einkommensunabhängige Maßnahmen zur Ermöglichung des gesellschaftlichen Engagements, der Siche-

rung altersgerechten Wohnraums, der Beratung und des Besuchs von Bildungs- und Geselligkeitsveranstaltungen schaffen. Bisher wurde von dieser Norm allerdings wenig Gebrauch gemacht. Eine Sozialberichterstattung des Alters, die die Erfahrungen der Jugendhilfeplanung (SGB VIII) aufgreifen könnte und die Aufgaben der Daseinsorge skizziert, ist damit mehr als eine Pflegestrukturplanung. Sie sichert auch die erforderlichen Leistungen im Umfeld der Pflege und versteht sich als integrierte Sozialplanung. Methodische Konzepte für die praktische Umsetzung einer integrierten Sozialplanung für die Versorgung im Alter sind inzwischen entwickelt (Schubert 2019). Zu berücksichtigen ist dabei die Unterschiedlichkeit der Ausgangslagen von Landkreisen und Städten:

- Als untere Landesbehörden ist die Stellung der Landkreise eine andere als die der Städte. Landkreise haben in besonderem Maße auf die Entwicklung und Unabhängigkeit der kreisangehörigen Städte und Kommunen zu achten. Deutlich wird dies z. B. im Bundesbaurecht. Die Bauleitplanung liegt auf Kreisebene, die Bauausführung obliegt den Kommunen.
- In kreisfreien Städten fallen die kommunale Selbstverwaltung und die Funktion als untere Landesbehörde zusammen. Hier ist der Handlungsspielraum des Gemeinderates größer. Gleichwohl gilt es auch hier, infrastrukturell die gewachsenen Quartiere und eingemeindeten Ortsteile sozialräumlich differenziert zu betrachten und zu berücksichtigen.
- Nicht zuletzt bleiben die Stadtstaaten. Ihre Stellung ist im Föderalismus der Bundesrepublik eine ganz besondere, da hier Stadt- und Landesrechte sowie Pflichten zusammenfallen.

Das Planungsverständnis ist vor allem in den Landkreisen nicht auf dem Stand der wissenschaftlichen Erkenntnisse. Planung wird allzu oft noch als öffentliche Verwaltungsplanung und nicht als beteiligungsorientierte Steuerung (Public Governance) verstanden (Schu-

---

[10] Leider ist die PLZ in statistischer Hinsicht kein gutes Merkmal. Es fehlt zumindest teilweise an der erforderlichen Trennschärfe. Eine Vergleichbarkeit mit anderen Daten ist dadurch eingeschränkt.

bert 2020). Governance-orientierte Planung setzt auf Moderation und Beteiligung. Dies ermöglicht den Akteuren, im sozialen Raum durch Bereitstellung von Daten und einen wertegeleiteten Diskurs um deren Bedeutung zur Veränderung beizutragen. Die Landkreise und kreisfreien Städte haben in diesem Kontext die Rolle der Moderation und Koordination und die regionalen Pflegekonferenzen können hier ein Instrument der Kooperation und Zielfindung sein. Als Verwaltungsinstanz der kommunalen Selbstverwaltung haben die Landkreise aber auch in besonderem Maße auf die Beteiligung der kreisangehörigen Kommunen zu achten.

10.3.4 Orts- und Quartiersebene

Den Orts- und Verbandskommunen und kreisangehörigen Städten kommt in der Weiterentwicklung der Infrastruktur des Alters und des Alterns eine besondere Bedeutung zu. Hier ist der Ort, an dem sich Wohnen und Leben konkretisieren und materialisieren. Hier wird im Rahmen der verfassungsrechtlichen Selbstverwaltung (Art. 28 Abs. 2 GG) über die Belange der örtlichen Gemeinschaft entschieden. Für die Planung und Sicherung der Daseinssorge ist hier der Ort demokratischer Aushandlung. Dies gilt für die Fragen der Mobilität, die Wohnraumsicherung und die Infrastruktur des täglichen Bedarfs gleichermaßen wie für die soziale und gesundheitliche Infrastruktur. Und hier ist der Ort, an dem sich abstrakte Politik in alltägliche Lebenspraxis wandelt. Hier zeigen sich durch das kulturelle und soziale Angebot die Möglichkeiten und die Bedingungen zur Partizipation.

Quartiers- und Dorfentwicklung wird damit zum Schlüssel für die weitere Entwicklung der Daseinssorge in den Kommunen. Dabei müssen die Bürgerinnen und Bürger in die Entscheidungs- und Gestaltungsprozesse eingebunden werden. Der Ruf nach einer partizipativen Quartiers- und Kommunalentwicklung ist nicht neu. Seit 1999 fördert das jeweilige Bundesbauministerium im Rahmen der Städtebauförderung Projekte der Sozialen Stadt in Stadtteilen mit besonderem Entwicklungsbedarf und koppelt regelhaft die Bauprojekte mit einem partizipativen Quartiersmanagement (BMI 2020). Mit bisher 533 beteiligten Kommunen (Stand 2018; Langenbrinck 2010) ist die „Soziale Stadt" das größte Projekt der Quartiersentwicklung. Häufig werden dabei inzwischen generationsübergreifende Wohnprojekte realisiert. Auch das Deutsche Hilfswerk fördert Quartiersprojekte aus Mitteln der Fernsehlotterie (Deutsches Hilfswerk Quartiersförderung). Methodisch wurde ebenfalls schon vieles erarbeitet, z. B. im Projekt NAIS – Neues Altern in der Stadt (Bertelsmann-Stiftung 2006) und dem SONG-Projekt (SONG 2008) oder dem Kuratorium Deutsche Altershilfe für den Bereich der Quartiersentwicklung (KDA 2006; Kremer-Preiß und Mehnert 2016). Für die kommunale Wohnungswirtschaft in den Städten werden Quartierskonzepte für die Sicherung der Teilhabe und sozialen Unterstützung im Quartier immer bedeutender, z. B. nach dem „Bielefelder Modell" (Klingenberg 2018).

Inzwischen gibt es auch eine Vielzahl von Beispielen aus dem ländlichen Raum, wie Kommunen den Herausforderungen des demographischen Wandels und den damit verbundenen Bedarfen der gesundheitlichen und pflegerischen Versorgung und Unterstützung begegnen. So z. B. die Bürgergemeinschaft Eichstetten e. V., die in Eichstetten am Kaiserstuhl schon 1998 den „Generationsvertrag" übernommen hat und seit 22 Jahren weitgehend im Stillen umfassende Leistungen im bürgerschaftlichen Engagement erbringt (Bürgergemeinschaft Eichstetten e. V.), oder die Seniorengenossenschaft Riedlingen, die sich schon 1988 gegründet hat und inzwischen ein wesentlicher Akteur des betreuten Wohnens und der ambulanten Hilfen in Riedlingen geworden ist (Seniorengenossenschaft Riedlingen 2020). Viele weitere Projekte ließen sich nennen, bisher fehlt es aber an einer Strategie, die den Herausforderungen angemessen ist. Neben gelungenen Leuchtturmprojekten, sind manche geförderten Projekte nach der Förderphase nicht mehr weitergeführt worden. Teils konnten die hohen Erwartungen an das Engagement der Bürgerinnen und Bürger nicht erfüllt werden, teils fehlte schlicht der Wille oder es mangelte an finanziellen Ressourcen auf örtlicher Ebene.

Dabei sind die Bedingungen für die Umsetzung von Projekten der Daseinssorge auch in kleinen Gemeinden des ländlichen Raums grundsätzlich nicht schlecht. In der Regel unterstützen die Flächenländer die Entwicklung im ländlichen Raum mit eigenständigen Förderprogrammen, die meist an die Förderung des Bundes und der Europäischen Union gekoppelt sind. Was im Bereich der Städte die Programme der Städtebauförderung übernehmen, ist im ländlichen Raum über die Strukturförderung des ländlichen Raums möglich. Viele dieser Programme wurden in den letzten Jahren ausgeweitet und sehen ausdrücklich Förderungen der Daseinssorge und der Selbsthilfe vor (BMEL 2016).

Rheinland-Pfalz macht mit dem Projekt „WohnPunkt RLP – Wohnen mit Teilhabe" gute Erfahrungen in der Begleitung von Kommunen im ländlichen Raum bei der Umsetzung von Projekten des barrierefreien Wohnensmit Bürgerbeteiligung. Die Kommunen müssen sich bewerben und werden bei der Umsetzung begleitet. Dies umfasst die Suche nach Investoren, die Zusammenarbeit mit professionellen Dienstleistern und die Beteiligung der Bürgerschaft (LZG 2020).

Auch die Pflegeversicherung hat mit dem Umwandlungsanspruch und der Verordnungsermächtigung (§ 45a–d SGB XI) einen wesentlichen Beitrag für die Umsetzung von wohnortnahen Entlastungsleistungen von Ehrenamtlichen und Nachbarschaftsinitiativen geschaffen, die es zulassen, Betreuungs- und Hauswirtschaftsleistungen von Nachbarschaftshilfen und Bürgervereinen (mit)zufinanzieren.

10.4 Fazit

Die Pflegeversicherung leistet einen erheblichen Beitrag zur Bewältigung der demographischen Risiken des Alters. Mit den Reformen der letzten Jahre ist eine bedarfsgerechtere Struktur entwickelt worden. Vieles ist heute möglich, was in den vergangenen Jahren an Systemgrenzen gescheitet ist. Die Marktorientierung der Pflegeversicherung hat mit ihrem Struktur- und Qualitätsanspruch aber auch einen Blick geschaffen, der ohne die Pflegeversicherung so nicht entstanden wäre. Die ambulante und stationäre Praxis könnte sich ändern, verharrt aber weitgehend in den gewohnten Mustern.

Dies gilt auch für die Partner der gesetzlichen Pflegeversicherung: die Länder, die Kommunen und die Bürgerinnen und Bürger selbst. In der Gewissheit, die Pflegeversicherung würde es richten, ist hier angesichts der veränderten Lebensbedingungen allzu viel Zuversicht entstanden. Eine bessere kommunale Koordination im Bereich des Wohnens, des Ausbaus der Barrierefreiheit und der Sicherung der Teilhabe mit den Leistungen der Pflegeversicherung ist dringend erforderlich. Mit dem PSG III wurde hier eine Chance verpasst.

Auf der Mikroebene der ländlichen Kommunen und der städtischen Quartiere wird die Einbindung der Bürgerinnen und Bürger für eine „neue Subsidiarität" entscheidend sein. Die Botschaft für einen aktiven Dialog ist längst überfällig: Wie wollt ihr (im Alter) leben und was seid ihr bereit beizutragen!

Sofern diese Botschaft angenommen wird, wird die Pflegeversicherung sich ändern. Ändern werden sich aber auch unsere Kommunen und die Möglichkeiten, die das Leben vor Ort bietet. Mehr Geld im System ist sicher nötig; Geld und individuelle Leistungen allein werden die Herausforderungen aber nicht bewältigen.

Literatur

Arend S, Klie T (2016) Wer pflegt Deutschland. Vinzenz, Hannover

Bertelsmann-Stiftung (2006) NAIS – Neues Altern in der Stadt. https://www.bertelsmann-stiftung.de/fileadmin/files/BSt/Publikationen/GrauePublikationen/GP_Neues_Altern_in_der_Stadt.pdf. Zugegriffen: 30. Jan. 2020

BKK Dachverband (2020) Kommunale pflegerische Versorgungszentren (KpVZ) für eine bedarfsgerechte gesundheitliche Versorgung. Impuls des BKK Dachverbands. https://www.bkk-dachverband.de/fileadmin/user_upload/Kommunale_pflegerische_Versorgungszentren__KpVZ___002_.pdf. Zugegriffen: 16. März 2020

BMEL – Bundesministerium für Ernährung und Landwirtschaft (2016) Bericht der Bundesregierung zur Entwicklung der ländlichen Räume 2016. Eigendruck BMEL. https://www.zukunftsforum-laendliche-entwicklung.de/fileadmin/SITE_MASTER/content/Dokumente/Downloads2017/Regierungsbericht-LR-2016.pdf. Zugegriffen: 12. Dez. 2019

BMFFSJ – Ministerium für Familie Frauen Senioren und Jugend (2016) Siebter Altenbericht. Sorge und Mitverantwortung in der Kommune – Aufbau und Sicherung zukunftsfähiger Gemeinschaften. BT-Drucks 18/10210, S 279–284

BMG – Bundesministerium für Gesundheit (2017) Empfehlungen der Bund-Länder-Arbeitsgruppe zur Stärkung der Rolle der Kommunen in der Pflege. https://www.bundesgesundheitsministerium.de/fileadmin/Dateien/3_Downloads/E/Erklaerungen/BL-AG-Pflege-Gesamtpapier.pdf. Zugegriffen: 30. Jan. 2020

BMG – Bundesministerium für Gesundheit (2018) Pflegeversicherung, Zahlen und Fakten. Zahlen und Fakten der Pflegeversicherung, ihre Leistungen, ihre Versicherten und die Entwicklung ihrer Finanzen seit 1995. https://www.bundesgesundheitsministerium.de/fileadmin/Dateien/3_Downloads/Statistiken/Pflegeversicherung/Finanzentwicklung/Finanzentwicklung-der-sozialen-Pflegeversicherung_2018.pdf. Zugegriffen: 15. Jan. 2020

BMG – Bundesministerium für Gesundheit (2020) Zahlen und Fakten zur sozialen Pflegeversicherung, S 5. https://www.bundesgesundheitsministerium.de/fileadmin/Dateien/3_Downloads/Statistiken/Pflegeversicherung/Zahlen_und_Fakten/Zahlen_und_Fakten_der_SPV_17.Februar_2020_barr.pdf. Zugegriffen: 20. März 2020

BMI – Bundesministerium des Inneren, für Bau und Heimat (2020) Städtebauförderung Soziale Stadt. https://www.staedtebaufoerderung.info/StBauF/DE/Programm/SozialeStadt/soziale_stadt_node.html. Zugegriffen: 12. Dez. 2019

Bundesrat (2016) Drittes Gesetz zur Stärkung der pflegerischen Versorgung und zur Änderung weiterer Vorschriften (Drittes Pflegestärkungsgesetz – PSG III): Beschluss BR-Durcks 720/16. https://www.bundesrat.de/SharedDocs/drucksachen/2016/0701-0800/720-16(B).pdf?__blob=publicationFile&v=5. Zugegriffen: 20. Jan. 2020

Bürgergemeinschaft Eichstetten e.V. https://www.buergergemeinschaft-eichstetten.de/site/buergergemeinschaft.html. Zugegriffen: 30. Jan. 2020

Deutsches Hilfswerk Quartiersförderung https://www.fernsehlotterie.de/foerdern-engagieren/stark-im-quartier. Zugegriffen: 25. Dez. 2019

Engelmann D, Gohde J, Künzel G (2015) Kooperation und Koordination auf kommunaler Ebene. In: Jacobs K, Kuhlmey A, Greß S, Schwinger A (Hrsg) Pflege-Report 2015. Schattauer, Stuttgart, S 155–164

Evers A, Olk T (1996) Wohlfahrtspluralismus. Vom Wohlfahrtsstaat zur Wohlfahrtsgesellschaft. Westdeutscher Verlag, Opladen

GKV-Spitzenverband (2018) Empfehlungen des GKV-Spitzenverbandes über die konkreten Voraussetzungen, Ziele, Inhalte und Durchführung der Modellvorhaben zur kommunalen Beratung Pflegebedürftiger und ihrer Angehörigen nach § 123 Abs. 4 SGB XI. https://www.gkv-spitzenverband.de/media/dokumente/pflegeversicherung/richtlinien__vereinbarungen__formulare/richtlinien_zur_pflegeberatung_und_pflegebeduerftigkeit/2018_01_26_Pflege_Empfehlungen_nach__123_IV_SGB_XI.pdf. Zugegriffen: 20. Jan. 2020

Hoberg R, Klie T, Künzel G (2013) Eckpunkte Strukturreform Pflege und Teilhabe. AGP Sozialforschung. https://agp-freiburg.de/downloads/pflege-teilhabe/Eckpunkte_Strukturreform_PFLEGE_TEILHABE_Kurzfassung.pdf. Zugegriffen: 20. Jan. 2020

Igl G (1994) Entstehungsgeschichte der sozialen Pflegeversicherung. Vieteljahreszeitschrift Für Sozialr 49:261–264

KDA (2006) Wohnen im Alter. Strukturen und Herausforderungen für kommunales Handeln. Ergebnisse einer bundesweiten Befragung der Landkreise und kreisfreien Städte. Im Auftrag des Bundesministeriums für Familien, Frauen, Senioren und Jugend. https://www.bmfsfj.de/blob/79334/82df71ea1a0daf8a6146d7d174cc5fcf/wohnen-im-alter-data.pdf. Zugegriffen: 25. Jan. 2020

Klie T, Pfundstein T (2010) Kommunale Pflegeplanung zwischen Wettbewerb und Bedarfsorientierung. Z Gerontol Geriatr 43(2):91–97

Klingenberg O (2018) Das Bielefelder Modell – Ein bewährtes Konzept für ein selbstbestimmtes Wohnen mit Versorgungssicherheit im Alter. Pro Alter 3/2018:21

Kremer-Preiß U, Mehnert T (2016) Handreichung Quartiersentwicklung: praktische Umsetzung sozialraumorientierter Ansätze in der Altenhilfe. Kuratorium Deutsche Altenhilfe, Köln

Langenbrinck G (2010) Stadtquartiere für Jung und Alt: Bilanz zum ExWoSt-Forschungsfeld Innovationen für familien- und altengerechte Stadtquartiere. Bundesamt für Bau- Stadt- und Raumforschung, Bonn

LZG – Landeszentrale für Gesundheitsförderung in Rheinland-Pfalz e. V. (2020) WohnPunkt RLP – Wohnen mit Teilhabe. Homepage der LZG. https://www.lzg-rlp.de/de/wohnpunkt-rheinland-pfalz.html. Zugegriffen: 30. Jan. 2020

Merten R (2002) Sozialraumorientierung – Zwischen fachlicher Innovation und rechtlicher Machbarkeit. Juventa, Weinheim

Naegele G (2014) 20 Jahre Verabschiedung der gesetzlichen Pflegeversicherung – Eine Bewertung aus sozialpolitischer Sicht. Wiso Diskurs Gutachten im Auftrag der Abteilung Wirtschafts- und Sozialpolitik der Friedrich-Ebert-Stiftung S 43–44

polis/sinus Gesellschaft für Sozial- und Marktforschung GmbH (2014) Pflege und Pflegeversicherung aus Sicht der Bevölkerung. Ergebnisse einer Repräsentativuntersuchung im Auftrag des Presse- und Informationsamtes der Bundesregierung. https://dbk.gesis.org/dbksearch/download.asp?db=D&id=58189. Zugegriffen: 2. Febr. 2020

Rothgang H, Kalwitzki T (2019) Alternative Ausgestaltung der Pflegeversicherung – Aufbau der Sektorengrenzen und bedarfsgerechte Leistungsstruktur. Initiative Pro-Pflegereform. https://www.pro-pflegereform.de/fileadmin/default/user_upload/Gutachten_Rothgang_Kalwitzki_-_Alternative_Ausgestaltung_der_Pflegeversicherung.pdf. Zugegriffen: 5. Jan. 2020

Schubert H (2019) Von der Altenhilfeplanung zur integrierten Sozialplanung. In: Schubert H (Hrsg) Integrierte Sozialplanung für die Versorgung im Alter. Grundlagen Baustein Praxisbeispiele. Springer VS, Wiesbaden, S 43–74

Schubert H (2020) Integrierte Sozialplanung in Kreisen und kreisangehörigen Kommunen. In: Schubert H, Nutz A (Hrsg) Integrierte Sozialplanung in Landkreisen und Kommunen. Kohlhammer, Stuttgart, S XIII–XX

Schwieger D (2018) Bedarfsdeckung allenfalls noch auf Umwegen? Die reformierte Hilfe zur Pflege nach dem SGB XII. Soziale Sicherh 67(10):376–382

Schwinger A, Klauber J, Tsiasioti C (2019) Pflegepersonal heute und morgen. In: Jacobs K, Kuhlmey A, Greß S, Klauber J, Schwinger A (Hrsg) Pflege-Report 2019 – Mehr Personal in der Langzeitpflege, aber woher? Springer, Berlin Heidelberg, S 3–23

Seniorengenossenschaft Riedlingen (2020) http://www.martin-riedlingen.de/seniorengenossenschaft.php. Zugegriffen: 29. Jan. 2020

SONG – Netzwerk: Soziales neu gestalten (2008) Zukunft Quartier – Lebensräume zum Älterwerden. Bertelsmann, Gütersloh (2008 und 2009 Bd. 1–3)

Statistisches Bundesamt (2003) Pflegestatistik 2001 – Pflege im Rahmen der Pflegeversicherung. Deutschlandergebnisse. Statistisches Bundesamt, Wiesbaden, S 8

Statistisches Bundesamt (2018) Pflegestatistik 2017 – Pflege im Rahmen der Pflegeversicherung Deutschlandergebnisse. Statistisches Bundesamt, Wiesbaden, S 16

Statistisches Landesamt Rheinland-Pfalz (2019) Statistische Berichte Pflegestatistik 2017, S 14

Vorholz I (2017) Pflegestärkungsgesetz III verfehlt Stärkung der Kommunen. NDV 9/2017:391–397

Westerfellhaus A (2020) Leistungsdschungel in der häuslichen Pfleg auflösen. Der Bevollmächtigte der Bundesregierung für Pflege. https://www.pflegebevollmaechtigter.de/details/leistungsdschungel-in-der-haeuslichen-pflege-aufloesen.html. Zugegriffen: 16. März 2020

Zängl P (2015) Eine kurze Retrospektive auf die lange Entwicklungsgeschichte der Pflegeversicherung. In: Zängl P (Hrsg) Zukunft der Pflege. Springer VS, Wiesbaden, S 233–252

Care und Case Management – Steuerung im Kontext von Pflegebedürftigkeit

Thomas Klie

11.1 Einleitung – 166

11.2 Case Management und Langzeitpflege: Im Mittelpunkt die Person? – 167

11.3 Case Management lege artis – 168

11.4 Case Management und Empirie – 170

11.5 Steuerungsfunktionen des Care und Case Managements – 172

11.6 Ausblick – 174

Literatur – 175

© Der/die Autor(en) 2020
K. Jacobs et al. (Hrsg.), *Pflege-Report 2020*, https://doi.org/10.1007/978-3-662-61362-7_11

▪▪ Zusammenfassung

Mit dem Pflege-Weiterentwicklungsgesetz 2008 hat der Gesetzgeber Care und Case Management-Strategien sowohl in das Leistungsrecht als auch in die Strukturvorgaben der Pflegeversicherung aufgenommen. Angesichts der Unübersichtlichkeit der Hilfestrukturen, insbesondere im Zusammenhang mit Schnittstellen zwischen den Sektoren oder auf der Fallebene, wurden ein Rechtsanspruch auf Pflegeberatung gemäß § 7a SGB XI im Sinne von Case Management eingeräumt und für Vernetzungs- und Koordinationsstrukturen im Sinne des Care Managements bundesgesetzliche Rahmenbedingungen und Aufgabenbeschreibungen formuliert. Case Management-Arbeitsansätze können in der Lage sein, die in der deutschen Pflegeversicherung eher vernachlässigte Personenzentrierung stärker zu betonen. Ein Care und Case Management lege artis verschränkt systematisch die Fall- mit der Systemebene. Dass dies in der Praxis in Deutschland fast nirgendwo konsequent umgesetzt wird, arbeitet der Beitrag ebenso heraus wie die Steuerungsfunktionen des Care und Case Managements, die verbunden werden müssen mit systematischen Monitoring-Instrumenten und Planungsprozessen auf regionaler und kommunaler Ebene. Care und Case Management-Strukturen in der Langzeitpflege sind alternativlos, aber zugleich voraussetzungsvoll.

With the Long-Term Care Further Development Act of 2008, the German legislator introduced care and case management strategies into both benefit law and the structural requirements of long-term care insurance. In view of the complexity of the support structures, particularly in connection with interfaces between sectors or at the case level, a legal right to advisory support in accordance with § 7a SGB XI in the sense of case management was granted and networking and coordination structures in the sense of care management were initiated. Case management approaches may allow placing greater emphasis on a person-centred approach, which is rather neglected in German long-term care insurance. Care and case management systematically links the case and system levels. The article shows that this is not consistently implemented anywhere in Germany and also highlights the control functions of care and case management, which must be combined with systematic monitoring instruments and planning processes at the regional and municipal level. There is no alternative to care and case management structures in long-term care, but at the same time quite demanding.

11.1 Einleitung

Wohin nach Krankenhausentlassung, was tun bei Dekompensation der von Angehörigen getragenen häuslichen Pflege, welche Alternativen zum Sterben im Krankenhaus lassen sich organisieren, wenn die Präferenz heißt: Sterben daheim? Kein ambulanter Pflegedienst verfügbar, keine Rehaklinik mit freien Betten trotz Rehabedarfs; die Indikationen für Case Management in der Langzeitpflege sind vielfältig. Und keineswegs beschränken sich die Fallkonstellationen allein auf Versorgungsfragen: Wie gelingt es, Zugang zu einem Menschen zu finden, der mit seinem Haushalt und seiner Hygiene gar nicht mehr zurechtkommt, wie lässt sich erwachsenenschutzrechtlich relevanten Situationen wie freiheitsentziehenden Maßnahmen oder anderen Formen der Gewalt in der häuslichen Pflege begegnen? All diese Praxisfragen machen deutlich: Für die Steuerung der Versorgung in der Langzeitpflege kommt dem Care und Case Management sowohl auf der Fall- als auch auf der Systemebene eine in mehrfacher Hinsicht bedeutsame Rolle zu. Dies gilt für das Case Management als Verfahrensweise in Humandiensten, aber auch für Case Management als Organisation (Monzer 2018) regionaler Akteure der für die Langzeitpflege relevanten angrenzenden Sektoren wie der gesetzlichen Krankenversicherung, der Teilhabe, den Kommunen, Einrichtungen und Diensten sowie den zivilgesellschaftlichen Akteuren.

11.2 Case Management und Langzeitpflege: Im Mittelpunkt die Person?

Personenzentrierung lautet seit einiger Zeit das Paradigma der Leistungsgewährung in der Eingliederungshilfe. Auf das Individuum zugeschnittene Leistungen, mit ihm ausgehandelt, seine Ressourcen reflektierend und seine Präferenzen in der Lebensgestaltung würdigend. Das gelingt mitnichten immer und überall. Gleichwohl ist, durchaus auch leistungsrechtlich hinterlegt, die Personenzentrierung – verbunden mit dem Verzicht auf die rechtliche Sonderstellung von stationären Einrichtungen – zur verbindlichen Vorgabe im Teilhaberecht avanciert.[1] Auch wenn Pflegebedürftige im Rechtssinne Menschen mit Behinderungen sind, auch wenn es für Menschen mit Pflegebedarf und ihre An- und Zugehörigen immer und zuvörderst darum gehen muss, dass sie in ihrer individuellen Lebenslage gesehen und ihr Wunsch- und Wahlrecht hinsichtlich der Gestaltung der Hilfen im Kontext von Pflegebedürftigkeit gewahrt wird, hat die Personenzentrierung in der sozialen Pflegeversicherung noch keine hervorgehobene Bedeutung erlangt. Die deutsche Pflegeversicherung setzt auf die Selbstorganisation von Familien, die Solidarität von An- und Zugehörigen und die Bereitstellung von formellen Diensten und Einrichtungen, die – orientiert am Recht der gesetzlichen Krankenversicherung – qualitätsgesicherte Leistungen in Modulform respektive in hinsichtlich ihrer Leistungen inhaltlich determinierten Einrichtungen vorhält. Ob und inwieweit auf diese Weise tatsächlich individuelle Bedarfskonstellationen, Lebenslagen, Lebenswelten und Präferenzen der Lebensführung berücksichtigt und realisiert werden können, steht nicht systematisch im Blick der Pflegeversicherung. Im Fokus ist die Qualitätssicherung von Einrichtungen und Diensten – incl. der Messung der Lebensqualität der Pflegebedürftigen.

Im Vorfeld der Wahl eines Pflegearrangements und den entsprechenden Entscheidungsprozess flankierend steht den auf Pflege angewiesenen Menschen und ihren Angehörigen rechtlich ein Spektrum von auf sie zugeschnittenen Beratungsangeboten zu, die sie bei der Bewältigung von den mit der „Pflegebedürftigkeit" verbundenen An- und Herausforderungen unterstützen sollen. Dazu gehören Beratungsangebote, sei es gemäß § 7 SGB XI durch die Pflegekassen, in Pflegestützpunkten – soweit sie vorhanden sind – gemäß § 7c SGB XI oder durch kommunale Angebote der Altenhilfe und Seniorenberatung vor Ort. Auch über Pflegekurse gemäß § 45 SGB XI und Pflegeberatungsbesuche gemäß § 37 Abs. 3 SGB XI werden auf die Personen respektive den Haushalt zugeschnittene Beratungs- und Unterstützungsleistungen (zum Teil verpflichtend) angeboten. Beratung findet überdies im Zusammenhang mit Krankenhausentlassungen durch den dortigen Krankenhaussozialdienst und, soweit vorhanden, durch das den Krankenhäusern übertragene Versorgungsmanagement gemäß § 11 SGB V statt. Kassen sind verpflichtet, für Palliativpatienten eine gesonderte Palliativberatung gemäß § 39b SGB V anzubieten. Dass damit der Hilfe-, Beratungs- und Unterstützungsbedarf von auf Pflege angewiesenen Menschen und ihren An- und Zugehörigen nicht immer in befriedigender Weise gedeckt wird, zeigen etwa die Zahlen der Allensbach-Umfrage im Rahmen des DAK-Pflegereports 2019, wonach die meisten auf Pflege angewiesenen Menschen sich Beratung bei Freunden, Familienangehörigen und beim Hausarzt holen (Haumann 2018). Dass es vielfach an Infrastrukturangeboten vor Ort fehlt, die sich an Versorgungswünschen orientieren, ist ebenso dokumentiert (Klie 2018): Von gleichwertigen Lebensbedingungen in der Pflege in Deutschland kann nicht die Rede sein. Das gilt in besonderer Weise für das Case Management. All die den Sachverständigenrat im Gesundheitswesen immer wieder beschäftigenden Schnittstellenprobleme in einer sektorenübergreifen-

---

[1]   Fachverbände der Behindertenhilfe (Hrsg) (2010) 10 Thesen zur Personenzentrierung. https://www.diefachverbaende.de/files/stellungnahmen/2010-10-01-Thesen-zur-Personzentrierung.pdf. Zugegriffen: 05. Februar 2020.

den Versorgung, die die Notwendigkeit von Case Management provozieren, schlagen auch und gerade bei auf Pflege angewiesenen Menschen auf.[2] Krankenhausentlassungen, die Zusammenarbeit zwischen stationärem und ambulantem Sektor sind sowohl innerhalb der GKV als auch zwischen GKV und SPV trotz vielfältiger Bemühungen notleidend.

Die Zahlen über die Überforderung pflegender Angehöriger, ihren Wunsch, Pflegeaufgaben schnellstmöglich abzugeben (Rothgang und Müller 2019), aber auch die Zahlen über die Inanspruchnahme von osteuropäischen Haushaltshilfen (Petermann et al. 2017) verweisen darauf, dass aus vielfältigen, vor allem in der häuslichen Pflege liegenden, Gründen eine Weiterentwicklung und Qualifizierung der Pflegesicherung in Deutschland geboten ist.

Mit dem Pflege-Weiterentwicklungsgesetz wurde 2008 den schon damals bestehenden und bekannten Problemlagen insofern begegnet, als in Modellprojekten erprobte Care und Case Management-Strukturen in die Konzeption und in das Leistungsrecht der Pflegeversicherung aufgenommen wurden: § 7a SGB XI, unrichtigerweise als Pflegeberatung bezeichnet, räumt dem einzelnen Versicherten einen Rechtsanspruch auf Case Management ein.[3] Explizit hat der Gesetzgeber in der Begründung zu § 7a SGB XI (Eisfeld und Krahmer in Klie et al. 2014) ein auf das Niveau von DGCC-Standards verpflichtetes Case Management vor Augen gehabt, als er den Rechtsanspruch im SGB XI verankert hat. Die Care Management-Strukturen, die durch Pflegestützpunkte bundesweit eingeführt werden sollten, konnten mangels Einigung mit den Ländern nicht flä-

chendeckend und gleichmäßig implementiert werden. Hier hat sich eine höchst differente Versorgungslage entwickelt (Braeseke et al. 2013). Auch die Implementierung der Pflegeberatung ist keineswegs einheitlich und zufriedenstellend. Das haben die jeweiligen Evaluationen zu § 7a SGB XI deutlich gemacht (Klie 2011, Braeseke et al. 2019).

Welche Ziele werden lege artis mit dem Case Management verbunden, was kann und soll Case Management im Kontext von Pflegebedürftigkeit leisten? Sollen die Pflegebedürftigen „gesteuert" werden? Steuert das Case Management den auf Pflege angewiesenen Menschen durch das System? Dient das Case Management dem auf Pflege angewiesenen Menschen und seinen An- und Zugehörigen als advokatorische Unterstützung in einer komplexen Lebenslage und in existenziellen Grenzsituationen? Oder steht die Steuerung im Interesse der Institutionen – etwa Krankenhäusern – unter gesundheitsökomischen Restriktionen im Vordergrund?

11.3 Case Management lege artis

Case Management ist nach der Definition der Deutschen Gesellschaft für Care und Case Management eine Verfahrensweise in Humandiensten und ihrer Organisation zu dem Zweck, bedarfsentsprechend im Einzelfall eine nötige Unterstützung, Behandlung, Begleitung, Förderung und Versorgung von Menschen angemessen zu bewerkstelligen. Der Handlungsansatz ist zugleich ein Programm, nach dem Leistungsprozesse in einem System der Versorgung und in einzelnen Bereichen des Sozial- und Gesundheitswesens effektiv und effizient gesteuert werden können.[4] Case Management wird mit dieser Definition aus seiner Beliebigkeit herausgeholt, die im Sprachgebrauch gerade auch in der Langzeitpflege verbreitet ist. Es wird aber zugleich auch die Komplexität

---

2	Sachverständigenrat zur Begutachtung der Entwicklung im Gesundheitswesen (2018) Bedarfsgerechte Steuerung der Gesundheitsversorgung. https://www.svr-gesundheit.de/fileadmin/user_upload/Gutachten/2018/SVR-Gutachten_2018_WEBSEITE.pdf. Zugegriffen: 05. Februar 2020.

3	Pflegeberatung heißt in einem professionstheoretischen Sinne Beratung durch Pflegekräfte im Kontext von Pflege als Teil des Pflegeprozesses (Koch-Straube 2008).

4	DGCC (2013) Was ist Case Management? https://www.dgcc.de/case-management. Zugegriffen: 05. Februar 2020.

des Case Management-Ansatzes deutlich. Zudem wird die Zweidimensionalität von Care und Case Management sichtbar: Case Management zielt nie nur auf die Fall-, sondern immer auch auf die Ebene der Systemsteuerung. Um das Case Management weiter zu profilieren, sind folgende Aspekte und Konkretisierungen zu ergänzen: Ziel des Case Management ist die Organisation und Aufrechterhaltung von Unterstützungssystemen, die sich auf der einen Seite an den individuellen Bedürfnissen der jeweiligen Personen orientieren, im Kontext der Langzeitpflege aber auch an ihren An- und Zugehörigen. Zum anderen initiiert und organisiert das Case Management aus der Kenntnis der Einzelfälle auch fallübergreifende Versorgungsnetzwerke. Sie sollen die Zusammenarbeit unterschiedlicher Unterstützungsbereiche, benachbarter Sektoren mit ihren jeweiligen Zugangs- und Zuständigkeitsregeln erleichtern (Monzer 2018, S. 1).

Versteht man Case Management als einen Arbeitsansatz, gilt neben der systematischen Organisation der Einzelfallarbeit immer auch die angemessene Nutzung der informellen Ressourcen der Person, des Gemeinwesens als Aufgabe und Gegenstand. Gemeinsam mit institutionellen und Ressourcen formeller Angebote des Arbeitsfeldes sind sie im Sinne eines wohlfahrtspluralistischen Hilfemixes zu koordinieren (Klie 2020). Gerade in der Langzeitpflege, in der es darum geht, Pflegearrangements, die niemals nur formelle Hilfen kennen (sollten), zu gestalten, zu qualifizieren und weiterzuentwickeln, ist Case Management weit mehr als die Vermittlung formeller Hilfen – sei es ambulanter Dienste, Pflegehilfsmittel oder Maßnahmen des Wohnungsumbaus. Case Management zielt zumindest in ambulanten Settings immer auf wohlfahrtspluralistische Arrangements.

Als Perspektive gilt im Case Management eine ökosoziale und systemische Orientierung. Auf diese Weise kann vor allem in komplexen und komplizierten Problemlagen die erforderliche Unterstützung so koordiniert werden, dass durch neue Kooperationen respektive die Qualifizierung bestehender Kooperationen möglichst wenig zusätzliche Angebote

geschaffen werden müssen. Durch die qualitativ sinnvolle Kombination von formellen und informellen Ressourcen gilt es Lösungen zu entwickeln, die an der jeweiligen Lebenslage, das heißt der Ressourcensituation der Betroffenen, orientiert sind.

Die Aufgabe des Case Management besteht jeweils in der Unterstützung von Personen, die unter den gegebenen persönlichen und institutionellen Voraussetzungen Probleme haben, die für sie erforderlichen Hilfen in einer Weise in Anspruch zu nehmen, die ihre Lebenslage stabilisiert, Probleme beseitigt und Gefährdungen vorbeugt. Damit fällt dem Case Management vorrangig die Funktion zu, die Unterstützung zu organisieren, die der Betroffene nicht selbst erreichen kann. Folgt man dieser Prämisse, müssen möglichst solche Hilfen organisiert werden, die zu seiner Lebenswelt im Sinne seiner kulturell geprägten Lebensweise und des ihn umgebenden Umfeldes passen und letztlich von ihm und seiner Umgebung ohne weitere Hilfestellung genutzt und/oder organisiert werden können. Damit ist Case Management in der Regel nicht für die direkte Leistungserbringung zuständig. Sie organisiert diese vielmehr.

Schließlich geht es um den Gegenstand der Leistung des Case Managements. Dies sind primär die Fälle. Die Bezeichnung „Case Management" legt nahe, dass hier nicht Menschen oder Klienten gemanagt werden. Es geht nicht um „Pflegefälle" in der inhumanen Ausdrucksweise, die in der Bevölkerung verbreitet ist (Klie 2014). Es werden *Cases*, es wird also das gemanagt, was gemeinsam als „der Fall" identifiziert und bezeichnet wurde. Selbstverständlich geht es dabei auch und gerade darum, zu den am Fall Beteiligten in vertrauensgeprägte Beziehungen einzutreten, sie zu entwickeln und zu pflegen. Case Management ersetzt nicht Beziehungen, sondern baut auf diesen auf. Im Sinne der Fallsteuerung ist das Case Management nicht für alle Rat suchenden, auf Pflege angewiesenen Menschen und ihre An- und Zugehörigen zuständig. Case Management ist für komplexe Fallkonstellationen da; nur diese indizieren Case Management. Die Problemdichte, die Vielfalt der beteiligten Akteure, die fehlenden Routinen in der Bearbeitung der jeweiligen Fallkonstellationen und Infrastrukturdefizite können Case Management indizieren. Dabei gehört zum Case Management als methodisch elaborierte Verfahrensweise eine bestimmte Abfolge, die von der Fallklärung (Case Finding) über das Assessment, das weit über das NBI (neues Begutachtungsinstrument) im Fall der Pflegebedürftigkeit hinausgeht, und die Hilfeplanung bis hin zur Leistungs- und Angebotssteuerung greift. Bedeutsam sind auch die unterschiedlichen Rollen des Case Managements respektive seine Funktion. Üblicherweise werden vier Funktionen unterschieden:

1. Die Advocacy-Funktion: Hier geht es um die im Einzelfall erforderlichen Ressourcen, die in ausreichendem qualitativem und quantitativem Maße erschlossen werden sollen. In der Advocacy-Funktion übernimmt das Case Management eine sozialanwaltliche Rolle und sieht sich an der Seite des Klienten zur Stärkung seiner Position. Aus der Kenntnis seiner individuellen Situation und Bedürfnislage ist es die Aufgabe des Case Managements, die Angebote und Maßnahmen durchzusetzen, die notwendig und zur Lebenswelt passend sind. Auch menschenrechtlich relevante Gefährdungssituationen sind dabei mit zu reflektieren.

2. Die Broker-Funktion knüpft an die gute Kenntnis der Angebotslandschaft von Case Managern. Hier übernimmt das Case Management eine neutrale beratende Vermittlungsfunktion hinsichtlich Diensten und Einrichtungen. Die Unübersichtlichkeit der Angebote oder unbekannte Unterstützungsoptionen werden ebenso in den Blick genommen wie die Passfähigkeit von regional vorhandenen Angeboten.

3. In der Gatekeeper-Funktion übernimmt das Case Management die Funktion, einem Fall die richtigen und notwendigen sowie vorrätigen Ressourcen zuzuteilen. Hier allerdings hat das Case Management auch die Aufgabe, Leistungen auszuschließen, für die eine Berechtigung nicht besteht.

4. In der Social-Support-Funktion schließlich geht es um die Befähigung der Klienten, sich mit notwendigen Hilfeangeboten auseinanderzusetzen und Entscheidungen zu treffen respektive auch die eigene Situation neu zu deuten und sich für neue Lösungen zu öffnen, die bisher nicht mit in Betracht gezogen wurden.

Damit sind Funktionen und das Handlungskonzept des Case Managements skizziert, das in der Langzeitpflege sowohl auf der Fall- als auch auf der Systemebene mit dem Gesetz zur strukturellen Weiterentwicklung der Pflegeversicherung (Pflege-Weiterentwicklungsgesetz) vom 28. Mai 2008 eingeführt wurde – selbstverständlich nicht unter der Bezeichnung „Case Management", sondern unter den Begriffen Pflegeberatung und Pflegestützpunkte. Case Management ist sowohl eine Methode der Fallarbeit als auch ein Prozess- und Strukturmerkmal von Organisationen. Es ist ein Kooperationsmerkmal von Netzwerken und durch die Pflegeversicherung Vorgabe der Pflegepolitik geworden.

11.4 Case Management und Empirie

Die deutsche Situation der Pflegeberatung und der Pflegestützpunkte gleicht einem föderalen und kassenspezifischen Flickenteppich (Braeseke et al. 2019). Obwohl es einen Rechtsanspruch auf Pflegeberatung gemäß § 7a SGB XI gibt, kann dieser keineswegs überall in einer den Ansprüchen des Case Managements genügenden Weise eingelöst werden. Das gilt sowohl kassenspezifisch als auch regional. Während die Allgemeinen Ortskrankenkassen (AOK) und wenige Betriebskrankenkassen örtliche und vergleichsweise ausreichende Pflegeberatungsstrukturen vorhalten, gilt dies für viele bundesweit tätige Kassen nicht. Hier finden sich zunehmend Pflegeberatungsangebote, die sich auf eine Hotline konzentrieren und beschränken. Andere Kassen bedienen sich externer Anbieter wie etwa dem Medizinischen Dienst der Krankenkassen (MDK) in Bayern, der eine extra Ausgründung für diese Aufgaben vorgenommen hat, oder kommerzieller Case Management-Anbieter, die für mehrere Kassen tätig sind. Ein vergleichsweise suffizientes System haben die privaten Pflegeversicherer mit ihrer Pflegeberatungsfirma *compass* entwickelt. Diese Lösung erweist sich am ehesten eingebettet in regionale Strukturen und Netzwerke. Auch die Praxis der Pflegestützpunkte unterscheidet sich von Bundesland zu Bundesland und regional erheblich (Braeseke et al. 2019), sowohl was die Konzeption, das Beratungsverständnis und die Kooperationsroutinen als auch die Qualifikation der dort tätigen Fachkräfte anbelangt.

Nur wenige Bundesländer haben eine systematische Verschränkung von Care und Case Management realisiert. Allen voran sind dies das Saarland und Rheinland-Pfalz. Aber auch hier gibt es eine vergleichsweise große Variationsbreite der Case Management-Performance in der Pflegeberatung, je nach Pflegestützpunkt, in den dort in verbindlicher Weise die Pflegeberatung von allen Kassen integriert ist. Sanktionen haben Kassen kaum zu befürchten, wenn sie den Pflegeberatungsanspruch nicht einlösen. Dort, wo es zu Sanktionen kam – bei einigen Ersatzkassen und dies nach Prüfung des Bundesverwaltungsamtes –, wurden diese sowohl für die Politik als auch für die Fachöffentlichkeit eher verschwiegen als transparent gemacht. In den Stadtstaaten haben sich zum Teil historisch bedingte Sonderstrukturen herausgebildet, die ebenso die Verbindung zur bezirklichen Altenhilfe kennen wie die Aufnahme bestehender Strukturen, so z. B. im Falle von Berlin mit den Koordinationsstellen für ambulante Rehabilitation. Die Ressourcen für eine aufsuchende Pflegeberatung sind kaum irgendwo in einer Weise vorhanden, die den an sich bestehenden Bedarf befriedigen könnten. Überdies mangelt es regelhaft und auch dort, wo es hinreichend funktionsfähige kommunale Pflegeplanungsstrukturen gibt, an einer systematischen Verschränkung von Case und Care Management mit systematischer Analyse von Infrastrukturdefiziten, Planungsinstrumenten und -verfahren und der Initiative, diese Infrastruktur weiterzuentwickeln. Dabei ist

Case Management nicht *nice to have* für „leichte und Luxusfälle" im Sinne einer voluntativ und komfortabel in Anspruch genommenen zusätzlichen Beratung. Das Case Management hat, wie beschrieben, auf hochkomplexe Bedarfssituationen zu reagieren und dies bei besonders vulnerablen Versicherten.

Die Defizite in der Implementierung eines flächendeckenden Care und Case Managements in der Pflege auf der Grundlage von §§ 7a, c SGB XI stehen im deutlichen Widerspruch zu den Erkenntnissen, dass Pflegeberatung für die Betroffenen fühlbare Effekte zeigt. Das konnte schon mit der ersten Evaluation der Pflegeberatung dokumentiert werden (Klie et al. 2011). Auch allgemeine Bevölkerungsbefragungen zur Pflege unterstreichen die fehlende Breitenwirkung der Pflegeberatung. Pflegebedürftige und ihre An- und Zugehörigen nehmen kaum formelle Beratung im Kontext der Pflege in Anspruch. Vielmehr informiert man sich im Bekannten- und Freundeskreis, ggf. über Ärzte. Formelle Beratungsangebote erlangen für die meisten Pflegeerfahrenen in Deutschland bislang keine Bedeutung (Haumann 2018). Die u. a. auch aus den Defiziten in der Implementation der Pflegeberatung entwickelten Vorschläge zu einer Strukturreform Pflege und Teilhabe (Hoberg et al. 2013), die die Verankerung des Care und Case Managements auf der kommunalen Ebene empfahlen, wurden durch die Bund-Länder-Gruppe in der 19. Legislaturperiode in einer Weise verwässert respektive machtpolitisch ausgebremst, dass von der Möglichkeit von Options- respektive Modellkommunen gemäß §§ 123f SGB XI nur ein einziges Bundesland Gebrauch macht. Es war vorgeschlagen und von 15 Bundesländern und allen drei kommunalen Spitzenverbänden entschieden befürwortet worden, Kommunen die Möglichkeit einzuräumen, gemeinsam mit den Kassen ein integriertes Care und Case Management im Rahmen der Pflegeberatung und der Pflegestützpunkte aufzubauen – und dies mit einer systematisch aufeinander abgestimmten Tätigkeit der beteiligten Akteure und einer einheitlichen Anlaufstelle. Zu den zentralen Schwachstellen der Pflegeberatung in Deutschland gehören ihre fehlende Verfügbarkeit, die faktische Leistungsverweigerung zahlreicher Kassen, die sanktionslos bleibt, die oftmals fehlende Fachlichkeit, unzureichende Ressourcen für die Fallsteuerung, fehlende konsequente Bindung des Case Managements an den Ort und ebenso die nicht konsequente und zum Teil völlig fehlende Verbindung zwischen Case und Care Management (Klie 2020). In der Konsequenz können die eingangs skizzierten Konstellationen, die sich als existentielle Krisen von auf Pflege angewiesenen Menschen darstellen, meist nicht professionell gemanagt werden – mit allen damit verbundenen fachlichen und menschrechtlichen Kollateralschäden.

11.5 Steuerungsfunktionen des Care und Case Managements

Die Potenziale einer Case Management-orientierten Arbeitsweise einerseits und einer Case Management-basierten Fallsteuerung im Einzelfall andererseits sind groß, und zwar sowohl im Sinne einer Steigerung der Effizienz des Gesamtsystems als auch im Sinne einer personenzentrierten Lösung von Versorgungs- und Lebenslageproblemen von auf Pflege angewiesenen Menschen. Voraussetzung ist allerdings, dass ein fallbezogenes Case Management sich den oben dargestellten Prinzipien und Qualitätsmerkmalen des Case Managements verpflichtet sieht und die im Einzelfall gewonnenen Erkenntnisse systematisch auf die Systemebene zurückspiegelt, und dies im Sinne eines Care Managements (Monzer 2018).

Die im Einzelfall auftretenden Probleme, die Case Management indizieren, haben höchst unterschiedliche Hintergründe.[5] Da sind zum

einen personale Probleme, die mit der Person des auf Pflege angewiesenen Menschen verbunden sind. Dabei handelt es sich etwa um psychisch erkrankte Menschen ohne Krankeneinsicht mit Pflegebedarf, die etwa Compliance-Probleme hinsichtlich Hilfen aufweisen. Es können soziale Problemstellungen neben dem pflegerischen Case Management bestehen, etwa wenn in der Familiensituation erhebliche Spannungen bestehen, Menschen in sozialer Isolation leben oder die Ressourcen für die Existenzsicherung nicht ausreichen. Auch Phänomene unzureichender Hygiene, gerne als *Vermüllungssyndrom oder Diogenes-Syndrom* (Hofmann 1992) bezeichnet, können Case Management indizieren. Diese personalen Probleme lassen sich bei aller Individualität typisieren und es gilt, ggf. Strategien für gleich gelagerte Fälle in Case Management-basierten Vorgehens- und Kooperationsroutinen zu entwickeln, die wirksame Hilfe in aufeinander abgestimmter Weise gewährleisten. Case Management-Indikationen können sich auch dadurch ergeben, dass die benötigten Hilfen und Dienste zwar vorhanden sind, aber nicht zugänglich gemacht werden, etwa werden MRSA-Patienten aus dem Krankenhaus nicht in eine Kurzzeitpflegeeinrichtung aufgenommen werden, bei sozialhilfeberechtigten Personen Probleme mit der Aufnahme in eine ambulant betreute Wohngemeinschaft bestehen oder Pflegeheime die Aufnahme von BTM-Patienten ablehnen. In diesen Fällen hat das Case Management im Wesentlichen seine Gatekeeper-Funktion wahrzunehmen, im Einzelfall nach Möglichkeit aber auch darüber hinaus die Probleme, die sich als Ablehnung des Systems darstellen, zu überwinden. Case Management-Indikationen können sich überdies aus Versorgungslücken ergeben, sei es, weil für eine bestimmte Zielgruppe keine Angebote zur Verfügung stehen, etwa für junge Menschen mit einem stationären Pflegebedarf oder für Menschen mit Schwerst-Mehrfach-Behinderung und Pflegebedarf, für die es keine geeigneten oder den Präferenzen entsprechenden Einrichtungen gibt (Klie 2019). Es kann sich allerdings auch um re-

---

[5]   Die nachfolgend dargestellten Kategorien und Fallbeispiele entstammen aus Case Management-Implementationsprozessen, die der Autor mit Michael Monzer in Baden-Württemberg, Niedersachsen und im Saarland begleitet.

gionale Versorgungsengpässe handeln, die etwa daraus resultieren, dass ambulante Dienste nicht in der Lage sind, weitere Patienten anzunehmen. Typisch ist auch das Fehlen von solitären Kurzzeitpflegeeinrichtungen, die sowohl im Zusammenhang mit Krisensituationen in der häuslichen Versorgung als auch bei Krankenhausentlassung fehlen. In diesen Konstellationen kommt es in besonderer Weise darauf an, dass die im Einzelfall gesammelten Erfahrungen mit Versorgungsproblemen auf der Systemebene aufgegriffen und im Sinne der Einlösung des Sicherstellungsauftrages für die Weiterentwicklung der Infrastruktur genutzt werden. Versorgungsprobleme, die Case Management indizieren, können auch dergestalt sein, dass zwar Einrichtungsplätze zur Verfügung stehen, die Voraussetzungen für die Aufnahme jedoch nicht gegeben sind – sei es in der Kurzzeitpflege die Verordnung von Medikamenten aus dem Klinikbereich oder fehlende ambulante Palliativangebote jenseits von Fällen der Spezialisierten ambulanten Palliativversorgung (SAPV). Hier kommt dem Case Management die Funktion zu, im Einzelfall die operativen Versorgungsprobleme zu lösen und über den Einzelfall hinaus einen Beitrag dazu zu leisten, damit sich die Prozeduren der Leistungsgewährung respektive der aufeinander abgestimmten Leistungen verbessern lassen. Auch rechtliche Vertretungsmängel bei fehlender Vorsorgevollmacht oder (noch nicht) bestellten gesetzlichen Betreuern können Case Management indizieren, wobei hier streng zu unterscheiden ist zwischen der Notwendigkeit einer sozialen Unterstützung und einer rechtlichen Betreuung im Sinne des § 1896 BGB.[6] Gesetzliche Betreuungen sind nicht dazu da, Versorgungsmängel und Defizite in der sozialen Unterstützung zu kompensieren. Schließlich kann Case Management dort indiziert sein, wo die Leistungsgrenzen der jeweiligen Institutionen erreicht sind. Pflegebedürftige mit hirnorganischen Veränderungen (Demenz) können in der eigenen Häuslichkeit besonderen Versorgungsrisiken ausgesetzt sein, die ein ambulanter Dienst oder auch pflegende Angehörige nicht auffangen können, Pflegearrangements mit osteuropäischen Haushaltshilfen können an die Grenzen der fachlichen und kommunikativen Grenzen gelangen, was Versorgungsprobleme und damit Case Management provoziert (AG Garmisch-Partenkirchen, Beschluss vom 28. Mai 2019 – A XVII 9/18 – juris). Kurzzeitpflegeeinrichtungen sind konfrontiert mit Situationen einer nicht sichergestellten Nachversorgung respektive Rückkehr in die eigene Häuslichkeit. Auch hier kann Case Management indiziert sein – und wiederum nicht allein im Sinne der Problemlösung im Einzelfall, sondern (auch) in einer Qualifizierung des Gesamtsystems: Jeder Einzelfall ist ein Anlass zum Lernen für das Gesamtsystem. Eine derartige, konsequent vom Einzelfall her entwickelte Systemsteuerung ist in einem Anbietermarkt, der ganz andere Kalküle für die Angebotsentwicklung kennt als (allein) die örtliche und regionale Bedarfssituation, notwendig, um den Sicherstellungsaufrag im Einzelfall einzulösen und die Vorgaben des Sozialleistungsrechtes umzusetzen, eine bedarfsgerechte wohnortnahe Versorgung zu gewährleisten. Insofern ist ein wirksames Care und Case Management Seismograph für Versorgungsprobleme und Promotor bedarfsgerechter Infrastrukturentwicklung. Eingebettet in regionale Planungsstrategien wird, wie ◻ Abb. 11.1 deutlich macht, das Case Management zu einem zentralen Bestandteil bedarfsgerechter Infrastrukturentwicklung.

Von einem solchen Bild ineinandergreifender Care und Case Management-Strukturen ist die Wirklichkeit der Pflegeberatung und der kommunalen Pflegeplanung weit entfernt (vgl. auch Braeseke et al. 2019). Faktisch bezieht sich die Pflegeberatung, die in den Händen der Pflegekassen liegt, auf die Information über Rechtsansprüche und die Aufstellung eines standardisierten Versorgungsplans. Damit werden mitnichten die mit dem Care und Case Management verbundenen Anliegen umgesetzt und die zum Teil eklatanten Ver-

---

[6]   https://www.justiz.nrw.de/JM/jumiko/beschluesse/2018/Fruehjahrskonferenz_2018/I_-6.pdf. Zugegriffen: 05. Februar 2020.

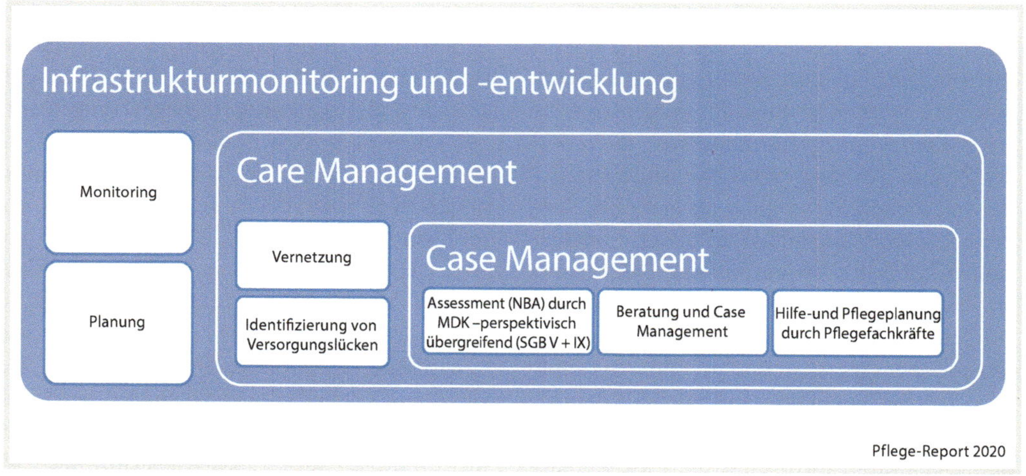

◘ **Abb. 11.1**   Infrastrukturmonitoring und -entwicklung (Quelle: Klie 2020)

sorgungsprobleme aufgegriffen. Überdies fehlt es an einer umfassenden Awareness-Struktur für Versorgungsprobleme auf Pflege angewiesener Menschen. Diese könnte durch Konzepte wie das der subjektorientierten Qualitätssicherung (Klie und Büscher 2019) mit Hilfe des MDK im Rahmen der Pflegebegutachtung gefördert werden. Eine systematische Nutzung der MDK-Daten aus dem Begutachtungsverfahren könnte zu einer wesentlich größeren Sensitivität des Gesamtsystems gegenüber Problemlagen beitragen und das weithin vernachlässigte Geschehen in der häuslichen Pflege einbeziehen.

11.6 **Ausblick**

Nicht jeder auf Pflege angewiesene Mensch braucht Pflegeberatung und Case Management. Ausgegangen wird von einem Anteil von maximal 5–10 % an den Leistungsbeziehungen der Pflegeversicherung (Klie 2011). Die meisten Versorgungskarrieren werden routiniert im Gesamtsystem gesteuert und mehr oder weniger gut begleitet und umgesetzt. Es gibt allerdings keine Region in Deutschland, die auf Care und Case Management im Sinne einer Case Management-Organisation verzich-

ten kann und darf. Zu eklatant sind die Versorgungsprobleme und Infrastrukturdefizite, zu dramatisch Formen der Unter- und Fehlversorgung von Pflegebedürftigen. Die Pflegepolitik sowohl auf Landes- als auch auf Bundesebene verhält sich dem Care und Case Management gegenüber – mit einer großen Variationsbreite – defensiv. Die rein machtpolitisch motivierte Verhinderung der Verlagerung von Care und Case Management-Kompetenzen auf die kommunale Handlungsebene im Rahmen des Pflegestärkungsgesetzes III ist Ausdruck davon, dass Stakeholder-Interessen relevanter Akteure der gemeinsamen Selbstverwaltung größeren Einfluss haben als zum Teil gravierende Desiderate pflegerischer Versorgung im Einzelfall und vor Ort.

Integrierte Case und Care Management-Strukturen sind alternativlos, will man eine auf die Effizienz des Gesamtsystems ausgerichtete und zugleich personenzentrierte Fallsteuerung implementieren: Das war die Absicht des Gesetzgebers mit dem Pflege-Weiterentwicklungsgesetz 2008, darauf zielten auch die Vorschläge einer Strukturreform Pflege und Teilhabe 2013 (Hoberg et al. 2013). Die von Ländern, Kommunen und Kassen eingeschlagenen Wege zur Implementierung des Care und Case Managements sind nicht nur höchst variantenreich, sie stehen zum Teil auch in Konkurrenz zueinander. Manche Kassen, insbesondere die AOK, investieren in Case Management-Konzepte, die in eigene regionale Versorgungsstrukturen eingebunden sind, aber nur ihren eigenen Versicherten zur Verfügung stehen. In Selektivverträgen werden regionale Versorgungsnetzwerke gebildet, die wiederum nicht der Bürgerschaft vor Ort insgesamt, sondern nur Teilpopulationen als Adressaten zugutekommt. Manche Bundesländer schaffen integrierte Pflegeberatungsstrukturen in Pflegestützpunkten mit eigenen Finanzmitteln (Saarland, Rheinland-Pfalz), die aber keineswegs immer in dem oben beschriebenen Sinne zu einem integrierten Case und Care Management führen (Braeseke et al. 2019). Andere Kassen wie die DAK investieren in die Entwicklung regionaler Pflegekompetenzzentren, die Case Management-Organisation in virtueller Weise entwickeln – als Akteursnetzwerk mit abgestimmten Vorgehensweisen und gemeinsamer EDV, aber auch Pflegekompetenzzentren als Institutionen, die Infrastrukturdefizite, ggf. gemeinwirtschaftlich, beheben (Klie und Monzer 2018). Aber diese Initiativen werden z. T. als Konkurrenz und nicht als Beitrag zur Sicherung der Daseinsvorsorge in der Langzeitpflege verstanden. So wird man nicht um eine neue bundes- und landesgesetzliche Rahmung herumkommen, die alle Beteiligten zum Aufbau integrierter Versorgungstrukturen verpflichtet und entsprechende Anreize schafft.

Literatur

Braeseke G, Compagna D, Merda M, Lutze M, Richter T, Weiß C (2013) Abschlussbericht zur Studie „Unterstützung Pflegebedürftiger durch technische Assistenzsysteme". VDI/VDE-IT; Institut für Europäische Gesundheits- und Sozialwirtschaft (IEGUS), Berlin (Hrsg v Bundesministerium für Gesundheit (BMG))

Braeseke G, Pflug C, Beikirch E (2019) Studie zur Erfüllung der Koordinierungs- und Vernetzungsaufgaben sowie der Qualitätssicherung in Pflegestützpunkten. IGES, Berlin

Haumann W (2018) Bilder und Erfahrungen der Pflege in Deutschland und in den Bundesländern. In: Klie T (Hrsg) Pflegereport 2018. Pflege vor Ort – gelingendes Leben mit Pflegebedürftigkeit. Beiträge zur Gesundheitsökonomie und Versorgungsforschung, Bd. 26. medhochzwei, Heidelberg, S 31–108 (Hrsg von Storm A und DAK-Gesundheit)

Hoberg R, Klie T, Künzel G (2013) Strukturreform Pflege und Teilhabe. Langfassung. FEL Verlag Forschung – Entwicklung – Lehre, Freiburg

Hofmann W (1992) Das Diogenes-Syndrom: Leben zwischen allerlei Krimskrams. In: Geriatrie-Praxis. MMV-Medizinverlag, München

Klie T (2011) Pflegeversicherung erklärt von Thomas Klie. Dr. med. Mabuse 36(193):42

Klie T (2014) Wider den „Pflegefall" und andere sprachliche Katastrophen! Demenz. Leben 20:22–23

Klie T (2018) Der DAK-Pflegereport 2018: Gleichwertige Lebensbedingungen für die Pflege? Zentrale Erträge und Denkanstöße. In: Klie T (Hrsg) Pflegereport 2018. Pflege vor Ort – gelingendes Leben mit Pflegebedürftigkeit. Beiträge zur Gesundheitsökonomie und Versorgungsforschung, Bd. 26. medhochzwei, Heidelberg, S 3–30 (Hrsg von Storm A und DAK-Gesundheit)

Klie T (2019) Pflegereport 2019. 25 Jahre Pflegeversicherung: Kosten der Pflege – Bilanz und Reformbedarf. Beiträge zur Gesundheitsökonomie und Versorgungsforschung, Bd. 30. medhochzwei, Heidelberg (Unter Mitarbeit von Haumann W, Hildebrandt H, Lange L, Lewin P, Moeller-Bruker C, Pfeil J et al. Hrsg von Storm A und DAK-Gesundheit)

Klie T (2020) Pflegeberatung und Pflegestützpunkte zwischen pflegepolitischer Bedeutung und Wirklichkeit. In: Löcherbach P, Wendt WR (Hrsg) Care und Case Management, 1. Aufl. Kohlhammer, Stuttgart

Klie T, Büscher A (2019) Subjektorientierte Qualitätssicherung in der Langzeitpflege. Nachrichtend Dtsch Ver 99(3):114–119

Klie T, Monzer M (2018) Regionale Pflegekompetenzzentren. Innovationsstrategien für die Langzeitpflege vor Ort. Beiträge zur Gesundheitsökonomie und Versorgungsforschung, Bd. 25. medhochzwei, Heidelberg

Klie T, Frommelt M, Schneekloth U, Behrend S, Göhner A, Heislbetz C et al (2011) Evaluation der Pflegeberatung nach § 7a Abs. 7 Satz 1 SGB XI. Bundesweiter Überblick Nr. 1–6c. GKV-Spitzenverband

Klie T, Krahmer U, Plantholz M (Hrsg) (2014) Sozialgesetzbuch XI – Soziale Pflegeversicherung, 4. Aufl. Lehr- und Praxiskommentar (LPK-SGB XI). Nomos, Baden-Baden

Koch-Straube U (2008) Beratung in der Pflege. Huber, Bern

Monzer M (2018) Case management organisation, 1. Aufl. medhochzwei, Heidelberg

Petermann A, Ebbing T, Paul M (2017) Das Tätigkeitsprofil von Betreuungspersonen in häuslicher Gemeinschaft. Berufsakademie für Gesundheits- und Sozialwesen Saarland, Saarbrücken

Rothgang H, Müller R (2019) Pflegereport 2019 – Ambulantisierung der Pflege. BARMER (Hrsg) Schriftenreihe zur Gesundheitsanalyse, Band 20. Berlin. https://www.barmer.de/blob/215396/a68d16384f26a09f598f05c9be4ca76a/data/dl-barmer-pflegereport-2019.pdf. Zugegriffen: 20. Febr. 2020

Steuerungsinstrumente für Einrichtungen: Innovative Ansätze zur Steuerung der Leistungserbringung

Uwe Bettig

12.1   Ausgangslage – 178

12.2   Untersuchung zur Nutzung von Steuerungsinstrumenten
im Bereich des Personalmanagements – 179

12.3   Personal und Prozesse als Ausgangspunkte
der Steuerung – 182

12.4   Fazit – 188

Literatur – 188

© Der/die Autor(en) 2020
K. Jacobs et al. (Hrsg.), *Pflege-Report 2020*, https://doi.org/10.1007/978-3-662-61362-7_12

▪▪ Zusammenfassung

Der wesentliche Ansatz zur Steuerung der Leistungserbringung ist der optimale Einsatz des Personals auf allen Ebenen. Diesem Ansatz liegen zwei in diesem Beitrag vorgestellte Befragungen zugrunde. Untersucht wurde in Berliner und Brandenburger Einrichtungen, inwieweit das Personalmanagement diesen optimalen Einsatz des Personals zu erreichen versucht. Beide Befragungen zeigen, dass sich das Personalmanagement in stationären Pflegeeinrichtungen immer mehr strategisch auf diese Herausforderung einstellt, aber nicht alle Steuerungsinstrumente nutzt, die sinnvoll sein können. Zwei dieser möglichen und sinnvollen Steuerungsinstrumente werden vorgestellt. Das Kompetenzmanagement, das in anderen Branchen etabliert ist, hilft u. a. das Personalmanagement nachhaltiger auszurichten. Die verstärkte Betrachtung der Prozesse unter Einbeziehung der Mitarbeiterperspektive als zweites vorgestelltes Instrument hilft, die Mitarbeiterzufriedenheit und letztlich auch die Bewohnerzufriedenheit zu erhöhen.

The key approach to managing service delivery is the optimal deployment of staff at all levels. This approach is based on two surveys, presented in this article. Institutions in Berlin and Brandenburg were examined to what extent their human resources management attempts to achieve this optimal deployment of personnel. Both surveys show that HR management in inpatient nursing homes is increasingly adapting to this challenge from a strategic point of view, but is not using all potentially useful management tools. The author presents two of these possible and useful management tools. Skills management, which is established in other industries, helps, among other things, to make HR management more sustainable. The increased consideration of processes, including the employee perspective, which is presented as the second tool, helps to increase employee satisfaction and, ultimately, also the satisfaction of the residents.

12.1 Ausgangslage

Vor dem Hintergrund der demographischen Entwicklung in Deutschland mit der Zunahme alter (zwischen 65 und 80 Jahre alt) und hochaltriger Menschen (über 80 Jahre alt) und dem damit einhergehenden Zuwachs der Nachfrage an Pflegeleistungen müssten die Zukunftsaussichten der Branche positiv ausfallen. Die Anbieter von Pflegeleistungen stehen aber auch großen Herausforderungen gegenüber. Die größte diese Herausforderungen dürfte sicher der anhaltende Fachkräftemangel sein. ▯ Abb. 12.1 verdeutlicht die Probleme der Einrichtungen, Personal zu finden.

Pflegeeinrichtungen sind vom demographischen Wandel doppelt betroffen: Der steigenden Zahl von chronisch kranken und multimorbiden Pflegebedürftigen (Bettig et al. 2015) steht eine Belegschaft gegenüber, die durch fehlenden Nachwuchs, älter werdende Arbeitnehmer, hohe AU-bedingte Fehlzeiten (Meyer et al. 2019) und eine hohe Fluktuationsrate gekennzeichnet ist (Behrens et al. 2009).

Inwiefern das reformierte Pflegeberufegesetz dies beeinflusst, ist noch nicht absehbar. Es ist jedoch zu befürchten, dass sich der Fachkräftemangel im Bereich der stationären Pflege – bedingt durch die Konkurrenz der verschiedenen Arbeitsfelder in der Pflege – eher verschärfen wird.

Der Branchenreport Pflege 2019 sieht weitere Einflussfaktoren auf die Leistungserbringer zukommen. So gibt es aufgrund des wachsenden Marktvolumens in der Pflegebranche weitere Privatisierungstendenzen (Deutsche Apotheker- und Ärztebank 2019). Es wird festgestellt, dass die pflegebedürftigen Menschen immer älter werden und die Pflegeintensität steigt, was sich positiv auf die Entgelte auswirken wird. Problematisch hingegen sind die großzügigen Überleitungen von den Pflegestufen hin zu Pflegegraden zu sehen. Diese momentan günstige Entgeltsituation wird sich bei zunehmendem Austausch der Bewohner verschlechtern, sodass mittelfristig die Entgelte besser gesteuert werden müssen (Deutsche Apotheker- und Ärztebank 2019).

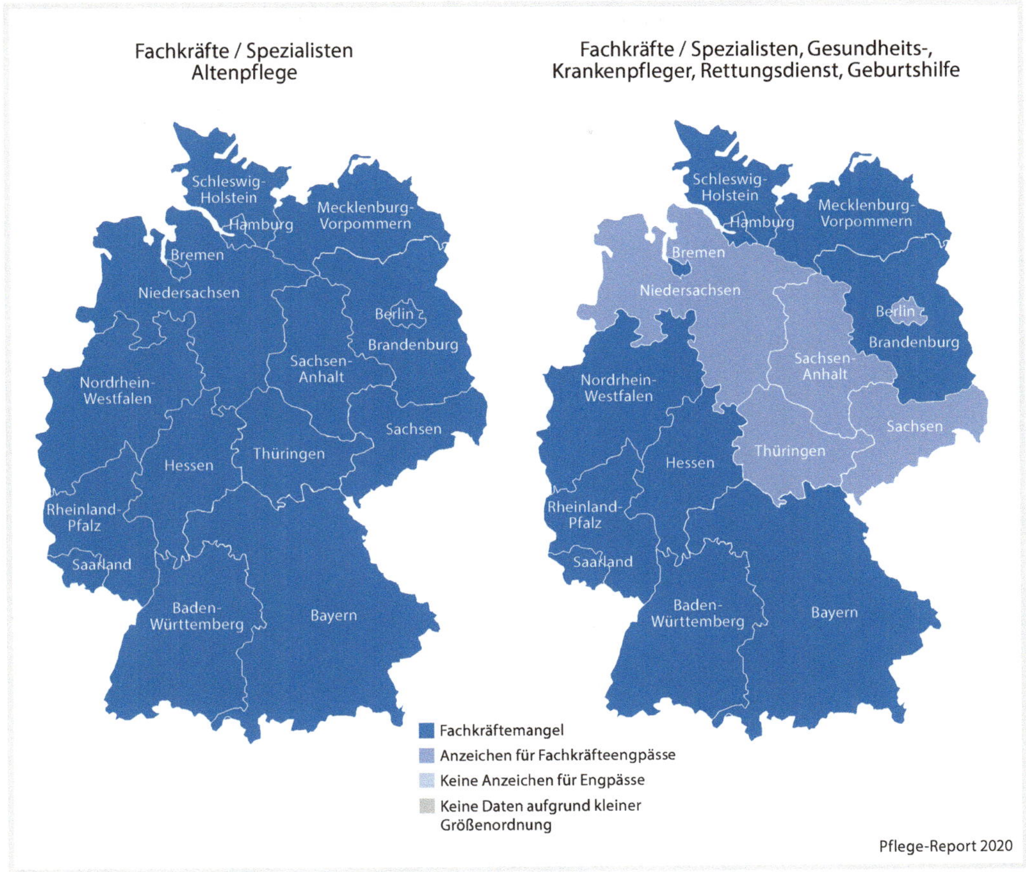

Abb. 12.1 Engpassanalyse 2017 (in Anlehnung an Bundesagentur für Arbeit 2018, S. 12)

12.2 Untersuchung zur Nutzung von Steuerungsinstrumenten im Bereich des Personalmanagements

Innerhalb zweier Forschungsprojekte wurden jeweils in einer Vollerhebung alle stationären Pflegeeinrichtung in Berlin bzw. Berlin und Brandenburg zur Ausgestaltung des Personalmanagements befragt. Im vom Institut für angewandte Forschung Berlin e. V. geförderten Projekt „Integriertes Qualitäts- und Personalmanagement in der Pflege – demographietauglich, arbeitsfähig und nachhaltig" wurden im Jahr 2013 die Pflegeunternehmen zu folgenden Themenbereichen befragt:

- Allgemeine Unternehmensdaten
- Unternehmenssteuerung und Personalmanagement
- Personalplanung und -entwicklung
- Personalgewinnung

Von 513 versendeten Fragebögen kamen 95 komplett ausgefüllt zurück und konnten ausgewertet werden. Beantwortet wurden die Fragebögen von Geschäftsführern (58,5 %), Personalleitern (8,5 %) beziehungsweise anderen Verantwortlichen (33 %). Die Größe der Unternehmen ist ❏ Abb. 12.2 zu entnehmen.

Die größten Herausforderungen sehen die Befragten im Bereich der körperlichen und psychischen Belastung der Mitarbeiterinnen und Mitarbeiter. ❏ Abb. 12.3 zeigt die wesentlichen genannten Herausforderungen.

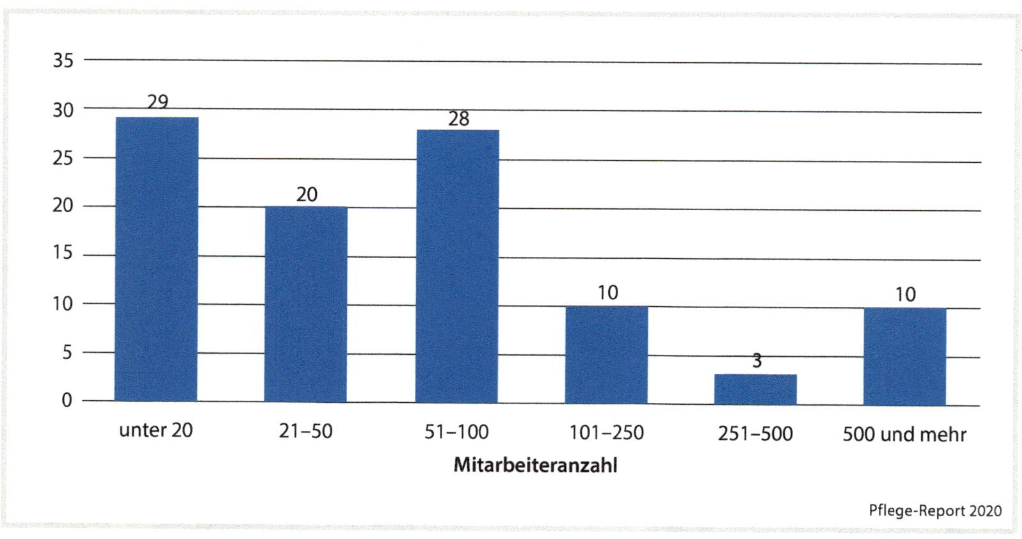

■ **Abb. 12.2**   Teilnehmende Unternehmen nach Anzahl der Mitarbeiter, in %

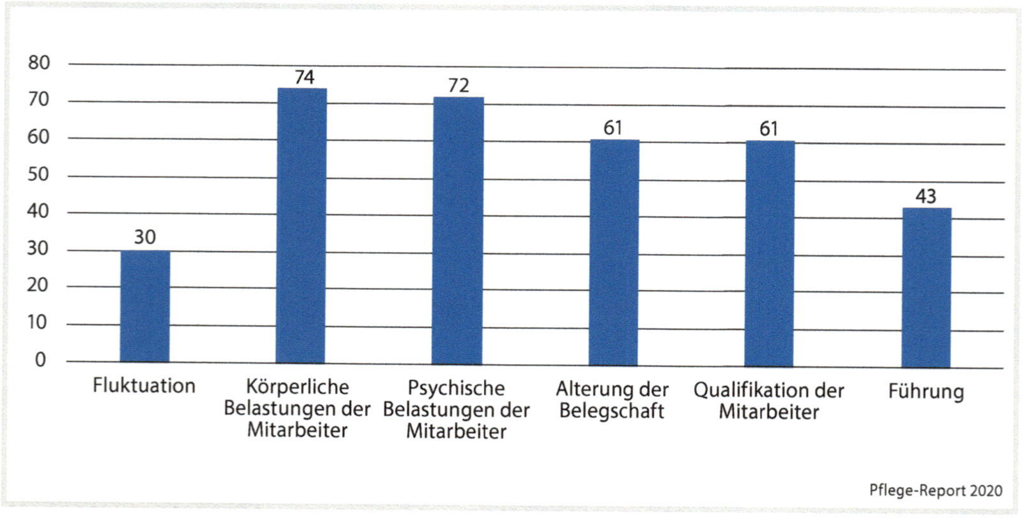

■ **Abb. 12.3**   Herausforderungen aus Sicht von Personalverantwortlichen in Pflegeunternehmen, in % (in Anlehnung an Bettig et al. 2015)

Der Krankenstand und die Alterung der Belegschaft wurden kaum als problematisch erkannt und entsprechend wurden wenig Kennzahlen und messbare Ziele dazu erhoben bzw. formuliert. Auch Zahlen zur Rekrutierung von Mitarbeitern wurden selten erhoben (circa von 1 % der Unternehmen). Immerhin 40 % der befragten Unternehmen erhoben Kennzahlen zur Arbeitsbelastung.

Insgesamt ist zu erkennen, dass nur wenige Instrumente der Personalführung intensiv genutzt werden. Positiv fallen hier das Mitarbeitergespräch (genutzt von 87 % der befragten Unternehmen) und die Vorgesetztenbeurteilung (genutzt von 43 % der befragten Unternehmen) auf.

Die meisten Unternehmen schätzen die Ausrichtung des eigenen Personalmanage-

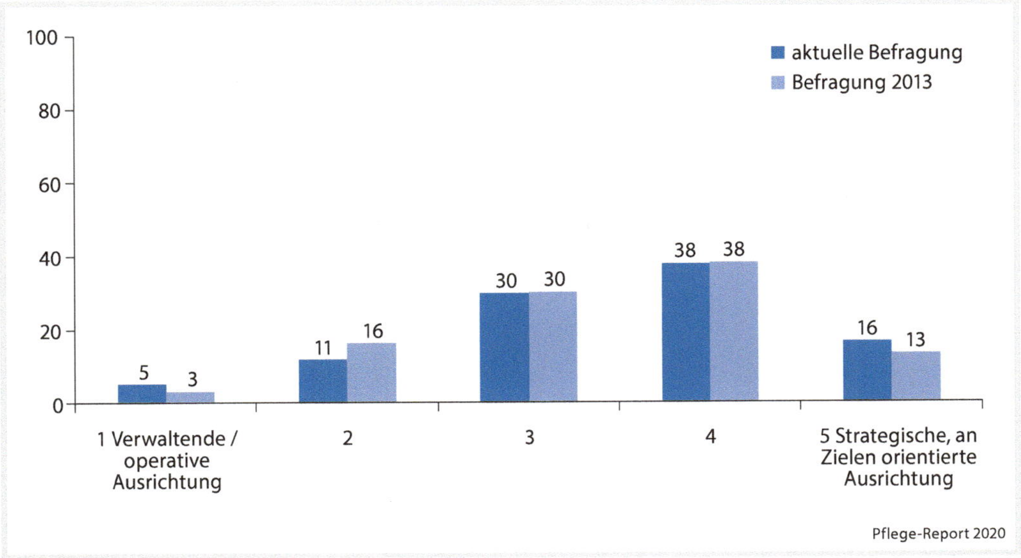

◘ Abb. 12.4 Frage: Wie ist das Personalmanagement in Ihrem Unternehmen ausgerichtet? Vergleich der Jahre 2013 und 2015, in %

ments als strategisch und an Zielen ausgerichtet ein, die Zahlen zeigen jedoch, dass überwiegend große Einrichtungen Kennzahlen zur Steuerung des Leistungsgeschehens und des Personals nutzen.

In einem weiteren Forschungsprojekt wurde im Frühjahr 2015 eine Online-Befragung von Personalverantwortlichen in Berliner und Brandenburger Pflegeeinrichtungen durchgeführt. Das vom Bundesministerium für Bildung und Forschung geförderte Projekt „Kompetenzbasiertes Personalmanagement zur Bewältigung des demographischen Wandels – Einführung von Kompetenzmanagement in Unternehmen der Altenpflege" hatte zum Ziel, einen praxisorientierten Handlungsleitfaden zur Implementierung eines Kompetenzmanagements zu erstellen (Bettig et al. 2017).

In diesem Projekt wurden 821 Personen angeschrieben, 61 Online-Fragebögen wurden komplett ausgefüllt. Auch hier wurden allgemeine Unternehmensdaten abgefragt und ein Fokus auf die Arbeitssituation älterer Pflegekräfte und deren Arbeitsfähigkeit gelegt.

Beantwortet wurde der Fragebogen von Geschäftsführern (62 %), Personalleitern (10 %) sowie anderen Verantwortlichen (28 %), was in etwa der Verteilung bei der ersten Befragung entspricht. ◘ Abb. 12.4 zeigt die Ausrichtung des Personalmanagements in den befragten Unternehmen.

Um festzustellen, ob eine Weiterentwicklung des Personalmanagements stattgefunden hat, wurde die Nutzung verschiedener Managementkonzepte und -instrumente erfragt. Hier war erstaunlich, dass Kompetenzmanagement im Vergleich zu Wissens- und Talentmanagement eher weit verbreitet zu sein scheint (◘ Abb. 12.5).

Danach gaben 42 % der Unternehmen, die Kompetenzmanagement nutzen, an, ein Konzept zur Förderung von älteren Pflegekräften (> 50 Jahre) anzuwenden. Bei den Unternehmen ohne Nutzung von Kompetenzmanagement waren dies nur 10 %.

Im Vergleich beider Befragungen zeigt sich:

- Das Personalmanagement in Pflegeeinrichtungen entwickelt sich weiter
- Es werden vermehrt Konzepte zur Mitarbeitergewinnung und -bindung genutzt
- Es werden aber zahllose Instrumente, die sich in anderen Branchen etabliert haben, noch nicht genutzt

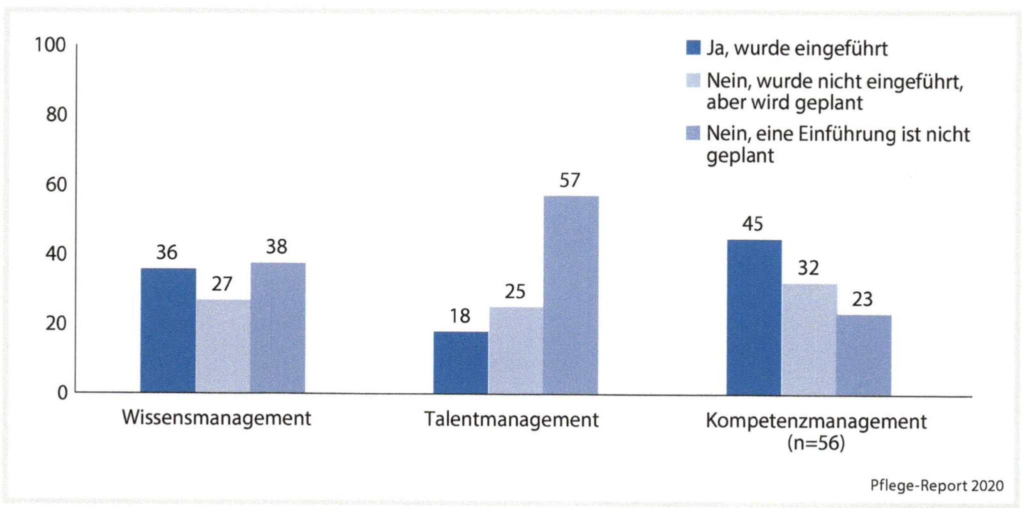

◘ Abb. 12.5 Frage: Welche der folgenden Managementstrategien wurde in Ihrem Unternehmen bereits eingeführt? In %

- Mitarbeiter werden nur unzureichend in Veränderungsprozesse einbezogen
- Insgesamt ist die Ausrichtung des Personalmanagements noch zu wenig strategisch ausgerichtet

12.3 Personal und Prozesse als Ausgangspunkte der Steuerung

Um die Wirtschaftlichkeit in Pflegeeinrichtungen zu steigern, muss entweder der Output erhöht oder der Input verringert werden. Die Steigerung des Outputs ist durch Kapazitätsausweitung (mehr Pflegeplätze), eine Veränderung der Bewohnerstruktur – wie eingangs beschrieben – oder durch Diversifikation (Angebot neuer Leistungen) möglich. Neue Leistungsangebote können z. B. durch neue Zielgruppen (Versorgung gerontopsychiatrisch Erkrankter) bestimmt sein.

Die Veränderung der Bewohnerstruktur ist nur in Grenzen beeinflussbar. Dennoch sollte der Träger einer Einrichtung wissen, welche Kosten und Erlöse die unterschiedlichen Bewohner (bzw. Pflegegrade) verursachen und wie sich dies auf die Einrichtung auswirkt. Instrumente können die Deckungsbeitragsrechnung (Tillmann 2018) oder die Prozesskostenrechnung (Kran 2003) sein.

Der Schwerpunkt bei der Erhöhung der Wirtschaftlichkeit in der stationären Pflege wird jedoch in der Steuerung des Inputs liegen. Zwei Instrumente, die wesentlich sind, werden hier vorgestellt: das Kompetenzmanagement und die Prozessgestaltung.

Der hohe Anteil der Personalkosten an den Gesamtkosten, aber auch die Knappheit der Fachkräfte machen es notwendig, die Ressource Personal zielgerichtet einzusetzen. Dabei müssen die Arbeitsbedingungen besonders im Fokus stehen. So ist die Verweildauer in Berufen der Altenpflege im Vergleich zu anderen Berufen gering (Joost 2013), auch wenn hier stark differierende Zahlen publiziert werden. Dies liegt an vielen Gründen; im Rahmen einer Erhebung hierzu wurden folgende Punkte benannt (Engelen-Kefer 2017):

- Mangelnde Planbarkeit der Schichtzeiten
- Unbewältigte Konflikte innerhalb der Teams
- Die Unmöglichkeit, den eigenen Leistungsanspruch zu erfüllen
- Unzureichende Entlohnung
- Zunehmende Arbeitsverdichtung
- Mangelnde Wertschätzung

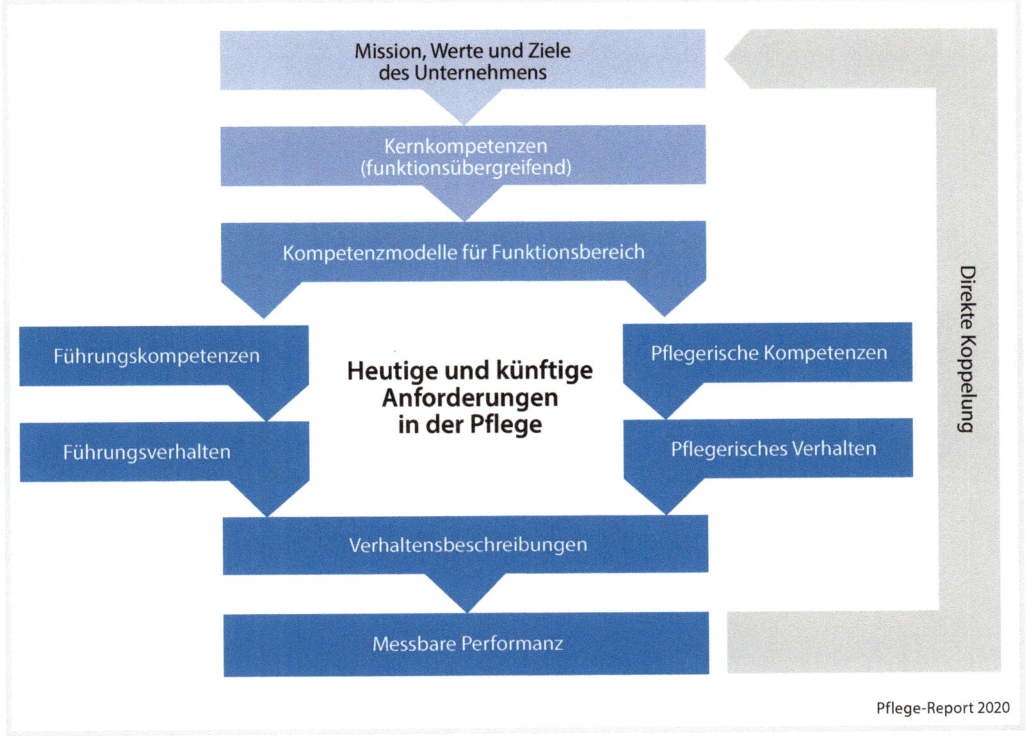

Abb. 12.6 Genese eines betrieblichen Kompetenzmodells für Pflegeunternehmen (Quelle: Bettig et al. 2017, in Anlehnung an Campion et al. 2011)

Ein Instrument, Personalmanagement vor dem Hintergrund einer alternden Belegschaft nachhaltig zu betreiben, ist das Kompetenzmanagement. Die folgenden vier Bereiche stehen dabei im Fokus (Bettig et al. 2017):

- Personalrekrutierung
- Personalentwicklung
- Gesundheitsförderung
- Arbeits- und Laufbahngestaltung

Der Bereich der Gesundheitsförderung ist vor dem Hintergrund der genannten hohen körperlichen und psychischen Belastungen der Mitarbeiterinnen und Mitarbeiter in der Pflege (siehe Abb. 12.3) von besonderer Bedeutung (vgl. auch Drupp und Meyer 2019).

Die Entwicklung des Kompetenzmanagements sollte an den Unternehmenswerten und -zielen ausgerichtet sein (Geldermann 2011), was Abb. 12.6 verdeutlicht.

In der Pflege sollte dieser wertebasierte Ansatz mit funktionsspezifischen Ansätzen verbunden werden. Funktionen können zum Beispiel Einrichtungsleitung, Pflegedienstleitung, Wohnbereichsleitung, Pflegefachkraft, Pflegehelfer und Alltagsbegleiter sein. Somit sind sowohl für das Management als auch die Pflege Kompetenzen, bezogen auf bestimmte Handlungsbereiche, zugeordnet. Abb. 12.7 zeigt dies modellhaft.

Für jede der bestimmten Kompetenzen ist das erwartete Verhalten in einer Verhaltensbeschreibung zu hinterlegen, um das Kompetenzfeld messbar zu machen. So kann die Kompetenz „Fachwissen" z. B. durch das Verhalten „Der Mitarbeiter kennt die Anforderung zur Durchführung des Pflegeprozesses und berücksichtigt diese bei seiner täglichen Arbeit" operationalisiert werden.

Um ein Kompetenzmanagement zu implementieren, ist die Erhebung der Ist-Kompe-

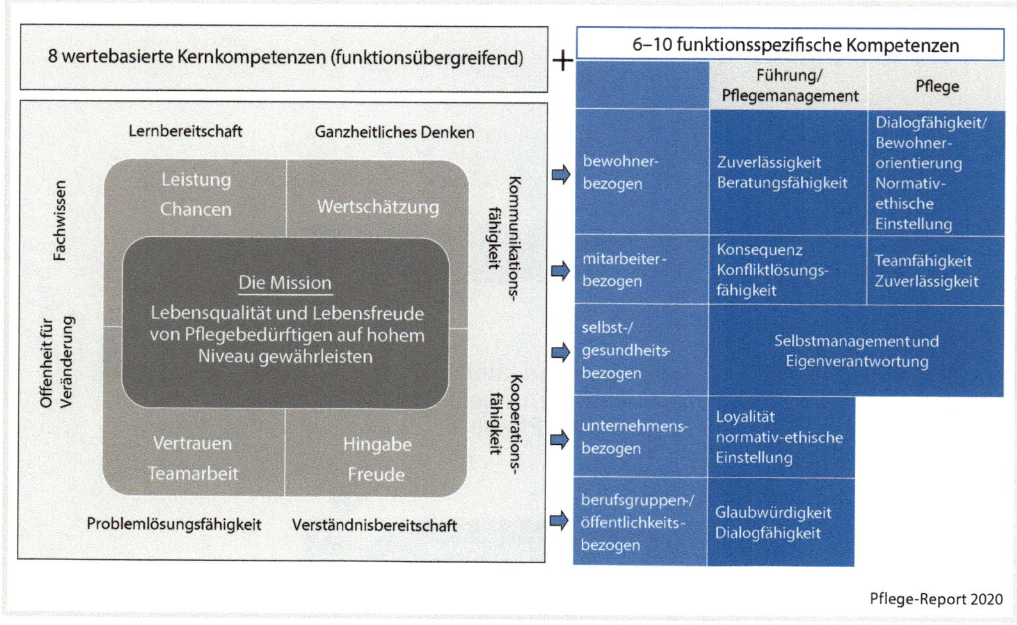

◻ Abb. 12.7 Beispiel für das Kompetenzmodell eines Pflegeunternehmens (Quelle: Bettig et al. 2017)

tenz der Mitarbeiter notwendig, was zum Beispiel in Form einer Selbst- oder Fremdeinschätzung vorgenommen werden kann (qualitativ oder quantitativ). Die Auswertung kann dann mitarbeiterbezogen oder aggregiert für Mitarbeitergruppen erfolgen. Das folgende Beispiel (◻ Abb. 12.8) zeigt die Kompetenzbilanz einer Führungskraft.

Mit Hilfe dieses Instruments sind die Einrichtungen in der Lage,

- einzelne Mitarbeiter oder Mitarbeitergruppen (ältere Mitarbeiter) gezielt zu fördern und somit die Mitarbeiterzufriedenheit zu erhöhen,
- eine bessere Teamzusammensetzung zu erreichen,
- Kompetenzanforderungen an Stellen (Soll-Profile) zu formulieren,
- Kompetenzen von Mitarbeitern gezielt zu erheben und nutzbar zu machen und
- das Personalmanagement nachhaltiger auszurichten.

Da das vorgestellte Instrument sehr umfangreich und die Einführung aufwendig ist, wird als Ergebnis des Forschungsprojekts im Jahr 2020 ein Leitfaden zur Einführung von Kompetenzmanagement in ambulanten und stationären Pflegeeinrichtungen veröffentlicht.

Der zweite Ansatz der Leistungssteuerung liegt auf einer stärkeren Betrachtung der Prozesse bzw. in der Gestaltung dieser – und hier, wie die Befragungen deutlich gemacht haben, aus den Perspektiven der Mitarbeiter. Folgende Notwendigkeiten lassen sich erkennen:

- Die Kompetenzen der Mitarbeiter müssen in den Prozessen angemessen berücksichtigt werden.
- Bei Implementierung von Neuerungen – zum Beispiel Digitalisierungsschritten – ist die Perspektive der professionell Pflegenden stärker zu berücksichtigen.
- Die Rolle des mittleren Managements (WBL) ist zu definieren und zu stärken.

Ein Prozess ist eine zielgerichtete und strukturierte Abfolge von Tätigkeiten mit einem definierten Start- und Endpunkt sowie einem Ergebnis (Zapp et al. 2010, Bienert und Brase 2014).

Zu unterscheiden sind Primär- und Sekundärprozesse. Erstere dienen der Erfüllung der

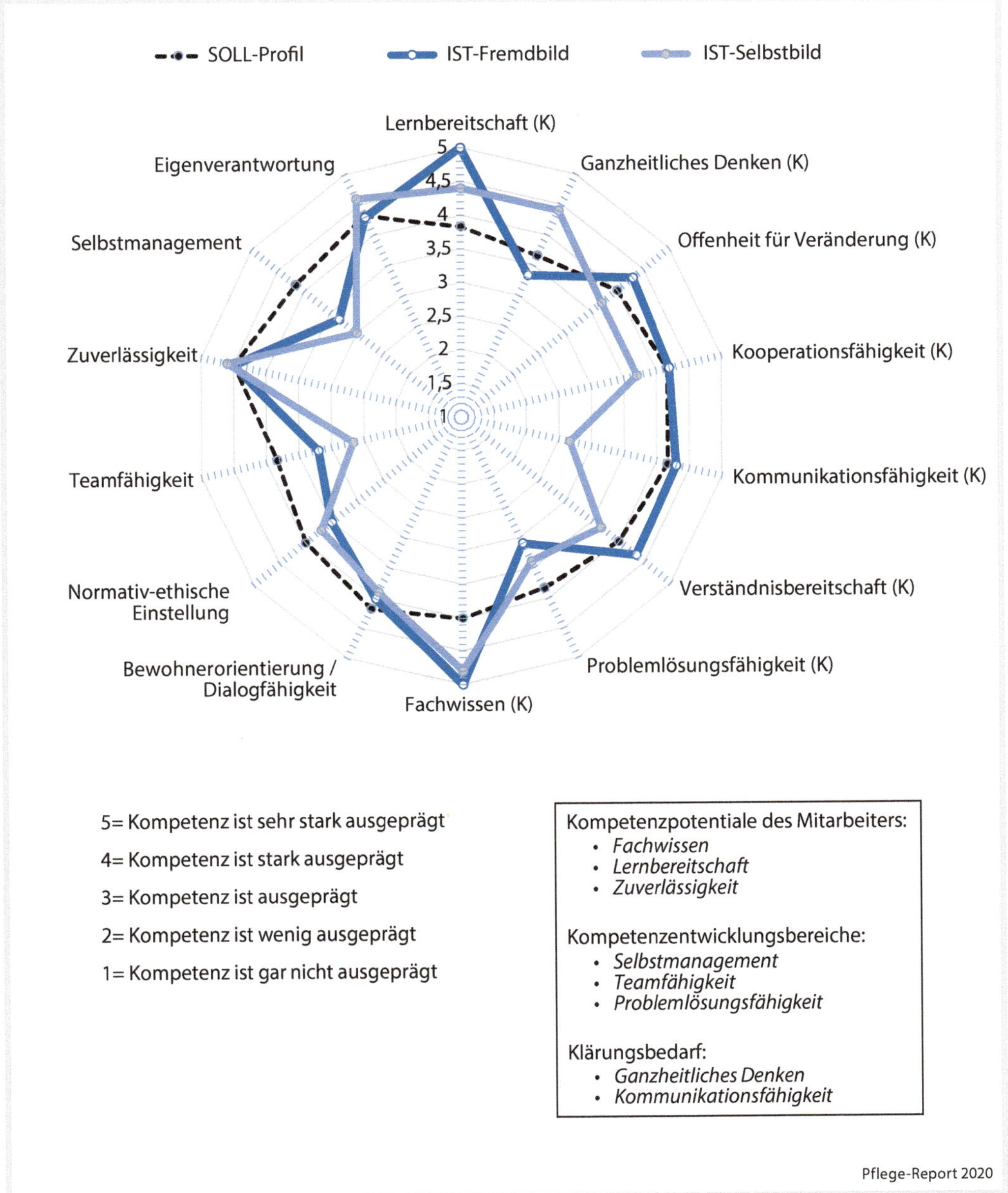

◘ Abb. 12.8 Beispiel für eine individuelle Kompetenzbilanz einer Führungskraft (Quelle: Bettig et al. 2017)

Kernaufgaben, diese sollten aus der Unternehmensstrategie abgeleitet werden (z. B. Lebensqualität von Pflegebedürftigen auf hohem Niveau gewährleisten). Diese Primärprozesse benötigen Unterstützungs- oder Sekundärprozesse. Diese haben nur indirekten Nutzen für die Bewohner, so z. B. die IT-Services einer Einrichtung. Sekundärprozesse können auch ausgelagert werden, da sie nicht der Kernkompetenz des Unternehmens zuzurechnen sind.

Des Weiteren sind Haupt- und Teilprozesse zu unterscheiden. Ein Hauptprozess umfasst verschiedene Teilprozesse und findet kostenstellenübergreifend statt. Ein Teilprozess findet

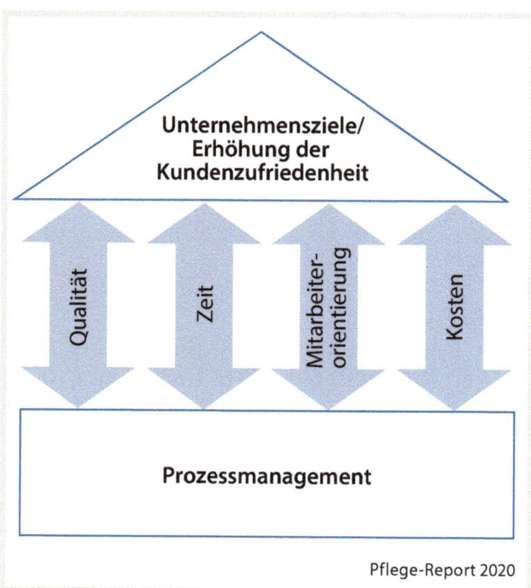

Abb. 12.9 Elemente des Prozessmanagements (in Anlehnung an Zapp und Oswald 2010; Gaitanides et al. 1994)

in nur einer Kostenstelle statt und lässt sich gegebenenfalls mehreren Hauptprozessen zuordnen (Zapp und Bettig 2002).

Prozessmanagement bedeutet, die Prozesse zu kennen und im Hinblick auf die Unternehmensziele zu verbessern. Abb. 12.9 fasst dies zusammen.

Prozessmanagement umfasst „planerische, organisatorische und kontrollierende Maßnahmen zur zielorientierten Steuerung der Wertschöpfungskette hinsichtlich Kosten, Zeit, Mitarbeiterorientierung, Qualität und – als Konsequenz – der Kundenzufriedenheit" (Horváth 2011). Dies ist Grundlage für eine Gestaltung von Prozessen, die folgende Elemente umfasst (Zapp und Dorenkamp 2002):

- Vorüberlegungen (Identifikation und Auswahl des Prozesses)
- Ist-Darstellung (Prozessabgrenzung, Prozessdarstellung und Schnittstellenanalyse)
- Würdigung des Prozesses
- Erstellung einer Soll-Konzeption

Zu den Vorüberlegungen gehört es, einen Prozess für eine Gestaltung auszuwählen. Sinnvollerweise ist dieser – aufgrund des hohen Auf-

wands dieses Instruments – ökonomisch bedeutsam (gegebenenfalls mit Hilfe einer ABC-Analyse zu ermitteln) oder es werden ohnehin wesentliche Änderungen erwartet, z B. durch den Einsatz digitaler oder robotischer Systeme (Bettig 2012).

Die Ist-Darstellung des Prozesses beginnt mit einer Abgrenzung des identifizierten Prozesses zu anderen Prozessen, die ggf. den Input für den ausgewählten Prozess liefern bzw. Kunde des ausgewählten Prozesses sind. Die Darstellung des Prozesses kann auf verschiedene Art und Weise erfolgen. Denkbar sind Tabellen (Kran 2003) oder eine bildliche Aufbereitung, was Abb. 12.10 zeigt.

Die Visualisierung dient dann im nächsten Schritt der Würdigung des Prozesses. Alle beteiligten Berufsgruppen lassen dabei ihre Sicht auf die Qualität des Prozesses einfließen. Dies schafft für alle Beteiligten Transparenz und ermöglicht eine Diskussion über Probleme des Prozessablaufs, besonders an Schnittstellen, die auf dem Miteinander der Mitarbeiter, aber auch der Bewohner/Patienten beruhen. Hier können verschiedene Methoden Anwendung finden. In der Pflege gut geeignet ist das moderierte Gruppengespräch. Dabei ist es wesentlich, dass das Ziel der Prozessgestaltung im Mittelpunkt steht (vgl. Abb. 12.9).

Ergebnis der Würdigung ist die Benennung der Verbesserungspotenziale, was wiederum Grundlage der Soll-Konzeption ist. Diese stellt dann den verbesserten Prozess hinsichtlich der Faktoren Qualität, Zeit, Mitarbeiterorientierung, Kosten aber auch die Implementierung neuer Technologien (digitale oder robotische Systeme) dar.

Mit einem solchen partizipativen, aber damit auch aufwendigem Vorgehen ist es möglich, die aus den Befragungen als Problem benannte fehlende Einbeziehung der Mitarbeiter zu beseitigen und so eine höhere Identifikation der Mitarbeiter mit dem Unternehmen zu erreichen.

Abschließend ist der neu gestaltete Prozess zu implementieren, was unter Umständen Investitionen in technische Unterstützung und Qualifizierung von Mitarbeitern erfordert

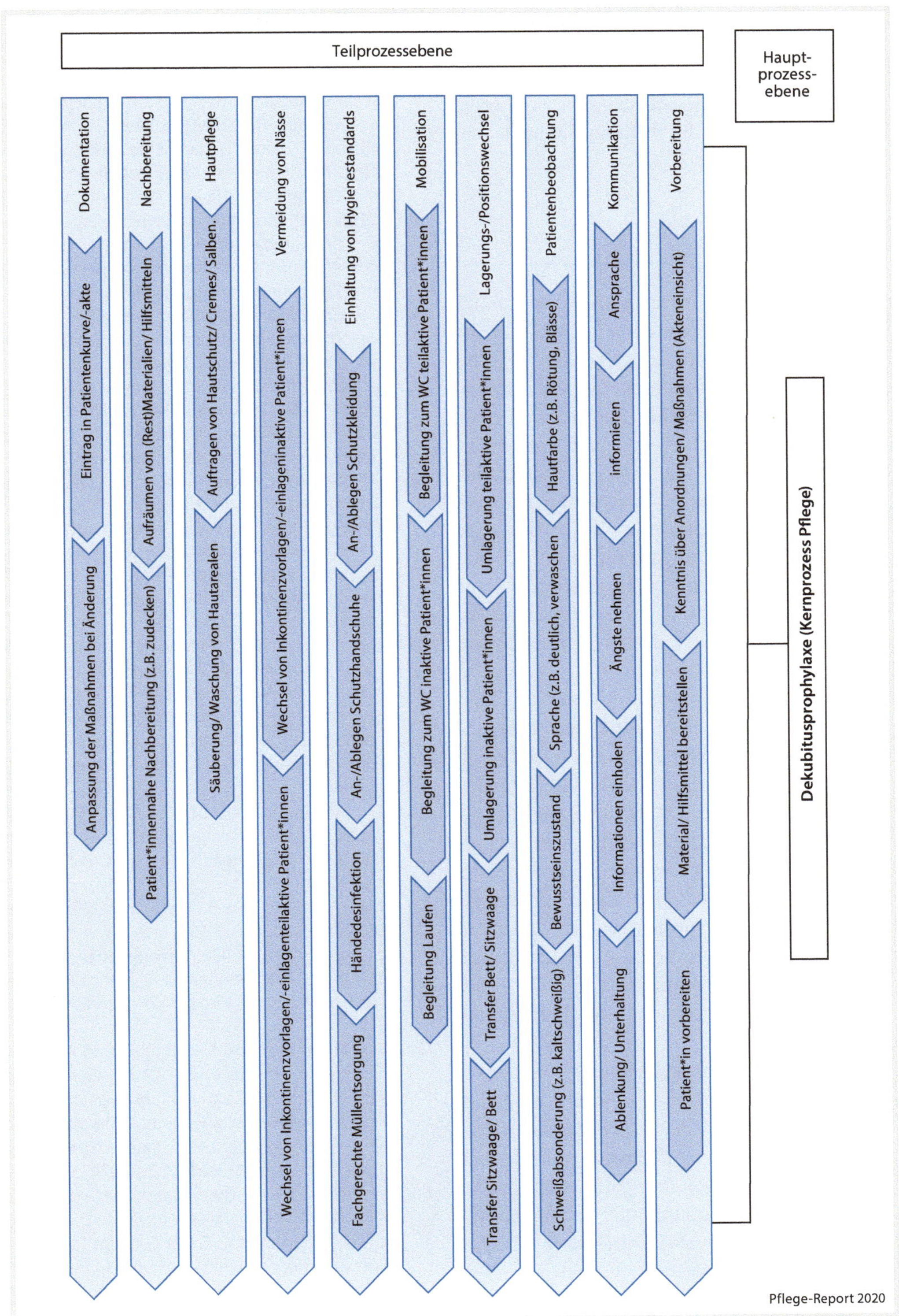

○ Abb. 12.10 Prozessdarstellung am Beispiel der Dekubitusprophylaxe (in Anlehnung an Kran 2003; Zapp und Otten 2010; Bettig 2012)

(Wurm 2020). Im Sinne des kontinuierlichen Verbesserungsprozesses ist auch der neu gestaltete Prozess hinsichtlich seines Beitrags zur Erreichung der Unternehmensziele zu überwachen, zum Beispiel durch Kennzahlen als Maß der Zielerreichung.

12.4 Fazit

Es zeigt sich, dass Einrichtungen der stationären Pflege zwar in zunehmendem Maße Instrumente der Steuerung des Leistungsgeschehens nutzen, viele Instrumente, die hilfreich sein könnten, aber keine Anwendung finden. Dies betrifft in stärkerem Maße kleine Einrichtungen bzw. Träger. Es wird erkannt, dass nachhaltiges Personalmanagement der Schlüssel ist, um Mitarbeiterinnen und Mitarbeiter zu gewinnen bzw. im Unternehmen zu halten. Um diesen Ansatz zu verfolgen, können Kompetenzmanagement und Prozessgestaltung aus Mitarbeiterperspektive sinnvolle Instrumente sein.

Die Einführung eines Kompetenzmanagements es sehr aufwendig, wird aber helfen, das Personal zielgerichteter einzusetzen und so die Mitarbeiterzufriedenheit zu erhöhen. Erforderlich ist dabei aber die Durchdringung des gesamten Unternehmens; so sollten auch Stellenbeschreibungen und -ausschreibungen kompetenzbasiert gestaltet sein. Innerhalb des genannten Forschungsprojekts haben die Mitarbeiter die Einführung des Kompetenzmanagements positiv wahrgenommen und die Erfassung der Kompetenzen als Entwicklungschance gesehen.

Prozessgestaltung ist kein neues Instrument und findet bereits vielfach Anwendung. Die Perspektive der Mitarbeiter oder gar die Benennung einer höheren Mitarbeiterzufriedenheit als Ziel der Prozessgestaltung findet sich jedoch noch selten. Die Einrichtungen müssen künftig noch viel mehr mitarbeiterorientiert arbeiten, führen und Verantwortung sinnvoll delegieren. All dies muss zur Grundlage des Controllings werden, um den Unternehmenserfolg langfristig abzusichern.

Literatur

Behrens J, Horbach A, Müller R (2009) Forschungsstudie zur Verweildauer in Pflegeberufen in Rheinlad-Pfalz. In: Ministerium für Arbeit, Soziales, Gesundheit, Familie und Frauen Rheinland-Pfalz. Berichte aus der Pflege. Nr. 12. Ministerium für Arbeit, Soziales, Gesundheit, Familie und Frauen Rheinland-Pfalz, Mainz

Bettig U (2012) Prozessmanagement. In: Hensen G, Hensen P (Hrsg) Gesundheits- und Sozialmanagement: Leitbegriffe und Grundlagen modernen Management. Kohlhammer, Stuttgart, S 127–140

Bettig U, Nitsche S, Hannemann V, Hoßfeld R (2015) Zukunftsorientierte Steuerung von Pflegeunternehmen durch integriertes Qualitäts- und Personalmanagement. In: Bettig U, Frommelt M, Roes M, Schmidt R, Thiele G (Hrsg) Personalentwicklung in der Pflege: Analysen, Herausforderungen, Lösungsansätze. medhochzwei, Heidelberg, S 75–120

Bettig U, Hoßfeld R, Hannemann V, Nitsche S (2017) Kompetenzmanagement in der Pflege – Potenziale von (älteren) Mitarbeitern entdecken. In: Bettig U, Frommelt M, Roes M, Schmidt R, Thiele G (Hrsg) Pflegeberufe der Zukunft: Akademisierung, Qualifizierung und Kompetenzentwicklung. medhochzwei, Heidelberg, S 63–110

Bienert ML, Brase R (2014) Management stationärer Pflegeeinrichtungen. Medhochzwei, Heidelberg

Bundesagentur für Arbeit (2018) Fachkräfteengpassanalyse. https://statistik.arbeitsagentur.de/Statischer-Content/Arbeitsmarktberichte/Fachkraeftebedarf-Stellen/Fachkraefte/BA-FK-Engpassanalyse.pdf. Zugegriffen: 11. Nov. 2019

Campion MA, Fink A, Ruggeberg BJ, Carr L, Phillips GM, Odman RB (2011) Doing competencies well: Best practices in competency modelling. Pers Psychol 64:225–262

Deutsche Apotheker- und Ärztebank (2019) Branchenreport Pflege 2019. https://www.apobank.de/content/dam/g8008-0/firmenkunden___versorgungsstrukturen/apoBank_Branchenreport%20Pflege%202019_web.pdf. Zugegriffen: 11. Nov. 2019

Drupp M, Meyer M (2019) Belastungen und Arbeitsbedingungen bei Pflegeberufen – Arbeitsunfähigkeitsdaten und ihre Nutzung im Rahmen eines Betrieblichen Gesundheitsmanagements. In: Jacobs K, Kuhlmey A, Greß S, Klauber J, Schwinger A (Hrsg) Pflege-Report 2019. Springer, Berlin, S 23–47

Engelen-Kefer U (2017) Die Situation der Pflegekräfte im internationalen Vergleich. In: Bettig U, Frommelt M, Roes M, Schmidt R, Thiele G (Hrsg) Pflegeberufe der Zukunft: Akademisierung, Qualifizierung und Kompetenzentwicklung. medhochzwei, Heidelberg, S 25–35

Gaitanides M, Scholz R, Vrohlings A (1994) Prozessmanagement. Grundlagen und Zielsetzung. In: Gaitanides M, Scholz R, Vrohlings A, Raster M (Hrsg) Prozessmanagement, Konzepte, Umsetzungen und Erfahrungen. Hanser, München, S 6–19

Geldermann B (2011) Kompetenzmanagement im Mittelstand. Personalprozess strategisch ausrichten. wbv media, Bielefeld

Horváth P (2011) Controlling. Vahlen, München

Joost A (2013) Altenpflegekräfte länger im Beruf halten: Chancen, Potenziale und strategische Ansätze. Bundesgesundheitsblatt Gesundheitsforschung Gesundheitsschutz 56:1112–1118

Kran B (2003) Prozesskostenrechnung in der stationären Altenhilfe. LIT, Münster

Meyer M, Maisuradze M, Schenkel A (2019) Krankheitsbedingte Fehlzeiten in der deutschen Wirtschaft im Jahr 2018 – Überblick. In: Badura B, Ducki A, Schröder H, Klose J, Meyer M (Hrsg) Fehlzeiten-Report 2019: Digitalisierung – gesundes Arbeiten ermöglichen. Springer, Berlin, S 413–477

Tillmann R (2018) Abnahme der hohen Pflegegrade: Systematische Veränderung der Pflegegradstruktur und wie Sie darauf reagieren sollten. http://www.altenheim.net/Infopool/Expertenblog-Management/Abnahme-der-hohen-Pflegegrade-Systematische-Veraenderung-der-Pflegegradstruktur-und-wie-Sie-darauf-reagieren-sollten. Zugegriffen: 15. Nov. 2019

Wurm A (2020) Prozesshaus. In: Oswald J, Bettig U (Hrsg) Controlling in Gesundheitseinrichtungen als handlungsorientierter Ansatz. Kohlhammer, Stuttgart, S 217–223

Zapp W, Bettig U (2002) Die Bedeutung der Prozesskostenrechnung für eine Gestaltung von Prozessen. In: Zapp W (Hrsg) Prozessgestaltung im Krankenhaus. Economica, Heidelberg, S 275–297

Zapp W, Dorenkamp A (2002) Anwendungsorientierte Prozessgestaltung im Krankenhaus – Bericht über ein Forschungsprojekt. In: Zapp W (Hrsg) Prozessgestaltung im Krankenhaus. Economica, Heidelberg, S 1–137

Zapp W, Oswald J (2010) Betrachtungsebenen von Prozessen. In: Zapp W (Hrsg) Prozessgestaltung in Gesundheitseinrichtungen: Von der Analyse zum Controlling. Economica, Heidelberg, S 33–86

Zapp W, Otten S (2010) Vorgehensweise und Ablauf der Gestaltung von Prozessen. In: Zapp W (Hrsg) Prozessgestaltung in Gesundheitseinrichtungen: Von der Analyse zum Controlling. Economica, Heidelberg, S 87–117

Zapp W, Beckmann A, Bettig U, Torbecke O (2010) Prozesse in Dienstleistungsunternehmen der Gesundheitswirtschaft. In: Zapp W (Hrsg) Prozessgestaltung in Gesundheitseinrichtungen: Von der Analyse zum Controlling. Economica, Heidelberg, S 3–31

Pflegefinanzierung in regionaler Perspektive: Ergebnisse eines Vier-Länder-Vergleichs zu den Selbstkosten der stationären Langzeitpflege

Dietmar Haun

13.1   Einleitung – 192

13.2   Selbstkosten in der Langzeitpflege: Unterschiede zwischen den Bundesländern – 193

13.3   Selbstkosten der stationären Langzeitpflege in regionaler Betrachtung: ein Vier-Länder-Vergleich – 196
13.3.1   Daten und Methoden – 196
13.3.2   Ergebnisse – 199

13.4   Fazit – 206

         Literatur – 207

© Der/die Autor(en) 2020
K. Jacobs et al. (Hrsg.), *Pflege-Report 2020*, https://doi.org/10.1007/978-3-662-61362-7_13

■ ■ **Zusammenfassung**

Thema des Beitrags sind die unterschiedlich hohen Eigenanteile an den Kosten der stationären Langzeitpflege zwischen den Bundesländern. Ausgehend von diesen Unterschieden werden für vier Bundesländer die Kosten der stationären Heimpflege systematisch hinsichtlich der Strukturmerkmale ihrer Pflegeheime und der Determinanten ihrer regionalen Kostenvariation untersucht. Die Ergebnisse der empirischen Analysen mit Daten des AOK-Pflegeheimnavigators für das 4. Quartal 2019 belegen eine teilweise fast ebenso hohe Variation der Selbstkosten innerhalb der Länder als zwischen diesen. Je nach Bundesland gibt es hohe Kostenunterschiede zwischen städtischen und ländlichen Kreisregionen, großen und kleinen Einrichtungen und in erheblichem Ausmaß zwischen den privaten Heimträgern und den anderen Trägerorganisationen. Für eine Bewertung der Auswirkungen verschiedener Reformmaßnahmen bieten die Ergebnisse zum Status quo der Selbstkosten einen guten Aufsatzpunkt. Allerdings legen die Befunde nahe, dass weiterer Forschungsbedarf bezüglich der einzelnen Ursachen der Kostenunterschiede besteht, um Wirkungen des geplanten Personalbemessungsverfahrens und des Pflegelöhneverbesserungsgesetzes auf die Eigenanteile solide einschätzen zu können.

The article deals with the differences in co-payments to the costs of inpatient long-term care between the federal states in Germany. Based on these differences, the costs of inpatient home care are systematically investigated for four federal states with respect to the structural characteristics of their nursing homes and the determinants of their regional cost variation. The empirical analyses is based on data from the AOK Nursing Home Navigator for the 4th quarter of 2019. The results show that in some cases, the variation in co-payments within the federal states is almost as high as between them. Depending on the federal state, there are large cost differences between urban and rural district regions, large and small facilities and, to a considerable extent, between private nursing home providers and other supporting organisations. The findings on the status quo of co-payments offer a good starting point for an assessment of the possible effects of various reform measures. However, the findings also call for further research into the individual causes of cost differences in order to be able to make a sound estimate of the effects of the planned personnel allocation procedure and the Act on the Improvement of Long-Term Care Salaries on co-payments.

13.1 Einleitung

Die Kosten der stationären Langzeitpflege unterscheiden sich in Deutschland erheblich zwischen den Bundesländern. Als Teilleistungsversicherung übernimmt die Pflegeversicherung je nach festgestelltem Pflegegrad ganz unabhängig vom Ort der Leistungserbringung einen fixen Betrag der pflegebedingten Kosten. Die übrigen pflegebedingten Kosten werden den Bewohnerinnen und Bewohnern in Rechnung gestellt. Darüber hinaus entstehen den Bewohnern von Pflegeeinrichtungen ebenfalls in regional unterschiedlichem Ausmaß Kosten für Unterkunft und Verpflegung und für Investitionskosten der Pflegeheime.

In der aktuellen Reformdebatte spielen die Eigenanteile der Pflegebedürftigen – insbesondere in stationären Pflegeeinrichtungen – eine große Rolle. So hat etwa die Arbeits- und Sozialministerkonferenz der Länder im November 2019 ihre Besorgnis darüber zum Ausdruck gebracht, „dass die von den Pflegebedürftigen und ihren Angehörigen im Falle einer Pflegebedürftigkeit selbst zu tragenden Kosten seit Jahren deutlich und kontinuierlich steigen und bereits heute viele Pflegebedürftige finanziell überfordern" (ASMK 2019, S. 12). Deshalb fordert sie Lösungskonzepte, die u. a. „einen Schutz Pflegebedürftiger und ihrer Angehörigen gegen eine auf Grund stetig ansteigender Eigenbeteiligung bedingte Überforderung durch die Sicherstellung einer besseren Berechenbarkeit und Begrenzung der Eigenanteile in der Pflege" enthalten sollen (ebenda, S. 13). Hierzu gibt es bereits Reformkonzepte, die eine Abkehr vom bisherigen Teilleistungssystem vorsehen, wie das vom Grundsatz her u. a. von den Grünen und den Sozialverbänden unterstützte Modell eines „Sockel-Spitze-Tauschs" (Rothgang und Kalwitzki 2017) oder das Reformmodell einer Vollversicherung, wie es etwa von der Linkspartei, der SPD und dem DGB propagiert wird (Schwinger und Sitte 2019).

Vor diesem Hintergrund ist das Ziel dieses Beitrags, anhand einer empirischen Analyse die unterschiedliche Kostenbelastung der Heimpflege zwischen den Bundesländern und Regionen darzustellen. Welche Bundesländer weisen ähnliche Kostenstrukturen auf? Wie lassen sich diese klassifizieren und welche Erklärungsfaktoren kommen als Ursache für die unterschiedlichen Kostenbelastungen in Betracht? Für eine Auswahl an Bundesländern wird darüber hinaus auch die landesinterne Variation der unterschiedlichen Eigenanteile für die Heimpflege empirisch betrachtet und mit regionalen und einrichtungsspezifischen Faktoren in Verbindung gesetzt.

Als weiterer Aspekt ist die regionale Variation der Selbstkosten der Heimpflege in Verbindung mit den bereits beschlossenen Maßnahmen zur Steigerung der Attraktivität der Pflegeberufe von Interesse. Die Anhebung der Mindestlöhne für Pflegefach- und Pflegehilfskräfte wird sich unterschiedlich in den Regionen auswirken und in unterschiedlichem Ausmaß zu höheren Eigenanteilen für die Bewohner und ihre Angehörigen führen. Eine nähere Kenntnis der regionalen Strukturen der Pflegeeinrichtungen und der aktuellen Kosten für die Heimbewohner kann helfen, die voraussichtlichen Veränderungen durch diese Maßnahmen besser abzuschätzen.

13.2 Selbstkosten in der Langzeitpflege: Unterschiede zwischen den Bundesländern

Die folgenden Analysen nutzen die Leistungs- und Preisvergleichslisten nach § 7 Abs. 3 SGB XI, die u. a. über den AOK-Pflegeheimnavigator öffentlich zugänglich sind. Rekurriert wird in allen weiteren Betrachtungen auf den Datenstand vom 01.10.2019. In ◘ Abb. 13.1 sind die durchschnittlichen Eigenanteile dargestellt, die den Bewohnern für die Heimpflege in den jeweiligen Bundesländern in Rechnung gestellt wurden. Im Bundesdurchschnitt summierten sich die Eigenanteile für die Langzeitpflege im 4. Quartal 2019 auf einen monatlichen Betrag von 1.958 €.

Rund 40 % dieser Selbstkosten (775 €) waren bundesdurchschnittlich als einrichtungseinheitlicher Eigenanteil der Pflegegrade 2 bis 5 (eeE) zu den pflegebedingten Kosten aufzubringen. Der Eigenanteil für Unterkunft und Verpflegung der Heimbewohner war mit bundesdurchschnittlich 750 € monatlich (Kostenanteil von 38 %) fast ebenso hoch. Hinzu kommt der monatliche Eigenanteil für die Investitionskosten mit durchschnittlich 432 € (Kostenanteil von 22 %). Die Investitionskosten umfassen die Kosten für die Wohnraumanmietung inklusive des Anteils an Gemeinschaftsräumen. Sie sind näherungsweise vergleichbar mit den Kosten einer Kaltmiete bei einer Wohnraumanmietung (BIVA 2019). Die Investitionskosten können von den Trägern der Pflegeeinrichtungen anteilig direkt auf die Bewohner umgelegt werden, sofern keine öffentlichen Fördermittel eingesetzt wurden. Die durchschnittlich deutlich höheren Kosten für Unterkunft und Verpflegung enthalten demgegenüber neben der Verköstigung auch die anteiligen Betriebskosten (Strom, Wasser, Gas), die Kosten für Wartung und Unterhalt des Gebäudes sowie die Kosten für Wäscheversorgung und Reinigung (BIVA ebd.). Auf Basis der AOK-Daten wurden die höchsten Eigenanteile mit Selbstkosten von insgesamt 2.448 € monatlich in Nordrhein-Westfalen fällig. Am geringsten waren sie mit 1.357 €/Monat in Mecklenburg-Vorpommern.

Mehr von Interesse als der einzelne Rangplatz ist die auffällige Clusterung der Bundesländer, was die Eigenanteile anbetrifft. Der Fokus wird hier bewusst auf die gesamten monatlichen Selbstkosten gelegt, die den Bewohnern entstehen, und nicht nur auf die pfle-

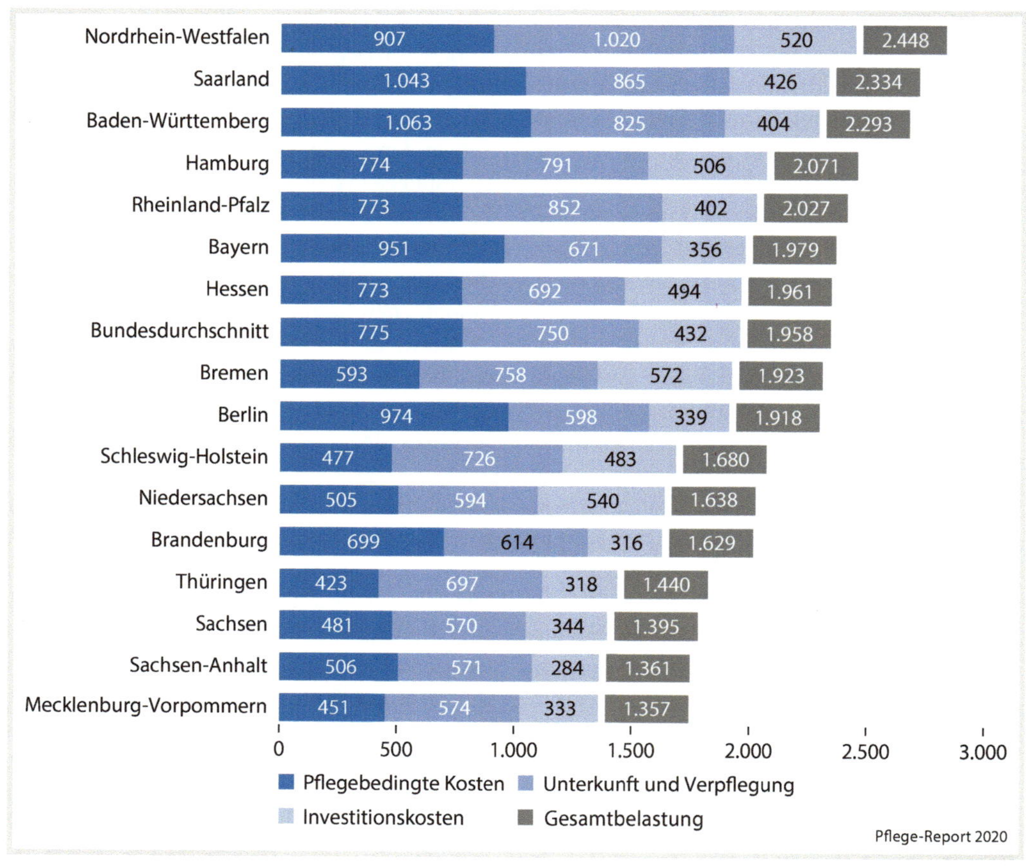

◘ Abb. 13.1 Durchschnittliche Eigenanteile bei der Heimpflege 2019 nach Bundesländern und Kostenarten in Euro/Monat (Quelle: AOK Pflege-Navigator/Quintra GmbH, Stand 1.10.2019, eigene Berechnungen)

gebedingten Kosten, zumal sich regelhaft ein starker Zusammenhang zwischen den Kostenkomponenten zeigt: Bundesländer mit durchschnittlich hohen pflegebedingten Eigenanteilen weisen häufig auch hohe Kosten bei den weiteren Komponenten auf. Schließlich dienen die gewählten Cluster dem Zweck, eine analytische Grundlage für die Auswahl einiger Länder zu bieten, deren Kostenstrukturen bei der Heimpflege nachfolgend empirisch näher untersucht werden. Da sind zum einen die östlichen Bundesländer, mit Ausnahme Berlins: Nicht nur sind die durchschnittlichen Selbstkosten für die stationäre Langzeitpflege in diesen Ländern im Vergleich zu den westlichen Bundesländern am geringsten, auffällig sind auch die vergleichsweise geringen durchschnittlichen Investitionskosten von

unter 350 €/Monat. Ein zweites Cluster bilden die beiden westlichen Bundesländer Niedersachsen und Schleswig-Holstein, da die Selbstkosten der Langzeitpflege mit durchschnittlich unter 1.700 €/Monat nur geringfügig höher sind als in Brandenburg. Hier interessiert vor allem die Frage, welche Faktoren die gegenüber den anderen westlichen Bundesländern günstigeren Eigenanteile für die Heimbewohner erklären. Ein drittes Cluster ist bei den westlichen Bundesländern Berlin, Bremen, Hessen, Bayern und Rheinland-Pfalz auszumachen, deren Selbstkosten sich im Wesentlichen um den Bundesdurchschnitt bewegen. Das vierte Cluster bilden die Bundesländer Hamburg, Baden-Württemberg, Saarland und Nordrhein-Westfalen mit den bundesweit höchsten und deutlich überdurchschnittlichen monatlichen Selbstkosten der stationären Langzeitpflege.

Welche Aspekte kommen als Erklärungsfaktoren für die unterschiedlich hohen Kostenbelastungen der Heimbewohner in den Bundesländern in Betracht? Auf Grundlage bisheriger Erkenntnisse erscheinen hierbei folgende Faktoren bedeutsam:

1. Ein wesentlicher Faktor sind die erheblichen Verdienstunterschiede von Pflegefach- und Pflegehilfskräften zwischen den Bundesländern, zumal wenn man berücksichtigt, dass nach Einschätzung von Pflegeexperten der AOKs die Personalkosten zwischen 70 und 80 % an den Gesamtkosten einer stationären Pflegeeinrichtung ausmachen. Nach einer Studie des IAB bestehen diese auf hohem Niveau fort. Im Jahr 2018 lagen die monatlichen Bruttoentgelte von Fachkräften in der Altenpflege in den ostdeutschen Bundesländern um ca. 460 € bzw. 16 % unter dem mittleren Bruttoentgelt von 2.977 €, das in Westdeutschland gezahlt wird. Bei Hilfskräften in der Altenpflege lag das Vergütungsniveau im Osten bei durchschnittlich 1.862 €/Monat und somit um rd. 12 % unter dem mittleren Verdienst im Westen (Carstensen et al. 2020). Die auch zwischen den einzelnen Bundesländern bestehenden Verdienstunterschiede des Pflegepersonals mit den höchsten Entgelten in Baden-Württemberg, Bayern, Hamburg und Nordrhein-Westfalen reflektieren in hohem Maße die in ◘ Abb. 13.1 beobachteten Kostenstrukturen bei den Eigenanteilen der Heimpflege.

2. Regelungen zur Personalbemessung für die stationäre Langzeitpflege. Bis zum Abschluss einer möglichen bundesweiten Regelung werden die Personalschlüssel in der Langzeitpflege in landesspezifischen Rahmenverträgen vereinbart. Dadurch kommt es zu regionalen Unterschieden im Verhältnis der Pflegekräfte zu den Pflegebedürftigen (Greß und Stegmüller 2016; Rothgang et al. 2019), die wiederum mit unterschiedlichen Personalkosten verbunden sein können.

3. Förderpolitik der Bundesländer. Nach § 9 SGB XI liegt es in der Verantwortung der Bundesländer, für eine ausreichende Infrastruktur der Pflegeversorgung zu sorgen. Einsparungen bei der Sozialhilfe seit Einführung der Pflegeversicherung sollen von den Ländern für die Förderung von Investitionen etwa der Pflegeeinrichtungen eingesetzt werden (Paquet 2020). Kritisiert wird, dass nur wenige Bundesländer dieser Forderung nachkommen.[1] Die Einrichtungen in den östlichen Bundesländern erfuhren zumindest nach Artikel 52 des PflVG von 1994 eine langjährige Förderung über Bundes- und Landesmittel (BMG 2010). Dies erklärt die durchschnittlich geringere Höhe der Eigenanteile an Investitionskosten in den östlichen Bundesländern, da nur die nicht öffentlich geförderten Investitionskosten den Bewohnern der Pflegeeinrichtungen in Rechnung gestellt werden dürfen.

4. Unterschiedliche Heimvorschriften und Vorgaben der Bundesländer zur Ausstattung der Pflegeeinrichtungen. Zur Verbesserung der Wohnqualität in Heimen beschloss etwa Baden-Württemberg, dass Pflegeeinrichtungen ab dem 01.01.2009 innerhalb einer 10-jährigen Übergangsfrist nur noch Einzelzimmer bereitstellen dürfen. In Bayern gilt seit 2016 die Regelung, dass die Einzelzimmerquote auf 75 % erhöht werden soll, in Nordrhein-Westfalen gilt seit August 2018 eine Einzelzimmerquote von 80 % als Vorgabe (Brettschneider 2019).

5. Generell unterscheiden sich Bundesländer aber auch einzelne Regionen hinsichtlich

---

[1] Mit Blick auf das jeweilige Engagement der Länder gibt es wenig Transparenz – trotz einer 2017 eingeführten Berichtspflicht der Länder an das Bundesgesundheitsministerium. Der sechste Pflegebericht des BMG zeigt mit Hilfe einer Abfrage auf, dass 2015 nur noch Bayern, Hamburg, Hessen, Nordrhein-Westfalen, Schleswig-Holstein und Thüringen eine Form der Investitionskostenförderung von vollstationären Pflegeeinrichtungen betrieben, die konkreten Angaben zur Höhe der Förderung sind allerdings lückenhaft (BMG 2016, S. 180–182).

der Höhe der Lebenshaltungskosten sowie der Miet-, Grundstücks- und Baukosten, was Auswirkungen auf die Höhe der Eigenanteile der Pflegeeinrichtungen hat.

6. Struktur der Bewohner der Pflegeeinrichtungen. Die Kosten eines Pflegeheims hängen wesentlich auch davon ab, ob die Bewohner einen hohen Betreuungsbedarf haben. Während dieser Aspekt bei einem Vergleich von Durchschnittswerten auf Landesebene eher zu vernachlässigen ist, könnte er bei spezifischeren regionalen Analysen bedeutsam sein.

7. Trägerstruktur. Die Höhe der Selbstkosten kann sich zwischen gemeinnützigen, öffentlichen oder privaten Trägern von Pflegeheimen unterscheiden. Von daher ist auch die landesweite Verteilung der Langzeitpflegeplätze auf die Heimträger zu berücksichtigen.

8. Größe des Pflegewohnheims und marktbezogene Aspekte. Meißner (2017) berichtet von generell höheren Eigenanteilen für Investitionskosten bei größeren Pflegeeinrichtungen, aber auch für relativ neue Pflegewohnheime. Darüber hinaus kann eine hohe Nachfrage die Preise nach oben treiben. Daher ist es sinnvoll, auch Indikatoren zur Angebots- und Nachfragestruktur von Pflegeplätzen in regional-vergleichende Analysen einzubeziehen.

13.3 Selbstkosten der stationären Langzeitpflege in regionaler Betrachtung: ein Vier-Länder-Vergleich

13.3.1 Daten und Methoden

Für eine tiefergehende empirische Analyse der Kostenstrukturen werden vier Bundesländer aus drei der erwähnten Cluster ausgewählt: Mecklenburg-Vorpommern, Niedersachsen, Saarland und Baden-Württemberg. Diese Bundesländer bilden ein breites Spektrum ab, was die derzeitigen Kostenbelastungen der stationären Langzeitpflege in Deutschland anbetrifft. Mecklenburg-Vorpommern steht exemplarisch für das Segment der ostdeutschen Bundesländer mit den bundesweit geringsten Eigenanteilen. Niedersachsen für das Cluster der niedrigpreisigen Bundesländer-West. Das Saarland und Baden-Württemberg vertreten das Cluster mit den höchsten Eigenanteilen bundesweit. Zugleich bilden diese Länder eine hohe Bandbreite ab, was zwei wesentliche Kostendeterminanten der stationären Heimpflege anbetrifft: Nach der Studie des IAB war 2018 das Vergütungsniveau von Pflegefach- und Pflegehilfskräften in Baden-Württemberg und im Saarland mit am höchsten, in Niedersachsen dagegen lag es auf dem niedrigsten Niveau der Bundesländer-West, in Mecklenburg-Vorpommern (neben Sachsen-Anhalt und Sachsen) gar auf bundesweit niedrigstem Level (Carstensen et al. 2020). Was die Rahmenvorgaben zur Personalbesetzung der Pflegeheime anbetrifft, so hat Baden-Württemberg gleich nach Bayern die bundesweit höchsten Standards, in den drei anderen im Vergleich stehenden Bundesländern liegen sie auf einem im bundesweiten Vergleich niedrigen Niveau[2].

Aus einer Grundgesamtheit von bundesweit 11.015 Pflegeeinrichtungen können die Angaben von 10.366 Pflegeeinrichtungen und den von ihnen betreuten 755.520 Personen in Langzeitpflege in die Analyse einfließen. Bei rund 6 % der Pflegeheime waren die Daten unvollständig und konnten nicht berücksichtigt werden. Ausgehend vom Standort der einzelnen Pflegeeinrichtungen wurden Daten zur Spezifikation des Stadt- bzw. Landkreises, in dem die Einrichtungen lokalisiert sind, hinzugespielt. Dies ermöglicht die regionale Analyse der Kostenstrukturen auf Basis der Stadt-/ Landkreise. Zur Charakterisierung der Stadt-/

---

[2] Nach der Berechnung von Rothgang et al. (2019) waren 2016 gemäß den Stellenschlüsseln der Länder in Baden-Württemberg pro Pflegekraft 2 % mehr Heimbewohner zu versorgen als in Bayern, in Niedersachsen hingegen 15 % mehr, im Saarland 16 % und in Mecklenburg-Vorpommern 17 % mehr.

Landkreise wurden einige vom Bundesinstitut für Bau-, Stadt- und Raumforschung (BSSR) bereitgestellte Indikatoren (INKAR) ergänzt.[3] Im Zentrum der Analysen stehen die von den Pflegeheimen gemeldeten Kostendaten zu den Eigenanteilen der Langzeitpflege: den eeE der Pflegegrade 2 bis 5, den Unterkunfts-und Verpflegungskosten sowie den Investitionskosten, jeweils auf monatlicher Basis, bzw. deren Summe, den Selbstkosten pro Monat.

Mit Hilfe einer multivariaten Regressionsanalyse wird schließlich untersucht, welche relative Bedeutung einzelnen Faktoren auf Ebene der Landkreise oder auf Ebene der Einrichtungen im Hinblick auf die Höhe der monatlichen Selbstkosten der stationären Langzeitpflege zukommt. In dieser Analyse können die auf Ebene der Landkreise vorliegenden Informationen (u. a. Kreistyp, Lebenshaltungskosten, Baulandpreise, marktbezogene Aspekte) sowie die auf Ebene der Pflegeheime bestehenden Daten (Heimträger, Größe der Pflegewohnheime) als Erklärungsvariablen berücksichtigt werden. Zu den im vorausgehenden Abschnitt aufgeführten Erklärungsfaktoren 1 bis 4 und 6, insbesondere zur Vergütung der Pflegefachkräfte oder zur Bedeutung unterschiedlicher Personalschlüssel der Pflegeheime auf die Höhe der Selbstkosten, stehen keine Daten mit unmittelbarem Bezug auf die einzelnen Pflegeeinrichtungen oder auf die Kreisebene zur Verfügung. Wegen ihres großen Anteils an den Betriebskosten der Pflegeheime stehen beobachtete Unterschiede bei den Eigenanteilen allerdings in hohem Zusammenhang mit den jeweiligen Personalaufwendungen der Heimträger.

◘ Abb. 13.2 gibt eine graphische Übersicht für Gesamtdeutschland zur Variation der durchschnittlichen Selbstkosten der stationären Langzeitpflege zwischen den Stadt- und Landkreisen[4]. Die Grafik veranschaulicht zum einen die bereits in ◘ Abb. 13.1 dargestellten Unterschiede zwischen den Bundesländern. Zum anderen wird eine mehr oder weniger hohe Variation der Selbstkosten zwischen den Landkreisen der Bundesländer deutlich. In Sachsen-Anhalt z. B. liegen die Selbstkosten der Langzeitpflege in sämtlichen Landkreisen durchschnittlich im kostengünstigsten Quintil aller Pflegeheimplätze unter 1.511 €/Monat. In Brandenburg liegen die Selbstkosten im Stadtkreis Potsdam durchschnittlich am höchsten (Kosten zwischen 1.813 und 2.079 €/Monat), in 15 Landkreisen durchschnittlich im 2. Quintil zwischen 1.511 und 1.813 €/Monat, in nur drei Landkreisen auf dem kostengünstigsten Niveau. Eine höhere Variation der Selbstkosten ist in Bayern zu beobachten: In 52 Landkreisen liegen die Selbstkosten im mittleren Quintil zwischen 1.813 und 2.079 €/Monat, in 15 Landkreise im nächsthöheren Kostenquintil und in einer Kreisregion mehrheitlich auf dem höchsten Kostenlevel von Eigenanteilen über 2.400 €/Monat.

Die deskriptive und kausal tiefergehende regionale Analyse der Kostenstrukturen beschränkt sich im Folgenden auf den Vier-Länder-Vergleich.

---

3   Zur Differenzierung von städtischen und ländlichen Regionen, der „Kreistyp", der „Median des Bruttoeinkommens", die Variable „Baulandpreise" und weitere Indikatoren zur Spezifikation des regionalen Einkommens- und Preisniveaus. Als Indikatoren für Aspekte von Angebot und Nachfrage bzw. der Altersstruktur auf Kreisebene dienen u. a. die INKAR-Variablen „Pflegebedürftige je 10 Tsd. Einwohner", „Verfügbare Plätze in Pflegeheimen je 10 Tsd. Einwohner", „Anteil der Pflegebedürftigen in stationärer Dauerpflege an den Pflegebedürftigen insgesamt" bzw. „Anteil der Einwohner über 75 Jahren" und „Gestorbene je 1.000 Einwohner".

4   Grundlage der Darstellung ist eine nach der Höhe der Selbstkosten gebildete Rangordnung sämtlicher stationärer Langzeitpflegeplätze in Euro/Monat zum 1.10.2019 für Gesamtdeutschland. Diese wurden in Quintile unterteilt, sodass sie jeweils sukzessive aufsteigend 20 % dieser Rangordnung der Pflegeplätze entsprechen. Im kostengünstigsten Quintil sind die Pflegeheimplätze mit Selbstkosten unter 1.511 €/Monat zusammengefasst. Im 5. und teuersten Quintil, die 20 % der Pflegeheimplätze mit Selbstkosten über 2.400 €/Monat. Das Kostenniveau eines Landkreises wurde als Durchschnittswert sämtlicher Langzeitpflegeplätze in den Pflegeheimen des Landkreises hinsichtlich der genannten Kostenquintile bestimmt.

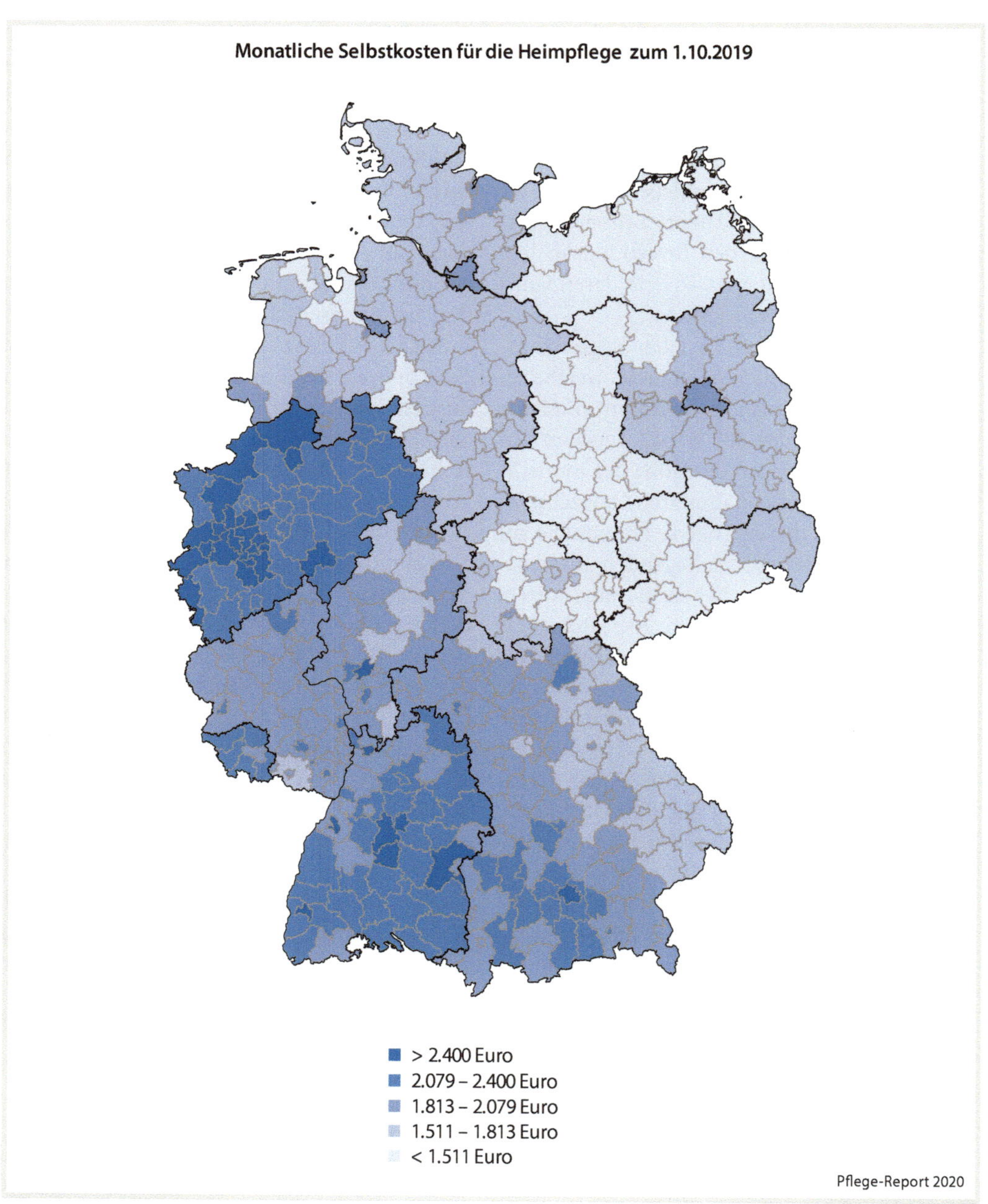

Abb. 13.2 Variation der durchschnittlichen Selbstkosten in der Langzeitpflege nach Landkreisen (Quelle: AOK Pflege-Navigator/Quintra GmbH, Stand 1.10.2019, eigene Berechnungen; Einteilung auf Basis von Kostenquintilen für Pflegeheimplätze)

13.3.2 Ergebnisse

Der Ländervergleich beginnt mit einer Übersicht zu dem im jeweiligem Bundesland vorhandenen Angebot und den Strukturen für die stationäre Betreuung von Personen in der Langzeitpflege. Im zweiten Teil folgen die Ergebnisse zu den landesspezifischen regionalen Variationen der Selbstkosten zwischen den verschiedenen Kreisregionen sowie partiell auch auf Ebene der einzelnen Pflegeeinrichtungen. Die Ergebnisse sind zusammengefasst in ◘ Tab. 13.1 dargestellt.

13.3.2.1 Angebot und Struktur der Pflegeheime im Vergleich

Nach den Daten aus dem AOK-System waren im 4. Quartal 2019 im Saarland 11.248 Personen in der stationären Langzeitpflege in 148 Pflegeeinrichtungen in Betreuung. In den größeren Flächenländern Baden-Württemberg und Niedersachsen ist die Anzahl der Pflegeeinrichtungen mit über 1.300 und die Zahl der dort betreuten Pflegebedürftigen entsprechend deutlich höher. In Mecklenburg-Vorpommern wurden in 234 Pflegeeinrichtungen 18.351 Personen pflegerisch versorgt. Standardisiert auf die Bevölkerungsgröße werden in Saarland und Mecklenburg-Vorpommern jeweils 114, in Niedersachsen 115 Personen je 10 Tsd. Einwohnern in stationärer Langzeitpflege betreut. In Baden-Württemberg ist dieser Anteil mit 76 Personen wesentlich geringer. Insgesamt sind ältere Menschen in Baden-Württemberg seltener pflegbedürftig als in den meisten anderen Bundesländern.[5]

Mit durchschnittlich 62 bzw. 68 Bewohnern sind die Pflegeeinrichtungen in Baden-Württemberg und Niedersachsen durchschnittlich kleiner als im Saarland und Mecklenburg-Vorpommern.[6] Die betrachteten Bundesländer unterscheiden sich hinsichtlich der Trägerstruktur ihrer Pflegeeinrichtungen. Im Saarland liegt eine dichotome Trägerstruktur vor: 40 % der Pflegeeinrichtungen werden von privaten Trägern, 60 % der Pflegeheime durch freigemeinnützige Träger wie z. B. Wohlfahrtsverbände oder kirchliche Heimträger betrieben. Eine ähnlich dichotome Struktur der Heimträger für die stationäre Versorgung von Personen in der Langzeitpflege existiert auch in Niedersachsen, allerdings mit umgekehrter Gewichtung: 62 % der Pflegeheime sind in privater Trägerschaft, 38 % stehen in Diensten freigemeinnütziger Organisationen. In Baden-Württemberg und Mecklenburg-Vorpommern stellen die freigemeinnützigen Träger mit einem Anteil von 59 % bzw. 69 % die Mehrheit an den Einrichtungen, rund 30 % der Pflegeheime werden privat betrieben. 11 % der Pflegeeinrichtungen in Baden-Württemberg sind in staatlicher – meist kommunaler – Hand, in Mecklenburg-Vorpommern ist der Anteil der Öffentlichen mit 4 % geringer.

In jedem der betrachteten Bundesländer sind die Selbstkosten in den privaten Pflegeeinrichtungen für die Bewohner am günstigsten (◘ Tab. 13.1). In Saarland liegen die Mehrkosten gegenüber den Privaten in freigemeinnützigen Einrichtungen bei monatlich rund 350 € bzw. 17 %. In Baden-Württemberg ist diese Kostendifferenz gegenüber den privaten Pflegeeinrichtungen mit Mehrkosten von 544 € bzw. 28 % noch deutlich höher als im Saarland. In Mecklenburg-Vorpommern und Niedersachsen sind die Unterschiede ebenfalls zu beobachten, wenn auch weniger stark. In Mecklenburg-Vorpommern sind die Selbstkosten der Langzeitpflege durchschnittlich in den

---

5   Die Pflegequote an der Gesamtbevölkerung betrug laut Statistischem Landesamt Ende 2017 für Baden-Württemberg lediglich 3,6 %, in Saarland 4,6 %, in Niedersachsen 4,9 % während sie in Mecklenburg-Vorpommern mit 5,7 % am höchsten lag. Diese Unterschiede zeigen sich ebenfalls, wenn man die Pflegequoten in den höheren Altersklassen betrachtet (Gölz und Weber 2019).

6   Mit einem Anteil von 47 % zählt in Baden-Württemberg fast jedes zweite Pflegeheim zu den kleinen Einrichtungen mit unter 50 Bewohnern, in Niedersachsen beträgt dieser Anteil rund 38 %. In Saarland und Mecklenburg-Vorpommern überwiegen Pflegeeinrichtungen mittlerer Größe, mehr als 20 % der Pflegeeinrichtungen zählen jedoch zu den großen Einrichtungen mit über 100 Bewohnern.

□ Tabelle 13.1   Selbstkosten der Langzeitpflege (LZP) in Pflegeeinrichtungen (PE) im Vergleich zwischen vier Bundesländern zum 1.10.2019 (Quelle: AOK Pflege-Navigator /Quintra GmbH, Stand 1.10. 2019, INKAR-Kreisstrukturdaten des BSSR 2017, eigene Berechnungen)

	Saarland	Baden-Württemberg	Niedersachsen	Mecklenburg-Vorpommern
A. Angebot und Struktur Pflegeheime				
Anzahl PE und betreute Personen LZP	148 PE, 11.248 Personen	1.358 PE, 84.155 Personen	1.343 PE, 91.816 Personen	234 PE, 18.351 Personen
Personen in LZP je 10 Tsd. EW	114	76	115	114
Anzahl Personen je PE (Durchschnitt)	76 LZP je PE	62 LZP je PE	68 LZP je PE	78 LZP je PE
Heimträger[a]	40 % privat, 60 % freigemein-nützige PE	30 % privat, 59 % freigemein-nützig, 11 % öffentliche PE	62 % private, 38 % frei-gemeinnützige PE	27 % privat, 69 % freigemein-nützig, 4 % öffentliche PE
Durchschnittliche Selbstkosten pro Monat in Euro nach Heimträgern der PE				
Private PE	2.119	1.929	1.536	1.252
Freigemeinnützige PE	2.476	2.473	1.771	1.386
Öffentliche PE		2.267	1.621	1.558
B. Regionale Variation				
Kreistypen im Bundesland[b]	6 Kreise, 6 SK	44 Kreise, 8 GS, 27 SK, 8 LK mVd, 1 LK db	45 Kreise, 5 GS, 10 SK, 15 LK mVd, 15 LK db	8 Kreise, 1 GS, 2 LK mVd, 5 LK db
Verteilung der PE nach Kreistyp[b]	100 % in SK	15 % in GS, 70 % in SK 14 % in LK mVd, 1 % in LK db	8 % in GS, 34 % in SK 28 % in LK mVD, 30 % in LK db	12 % in GS, 14 % in LK mVd, 74 % in LK db
Kostenvariation nach Kreistyp[b]	Keine	Hoch	Moderat	Moderat

▣ Tabelle 13.1 (Fortsetzung)

	Saarland	Baden-Württemberg	Niedersachsen	Mecklenburg-Vorpommern
Kostenvariation zwischen Stadt-/Landkreisen (Mittelwerte in Euro/Monat)				
Niedrigste Selbstkosten/Monat	1. Saarlouis 2.251 €	1. Neckar-Odenwald 1.834 €	1. Wilhemshaven 1.303 €	1. Ludwigslust-Parchim 1.281 €
	2. Saarpfalz 2.266 €	2. Freudenstadt 1.853 €	2. Schaumburg 1.312 €	2. Landkreis Rostock 1.300 €
Höchste Selbstkosten/Monat	1. Neunkirchen 2.542 €	1. Böblingen 2.614 €	1. Osnabrück 2.007 €	1. Schwerin 1.570 €
	2. St. Wendel 2.447 €	2. Stuttgart 2.603 €	2. Hannover 1.814 €	2. Rostock 1.421 €
Kostenvariation zwischen Pflegeeinrichtungen				
Anteil PE 30 % unter Landesniveau	< 1 % der PE (< 1.634 €)	10 % der PE (< 1.605 €)	8 % der PE (< 1.147 €)	7 % der PE (< 950 €)
Anteil PE 30 % über Landesniveau	3 % der PE (> 3.034 €)	3 % der PE (> 2.980 €)	5 % der PE (> 2.129 €)	9 % der PE (> 1.764 €)

[a] **Heimträger** 1 Privater Träger, 2 Freigemeinnütziger Träger, 3 Öffentlicher Träger der Pflegeeinrichtungen
[b] **Kreistyp:** 1 kreisfreie Großstadt (GS), 2 städtischer Kreis (SK), 3 ländlicher Kreis mit Verdichtungsansätzen (LK mVd), 4 dünn besiedelter ländlicher Kreis (LK db)
Pflege-Report 2020

Tabelle 13.2 Durchschnittliche Eigenanteile der stationären Langzeitpflege nach Heimträgern im Vier-Länder-Vergleich, in Euro/Monat (Quelle: AOK Pflege-Navigator/Quintra GmbH, Stand 1.10.2019, eigene Berechnungen)

Bundesland/Heimträger	Pflegebedingte Kosten	Unterkunft und Verpflegung	Investitionskosten
Saarland			
Privat	827	812	480
Freigemeinnützig	1.187	901	389
Baden-Württemberg			
Privat	739	740	449
Freigemeinnützig	1.215	866	389
Öffentlicher Träger	1.078	820	369
Niedersachsen			
Privat	388	576	572
Freigemeinnützig	656	618	499
Mecklenburg-Vorpommern			
Privat	297	541	417
Freigemeinnützig	507	585	297
Öffentlicher Träger	642	600	316

Pflege-Report 2020

öffentlichen Pflegeeinrichtungen am höchsten, in den freigemeinnützigen Pflegeeinrichtungen lagen sie um rund 11 % über dem Kostenniveau der privaten Einrichtungen.

Aufschlussreich ist ein Blick auf die einzelnen Komponenten der Selbstkosten, differenziert nach dem Heimträger der Pflegewohnheime (Tab. 13.2). In allen vier Bundesländern liegen die pflegebedingten Eigenanteile der privaten Einrichtungen deutlich niedriger als bei den anderen Kostenträgern. In Baden-Württemberg betragen die Mehrkosten der freigemeinnützigen Pflegeheime bei den pflegebedingten Eigenanteilen 476 € gegenüber den Privaten. In Niedersachsen sind die einrichtungseinheitlichen Eigenanteile der privaten Pflegeeinrichtungen mit durchschnittlich 388 €/Monat auf einem bundesweit außerordentlich niedrigen Level. Auch bei den Eigenanteilen für Unterkunft und Verpflegung sind die privaten Pflegeeinrichtungen in allen vier

Bundesländern am kostengünstigsten, doch ist dort die Kostendifferenz geringer. Umgekehrt verhält es sich bei den Eigenanteilen für die Investitionskosten. Diese sind in allen vier Bundesländern bei den privaten Pflegeeinrichtungen durchschnittlich höher als bei den anderen Einrichtungsträgern, am höchsten in Niedersachsen mit durchschnittlichen Kosten von 572 €/Monat für die Bewohner.

Zur Erklärung der Unterschiede bei den pflegebedingten Kosten ist zum einen an ein durchschnittlich geringeres Vergütungsniveau der Pflegefach- und Pflegehilfskräfte bei den privaten Pflegeeinrichtungen zu denken (Geraedts et al. 2016). Ein unterdurchschnittliches Vergütungsniveau dürfte bei privaten Pflegeheimen auch andere Personalgruppen betreffen, wie z. B. Angestellte im hauswirtschaftlichen Bereich oder im Reinigungsdienst und ursächlich in Verbindung stehen mit geringeren Eigenanteilen der Privaten bei den Kosten für Unterkunft und Verpflegung. Als alternativer Erklärungsfaktor kommt auch eine unterschiedliche Bewohnerstruktur der Pflegeeinrichtungen in Frage. Bewohner mit höheren Pflegegraden erfordern eine aufwändigere pflegerische und somit teurere Versorgung. Es ist nicht auszuschließen, dass öffentliche und freigemeinnützige Träger häufiger Pflegeheime für Bewohner mit einem besonders hohen Pflegeaufwand unterhalten als Private.[7]

13.3.2.2 Regionale Variation der Selbstkosten

▪▪ Saarland

Das Saarland als das kleinste Flächenland der Bundesrepublik gliedert sich in sechs städtische Kreisregionen. Somit ist eine Analyse der Kostenvariation nach dem Kreistyp einer Region nicht möglich. Die Höhe der durchschnittlichen Selbstkosten der Pflegeeinrichtungen weist insgesamt nur eine geringe Variation zwischen den verschiedenen Kreisregionen auf. Die geringsten Selbstkosten werden den Pflegeheimbewohnern durchschnittlich im Stadtkreis Saarlouis bzw. im Stadtkreis Saarpfalz in Rechnung gestellt. Mehrkosten von ca. 200 bis 300 €/Monat an Selbstkosten sind in den Pflegeheimen der diesbezüglich teuersten Regionen im Kreis Neunkirchen bzw. St. Wendel zu beobachten (◻ Tab. 13.1).

Als Indikator für die Variation der Selbstkosten auch innerhalb der Stadtkreise wird betrachtet, wie hoch der Anteil der Pflegeeinrichtungen ist, die mit ihren Selbstkosten um 30 % unter bzw. über den landesdurchschnittlichen Kosten liegen. Gemessen an diesem Indikator gibt es im Saarland nur ein geringes Angebot an günstigen Pflegeeinrichtungen. Nur bei einem

einzigen Pflegeheim im Kreis Merzig-Wadern lagen die Selbstkosten unter 1.634 €/Monat und somit 30 % unter dem landesdurchschnittlichen Niveau. Selbstkosten von über 3.034 € (30 % über Landesdurchschnitt) wurden den Bewohnern in jeweils zwei Pflegeeinrichtungen im Regionalverbund Saarbrücken und im Kreis Neunkirchen berechnet.

In multivariater Betrachtung erweist sich insbesondere die Variable „Heimträger" als hochsignifikanter erklärungskräftiger Faktor, was die Höhe der Selbstkosten der Langzeitpflege in den verschiedenen Pflegeeinrichtungen anbetrifft (◻ Tab. 13.3). Auch die Größe der Pflegeeinrichtung wirkt sich signifikant auf die Höhe der Selbstkosten aus. Der positive Parameter belegt, dass mit der Anzahl der Bewohner der Pflegeheime auch die Höhe der Selbstkosten graduell zunimmt. Die INKAR-Variablen auf Ebene der Stadtkreise sind hingegen ohne signifikante Bedeutung. Insgesamt wird mit der Trägerschaft und Größe der Pflegeeinrichtung 37 % die Variation der Selbstkosten zwischen den Pflegeeinrichtungen erklärt. Die Mehrkosten von durchschnittlich 350 €/Monat in den Einrichtungen der freigemeinnützigen Träger gegenüber den Privaten zeigen sich in allen Kreisregionen im Saarland. Das hohe Kostenniveau im Kreis Neunkirchen kann auf einen hohen Anteil freigemeinnütziger Einrichtungen (80 %) zurückgeführt werden.

▪▪ Baden-Württemberg

Das Bundesland Baden-Württemberg gliedert sich in 44 Kreise, wobei mit fünf Großstädten und 27 Stadtkreisen die städtisch geprägten Regionen überwiegen. 85 % der Pflegeeinrichtungen sind in Großstädten oder städtischen Kreisen angesiedelt, 15 % der Einrichtungen befinden sich zusammengefasst in den Landkreisen. Die durchschnittlichen Selbstkosten unterscheiden sich erheblich zwischen den Stadt- und Landkreisen. Am höchsten sind sie für die Bewohner der Pflegeeinrichtungen in den Großstädten mit durchschnittlichen Kosten von über 2.400 €, in den Stadtkreisen sind sie um durchschnittlich 100 €/Monat, in

---

7   Aus diesem Grund wurden einige der landesspezifisch teuersten Pflegeeinrichtungen (Selbstkosten über 4.000 €/Monat) in der weiteren Analyse ausgeschlossen. Im Saarland betraf dies eine auf Beatmungspatienten spezialisierte Pflegeeinrichtung, in Baden-Württemberg sechs Pflegeheime für Schwerstbehinderte. Es handelt sich hier durchweg um spezialisierte Pflegeeinrichtungen mit geringer Anzahl an Bewohnern.

Tabelle 13.3 Lineare Regression auf monatliche Selbstkosten in Euro/Monat in den Pflegeeinrichtungen der Bundesländer, abhängig von regionalen und einrichtungsspezifischen Faktoren (Quelle: AOK Pflege-Navigator/Quintra GmbH, Stand 1.10.2019; INKAR-Kreisstrukturdaten des BSSR 2017, eigene Berechnungen)

Standardisierter Effekt (Beta)	Saarland	Baden-Württemberg	Niedersachsen	Mecklenburg-Vorpommern
Heimträger				
Private PE	Vergleichsbasis	Vergleichsbasis	Vergleichsbasis	Vergleichsbasis
Öffentliche PE		0,19		0,18
Freigemeinnützige PE	0,59	0,54	0,37	0,28
Größe der PE (Bewohnerzahl)	0,16		0,24	
Kreistyp[a]		−0,11	0,07	−0,18
Baulandpreise, in Euro/m^2			0,15	
Pflegebedürftige je 10.000 EW		−0,16	−0,11	
Anteil Einwohner über 75 Jahre				0,13
Erklärte Varianz R^2	37 %	31 %	30 %	10 %

Signifikanz der Parameter: p < 0,05
[a] Kreistyp: 1 kreisfreie Großstadt, 2 städtischer Kreis, 3 ländlicher Kreis mit Verdichtungsansätzen, 4 dünn besiedelter ländlicher Kreis
Pflege-Report 2020

den Landkreisen um ca. 300 €/Monat günstiger. In fünf Kreisen sind die Selbstkosten deutlich unterdurchschnittlich, am niedrigsten im Neckar-Odenwald-Kreis und im Kreis Freudenstadt, am teuersten in den städtisch geprägten Kreisen Böblingen, Stuttgart und Tübingen (◘ Tab. 13.1).

Betrachtet man die Kostenvariation zwischen den einzelnen Pflegeheimen, so zeigt sich, dass in über 10 % der Pflegeeinrichtungen die von den Bewohnern selbst zu tragenden Kosten unter 1.605 €/Monat liegen, was einem Kostenniveau wie in den östlichen Bundesländern gleichkommt. Zwei Drittel dieser für die Bewohner günstigen Pflegeeinrichtungen sind in privater Trägerschaft, freigemeinnützige (20 %) und öffentliche Einrichtungen (15 %) sind seltener vertreten. Mit 3,3 % der Pflegeeinrichtungen ist der Anteil mit deutlich überdurchschnittlichen Selbstkosten (über 2.980 €/Monat) geringer. Diese Einrichtungen sind ausschließlich in Großstädten oder Stadtkreisen anzutreffen, drei Viertel stehen in Diensten freigemeinnütziger Träger.

In der multivariaten Analyse hat die Variable „Heimträger" den höchsten Effekt auf die Höhe der Selbstkosten zwischen den Pflegeeinrichtungen Baden-Württembergs (◘ Tab. 13.3). Die privaten Pflegeheime sind am günstigsten – weitgehend unabhängig von der Region, in der sie angesiedelt sind –, am teuersten die freigemeinnützigen Einrichtungen. Daneben ist auch der Stadt-Land-Unterschied bei den aufzubringenden Kosten für die Pflegeheime von signifikanter Bedeutung und beschreibt den Effekt der geringeren Selbstkosten in den ländlichen Kreisregionen. Der negative Effekt der relativen Anzahl an Pflegedürftigen in den Landkreisen auf die Höhe der Selbstkosten zeigt, dass eine zunehmende Anzahl an Pflegedürftigen einer Kreisregion nicht generell mit einer höheren Nachfrage und höheren Kosten der Heimpflege einhergeht. Insgesamt können mit den berücksichtigten Parametern 31 % der Varianz der unterschiedlichen Höhe der Selbstkosten zwischen den Pflegeheimen erklärt werden.

▪▪ Niedersachsen

Im Unterschied zu Baden-Württemberg überwiegen in den 45 Landkreisen Niedersachsens die ländlich geprägten Regionen. In diesen Regionen sind fast 60 % der Pflegeheime angesiedelt, wobei sich jedoch die größeren Einrichtungen in den Großstädten und Stadtkreisen konzentrieren. Die Kostenunterschiede zwischen städtischen und ländlichen Kreisen sind vergleichsweise moderat ausgeprägt: Insgesamt weichen die Selbstkosten der stationären Langzeitpflege in den Großstädten von den anderen Regionen ab. Gegenüber den Pflegeeinrichtungen in dünn besiedelten Landkreisen liegen die Mehrkosten bei durchschnittlich 178 €/Monat. In acht Landkreisen sind die Selbstkosten der Heimpflege unterdurchschnittlich, am niedrigsten in den Kreisen Wilhelmshaven und Schaumburg. Die höchsten durchschnittlichen Selbstkosten mussten in den Stadtkreisen Osnabrück und Hannover aufgebracht werden (◘ Tab. 13.1).

Bei den im bundesweiten Vergleich niedrigen durchschnittlichen Selbstkosten der Heimpflege ist es erstaunlich, dass rund 8 % der Pflegeeinrichtungen ihren Bewohnern 30 % geringere Selbstkosten (unter 1.147 €/Monat) in Rechnung stellen. Hierbei handelt es sich um 95 private Pflegeeinrichtungen und elf Einrichtungen von freigemeinnützigen Heimträgern, die etwas häufiger in ländlichen Regionen anzutreffen sind. Rund 5 % der Pflegeeinrichtungen weisen um fast ein Drittel höhere Selbstkosten als im Landesdurchschnitt auf. Die Verteilung nach der Trägerschaft dieser hochpreisigen Einrichtungen ist umgekehrt: 48 Pflegeheime stehen unter Leitung freigemeinnütziger Organisationen, nur 14 Pflegeheime werden privat geführt. Sie sind nur selten in ländlichen Regionen, dafür häufiger in Stadtkreisen lokalisiert.

In der multivariaten Regressionsanalyse (◘ Tab. 13.3) haben die Variablen Heimträger und Größe der Pflegeeinrichtung den stärksten Effekt auf die Höhe der monatlichen Selbstkosten. Die Kostendifferenz der gemeinnützigen gegenüber den privaten Pflegeheimen ist jedoch geringer ausgeprägt als im Saarland oder in Baden-Württemberg. Höhere Selbstkosten betreffen in Niedersachsen häufiger große Pflegeeinrichtungen. Von den Indikatoren auf Kreisebene wirken sich höhere Baulandpreise leicht kostenerhöhend und – wie bereits im Modell für Baden-Württemberg beobachtet – höhere Anteile an Pflegebedürftigen kostenmindernd aus. Der Effekt des Kreistyps ist gering und wie vorausgehend beschrieben vor allem durch die Kostenunterschiede zwischen den Pflegeeinrichtungen der Großstädte zu den übrigen Regionen bestimmt. Die im Regressionsmodell erfassten Parameter erklären 30 % der Varianz der Selbstkosten zwischen den Pflegeheimen.

▪▪ Mecklenburg-Vorpommern

Bei den insgesamt acht Kreisregionen des Bundeslandes überwiegen die dünn besiedelten ländlichen Kreise. Dort sind fast drei Viertel der Pflegeheime angesiedelt, 12 % der Heime befinden sich in der Großstadt Rostock, weitere 14 % in den verdichteten Landkreisen Schwerin und Nordwest-Mecklenburg. Nach dem Kreistyp sind unterschiedliche Selbstkosten vor allem zwischen den dünn besiedelten ländlichen Kreisen und den übrigen Regionen festzustellen. Die Kostendifferenz ist jedoch mit durchschnittlich 100 € nicht sehr hoch. Im Vergleich der durchschnittlichen Selbstkosten der stationären Pflege in den acht Landkreisen weist Mecklenburg-Vorpommern eine recht homogene Struktur auf. Am höchsten sind diese in den Pflegeeinrichtungen von Schwerin und der Stadt Rostock, am geringsten im Kreis Ludwigslust-Parchim und im Landkreis Rostock (◘ Tab. 13.1).

In 16 der 237 Pflegeeinrichtungen (7 %) in Mecklenburg-Vorpommern lagen die Selbstkosten für die Bewohner unter 950 €/Monat. Hierbei handelt es sich überwiegend um kleine Pflegeeinrichtungen, die in dünn besiedelten ländlichen Kreisen angesiedelt sind. Etwas über die Hälfte dieser kostengünstigen Einrichtungen stehen unter der Leitung freigemeinnütziger Heimträger, mit einem Anteil von 46 % sind die privaten Heimträger überproportional vertreten. Rund 9 % der Pflegeeinrichtungen stellten ihren Bewohnern Eigenanteile über 1.764 €/Monat (30 % über Landesdurchschnitt) in Rechnung. 80 % dieser hochpreisigen Pflegeplätze befinden sich in Pflegeheimen gemeinnütziger Träger, 20 % sind in öffentlicher Hand, darunter drei große Pflegeeinrichtungen mit über 120 Bewohnern.

In der multivariaten Regressionsanalyse zeigt wiederum die Variable „Heimträger" den größten Effekt auf die Höhe der Selbstkosten (◘ Tab. 13.3). Unabhängig von der Kreisregion sind öffentliche und mehr noch freigemeinnützige Pflegeeinrichtungen teurer für ihre Bewohner als private Pflegeeinrichtungen. Im Vergleich zu den anderen Bundesländern ist dieser Effekt jedoch geringer ausgeprägt. Ähnlich wie in Baden-Württemberg weist der negative Effekt des „Kreistyps" auf ein insgesamt niedrigeres Niveau der Selbstkosten in den ländlichen Regionen Mecklenburg-Vorpommerns hin. Ein positiver Effekt auf die Höhe der Selbstkosten ist zudem mit höheren Anteilen älterer Bevölkerungsgruppen in den Landkreisen verbunden, was möglicherweise auf eine unzureichend abgedeckte Nachfrage der stationären Pflegeplätze in einigen Regionen hindeuten könnte. Das Modell erklärt mit 10 % Varianz verglichen mit den Modellen der anderen Bundesländer nur einen geringen Anteil der Kostenvarianz. Dies liegt auch an einer insgesamt homogeneren Struktur der Selbstkosten in Mecklenburg-Vorpommern, wozu auch die durch ihre öffentliche Förderung niedrigen Eigenanteile bei den Investitionskosten beitragen.

13.4 Fazit

Die Ergebnisse dieser Analysen belegen eine beträchtliche Variation der von den Pflegebedürftigen, ihren Angehörigen und häufig auch den Sozialkassen der Kommunen zu tragenden Kosten der stationären Langzeitpflege. Sie variieren nach Bundesländern, zwischen Ost und West und ebenfalls deutlich zwischen den Bundesländern-West. Doch neben diesen weiterhin bekannten Unterschieden sind auch hohe Kostendifferenzen innerhalb der Bundesländer zu beobachten: zwischen städtischen und ländlichen Kreisregionen, zwischen großen und kleinen Pflegeheimen und in erheblichem Ausmaß zwischen den unterschiedlichen Trägerorganisationen der Pflegeheime.

Die Analyse zeigt, dass die Kostenkonstellation sich je nach Bundesland unterscheiden kann. Im Saarland sind die Abstände zwischen den Kreisregionen geringer; die Höhe der Selbstkosten hängt vornehmlich davon ab, ob ein Bewohner in einem privaten oder in einem von einem gemeinnützigem Träger geführten Pflegeheim untergebracht ist. In Baden-Württemberg sind die Kostenunterschiede zwischen den Heimträgern noch ausgeprägter. Hinzu kommen jedoch hohe Differenzen zwischen städtischen und ländlichen Regionen. In einigen ländlichen Gebieten sind die Selbstkosten der stationären Heimpflege vor allem in privaten Pflegeheimen nicht höher als in den östlichen Bundesländern. In abgeschwächter Form zeigen sich die Stadt-Land-Unterschiede und günstigeren Konditionen der privaten Pflegeheime auch in Niedersachsen und Mecklenburg-Vorpommern. Die Kostenstrukturen in Niedersachsen interessieren vor allem auch deshalb, weil die durchschnittlichen Selbstkosten der Heimpflege auf einem für die westlichen Bundesländer günstigen Niveau liegen. Auffallend waren diesbezüglich die ausgesprochen niedrigen Kosten bei den pflegebedingten Eigenanteilen der privat betriebenen Pflegeheime, die in Niedersachsen stark vertreten sind.

Ein wesentlicher Erklärungsfaktor für die beobachteten Unterschiede stellen die hohen Verdienstunterschiede der Pflegekräfte wie auch die unterschiedlichen Rahmenvorgaben der Länder für den Betrieb der Pflegewohnheime dar, etwa in Bezug auf Vorgaben zur Personalbesetzung in den Heimen. In diesem Kontext stellt sich die Frage, welche Auswirkungen die bereits beschlossenen Maßnahmen zur

Steigerung der Attraktivität der Pflegeberufe haben werden. Die Umsetzung dieser Maßnahmen dürfte insbesondere die privaten Heimträger betreffen. Auch in Einrichtungen anderer Trägerorganisationen in bislang kostengünstigen ländlichen Regionen ist mit höheren Eigenanteilen bei der Heimpflege zu rechnen. Bei den beobachteten hohen Kostendifferenzen erscheint auch wenig wahrscheinlich, dass sich diese nach Anhebung der Mindestvergütung für Pflegekräfte vollständig auflösen werden. Zugleich weisen die hier gezeigten Ergebnisse auf weiteren Forschungsbedarf bezüglich der einzelnen Ursachen dieser Kostenunterschiede hin. Welchen Einfluss hat das unterschiedliche Vergütungsniveau von privaten, öffentlichen und freigemeinnützigen Heimträgern und welche Kostenunterschiede werden nach einer Vereinheitlichung der Personalvorgaben und der beschlossenen Anhebung der Mindestlöhne für Pflegekräfte verbleiben? In welchem Umfang ermöglichen unterschiedliche Lebenshaltungs-, Miet- und Baukosten in ländlichen Regionen wie auch private und kommunale Initiativen weiterhin kostengünstigere Strukturen in Pflegeheimen auf dem Lande?

Literatur

ASMK (2020) Externes Ergebnisprotokoll der 96. Konferenz der Ministerinnen und Minister, Senatorinnen und Senatoren für Arbeit und Soziales am 27. und 28. November 2019 in Rostock. https://asmkintern.rlp.de/fileadmin/asmkintern/Beschluesse/Beschluesse_96_ASMK/Externes_Ergebnisprotokoll_96._ASMK_web.pdf. Zugegriffen: 14. Mai 2020

BIVA (2019) Investitionskosten. Was sind Investitionskosten und welche Kosten dürfen auf die Bewohnerinnen und Bewohner umgelegt werden? Broschüre, 4. Aufl. Bundesinteressenvertretung alter und pflegebetroffener Menschen e. V., Bonn

BMG (2010) Aufbau einer modernen Pflegeinfrastruktur in den neuen Bundesländern. Investitionsprogramm nach Art. 52 Pflege-Versicherungsgesetz. Berlin. https://www.bundesgesundheitsministerium.de/service/publikationen/pflege/details.html?bmg%5Bpubid%5D=16. Zugegriffen: 22. Okt. 2019

BMG (2016) Sechster Bericht der Bundesregierung über die Entwicklung der Pflegeversicherung und den Stand der pflegerischen Versorgung in der Bundesrepublik Deutschland. Berlin. https://www.bundesgesundheitsministerium.de/themen/pflege/pflegeversicherung-zahlen-und-fakten/pflegeberichte.html. Zugegriffen: 24. März 2020

Brettschneider A (2019) Die Rolle der Kommunen: Ziele, Handlungsfelder und Gestaltungsmöglichkeiten kommunaler Pflegepolitik. In: Jacobs K, Kuhlmey A, Greß S, Klauber J, Schwinger A (Hrsg) Pflege-Report 2019. Springer, Berlin Heidelberg, S 219–237 https://doi.org/10.1007/978-3-662-58935-9_18

Carstensen J, Seibert H, Wiethölter D (2020) Entgelte von Pflegefachkräften – große Unterschiede zwischen Berufen, Bundesländern und Pflegeeinrichtungen. Arbeitsbericht unter „Aktuelle Daten und Indikatoren". IAB, Nürnberg. https://www.iab.de/de/daten/arbeitsmarktentwicklung.aspx. Zugegriffen: 16. Apr. 2020

Geraedts M, Harrington D, Schuhmacher D (2016) Verhältnis zwischen Qualität, Preis und Profitorientierung deutscher Pflegeheime. Z Evid Fortbild Qual Gesundhwes 112:3–10

Gölz U, Weber M (2019) Wie werden wir gepflegt? Ergebnisse der Pflegestatistik 2017. Stat Monatsh Baden-württemb 5:4–5

Greß S, Stegmüller K (2016) Gesetzliche Personalbemessung in der stationären Altenpflege. Gutachten für die Dienstleistungsgewerkschaft VERDI. Hochschule Fulda, pg-Papers 01/2016:27

Meißner S (2017) Investitionskosten im Bundesländervergleich 2017. https://www.Pflegemarkt.com. Zugegriffen: 28. Aug. 2017

Paquet R (2020) Pflegefinanzierung: Vom Charme des „Sockel-Spitze-Tauschs". Observer Gesundheit, Politische Analysen, 27.03.2020. https://observergesundheit.de/pflegefinanzierung-vom-charme-des-sockel-spitze-tauschs/. Zugegriffen: 14. Mai 2020

Rothgang H, Fünfstück M, Kalwitzki T (2019) Personalbemessung in der Langzeitpflege. In: Jacobs K, Kuhlmey A, Greß S, Klauber J, Schwinger A (Hrsg) Pflege-Report 2019. Springer, Berlin Heidelberg, S 147–157 https://doi.org/10.1007/978-3-662-58935-9_11

Rothgang H, Kalwitzki T (2017) Alternative Ausgestaltung der Pflegeversicherung – Abbau der Sektorengrenzen und bedarfsgerechte Leistungsstruktur. Gutachten im Auftrag der „Initiative Pro-Pflegereform". https://www.pro-pflegereform.de/fileadmin/default/user_upload/Gutachten_Rothgang_Kalwitzki_-_Alternative_Ausgestaltung_der_Pflegeversicherung.pdf. Zugegriffen: 14. Mai 2020

Schwinger A, Sitte M (2019) Modelle für die Pflegefinanzierung. Gesundh Ges 22(12):28–33

Ausbau solidarischer Finanzierungsoptionen in der Pflegeversicherung. Führt der Weg zur Pflegebürgerversicherung?

Markus Lüngen

14.1 Hintergrund – 210

14.2 Finanzierungsquellen einer Pflegebürgerversicherung – 211

14.3 Optionen einer Pflegebürgerversicherung – 212
14.3.1 Ausgestaltung eines Risikoausgleichs – 212
14.3.2 Einbeziehung von Kapitalansparungen – 214
14.3.3 Verbeitragung aller Einkommensarten, gesamte finanzielle Leistungsfähigkeit – 215
14.3.4 Höhe der Beitragsbemessungsgrenze – 216
14.3.5 Ausgestaltung der Ausgabenseite – 216

14.4 Finanzielle Auswirkungen einer Pflegebürgerversicherung – 216

14.5 Fazit – 217

Literatur – 218

© Der/die Autor(en) 2020
K. Jacobs et al. (Hrsg.), *Pflege-Report 2020*, https://doi.org/10.1007/978-3-662-61362-7_14

■ ■ **Zusammenfassung**

Die Umsetzung einer Pflegebürgerversicherung ist eine Option, um insbesondere die Einnahmenseite der Pflegeversicherung zu stabilisieren. Der Beitrag untersucht, welche Hürden existieren und inwieweit deren Ursachen in den fehlenden Methoden bzw. Daten oder aber in der politischen Umsetzung oder juristischen Aufarbeitung liegen. Festgehalten werden kann, dass die Ausgestaltung eines Risikoausgleichs zwischen Sozialer und Privater Pflegeversicherung die komplexeste methodische Herausforderung darstellen dürfte. Andere Bereiche, wie die Verbeitragung aller Einkommensarten, die Einbeziehung der Kapitalansparungen und die Festlegung der Beitragsbemessungsgrenze, scheinen eher politische und/oder rechtliche Herausforderungen darzustellen. Die vorliegenden quantitativen Studien kommen zu dem Ergebnis, dass die Ausweitung des Versichertenkreises in einer Pflegebürgerversicherung bewirken würde, dass sich der Beitragssatz um rund 0,3–0,4 Prozentpunkten reduzieren ließe.

The implementation of a citizens' long-term care insurance scheme is an option to stabilise particularly the revenue side of care insurance. This paper examines the existing obstacles and the extent to which they are due to a lack of methods or data or due to policy implementation or legal processing. It can be stated that designing a risk adjustment scheme between social and private long-term care insurance is probably the most complex methodological challenge. Other areas, such as collecting contributions from all types of income, the inclusion of capital savings and the definition of the income threshold for the assessment of contributions, seem to be rather political and/or legal challenges. The available quantitative studies to date have come to the conclusion that an expansion of the circle of insurees within the framework of a citizens' long-term care insurance scheme would mean that the contribution rate could be reduced by about 0.3–0.4 percentage points.

14.1 Hintergrund

Die Soziale Pflegeversicherung (SPV) in Deutschland ist Gegenstand intensiver wissenschaftlicher und gesellschaftlicher Diskussionen, die nahezu alle Dimensionen betreffen – von der Qualität (Personaldichte, -bezahlung und -qualifikation) über den Zugang zu Leistungen (Beratungsstellen, Gestaltung des Pflegebegriffs, Umfang der Leistungen) bis zur Finanzierung (Höhe der Beiträge und Eigenanteile der Versicherten bis zum Vorschlag einer Pflegevollversicherung).

Der Beitrag behandelt eine Verbreiterung der Beitragsbasis, die durch eine Pflegebürgerversicherung erreicht werden kann. Es wird diskutiert, welche finanziellen Effekte sich ergeben würden und welche Optionen für eine Umsetzung existieren.

Unter einer Pflegebürgerversicherung wird hier eine Pflegeversicherung verstanden, welche die Versicherten sowohl aus der Sozialen Pflegeversicherung als auch der Privaten Pflegeversicherung (PPV) umfasst. Sie ist nicht identisch mit einer davon abzugrenzenden Pflegevollversicherung, die den Schwerpunkt auf die finanzielle Abdeckung aller pflegerisch und medizinisch notwendigen Leistungen legt.

In Anlehnung an die seit rund 15 Jahren diskutierte Krankenbürgerversicherung wird im Folgenden der Leistungsumfang, die Beitragsgestaltung und die institutionelle Umsetzung einer Pflegebürgerversicherung weitestgehend aus den bestehenden Regelungen der Sozialen Pflegeversicherung abgeleitet. Dennoch bestehen Unterschiede zwischen den Modellen einer Bürgerversicherung in der Krankenversorgung und in der Pflege. Diese ergeben sich daraus, dass insbesondere in der Pflege die Ausgabenseite bei SPV und PPV gleich gestaltet ist, dem dadurch (bisher) nicht notwendigen Risikoausgleich zwischen den Systemen und schließlich auch aus dem Unterschied in der Höhe der Ausgaben pro Versicherten und der absoluten Höhe der Rücklagen (GKV-Spitzenverband 2019). Während die Private Krankenversicherung (PKV) Rücklagen von 218 Mrd.

€ angibt, sind es für die PPV 36 Mrd. € (Jahr 2018). Auch unterscheidet sich das Ausgabenvolumen: Für Krankenversicherungsleistungen gibt die PKV 27 Mrd. € aus, für Pflegeleistungen lediglich 1,4 Mrd. € (jeweils 2018; Quelle: PKV.de). Die Größenverhältnisse machen deutlich, dass die politische Sensibilität (und auch die Intensität der Lobbyarbeit von Betroffenen) vermutlich in der Krankenbürgerversicherung größer ausfällt als bei einer Pflegebürgerversicherung.

14.2 Finanzierungsquellen einer Pflegebürgerversicherung

Generell sind für jede Form der Finanzierung von Leistungen einer Pflegeversicherung drei mögliche Quellen der Finanzierung vorhanden: Beiträge (Arbeitnehmer und Arbeitgeber), Steuern sowie Zuzahlungen bzw. Eigenanteile der Versicherten oder deren Angehörigen.

Bei einer Angleichung zwischen SPV und PPV im Rahmen einer Pflegebürgerversicherung muss insbesondere geklärt werden, welche dieser Finanzierungsquellen angeglichen werden und wie diese beiden Systeme nachfolgend finanziell verbunden werden können (oftmals als ein Modell kommunizierender Röhren bezeichnet). Diese Verbindung muss institutionell (wer führt evtl. notwendige quantitative Abschätzungen durch und überwacht die Umsetzung der Ausgleiche), methodisch (welches Modell liegt dem Ausgleich zugrunde) und letztendlich natürlich auch rechtlich und politisch geklärt werden.

Auf die institutionellen und methodischen Optionen soll nachfolgend eingegangen werden. Dabei liegt keinesfalls ein offensichtlich zu wählender methodischer Ansatz vor. So wäre denkbar, dass Versicherte der PPV aggregiert höhere (Einkommens-)Steuern zahlen und dieser Steuerbetrag aus dem allgemeinen Steuerhaushalt als Bundeszuschuss in das System der SPV eingespeist wird. Eine solche Form der kommunizierenden Röhren wurde zur Finanzierung versicherungsfremder Leistungen in der GKV gewählt, ohne Abgrenzung und Höhe der versicherungsfremden Leistungen jährlich festzulegen – und auch ohne Klärung, wer diesen Bundeszuschuss mit Steuerzahlungen letztendlich finanziert hat.

Eine weitere Option, die in der Krankenversicherung argumentativ genutzt wird, ist die Querfinanzierung über unterschiedliche Auszahlungen. Insbesondere die Vertreter der PKV führen häufig an, dass durch die höheren Vergütungssätze der PKV auch die Versorgung von GKV-Versicherten unterstützt wird. Mithin würde eine Bürgerversicherung erreicht, indem die privat Abgesicherten durch höhere Entgeltpreise (bei gleicher erhaltener Leistung) einen relativ größeren Beitrag zum Funktionieren des Systems leisten.

Eine solche Konstruktion ist, abgesehen von weiteren Verwerfungen, die unmittelbar ausgelöst werden, in der Pflegeversicherung kaum umsetzbar – weder durch eine Anhebung der Auszahlungen der PPV noch durch deren Absenkung:

- Eine **Anhebung der Auszahlungen der PPV** gegenüber der SPV würde lediglich die Eigenanteile der PPV-Versicherten absenken, da abweichend von der Krankenversicherung die Vergütungshöhe nicht variabel ist, sondern sich an einheitlichen Kostenniveaus von stationären oder ambulanten Diensten orientiert. Eine Entlastung bspw. der stationär gepflegten SPV-Versicherten träte nicht ein. Im zahlenmäßig bedeutsamen Bereich des Pflegegeldes wäre überhaupt kein Effekt für gesetzlich Versicherte feststellbar.

- Eine **Absenkung der Auszahlungen der PPV** käme einer Bestrafung von deren Versicherten gleich und würde ebenfalls kaum bewirken, dass die erhöhten Eigenanteile zu einer Entlastung der Versicherten der SPV führte. Auch hier gilt, dass der Bereich des Pflegegeldes überhaupt nicht verbunden würde.

Diese hier nur kurz aufgrund einer Prüfung der Parallelität zur Krankenversicherung angerissenen Optionen einer Bürgerversicherung in der Pflege scheinen kaum geeignet, eine stringente Lösung zu ermöglichen. Diese scheint vielmehr nur über eine tatsächliche Angleichung der (einkommensabhängigen) Tarife und die damit verbundene Einführung eines einnahmenseitigen Risikoausgleichs der Systeme herstellbar. Die Optionen hierfür sollen nachfolgend diskutiert werden.

14.3 Optionen einer Pflegebürgerversicherung

14.3.1 Ausgestaltung eines Risikoausgleichs

Die Besonderheit der SPV besteht darin, dass die Einnahmen über alle Pflegekassen in einem Fonds gesammelt werden und zudem ohne Risikoabschätzung auf die Pflegekassen verteilt bzw. von ihnen abgerufen werden (§ 66 SGBXI). Somit erfolgt ebenso wie beim Gesundheitsfonds der GKV ein vollständiger Einnahmenausgleich, aber auch – abweichend von der GKV – ein Ausgabenausgleich. Mit anderen Worten: Die Pflegekassen stehen nicht im Wettbewerb, da sie **eben nicht** nicht mit einer standardisierten Auszahlung auskommen müssen (bspw. einem ausgezahlten, standardisierten Betrag über alle Pflegekassen hinweg für einen stationär versorgten 70-jährigen Mann des Pflegegrades 3 pro Jahr). In dem System der SPV ist es nicht erforderlich und nicht vorgesehen, dass die Pflegekassen im Wettbewerb um effiziente Versorgung stehen und auch nicht, dass sie entsprechend ihrem Effizienzniveau ihre Beitragssätze anpassen.

Soll das gegenwärtige Wettbewerbsmodell in einer Pflegebürgerversicherung beibehalten werden, ergäben sich für den Risikoausgleich mehrere Einschränkungen. Auf Ebene der (sozialen und privaten) Pflegekassen wäre ein auf den Versicherten bezogener Risikoausgleich weiter systemfremd. Ein Risikoausgleich würde vielmehr nur das gesamte System der SPV versus das gesamte System der PPV betreffen.

Dieser Ausgleich würde mithin einen aggregierten Transferbetrag von der PPV in die SPV ermitteln und zunächst nicht regeln, wie die PPV diesen Betrag auf einzelne Mitglieder umlegt. Zur Ermittlung des gesamten Transferbetrages müsste – in Analogie zum Risikostrukturausgleich in der Krankenversicherung – das gesamte Zuweisungsvolumen der Pflegebürgerversicherung des Folgejahres geschätzt werden. Um dieses Volumen mit einem einkommensabhängigen Tarif finanzieren zu können, müssen vereinfacht ausgedrückt Beitragssatz und beitragspflichtige Einnahmen gegenübergestellt werden. Der Beitragssatz ist über alle Pflegekassen fixiert (bzw. müsste als Variable einheitlich für alle Pflegekassen angepasst werden). Es verbleiben die beitragspflichtigen Einnahmen als noch nicht bekannte Variable, die für das Folgejahr geschätzt werden muss.

Während die Kassen der SPV die beitragspflichtigen Einnahmen ihrer Mitglieder kennen, dürfte dies bei der PPV nicht unmittelbar der Fall sein. Alternativ kann die PPV somit entweder verpflichtet werden, die beitragspflichtigen Einnahmen ihrer Mitglieder zu erheben (ein politisches Problem) oder diese zu schätzen (ein methodisches Problem). Eine mit geringem Aufwand und ohne erwartbaren Widerstand der Mitglieder und privaten Kassen umzusetzende Vorgehensweise scheint nicht zu existieren.

Daher könnte ein Verfahren vorsehen, dass Verbände der PPV und SPV sich in Verhandlungen auf eine Abschätzung der beitragspflichtigen Einnahmen des Folgejahres verständigen. Als Grundlage der Abschätzung können begründete Hintergrunddaten, Stichproben oder andere Modelle eingesetzt werden. Die zu berücksichtigenden Parameter können vom Gesetzgeber ähnlich wie bei der Ermittlung der morbiditätsorientierten Gesamtvergütung oder anderer aggregierten Größen vorgegeben werden. Der Vorteil einer solchen Verhandlungslösung gegenüber einer rein rechnerisch durchgeführten Ermittlung der beitragspflichtigen Einkommen liegt darin, dass die Interpretation von nicht vollständig vorliegenden Einkommensdaten flexibel und die Umsetzung zeitlich und bürokratisch weitaus effizienter wäre.

Ziel müsste es sein, dass sich die verhandelnden Parteien auf eine Abschätzung ihrer beitragspflichtigen Einnahmen des Folgejahres einigen und sich bei festgelegtem Zuweisungsbedarf und Beitragssatz ein Transferbetrag zwischen den Systemen ermitteln lässt. Kommt keine Einigung zustande, entscheidet eine Schiedsstelle.

Der Transferbetrag kann in den Pflegevorsorgefonds oder Ausgleichsfonds (§ 66 SGB XI) einfließen, eine Art Liquiditätsreserve der SPV (bzw. dann Bürgerpflegeversicherung), und stünde generell unmittelbar zur Verfügung.

Ist der Transferbetrag ermittelt, müssten nachfolgend die Unternehmen der PPV ein Umlageverfahren finden, um den Betrag des Risikoausgleichs bei ihren Mitgliedern zu erheben. Inwieweit sie dies durch Rückgriff auf die Kapitalrückstellungen tun (und entsprechende Beitragserhöhungen in Folgejahren vorsehen), durch sofortige Umlage in Prämienerhöhungen oder auch durch Leistungskürzungen, kann letztendlich der Vertragsgestaltung der Privatwirtschaft überlassen werden. Rechtliche Anpassungen der individuellen Vertragsbedingungen scheinen auf jeden Fall notwendig. Es scheint angesichts der heutigen einheitlichen Vertragsbedingungen in der PPV wahrscheinlich, dass auch diese Umlage einheitlich über alle Verträge der PPV hinweg gestaltet würde.

Eine interessante Frage ist, inwieweit sich durch die ausgeweitete Solidarität im System auch positive finanzielle Effekte für Geringverdiener in der PPV ergeben sollen. Dass die Gesamtgruppe der privat Abgesicherten dann Nettozahler sein werden, dürfte nach allen vorliegenden empirischen Abschätzungen unbestritten sein. Denkbar wäre jedoch, dass einzelne Mitglieder der PPV gegenüber dem Status quo entlastet werden sollen. Auch dies kann letztendlich in Eigenregie der PPV vertraglich geregelt werden, indem sie intern eine gestufte Belastung umsetzt, die auch zu einer Entlastung führen kann.

Es spricht einiges für eine Regelung, in der auch Geringverdiener in der PPV zumindest nur bis zu dem Betrag verbeitragt werden (können), den ein SPV-Mitglied mit identischem beitragspflichtigem Einkommen aufzubringen hätte. Würde dieser SPV-Beitrag allerdings auch als Höchstbeitrag für geringverdienende PPV-Versicherte gelten, müssten je nach aufzubringendem Transferbetrag andere PPV-Mitglieder (bspw. oberhalb der Beitragsbemessungsgrenze der SPV) entsprechend stärker belastet werden. Heute allerdings gilt, dass die Prämienhöhe in der PPV gesetzlich begrenzt ist auf den Höchstbeitrag der SPV.

Sollen solche solidarischen Effekte in der PPV eingeführt werden, müsste die PPV mithin eine nach Einkommenshöhe gestaffelte Umlage einführen, bei der für untere Einkommen bis zur Beitragsbemessungsgrenze die Beitragshöhe der SPV als Höchstgrenze diente.

Nicht vergessen werden darf, dass das Problem der Ermittlung eines Transferbetrages zwischen PPV und SPV zudem nur einen Übergangszeitraum betrifft. Sobald alle Bestands- und Neuverträge der PPV auf den einkommensabhängigen Tarif einer Pflegebürgerversicherung umgestellt sind und die Beiträge unmittelbar in den Gesundheitsfonds bzw. Ausgleichfonds der SPV fließen, wäre keine Verzerrung zwischen den Systemen mehr gegeben. Oder anders ausgedrückt: Die Ermittlung eines Transferbetrages wäre überhaupt nur notwendig, sofern Bestandsverträge der PPV in die Pflegebürgerversicherung einbezogen werden sollen. Diese Diskussion ist politisch und rechtlich interessant, soll hier methodisch jedoch nicht vertieft werden.

Diese Argumentation greift auch Rothgang (2019, S. 12) auf, indem er zur Umsetzung der Pflegebürgerversicherung vorschlägt, dass Privatversicherte unmittelbar einkommensbezogene Beiträge an den Ausgleichsfonds nach § 65 SGB XI abführen. Aus dem Fonds sollen standardisierte Zuweisungen an das PKV-interne Ausgleichssystem gemäß § 111 SGB XI erfolgen. Die Prämien für PPV-Versicherte müssten dann unter Berücksichtigung dieser Zuweisungen angepasst werden. Dieses Vorgehen ist insofern elegant, als dass es keine Abschätzung der aggregierten beitragspflichtigen Einnahmen der PPV-Versicherten erfordert. Allerdings würden diese Bestandsverträge unmittelbar auf den Tarif der Bürgerversicherung umgestellt. Ein methodisches Problem würde durch ein juristisches Problem ersetzt. Inwieweit es juristisch begründbarer ist, überhaupt einen (aggregierten) Risikoausgleich zwischen SPV und PPV einzuführen (und die Details den Verbänden zu überlassen) oder aber vom Gesetzgeber einen detaillierten Umsetzungsvorschlag zu erwarten, der unmittelbar auf eine einkommensorientierte Beitragserhebung umstellt, kann hier nicht abgeschätzt werden.

Insgesamt ist die Durchführung eines Risikoausgleichs zwischen PPV und SPV einer der anspruchsvollen Teilbereiche einer Pflegebürgerversicherung. Es scheinen erhebliche methodische Herausforderungen zu bestehen, auch wenn sich diese letztendlich oftmals auf das Problem der Verfügbarkeit von Daten reduzieren lassen. Im Zeitablauf hat sich zudem bisher die Verfügbarkeit von Daten im Gesundheitswesen stetig verbessert. Hoffnung ist daher angebracht, dass dieser Teilbereich gelöst werden kann, indem für Privatversicherte die gleichen Regelungen zum Nachweis von beitragspflichtigem Einkommen gelten wie für gesetzlich Versicherte.

14.3.2 Einbeziehung von Kapitalansparungen

Oben wurde bereits die entscheidende Stellung von Bestandsverträgen der PPV für die Ermittlung eines Transferbetrags in einem Risikoausgleich diskutiert. Bestandsverträge sind darüber hinaus gekoppelt mit Kapitalansparungen und der Frage, ob und wie diese genutzt werden.

Zunächst scheint klar, dass Kapitalansparungen im System der PPV anfallen und von den Mitgliedern durch Beiträge erbracht wurden. Daher sind die Kapitalansparungen auf eine geeignete Art und Weise diesen Personen zuzuordnen. Anderseits wäre vermutlich kaum ein Mitglied in die PPV gewechselt, wenn sie

oder er dort den identischen Beitrag wie in der SPV hätte entrichten müssen – plus einer Kapitalansparung. Mit anderen Worten liegt die Attraktivität der PPV wohl nicht in der Kapitalansparung, sondern in den in der Summe niedrigeren Beiträgen (evtl. zum Zeitpunkt des Wechsels). Diese niedrigen Beiträge beruhen jedoch nicht auf Effizienzvorteilen, sondern auf Risikounterschieden der Mitglieder zwischen SPV und PPV (siehe Zahlen dazu bei GKV-Spitzenverband 2019).

Aus gesellschaftlicher Sicht ist es daher begründbar, dass die Kapitalansparungen grundsätzlich allen Versicherten der Pflegeversicherung zugutekommen sollen. Das Bundesverfassungsgericht hat dies in seinem Urteil von 2001 zur Legitimität des Zwangs zum Abschluss einer privaten Pflegeversicherung ebenfalls unterstützt. Es heißt in den Leitsätzen der Urteilsbegründung, dass der Gesetzgeber nicht nur eine Pflichtversicherung einführen darf, sondern dass diese „im Grundsatz alle Bürger als Volksversicherung erfasst." (Leitsätze zum Urteil des Ersten Senats vom 3. April 2001 – 1 BvR 2014/95 –)

Bereits heute sind Kapitalansparungen übertragbar, sofern privat Krankenversicherte zwischen Tarifen wechseln. Die Höhe der Übertragungen scheint daher generell methodisch ermittelbar, insbesondere wenn der kalkulatorische Grundsatz gilt, dass bei einem Tarifwechsel aller Mitglieder auch alle Kapitalansparungen übertragen sein müssen. Im Jahr 2017 beliefen sich die Kapitalansparungen in der PPV auf 3.700 € je Versicherten (GKV-Spitzenverband 2019, S. 8).

Übertragen auf die Pflegebürgerversicherung bedeutet dies erstens, dass immer dann, wenn ein Wechsel von der PPV zum Tarif der Bürgerversicherung stattfindet, auch Kapitalrückstellungen in die Liquiditätsreserve der SPV übertragen werden können, und zweitens, dass bei einem hypothetischen Wechsel aller Mitglieder der PPV in die Bürgerversicherung auch die gesamten Kapitalrückstellungen übertragen würden.

Dies hätte auch den Vorteil, dass die dann neu in der SPV versicherten Mitglieder in der

Zukunft davon profitieren, dass der Ausgleichsfonds abgeschmolzen würde. In beiden Systemen hätten die Rücklagen faktisch eine Glättung ihrer Beitragshöhe erreicht. Der Unterschied liegt – je nach Ausgestaltung des Zugriffs auf die Ausgleichsreserve – in der zeitlichen Abstufung. Hier kann der Gesetzgeber vorsehen, dass die übertragenen Kapitalrückstellungen nach demographischen Kriterien abgeschmolzen werden.

Zusammenfassend scheint es sich insbesondere um die politische Klärung zu handeln, inwieweit ein Wechsel aus der PPV in die SPV (oder den Tarif der Bürgerpflegeversicherung) ermöglicht werden soll oder nicht. Da bei unterstelltem Rationalverhalten der Mitglieder zunächst bevorzugt ältere PPV-Mitglieder wechseln würden, können die finanziellen Herausforderungen für die SPV nennenswert sein. Da diese Gruppe jedoch auch in der PPV in der aktuellen Lebensphase von ihren Kapitalansparungen profitierte, wäre eine Übertragung dieser Rückstellungen in die SPV gut begründbar.

14.3.3 Verbeitragung aller Einkommensarten, gesamte finanzielle Leistungsfähigkeit

Bereits in nahezu allen Facetten wurden im Rahmen der Krankenbürgerversicherung die Optionen zur Verbeitragung aller Einkommensarten, die mögliche Anpassung der Höhe der Beitragsbemessungsgrenze und die mögliche Neuordnung der Ausgabenseite bei einer Bürgerversicherung diskutiert.

Die Debatte um die Verbeitragung sämtlicher Einkommensarten brachte im Wesentlichen zwei Modelle hervor:

- Das **Finanzamtmodell** sieht vor, dass das Finanzamt im Rahmen der Steuererklärungen alle (beitragspflichtigen) Einnahmen kennt und diese dann rückwirkend verbeitragen kann. Kritisch gesehen wird, dass Steuererklärungen teilweise erst nach Jahren endgültig abgeschlossen werden, dass dieses Modell eine Vermischung von Steuererhebung und Parafisci bewirkt und bisher nicht jeder Bürger in Deutschland eine Steuererklärung abgibt. Zudem könnten höhere empfundene Belastungen zu mehr Steuervermeidung und Steuerhinterziehung führen, Kapital auf beitragsfrei mitversicherte Personen übertragen werden und so weiter.
- Die **Krankenkassenlösung** sieht vor, dass die Kassen vom Versicherten im Folgejahr eine Übersicht über seine Einkünfte erhalten und Beiträge nachfordern. Ein ähnliches Modell existiert bereits bei der Verbeitragung von selbstständig Tätigen in der GKV. Auch hier gelten die retrospektive Wirkung sowie die geringe Begeisterung der Krankenkassen für diese neue Aufgabe. Hinzu kommt der Umstand, dass bisher die Beitragserhebung der Kassen auf Mitgliedern basiert und nicht auf Versicherten.

Einige politische Parteien sahen zudem kritisch, dass die Verbeitragung aller Einkommensarten nur für jene Mitglieder eine Mehrbelastung darstellt, die zuvor bis unterhalb der Beitragsbemessungsgrenze (BBG) verbeitragt wurden. Sie müssten bis zur Beitragsbemessungsgrenze mit anderweitigen Verbeitragungen „auffüllen". Mitglieder mit zuvor bereits maximal hohen Beiträgen aus abhängiger Beschäftigung, die tendenziell zudem noch eher hohe anderweitige Einkünfte aus Kapital, Vermietung etc. haben dürften, würden hingegen nicht stärker belastet als bisher. Diese politisch unerwünschte Verteilungswirkung wollte man mit einem „2-Säulen-Modell" begegnen, in dem alle Einkunftsarten eigenständig bis zur BBG verbeitragt werden können. Dies führt jedoch zu neuen Problemen in Bezug auf Verteilungswirkungen, da Mitglieder mit identischer Einkommenshöhe abhängig von der Verteilung der Einkommen weitaus höhere Beiträge entrichten müssten.

Alle diese Modelle wurden letztendlich fallengelassen und würden wohl auch für eine Pflegebürgerversicherung nicht nochmals zum

Leben erweckt. Verfolgt wird daher verstärkt der Gedanke, dass der Bundeszuschuss so ausgestaltet wird, dass er in der Höhe den hypothetischen Beiträgen auf anderweitige Einkunftsarten entspricht (also über die Höhe der vermuteten Höhe der versicherungsfremden Leistungen hinaus). Dieser Vorschlag ist verbunden mit der Hoffnung, dass diejenigen Bürger hohe Steuern entrichten, die auch hohe anderweitige Einnahmen neben den beitragspflichtigen Einnahmen haben.

Letztendlich ist diese Frage der Verbeitragung aller Einnahmen auch bei der Krankenbürgerversicherung (oder der GKV generell) nicht zufriedenstellend gelöst worden. Es fehlt weniger an den Techniken der Umsetzung denn am politischen Willen, etwa Einkünfte aus Vermietung oder Kapital zu verbreitragen.

14.3.4 Höhe der Beitragsbemessungsgrenze

Auch die Diskussion um die richtige Höhe der Beitragsbemessungsgrenze in einer Bürgerversicherung ist übertragbar von der Krankenversicherung auf die Pflegeversicherung. Dass überhaupt eine Neufestsetzung der Höhe der BBG mit der Bürgerversicherung verbunden wird, ist mit den bisher erwarteten Fluchtbewegungen verbunden. Würde die BBG bei fortbestehender PKV oder PPV stark erhöht, wird mit einer erheblichen Abwanderung guter Risiken gerechnet. In einer Bürgerversicherung wäre dies nicht mehr möglich, sodass die BBG politisch leichter angehoben werden könnte.

Weniger betont wird häufig, dass die Anhebung der BBG die Solidarität stärken würde und der Beitragssatz abgesenkt werden könnte. In der Rentenversicherung und Arbeitslosenversicherung werden höhere BBGn klaglos hingenommen. Es steht zu vermuten, dass Bürger in der Krankenversorgung ebenso solidarisch sind wie in der Absicherung bei Arbeitslosigkeit.

Allerdings weisen Rentenversorgung und Arbeitslosenversicherung eine stärkere Äqui-

valenz zwischen Beitragshöhe und Auszahlung auf. Dies ist in der Pflegeversicherung nicht der Fall. Rechtlich gilt es damit abzuwägen, inwieweit zu hohe Beiträge ohne Änderung der Leistungen nicht einen Steuercharakter aufweisen und aus der Sozialversicherung auszugliedern wären.

14.3.5 Ausgestaltung der Ausgabenseite

Ein wesentlicher Vorteil einer Bürgerversicherung in der Pflege gegenüber der Krankenversorgung besteht in der bereits gegebenen Vereinheitlichung der Ausgaben. In der Krankenversorgung sind es insbesondere Lobbygruppen der Ärzteschaft, die ironischerweise aufgrund von Überlegungen zur Ausgabenseite die Neuordnung der Einnahmenseite bekämpfen. Da die Pflegekassen identische Verfahren in Bezug auf Antragstellung, Leistungsgewährung und Leistungshöhe haben, wäre kaum eine Gegenreaktion auf Seiten der Pflegedienste und stationären Einrichtungen zu erwarten. Es könnten sich zudem Effizienzvorteile ergeben, indem die Aufgaben der Institutionen der PKV (insb. MEDICPROOF) in den Medizinischen Dienst der Krankenversicherung überführt würden, was letztendlich aber für das Gelingen des Modells einer Pflegebürgerversicherung nicht notwendig wäre.

14.4 Finanzielle Auswirkungen einer Pflegebürgerversicherung

◼ Tab. 14.1 listet Studien auf, welche die finanziellen Auswirkungen einer Pflegebürgerversicherung quantitativ ermittelt haben.

Erstens lässt sich feststellen, dass sämtliche Modelle eine Absenkung der Beitragssätze voraussagen oder bei identischen Beitragssätzen von einer verbesserten Finanzausstattung der Pflegeversicherung ausgehen.

☐ Tabelle 14.1 Studien mit quantitativen Abschätzungen der beitragsrelevanten Wirkungen einer Pflegebürgerversicherung

Autoren und Jahr	Finanzielle Auswirkungen
Greß et al. (2020)	Der Nettoeffekt einer Einbeziehung der PPV-Versicherten in ein einheitliches Pflegeversicherungssystem nach dem Muster der SPV würde rd. 0,4 Beitragssatzpunkte ausmachen (Jahr 2017)
Rothgang (2019)	Der Beitragssatz für Privatversicherte würde unter den Regeln einer SPV weniger als ein Viertel des Beitragssatzes in der SPV betragen
Albrecht (2019)	Die SPV weist einen Risikostrukturnachteil in Höhe von rd. 0,3 Beitragssatzpunkten auf
Rothgang und Domhoff (2019)	Die Pflegebürgerversicherung würde einen Beitragseffekt von 0,49 Prozentpunkten ausmachen (Jahr 2017)
Rothgang und Domhoff (2017)	Es ergibt sich ein Beitragssatzeffekt von 0,56 Beitragssatzpunkten bei Anhebung der BBG auf das Niveau der Rentenversicherung und Verbeitragung aller Einkunftsarten
Rothgang et al. (2011)	Durch die Ausweitung des Personenkreises ergibt sich ein Beitragssatzeffekt von 0,27 Punkten
Lauterbach et al. (2005)	Die Bürgerversicherung würde im Status-quo-Modell eine Reduzierung des Beitragssatzes um 0,36 Prozentpunkte (Jahr 2006) ermöglichen

Pflege-Report 2020

Zweitens ergeben sich bei allen Berechnungen Unsicherheiten, da die Einkommen der Privatversicherten meist nur über Umfragedaten abgeschätzt werden konnten, die Ausgabendynamik und Leistungsabdeckung der SPV nur geschätzt wurde und die Änderungen im Pflegebedürftigkeitsbegriff bei älteren Berechnungen nicht berücksichtigt werden konnten.

Drittens scheinen die Stellschrauben unterschiedlich starke Wirkungen auf die finanzielle Ausgestaltung einer Pflegebürgerversicherung zu haben. Die größten Auswirkungen scheint eine Anhebung der BBG zu haben (da die neuen Mitglieder aus der PKV meist hohe Einkünfte haben) und die Entscheidung, ob Bestandversicherte der PPV sofort in die Pflegebürgerversicherung wechseln müssen oder können. Wechseln im Modell nur schlechte Risiken, wäre in einer Übergangszeit auch eine Belastung der Beiträge möglich, sofern Kapitalrückstellungen nicht sofort beitragsmindernd in der Bürgerversicherung wirksam werden. Dies ist jedoch eine Kombination, die nicht als realistische, sondern als politisch ungeschickte Option bezeichnet werden kann. Abschließend scheint die Stellschraube „Verbeitragung aller Einkommensarten" nur geringe quantitative Auswirkungen zu haben.

Und viertens scheinen die Szenarien, die ausschließlich von einer Erweiterung des Personenkreises ausgehen, eine Beitragsminderung von rd. 0,3–0,4 Prozentpunkten in einer Pflegebürgerversicherung gegenüber der Sozialen Pflegeversicherung zu ergeben.

14.5 Fazit

Der Beitrag untersuchte die quantitativen, institutionellen und organisatorischen Fragen, die bei der Entwicklung einer Bürgerversicherung in der Pflege auftreten. Eine methodische Herausforderung ist insbesondere die Herstellung eines Risikoausgleichs, durch den Bestandsverträge der PPV an das Beitragsniveau der SPV angeglichen werden. Diese methodische Herausforderung kann zu einer politisch-rechtlichen Herausforderung werden, indem Mitgliedern der PPV eine einkommensabhängige Beitragsgestaltung unmittelbar vorgeschrieben wird.

Weniger mit methodischen als mit politischen und rechtlichen Problemen verbunden können die Übernahme von Kapitalansparungen in die SPV, die Verbeitragung aller Einkunftsarten und eine mögliche Anhebung der Beitragsbemessungsgrenze sein.

Im Vergleich zur Krankenbürgerversicherung scheinen die Herausforderungen für eine Pflegebürgerversicherung jedoch durch die bereits vereinheitliche Ausgabenseite geringer zu sein.

Inwieweit von politischer Seite der Wille und die Kraft für eine Bürgerversicherung aufgebracht wird, kann hier natürlich nicht abgeschätzt werden. Im Jahr 2019 wurden auf Bundesebene einige Initiativen dazu gestartet (DIE LINKE 2019; BÜNDNIS 90/DIE GRÜNEN 2019). Als politisch (und in der Umsetzung) innovativ kann gelten, dass in der Krankenversicherung in einigen Bundesländern durch die Pauschalierung der Beihilfe zumindest für angehende Beamte eine Bürgerversicherung faktisch ermöglicht wurde. Rechtliche oder gesellschaftliche Verwerfungen wurden bisher nicht berichtet. Daher kann dies ein interessanter Weg sein, um die Bürgerversicherung auch in der Pflege schrittweise einzuführen.

Literatur

Albrecht M (2019) Stellungnahme für die öffentliche Anhörung des Ausschusses für Gesundheit zu den Anträgen BT-Drucksachen 19/7691, 19/7480 und 19/8561 am 8. Mai 2019

BÜNDNIS 90/DIE GRÜNEN (2019) Pflege gerecht und stabil finanzieren – Die Pflege-Bürgerversicherung vollenden. BT-Drucksache 19/8561 vom 20.03.2019

DIE LINKE (2019) Zwei-Klassen-System in der Pflegeversicherung beenden. BT-Drucksache 19/7480 vom 31.01.2019

GKV-Spitzenverband (2019) Stellungnahme vom 30.4.2019 zur Öffentlichen Anhörung des Ausschusses für Gesundheit am 8. Mai 2019

Greß S, Haun D, Jacobs K (2020) Zur Stärkung der Solidarität bei der Pflegefinanzierung. In: Jacobs K, Kuhlmey A, Greß S, Klauber J, Schwinger A (Hrsg) Pflege-Report 2019. Mehr Personal in der Langzeitpflege – aber woher? Springer, Berlin, Heidelberg, S 241–254

Lauterbach KW, Lüngen M, Stollenwerk B, Gerber A, Klever-Deichert G (2005) Auswirkungen einer Bürgerversicherung in der Pflegeversicherung. Arbeitspapier des Instituts für Gesundheitsökonomie und Klinische Epidemiologie der Universität zu Köln, März 2005

Rothgang H (2019) Stellungnahme zum Antrag der Fraktion Bündnis 90/Die Grünen „Pflege gerecht und stabil finanzieren – Die Pflege-Bürgerversicherung vollenden. BT-Drucksache 19/8561, und zum Antrag der Fraktion DIE LINKE „Zwei-Klassen-System in der Pflegeversicherung beenden," BT-Drucksache 19/7480 (anlässlich der öffentlichen Anhörung des Ausschusses für Gesundheit des Deutschen Bundestages am 8. Mai 2019)

Rothgang H, Domhoff D (2017) Beitragssatzeffekte und Verteilungswirkungen der Einführung einer „Solidarischen Gesundheits- und Pflegeversicherung". Bremen (Gutachten im Auftrag der Bundestagsfraktion DIE LINKE)

Rothgang H, Domhoff D (2019) Die Pflegebürgerversicherung als Vollversicherung. Beitragssatz- und Verteilungseffekte bei Umwandlung der Pflegeversicherung in eine Bürgerversicherung mit Vollversicherung. Düsseldorf. Working Paper, Forschungsförderung Nummer 150 vom September 2019 der Hans-Böckler-Stiftung

Rothgang H, Arnold R, Wendlandt K, Sauer S, Wolter A (2011) Berechnung der finanziellen Wirkungen verschiedener Varianten einer Pflegebürgerversicherung (Gutachten aus dem Zentrum für Sozialpolitik im Auftrag der Bundestagsfraktion Bündnis 90/ Die Grünen)

Ergänzende private Vorsorge für den Fall der Pflegebedürftigkeit – Stand und Perspektiven

Martin Albrecht und Richard Ochmann

15.1   Zur Rolle der privaten Vorsorge bei der Absicherung des Pflegerisikos – 222

15.2   Die aktuelle Situation der ergänzenden privaten Vorsorge für den Fall der Pflegebedürftigkeit – 224
15.2.1 Verbreitung von Pflegezusatzversicherungen – 224
15.2.2 Private Ausgaben für Pflege im internationalen Vergleich – 224
15.2.3 Gründe der geringen Verbreitung freiwilliger Pflegezusatzversicherungen – 225
15.2.4 Alternative private Formen der Absicherung gegen Pflegerisiken – 228

15.3   Perspektiven der ergänzenden privaten Vorsorge des Pflegerisikos – 229
15.3.1 Finanzierungsoptionen einer zukünftigen Sicherungslücke – 229
15.3.2 Zusätzliche Potenziale ergänzender privater Vorsorge – 231

15.4   Fazit – 234

Literatur – 234

© Der/die Autor(en) 2020
K. Jacobs et al. (Hrsg.), *Pflege-Report 2020*, https://doi.org/10.1007/978-3-662-61362-7_15

▪▪ Zusammenfassung

Zur Absicherung des Risikos der Pflegebedürftigkeit gelten wegen seiner starken Altersabhängigkeit private, kapitalbildende Vorsorgeformen als besonders geeignet. Fehlende private Vorsorge belastet die Träger der subsidiären Sozialhilfe – ein wesentlicher Grund für die Einführung der sozialen Pflegeversicherung. Angesichts der hohen und steigenden finanziellen Eigenanteile der Pflegebedürftigen wird diskutiert, den Versicherungsumfang der sozialen Pflegeversicherung auszuweiten. Wegen der Art der gegenwärtigen Beitragsfinanzierung wäre dies verteilungspolitisch und unter Nachhaltigkeitsaspekten fragwürdig. Andererseits können private Pflegezusatzversicherungen die entstehenden Sicherungslücken kaum füllen. Notwendig sind daher neue Ansätze, um die wachsenden privaten Spartguthaben und Vermögenswerte stärker auch für die Pflegefinanzierung einzusetzen.

Private, capital-building forms of provision are considered particularly suitable for covering the risk of the need for long-term care because of its strong interdependence with age. The fact that a lack of private provision places a burden on the providers of subsidiary social assistance was a major reason for the introduction of social long-term care insurance. In view of the high and increasing co-payments made by those in need of long-term care, there are discussions about extending the scope of social long-term care insurance. Due to the way contributions are currently financed, this would be questionable from the point of view of distribution policy and sustainability. On the other hand, private supplementary nursing care insurance can hardly fill the resulting gaps in coverage. Therefore, new approaches are called for to make greater use of the growing private savings and assets to finance long-term care.

15.1 Zur Rolle der privaten Vorsorge bei der Absicherung des Pflegerisikos

Im Vergleich zum Krankheits- und Invaliditätsrisiko konzentriert sich das Pflegerisiko stärker auf Personen im höheren Lebensalter. So waren in Deutschland zum Jahresende 2017 rund 81 % der Leistungsempfänger in der Pflegeversicherung (Pflegebedürftige im Sinne des SGB XI) 65 Jahre oder älter (Statistisches Bundesamt 2018). Krankheits- und Invaliditätsrisiken betreffen dagegen typischerweise (auch bzw. nur) die Phase der Erwerbstätigkeit. Entsprechend ist das (individuelle) Sparen als Vorsorgeform für das Risiko der Pflegebedürftigkeit deutlich besser geeignet als für das Krankheits- oder Invaliditätsrisiko. Bei letzteren kommen die Vorteile von Versicherungssystemen, die sofortigen umfassenden Schutz ermöglichen, entsprechend stärker zum Tragen.

Vor Einführung der Pflegeversicherung als eigenständigem Zweig der Sozialversicherung im Jahr 1995 oblag die allgemeine Absicherung gegen Risiken der Pflegebedürftigkeit überwiegend der freiwilligen privaten Vorsorge, sei es in spezifischer Form (private Pflegeversicherung[1]) oder in allgemeiner (Ersparnis- und Vermögensbildung für das Alter). Pflegebedürftige, die ihre Pflegekosten nicht tragen konnten, erhielten Leistungen der Sozialhilfe.[2] Bei der Sozialhilfe handelt es sich um ein subsidiäres, d. h. nachrangiges Sicherungssystem. Durch die vorgeschaltete Bedarfsprüfung wird

---

[1] Bis zur Einführung der Pflegepflichtversicherung im Jahr 1995 wurden allerdings nur knapp 380.000 private Pflegeversicherungsverträge abgeschlossen (Leienbach und Besche 2014, S. 6).

[2] Daneben gab es eine Reihe von Leistungen bei Pflegebedürftigkeit aus unterschiedlichen Bereichen, darunter Pflegeleistungen der gesetzlichen Unfallversicherung, Leistungen für Kriegsopfer, Pflegekostenerstattung im Rahmen der Beihilfe für Beamte und seit dem Jahr 1989 auch Leistungen der GKV für Schwerpflegebedürftige (s. ausführliche Darstellung in Deutscher Bundestag Drucksache 12/5262, S. 68 ff.).

sichergestellt, dass zunächst vorhandene private Ersparnisse und Vermögen der Pflegebedürftigen zur Deckung der Pflegekosten verwendet werden, bevor ein Anspruch auf finanzielle Unterstützung aus Steuermitteln besteht.

Die Pflegeversicherung wurde als fünfter Sozialversicherungszweig eingeführt, weil die Kombination aus privater Vorsorge und subsidiärer Sozialhilfe zunehmend auf Akzeptanzprobleme stieß. So ist private Vorsorge bei Pflegebedürftigkeit, die aus angeborenen Behinderungen oder aus Krankheiten/Unfällen in frühen Lebensphasen resultiert, gar nicht oder nur begrenzt möglich. Vor allem aber hatte die alterungsbedingte Zunahme der Zahl der Pflegebedürftigen die Ausgaben für Sozialhilfe stark erhöht und belastete die Haushalte von Ländern und Gemeinden. Im Jahr 1994 betrugen die Ausgaben für Hilfe zur Pflege etwas mehr als 9 Mrd. EUR und damit knapp 36 % der gesamten Bruttoausgaben für Sozialhilfe. Dass Pflegebedürftigkeit vielfach zu Vermögensverlusten und sozialem Abstieg führte, widersprach sozialpolitischen Zielvorstellungen. Kritisch wurde außerdem gesehen, dass aufgrund der Nachrangigkeit der Sozialhilfe häufig auch Angehörige (Kinder bzw. Eltern) von Pflegebedürftigen finanziell belastet wurden.

Mit dem Pflege-Versicherungsgesetz wurde im Jahr 1995 eine Teilkostenversicherung eingeführt. Demnach hat die Pflegeversicherung zum Ziel, die finanziellen Belastungen Pflegebedürftiger zu mildern und die Notwendigkeit des Sozialhilfebezugs infolge von Pflegebedürftigkeit zu verringern, sodass Länder und Gemeinden deutlich weniger belastet werden (vgl. Bundestag Drucksache 12/5617).[3] Die Leistungen haben (lediglich) ergänzenden Charakter: Gemäß dem damaligen Gesetz dienen sie in der häuslichen (ambulanten) Pflege der Unterstützung und Förderung der Pflegeleistungen der Familienangehörigen und der Nachbarschaftshilfe, in der stationären Pflege der Entlastung

nur von pflegebedingten Kosten, während die Kosten für Unterkunft und Verpflegung selbst zu tragen sind.

Somit blieb auch nach Einführung der Pflegeversicherung Raum und Anlass für private Vorsorge gegen das Risiko der Pflegebedürftigkeit. Entsprechend war ein Bestandteil des Pflege-Versicherungsgesetzes, Beiträge zu einer zusätzlichen freiwilligen Pflegeversicherung steuerlich zu fördern (Sonderabzug als Vorsorgeaufwendungen). Tatsächlich hat die Notwendigkeit privater Vorsorge gegen die finanziellen Folgen der Pflegebedürftigkeit seit Einführung der Pflegeversicherung zugenommen. Maßstab hierfür sind die hohen, in den letzten Jahren stark gestiegenen Eigenanteile, die Pflegebedürftige selbst zu tragen haben. Zu Jahresbeginn 2020 mussten Pflegebedürftige in stationären Einrichtungen zusätzlich zu den Leistungen der Pflegeversicherung im bundesweiten Durchschnitt 1.940 € monatlich selbst aufbringen, davon waren rd. 730 € Eigenanteil an den Pflegekosten, der Rest Beteiligungen an den Kosten für Unterkunft, Verpflegung und Investitionen.[4]

Angesichts des bereits erreichten und absehbar weiter steigenden Niveaus der Eigenanteile wird über eine grundlegende Neujustierung von kollektiver Pflegepflichtversicherung und individueller Eigenverantwortung intensiv diskutiert, etwa in Gestalt der Forderung nach Ausbau der Pflegeversicherung zu einer Voll(kosten)versicherung oder zumindest durch Deckelung der Eigenanteile. Vor diesem Hintergrund und angesichts der großen finanziellen Herausforderungen, die mit dem zu erwartenden zunehmenden Anteil pflegebedürftiger Personen in Deutschland verbunden sein werden, ist zu klären, ob bzw. welchen Beitrag eine Stärkung der (ergänzenden) privaten Vorsorge für den Pflegefall leisten könnte.

---

[3] Damalige Zielmarke war, dass Pflegebedürftige, die Anspruch auf eine gesetzliche Rente in durchschnittlicher Höhe erworben haben, wegen ihrer Pflegebedürftigkeit nicht auf Sozialhilfe angewiesen sind.

[4] Quelle: vdek (https://www.vdek.com/presse/daten/f_pflegeversicherung.html. Zugegriffen: 05. März 2020).

15.2 Die aktuelle Situation der ergänzenden privaten Vorsorge für den Fall der Pflegebedürftigkeit

15.2.1 Verbreitung von Pflegezusatzversicherungen

Im Jahr 2018 hatten ca. 3,66 Mio. Personen eine Pflegezusatzversicherung (Quelle: PKV-Zahlenportal). Der Anteil an allen pflegeversicherten Personen betrug damit nur 4,5 %, obwohl nach aktuellen Umfrageergebnissen der Großteil der Bevölkerung angibt zu wissen, im Pflegefall mit den Leistungen der obligatorischen Pflegeversicherung nicht ausreichend abgesichert zu sein.[5] Das Beitragsvolumen der Pflegezusatzversicherungen belief sich im Jahr 2018 auf knapp 1,4 Mrd. EUR, die Versicherungsleistungen betrugen rd. 226 Mio. EUR (zum Vergleich: Gesamtausgaben der obligatorischen Pflegeversicherungen knapp 43 Mrd. EUR).

Bei rd. 90 % der Pflegezusatzversicherungen handelt es sich um Pflegetagegeldversicherungen, bei denen die Versicherten im Pflegefall – in Abhängigkeit des festgestellten Pflegegrades, aber unabhängig von den tatsächlich anfallenden Pflegekosten – pro Tag eine vertraglich fixierte Summe erhalten, über die sie frei verfügen können. Nur knapp 10 % der Pflegezusatzversicherungen erstatten einen prozentualen Anteil der tatsächlich entstandenen Kosten professioneller Pflege gegen Nachweis (Pflegekostenversicherungen).

Zu Beginn des Jahres 2013 wurde eine neue Form der staatlichen Förderung privater Pflegevorsorge eingeführt („Pflege-Bahr"), wonach alle (gesetzlich und privat) Pflegeversicherten – unabhängig vom Einkommen – Anspruch auf einen Zuschuss in Höhe von 60 € jährlich haben, wenn sie eine Pflegezu-

satzversicherung erwerben. Um förderfähig zu sein, müssen Pflegezusatzversicherungen bestimmte Voraussetzungen erfüllen, darunter der Verzicht auf Leistungsausschlüsse oder Risikozuschläge aufgrund von Vorerkrankungen. Gefördert werden zudem nur Pflegetagegeldversicherungen. Das ursprüngliche Förderziel für das Jahr 2013 lag bei 1,5 Mio. geförderten Pflegezusatzversicherungen mit einem Fördervolumen in Höhe von 90 Mio. EUR. Dieses Ziel wurde auch fünf Jahre später noch nicht erreicht: Im Jahr 2018 gab es lediglich 878.000 Personen mit einer solchen geförderten Pflegezusatzversicherung; das Beitragsvolumen betrug 292 Mio. EUR, davon 18 % (rd. 53 Mio. EUR) als staatliche Zuschüsse, die Versicherungsleistungen beliefen sich auf 9,2 Mio. EUR.

15.2.2 Private Ausgaben für Pflege im internationalen Vergleich

Je weniger die öffentlichen und privaten Versicherungssysteme zur Deckung der Aufwendungen für Pflege beitragen, desto höher ist die direkte finanzielle Belastung der privaten Haushalte. Der internationale Vergleich zeigt diesbezüglich für Deutschland ein etwas ambivalentes Bild. Mit durchschnittlich rd. 187 € pro Kopf der Bevölkerung (2017) gaben die privaten Haushalte in Deutschland im Vergleich der OECD-Länder – mit Ausnahme der Schweiz – so viel wie in keinem anderem Land für Langzeitpflege aus.[6] Der Anteil der Ausgaben der privaten Haushalte an den Gesamtausgaben für Langzeitpflege lag nach OECD-Angaben in Deutschland bei knapp 23 % und damit niedriger als z. B. in Österreich (26 %), Frankreich (24 %), den USA (knapp 27 %), dem Vereinig-

---

[5] Vgl. Ergebnisse der Allensbach-Umfrage 2019 (https://www.pkv.de/presse/pressemitteilungen/ 2019/0724-allensbach-umfrage-pflegevorsorge/. Zugegriffen: 14. Januar 2020).

[6] Der Vergleich beruht auf Umrechnung der Ausgaben in nationaler Währung auf Basis von Kaufkraftparitäten (KKP). Demnach lag der OECD-Durchschnitt der „Out-of-pocket"-Ausgaben für Langzeitpflege im Jahr 2017 pro Kopf bei 123 US-Dollar KKP, der entsprechende Wert für Deutschland beträgt 245 US-Dollar KKP (Quelle: OECD Statistics).

ten Königreich (knapp 31 %) und der Schweiz (knapp 34 %). Zu berücksichtigen ist hierbei, dass in Deutschland pro Kopf für die Langzeitpflege insgesamt mehr ausgegeben wurde als in den genannten Ländern (außer der Schweiz).[7] In den Niederlanden und Norwegen, in denen pro Kopf insgesamt mehr für Langzeitpflege ausgegeben wird als in Deutschland, übernehmen staatliche Pflichtsysteme den Großteil der Ausgaben und die Finanzierungsanteile der privaten Haushalte liegen deutlich unter 10 % (im Jahr 2017 bei 7,2 % bzw. 8,3 %).

Bezieht man die Ausgaben der privaten Haushalte für Langzeitpflege in Deutschland (gemäß OECD) auf die Anzahl der Pflegebedürftigen (gemäß SGB XI), ergibt sich eine durchschnittliche monatliche Belastung von 378 € (2017). Je nach Pflegesituation weicht die individuelle Belastung z. T. deutlich von diesem Durchschnittswert ab, wie die Eigenanteile bei stationärer Pflege zeigen (s. o.). Angesichts dieser hohen direkten finanziellen Belastungen der privaten Haushalte im Pflegefall stellt sich die Frage, warum freiwillige Pflege(zusatz)versicherungen in Deutschland nicht deutlich stärker verbreitet sind. Auch im internationalen Vergleich zeigt sich, dass private Pflegeversicherungsmärkte ein Nischendasein fristen, obwohl das Pflegerisiko wegen der mit ihm verbundenen hohen Unsicherheit (bezüglich Dauer und konkretem Pflegebedarf) großes Potenzial für Risikopooling und kapitalgedeckte Versicherungen bietet (vgl. Colombo et al. 2011).

15.2.3 Gründe der geringen Verbreitung freiwilliger Pflegezusatzversicherungen

■ ■ **Erkenntnisse aus den USA**

In den USA spielen freiwillige private Pflegeversicherungen im internationalen Vergleich zwar eine noch vergleichsweise große Rolle, sie sind aber auch dort insgesamt wenig verbreitet. Da die Langzeitpflege als eines der größten unversicherten Risiken der älteren US-Bevölkerung gilt, werden mögliche Gründe hierfür in den letzten Jahren zunehmend wissenschaftlich diskutiert. Dabei werden neben Angebotsrestriktionen aufgrund der „klassischen" Marktunvollkommenheiten auf Versicherungsmärkten (asymmetrische Informationsverteilung: adverse Selektion und *moral hazard* sowie Langfristigkeit der Versicherungsverhältnisse) verstärkt auch andere Gründe identifiziert (vgl. Brown und Finkelstein 2011). Hierzu zählt eine Verdrängung (*crowding out*) privater Versicherungen durch imperfekte Substitute wie staatliche Auffanglösungen (Medicaid in den USA, Sozialhilfe in Deutschland), (illiquides) Vermögen wie z. B. Immobilienbesitz oder informelle familiäre Sicherungsarrangements (finanziell oder in Form von Laienpflege). Nachfrageseitig wird auch häufig von einer mangelnden Rationalität bei Vorsorgeentscheidungen ausgegangen (fehlende Weitsicht bzw. Geringschätzung langfristiger Risiken); andererseits lässt sich eine reduzierte Versicherungspräferenz ökonomisch mit einem geringeren Grenznutzen von Konsummöglichkeiten im Pflegefall erklären (zustandsabhängige Nutzenfunktionen).

Neuere Erkenntnisse zeigen für die USA, dass die tatsächliche Nachfrage nach (freiwilligen) Pflegeversicherungen deutlich niedriger ist als die Nachfrage, die sich aus den Versicherungspräferenzen der älteren Bevölkerung ableiten lässt (Ameriks et al. 2018). Ein allgemeiner Mangel an Nachfrage für die Absicherung des Pflegerisikos kann demnach die geringe Verbreitung von Pflegeversicherungen nicht erklären, vielmehr wird für den US-amerikanischen Markt ein ungedeckter Bedarf an präferenzgerechten Pflegeversicherungsangeboten festgestellt. Verbraucher würden sich gerne stärker gegen Pflegerisiken absichern, aber zumindest teilweise geschieht dies nicht, weil sie von der Qualität der verfügbaren Versicherungsangebote nicht überzeugt sind. Mögliche Gründe hierfür sind die relativ hohen

---

[7] Die Gesamtausgaben für Langzeitpflege betrugen im Jahr 2017 nach OECD-Angaben in Deutschland pro Kopf 1.071 US-Dollar KKP und damit deutlich mehr als im OECD-Durchschnitt (611 US-Dollar KKP).

Kosten für Pflegeversicherungen (vgl. hierzu auch Brown und Finkelstein 2011), das Risiko von Prämiensteigerungen, Einschränkungen der Leistungspflicht (auf bestimmte Arten der Pflege) und Wartezeiten der Leistungsinanspruchnahme.

◼◼ Finanzielle Attraktivität von Pflegezusatzversicherungen in Deutschland

Inwieweit treffen diese Befunde auch auf das Angebot privater Pflegezusatzversicherungen in Deutschland zu? Zunächst zum Argument hoher Kosten: Für den vorliegenden Beitrag wurde versucht, die finanzielle Attraktivität von Pflegezusatzversicherungen aus Sicht der Versicherungsnehmer einzuschätzen. Als Datengrundlage dient ein Testbericht der Stiftung Warentest zu Tarifen der Pflegetagegeldversicherung (Finanztest 02/2020). Die Stiftung Warentest bewertete in diesem Bericht 33 Pflegetagegeldtarife von 27 Krankenversicherern für einen Modellversicherten (m/w) im Alter von 55 Jahren bzw. alternativ 45 Jahren zum Zeitpunkt des Vertragsabschlusses. Diese Tarife sehen alle einen monatlichen Beitrag von etwa 89 € für den 55-jährigen Versicherten bzw. von etwa 57 € für den 45-jährigen Versicherten vor. Die Beitragszahlung ist auch für den Zeitraum nach Eintritt des Versicherungsfalls vorgesehen.[8]

Zur Methodik: Für die Bewertung der Tarife aus Sicht des Modellversicherten wurden für jedes Jahr der Versicherungslaufzeit die zukünftigen, erwarteten Zahlungsströme unter Berücksichtigung der alters- und geschlechtsspezifischen Restlebenserwartung und der alters- und geschlechtsspezifischen Wahrscheinlichkeit, pflegebedürftig zu werden, simuliert. Es

wurde davon ausgegangen, dass die Versicherungslaufzeit genau der Restlebenserwartung des Modellversicherten entspricht, das heißt, tritt der Versicherungsfall ein, wird der Modellversicherte pflegebedürftig und wird dies annahmegemäß bis zum Ende seines Lebens bleiben. Die Restlebenserwartung wurde auf Basis der Sterbetafeln des Statistischen Bundesamts bestimmt. Auf der Leistungsseite wurde die Wahrscheinlichkeit für den Eintritt des Versicherungsfalls anhand von Daten zur Pflegeprävalenz in der SPV, die differenziert nach Geschlecht, Altersgruppe, Pflegegrad und Leistungsbereich für das Jahr 2018 vorliegen (vgl. Bundesministerium für Gesundheit 2019), für jedes Alter der Versicherten geschätzt. Die Zahlungsströme auf der Beitrags- und der Leistungsseite wurden jeweils in Gegenwartswerten zum Jahr des Vertragsabschlusses berechnet.[9] Betrachtet man das Verhältnis der Gegenwartswerte der erwarteten Versicherungsleistungen zu den erwarteten Beitragszahlungen und subtrahiert dieses von dem Wert 1, lässt sich die finanzielle Attraktivität in Form eines „Lastfaktors" (Abweichung von einer aktuariell fairen Prämie) darstellen und vergleichen.

Ergebnis: Die gemäß Stiftung Warentest besten Tarife für eine Pflegetagegeldversicherung ergeben für Männer – bei durchschnittlicher Lebenserwartung – einen Lastfaktor zwischen 2 % und 15 %. Würde beispielsweise ein 55-jähriger männlicher Versicherter drei Jahre länger leben, als es seiner statistischen Restlebenserwartung entspricht, würden die erwarteten Versicherungsleistungen in etwa den Beitragszahlungen entsprechen. Dies gilt allerdings nur für den Fall, dass die Beiträge während der Versicherungslaufzeit nicht erhöht werden. Geht man hingegen realistischerweise von Beitragserhöhungen aus und setzt diese mit 1 % p. a. an, liegt der Lastfaktor bei 13 %. Bei durchschnittlicher Lebenserwartung und Beitragserhöhungen von 1 % p. a. betragen

---

[8] In welchem Umfang einzelne Tarife der Pflegetagegeldversicherung von Beitragssteigerungen betroffen sind, ist nicht bekannt. Differenzierte Daten zur Beitragsentwicklung der Tarife der Pflegetagegeldversicherung im Versichertenbestand sind öffentlich nicht verfügbar. Es ist aber davon auszugehen, dass die Versicherer die Beiträge im Zeitverlauf anheben müssen, z. B. wenn sich die ursprüngliche Kalkulation als unzutreffend erweist oder das allgemeine Zinsniveau sinkt.

[9] Als Diskontsatz wurde dabei der Höchstrechnungszinssatz der Lebensversicherungsunternehmen und Pensionsfonds verwendet, der mit Stand Dezember 2019 bei 0,9 % lag (Quelle: Bundesministerium für Finanzen).

die Lastfaktoren je nach Eintrittsalter 18 % bis 25 %, bei Beitragserhöhungen um 2 % p. a. 31 % bis 35 %.

Für weibliche Versicherte sind die Tarife der Pflegetagegeldversicherung aufgrund ihrer höheren Lebenserwartung grundsätzlich vorteilhafter als für männliche Versicherte. Mit den zusätzlichen Lebensjahren verlängert sich nicht nur die mögliche Leistungsbezugsdauer; auch die Wahrscheinlichkeit, dass der Versicherungsfall eintritt, ist in diesen Jahren durch das höhere Alter größer. Ohne Beitragssteigerungen ergeben sich für die Modellversicherten positive Gegenwartswerte der Salden aus erwarteten Leistungen und Beitragszahlungen (bzw. negative Lastfaktoren), die sich aber umkehren, sobald Beitragsanhebungen von mehr als 1,5 % p. a. unterstellt werden. Die Lastfaktoren bleiben jedoch deutlich unter den Werten für Männer (11 % bei Beitragsanhebungen von 2 % p. a.).

Die Ergebnisse zeigen darüber hinaus für die beispielhaft betrachteten Tarife, dass ein früherer Versicherungsbeginn (geringeres Eintrittsalter) für die Versicherungsnehmer mit geringeren Lastfaktoren verbunden ist. Zwar verringert sich der Abstand mit zunehmender Höhe unterstellter Beitragsanhebungen und bei relativ hohen Beitragsanhebungen dreht sich das Verhältnis um; allerdings fallen Beitragserhöhungen für ältere Versicherte i. d. R. höher aus als für jüngere.

Gemessen an einem Lastfaktor von rd. 32 %, den eine Studie zum privaten Pflegeversicherungsmarkt in den USA ergab und im Vergleich zu anderen Versicherungsmärkten als hoch einschätzte (Brown und Finkelstein 2011), können die aktuell in Deutschland angebotenen Pflegezusatzversicherungen vor allem für Frauen als finanziell relativ attraktiv gewertet werden. Für Männer gilt dies nur eingeschränkt unter der Voraussetzung allenfalls geringer Beitragsanhebungen während der Versicherungslaufzeit.

▪▪ Potenzielle Nachfragehemmnisse

Unabhängig von ihrer finanziellen Attraktivität weist das Angebot privater Pflegezusatzversicherungen in Deutschland einige Eigenschaften auf, welche die relativ geringe Nachfrage erklären können.

- Die Versicherungsbranche bewirbt ihr Angebot an Pflegezusatzversicherungen u. a. mit dem Verweis auf relativ geringe Monatsbeiträge, wenn ein Abschluss frühzeitig (z. B. zwischen dem 30. und 40. Lebensjahr) erfolge. Verbraucherschützer raten hiervon allerdings regelmäßig ab, da in diesen Lebensphasen oft andere Finanzierungsziele prioritär seien (z. B. im Zusammenhang mit Familiengründung, Immobilienerwerb, Berufsunfähigkeitsversicherung). Die Erfahrung auch aus anderen Ländern zeigt, dass vor allem die Altersgruppen über 50 Jahre individuelle Pflegeversicherungen abschließen (Colombo et al. 2011). Allerdings besteht in diesen Altern eine höhere Wahrscheinlichkeit von Vor- bzw. chronischen Erkrankungen, die zu höheren Beiträgen oder häufig zu Ablehnungen von Seiten der Versicherungsunternehmen führen.

- Der Versicherungsschutz erfordert meist lückenlose Beitragszahlungen, auch im Leistungsfall oder in Phasen der Erwerbslosigkeit. Nur teilweise besteht die Möglichkeit, die Beitragszahlungen z. B. bei Arbeitslosigkeit vorübergehend auszusetzen (i. d. R. sind diese dann nachzuzahlen). Können Beiträge nicht mehr gezahlt werden, verlieren die Versicherungsnehmer den Versicherungsschutz vollständig ungeachtet der bisher geleisteten Beitragszahlungen. Gerade für jüngere Versicherungsnehmer ist es schwieriger abzuschätzen, ob die zukünftige Entwicklung ihres Einkommens langfristig dauerhafte Beitragszahlungen gewährleistet. Hinzu kommt die Unsicherheit über spätere Beitragserhöhungen.

- Ob bzw. in welchem Ausmaß die Leistungen einer Pflegezusatzversicherung die Versorgungslücke in einem (späteren) Pflegefall zu schließen vermögen, bleibt beim Abschluss ungewiss. Die dominierende Form der Pflegetagegeldversicherungen stellt zwar ein einfaches und flexibles

Produkt dar, die Leistungen orientieren sich aber nicht am individuellen Bedarf im Pflegefall. Dies betrifft zum einen die Leistungshöhe: Gerade bei einem frühen Abschluss ist der effektive Wert der (in ihrer absoluten Höhe fest) vereinbarten Geldleistung in einem späteren Pflegefall (nach z. B. 20 oder 30 Jahren) nur schwer einzuschätzen. Dieser Nachteil lässt sich nur teilweise durch die Vereinbarung einer Leistungsdynamisierung mindern.[10] Sind Pflegebedürftige trotz ergänzender Absicherung auf Sozialhilfe (Hilfe zur Pflege) angewiesen, würden die Leistungen der Pflegezusatzversicherung vom Sozialhilfeträger mit dem Sozialhilfeanspruch verrechnet. Zum anderen sind reine Geldleistungen oft unzureichend, denn Unterstützungsbedarf besteht häufig vor allem im Hinblick auf Beratung und Case Management.

Mit den staatlich geförderten Pflegetagegeldversicherungen („Pflege-Bahr") wird zumindest das erstgenannte Problem adressiert: Da die förderungsfähigen Versicherungsangebote auf eine Gesundheitsprüfung und damit auf Risikozuschläge und Leistungsausschlüsse verzichten müssen, können sie auch von älteren Versicherungsnehmern mit Vorerkrankungen gewählt werden. Allerdings resultiert hieraus ein ungünstigeres Beitrags-Leistungs-Verhältnis und ein größeres Prämienerhöhungsrisiko, weil Versicherer wegen möglicher Risikoselektion höhere Sicherheitszuschläge einkalkulieren müssen. Da sich gesunde Versicherungsnehmer mit ungeförderten Pflegetagegeldversicherungen günstiger absichern können, verstärkt sich die Risikoselektion tendenziell. Auch im Hinblick auf weitere Merkmale (fünfjährige Wartezeit, keine Beitragsbefreiung im Leistungsfall) gestalten sich die geförderten Versicherungstarife ungünstiger als ein Teil der ungeförderten. Aus diesen Gründen überrascht es nicht, dass die Verbreitung der geförderten Pflegezusatzversicherungen deutlich hinter den ursprünglichen Zielen zurückbleibt.

15.2.4 Alternative private Formen der Absicherung gegen Pflegerisiken

Alternativ zu Pflegezusatzversicherungen können sich private Haushalte gegen selbst zu tragende finanzielle Belastungen im Pflegefall auch im Rahmen der allgemeinen Altersvorsorge und durch Ersparnis- bzw. Vermögensbildung absichern. Zu berücksichtigen ist hierbei, dass die Belastung durch steigende Eigenanteile in der Pflegeversicherung teilweise durch eine Zunahme der gesetzlichen Renten kompensiert werden kann. So sind im Zeitraum der Jahre 2009 bis 2018 die Eigenanteile in der stationären Pflege im Mittel um jahresdurchschnittlich 3,0 % gestiegen, der durchschnittliche monatliche Zahlbetrag der Altersrenten (Bundesgebiet) in derselben Zeit um 2,3 % p. a. Neben der gesetzlichen Rentenversicherung existiert eine Reihe weiterer Alterssicherungssysteme und -formen, die teilweise alternativen Charakter haben (z. B. Beamtenversorgung, berufsständische Versorgung für Freiberufler) und teilweise ergänzenden (z. B. betriebliche Altersversorgung, private Renten-/Lebensversicherungen). Die Verbreitung dieser ergänzenden Altersvorsorge hat in den letzten Jahren zwar etwas zugenommen, ist jedoch insgesamt begrenzt: Gemäß dem aktuellen Alterssicherungsbericht hatten 48 % der Männer und 72 % der Frauen ab 65 Jahren im Jahr 2015 eine gesetzli-

---

10 Bei den in Deutschland deutlich weniger verbreiteten Pflegekostenversicherungen fällt dieser Nachteil weniger stark ins Gewicht, da hier nur die relative Höhe der Geldleistung vorab festgelegt wird. Allerdings wird diese meist an die gesetzlichen Leistungen geknüpft, unterliegt also keiner eigenständigen Dynamisierung. Hinzu kommt, dass nicht alle Kosten der Pflege erstattungsfähig sind. Dies gilt vor allem für Laienpflege oder Betreuungsdienste, die aber gerade bei den zu Hause versorgten Pflegebedürftigen mit geringeren Pflegegraden dominieren (im Jahr 2017 hatten knapp 42 % aller Pflegebedürftigen einen Pflegegrad von 1 oder 2 und wurden zu Hause versorgt; Statistisches Bundesamt 2018).

che Rente als einzige Alterssicherungsleistung (BMAS 2017). Über eine zusätzliche betriebliche Altersversorgungsleistung verfügten 25 % der Männer und 7 % der Frauen ab 65 Jahren. Immerhin ist deren durchschnittliche Höhe seit dem Jahr 2003 um 2,2 % bzw. 2,4 % p. a. gestiegen. Private Renten (inkl. „Riesterrenten") oder Lebensversicherungsleistungen bezogen im Jahr 2015 lediglich 5 % der Männer und 2 % der Frauen ab 65 Jahren.

Deutlich dynamischer gestaltet sich die Vermögensentwicklung in Deutschland. Das Sach- und Geldvermögen privater Haushalte (Reinvermögen) betrug im Jahr 2018 rd. 13 Bio. EUR; seit dem Jahr 2010 hat dieses Vermögen um jahresdurchschnittlich 4,9 % zugenommen (Statistisches Bundesamt und Deutsche Bundesbank 2019). Das durchschnittliche Nettovermögen der privaten Haushalte lag im Jahr 2017 bei 232.800 € (Deutsche Bundesbank 2019). Aufgrund der sehr ungleichen Vermögensverteilung ist der Medianwert mit 70.800 € deutlich niedriger. Dabei verfügen private Haushalte in höheren Lebensaltern über mehr Vermögen: Für Haushalte mit Referenzpersonen im Alter zwischen 65 und 75 Jahren beträgt der Medianwert 166.800 €. Auch der Anteil von Personen mit Vermögen hat in den letzten Jahren deutlich zugenommen (Lejeune und Gordo 2017). So hat sich der Anteil der 40- bis 85-Jährigen mit Besitz selbstgenutzter Immobilien zwischen 1996 und 2014 von 56,6 % auf 62,5 % erhöht, der Anteil von Personen mit Geld- und Sachvermögen von 76,4 % auf 84,5 % und der Anteil derjenigen, die Geld- und Sachvermögen von mehr als 100.000 € besitzen, von 6,6 % auf 14,5 %.

Andererseits ist die Ungleichheit der Vermögensverteilung nach wie vor stark ausgeprägt: Im Jahr 2017 entfiel mehr als die Hälfte (55 %) des gesamten Nettovermögens auf die oberen 10 % der Nettovermögensverteilung (zum Vergleich: Österreich 56 %, USA 77 % im Jahr 2016) (Deutsche Bundesbank 2019). Während sich für den Zeitraum 1996 bis 2014 eine Zunahme der Ungleichheiten in der Vermögensverteilung feststellen lässt (Lejeune und Gordo 2017), zeigen die Ungleichheitsmaße für den anschließenden Zeitraum 2014 bis 2017 keinen eindeutigen Trend (Deutsche Bundesbank 2019). Es ist davon auszugehen, dass Erbschaften zukünftig die bestehende Ungleichheit der Vermögensverteilung zusätzlich verschärfen (Lejeune und Gordo 2017). Gemäß Steuerstatistik wurde im Jahr 2016 Vermögen in Höhe von knapp 109 Mrd. € in Form von Erbschaften, Vermächtnissen und Schenkungen übertragen; aufgrund von Freibeträgen, Steuerbefreiungen und Verschonungsregelungen liegt die Höhe der Vermögensübertragungen aber vermutlich deutlich über diesem Betrag (Statistisches Bundesamt und WZB 2018).

15.3 Perspektiven der ergänzenden privaten Vorsorge des Pflegerisikos

15.3.1 Finanzierungsoptionen einer zukünftigen Sicherungslücke

Eine stark wachsende Sicherungslücke lässt sich zumindest in den Daten der Sozialhilfe bislang noch nicht erkennen. Trotz hoher und gestiegener Eigenanteile ist die Inanspruchnahme nicht merklich gestiegen: Mit 8,4 % sank der Anteil der Empfänger von Hilfe zur Pflege (HzP) an allen Pflegebedürftigen zum Jahresende 2017 auf den niedrigsten Wert seit Ende der 1990er Jahre. Die Anzahl der HzP-Empfänger hat sich im Jahr 2018 zwar nach mehrjährigem Rückgang wieder erhöht, dies gilt aber auch für die Gesamtzahl der Sozialhilfeempfänger. Der HzP-Anteil an allen Sozialhilfe-Empfängern war mit 10,6 % der niedrigste seit dem Jahr 2005, ebenso der Anteil der Netto-Ausgaben für Hilfe zur Pflege an den gesamten Sozialhilfeausgaben mit 11,2 %. Rentensteigerungen und höhere Vermögen der privaten Haushalte (vgl. ▶ Abschn. 15.2.4) haben hierzu beigetragen. Der Anteil der Bevölkerung im Alter ab 65 Jahre, der von Armut im Sinne einer erheblichen materiellen Deprivation betroffen ist, lag zuletzt (2018) mit 2,4 % unter dem der 18- bis unter 65-jährigen (3,4 %) (Statistisches Bundesamt 2019).

Zukünftig werden aber die alterungsbedingte Zunahme der Zahl Pflegebedürftiger sowie steigende Qualitätsansprüche an die Pflege den finanziellen Druck erhöhen. Auch die zunehmende Rationierung von Pflege, sichtbar an den Wartelisten bei Pflegeheimen und ambulanten Pflegediensten, macht es erforderlich, dass mehr finanzielle Mittel in den Ausbau der (personellen) Infrastruktur fließen, beispielsweise in Form von steigenden Arbeitsentgelten als Maßnahme gegen den Fachkräftemangel. Eine zusätzliche Absicherung gegen die finanziellen Folgen von Pflegebedürftigkeit gilt allgemein als notwendig, um zu verhindern, dass die bereits hohen Eigenanteile weiter ungebremst ansteigen. Über die Form besteht jedoch keine Einigkeit.

Zum einen wird gefordert, die gegenwärtige Pflegeversicherung zu einer Vollversicherung auszubauen, d. h. eine Erhöhung der Leistungen, sodass zumindest die unmittelbar pflegebedingten Kosten entweder vollständig gedeckt werden oder wenigstens die Eigenanteile eine feste Obergrenze erhalten. Zum anderen wird empfohlen, Sicherungslücken stattdessen durch ergänzende kapitalgedeckte Vorsorgeformen zu schließen, weil mit der im Umlageverfahren organisierten SPV die finanziellen Folgen der demographischen Alterung nicht mehr bewältigt werden könnten, ohne jüngere Generationen übermäßig zu belasten („Generationengerechtigkeit").[11] Letzteres kann sowohl auf freiwilliger privater Basis als auch obli-

gatorisch und/oder kollektiv organisiert werden.

Die erstgenannte Option – eine Ausdehnung des Pflichtversicherungssystems – wirft grundlegende, vor allem verteilungspolitische Fragen auf. Ihre Finanzierung durch Beiträge wirkt in der sozialen Pflegeversicherung (SPV) unter Verteilungsgesichtspunkten regressiv, d. h. sie belastet Mitglieder mit geringerer wirtschaftlicher Leistungsfähigkeit relativ stärker. Ursächlich hierfür ist, dass es (im Unterschied etwa zur Einkommensteuer) keine Freibeträge[12], dafür aber eine Beitragsbemessungsgrenze gibt; zudem unterliegen für versicherungspflichtige Mitglieder nur erwerbsbezogene Einkommen der Beitragspflicht, nicht aber Kapital- oder Vermögenseinkommen. Für den Bezug von Sach- und Geldleistungen der Pflegeversicherung gemäß SGB XI spielt es hingegen keine Rolle, ob Pflegebedürftige über (hohe) Einkommen oder Vermögen verfügen.[13]

Die private Ersparnis- und Vermögensbildung kann wegen der relativ hohen Altersabhängigkeit gerade für das Pflegerisiko eine wichtige Finanzierungsoption sein. Leistungen der Pflegeversicherung verringern die Notwendigkeit, im Alter bei Pflegebedürftigkeit vorhandene Ersparnisse und Vermögen zur Finanzierung von Pflegeaufwand einzusetzen. Ersparnisse und Vermögen werden somit geschont, was in letzter Konsequenz den Erben der hiervon begünstigten Pflegebedürftigen zugutekommt.[14] Dass dieser „Erbenschutz" mit

---

11 Der Vorwurf mangelnder Generationengerechtigkeit der umlagefinanzierten Sozialversicherung gründet maßgeblich auf der Lohnbezogenheit der Beiträge, wodurch im demographischen Wandel die Belastung der Erwerbstätigengeneration steigt, weil deren Anteil relativ zur älteren Generation sinkt. Diese Belastung ließe sich prinzipiell aber auch unter Beibehaltung einer Umlagefinanzierung deutlich mindern, insofern die Lohnzentrierung der Beiträge (partiell) aufgegeben würde (z. B. durch eine Umstellung lohnbezogener Arbeitgeberbeiträge auf eine Wertschöpfungsabgabe) (vgl. Huchzermeier und Rürup 2018).

12 Lediglich für die Beitragspflicht von Versorgungsbezügen (v. a. Betriebsrenten) gilt eine Freigrenze. Der kürzlich durch das Betriebsrentenfreibetragsgesetz zusätzlich eingeführte Freibetrag gilt aber explizit nicht für die SPV (vgl. Bundestag Drucksache 19/15438, S. 11).

13 Typischerweise unterliegen Versicherungsansprüche, die aus Sozialversicherungsbeiträgen erworben werden, keiner Bedarfsprüfung; dies grenzt Sozialversicherungs- von staatlichen Fürsorgeleistungen ab.

14 Angebote von Pflegezusatzversicherungen, mit denen die von der obligatorischen Pflegeversicherung gelassene „Pflegelücke" verringert werden soll, nennen explizit den Vermögensschutz auch im Hinblick auf spätere Erben als Versicherungsziel.

einer überproportionalen Belastung geringer Einkommen durch Sozialversicherungsbeiträge einhergeht, ist verteilungspolitisch fragwürdig. Der Ausbau der Pflegeversicherung zu einer Voll(kosten)versicherung oder durch Deckelung der Eigenanteile würde – bleibt sie wie bisher beitragsfinanziert – den Effekt des Erbenschutzes verstärken. Gleichzeitig würden bisherige steuerfinanzierte Sozialhilfezahlungen durch beitragsfinanzierte Pflegeversicherungsleistungen ersetzt, sodass – aufgrund des Lohnbezugs und der Beitragsbemessungsgrenze (s. o.) – auch hierdurch hohe Einkommen weniger stark zur Finanzierung herangezogen würden (vgl. auch Kochskämper et al. 2019).

Gefordert wird daher, den Ausbau der SPV zumindest teilweise aus dem allgemeinen Steueraufkommen zu finanzieren, etwa in Form eines Bundeszuschusses wie in der GKV. Eine Steuerfinanzierung geht jedoch prinzipiell mit Bedarfsprüfungen beim Leistungsbezug oder zumindest einer eigenständigen Prüfung des effizienten Mitteleinsatzes (durch den Bundesrechnungshof) einher. Die nur begrenzt zweckgebundenen Geldleistungen in der ambulanten Pflege sind damit nur schwer vereinbar. Die Umstellung auf das Sachleistungsprinzip läge bei einer Pflegevollversicherung nahe.

Daneben gibt es begründbare Zweifel an der „Demographiefestigkeit" des Umlageverfahrens, das die Finanzierungsgrundlage der SPV bildet. Mit dem seit dem Jahr 2015 im Aufbau befindlichen Pflege-Vorsorgefonds werden zwar jährlich 0,1 Prozentpunkte der beitragspflichtigen Einnahmen der SPV (aktuell ca. 1,4 Mrd. EUR) angelegt, um ab Mitte der 2030er Jahre demographiebedingte Beitragssteigerungen abzumildern. Diese Maßnahme wird aber im Hinblick sowohl auf ihren finanziellen Umfang als auch auf die zeitliche Begrenzung als völlig unzureichend kritisiert, um nachhaltige Stabilisierungswirkungen zu erzielen (Breyer 2016).[15] Angesichts der großen Un-

sicherheiten, die in längerer Frist bezüglich der Entwicklung der (lohnbezogenen) Beitragsgrundlagen, aber auch der Anlagemöglichkeiten für Finanzkapital (Zins- und Vermögenspreisentwicklung) bestehen, liegt es nahe, einen Mix der Finanzierungsarten zu wählen, um systemische Risiken zu streuen. Dies spricht in der aktuellen Situation für einen Ausbau kapitalbasierter Vorsorge. Aber dies muss nicht zwangsläufig privat bzw. freiwillig geschehen.

Private Pflegezusatzversicherungen stellen zwar eine naheliegende Option dar, einen hohen Verbreitungsgrad hat diese Form der kapitalgedeckten Ergänzungsvorsorge bislang aber nicht erreicht (vgl. ▶ Abschn. 15.2). Der Branchenverband empfiehlt daher eine staatliche Förderung durch steuerliche Vergünstigungen oder Zuschüsse (PKV-Verband 2019), andere fordern – analog zur Diskussion über „Riester-Renten" –, die private Pflegezusatzversicherung obligatorisch zu machen (Breyer 2016). Allerdings erscheint es fragwürdig, die bislang verhaltene Nachfrage nach privaten Pflegezusatzversicherungen primär auf eine fehlende Vorsorgebereitschaft in der Bevölkerung zurückzuführen (vgl. ▶ Abschn. 15.2). Als Alternative lässt sich daher auch begründen, in kollektiver Form zusätzlich kapitalbasiert vorzusorgen, beispielsweise durch Ausbau des Pflege-Vorsorgefonds (vgl. Ehrentraut et al. 2019).

15.3.2 Zusätzliche Potenziale ergänzender privater Vorsorge

Angesichts der absehbaren Herausforderungen, die Finanzierung der Langzeitpflege zukünftig zu sichern, sollten aber auch zusätzliche

---

15 Auf die PPV, ebenfalls ein Pflichtsystem, treffen zwar die genannten Probleme nicht in der Form zu, zumal ihre Finanzierung nach dem Kapitaldeckungsverfahren funktioniert. Dass die gegenwärtige durchschnittliche Beitragsbelastung in der PPV geringer ist, gründet aber auch auf Risikoselektion: So ist der Anteil der Leistungsbezieher in der PPV nur etwa halb so hoch wie in der SPV, die Ausgaben je Leistungsbezieher sind (mit Schätzung von Beihilfeanteilen) um rd. 25 % niedriger, während die PPV-Mitglieder im Durchschnitt über deutlich höhere Einnahmen verfügen, die in der SPV der Beitragspflicht unterlägen.

Potenziale ergänzender privater (kapitalbasierter) Vorsorge erschlossen werden. Dabei wäre es aufgrund der bisherigen Erfahrungen sinnvoll, jenseits der „klassischen" Pflegezusatzversicherungen weitere Ansätze in den Blick zu nehmen.

So gibt es erste Ansätze, neben der Altersvorsorge auch das Pflegerisiko betrieblich abzusichern.[16] Betriebliche Gruppenversicherungen können im Vergleich zu individuell abgeschlossenen Pflegezusatzversicherungen günstigere Konditionen für Versicherungsnehmer anbieten (i. d. R. Verzicht auf Gesundheitsprüfung, geringere Beiträge), gleichzeitig ergeben sich aber zusätzliche Gestaltungsfragen (z. B. Übertragbarkeit bei Arbeitgeberwechsel, Fortführung nach Ende der Erwerbstätigkeit).

Ein anderer Ansatz ist die Weiterentwicklung des Leistungsspektrums von Pflegezusatzversicherungen. Ausgangspunkt ist die inhärente Unsicherheit, inwieweit die ex ante vereinbarten monatlichen Geldzahlungen der „klassischen" Pflegezusatzversicherungen die (ex ante individuell unbekannte) finanzielle Lücke bei Pflegebedürftigkeit verringern können. Pflegekostenversicherungen bieten in dieser Hinsicht mehr Sicherheit, i. d. R. beziehen sie sich aber nur auf Pflegeleistungen durch professionelle Dienste und schützen nicht vor steigenden Eigenanteilen in der obligatorischen Pflegeversicherung, da sie ihre Leistungen häufig an deren Leistungen koppeln. Ein aktueller Vorschlag für eine kapitalgedeckte Eigenanteilsversicherung (Kochskämper et al. 2019) sieht zwar eine vollständige Abdeckung von Eigenanteilen vor, setzt aber eine Fixierung des relativen Kostenanteils der obligatorischen Pflegeversicherung voraus und bleibt ebenfalls auf Sachleistungen beschränkt. Außerdem be-

ruhen die Modellkalkulationen auf der Annahme einer Versicherungspflicht.

Eine Weiterentwicklung des Leistungsspektrums ist auch mit Blick auf den Absicherungsbedarf der privaten Haushalte möglich, der über reine Geldleistungen hinausgeht. Hierzu zählt etwa, dass in einem – u. U. plötzlich eintretenden – Pflegefall kurzfristig spezifische Dienstleistungen wie z. B. Pflegeberatung, Zugang zu/Organisation von Pflegeleistungen etc. verfügbar sind. Private Versicherungsunternehmen können solche Leistungen als sog. Assistance-Leistungen anbieten (z. B. Vermittlung eines Pflegeheimplatzes, eines ambulanten Pflegedienstes) und mittlerweile ist „Pflege-Assistance" Bestandteil der Angebote von Pflegezusatzversicherungen bei zahlreichen Versicherungsunternehmen.[17] Haushaltsbefragungen zeigen ein innerhalb weniger Jahre deutlich gesteigertes und mittlerweile hohes Interesse an Pflege-Assistance-Leistungen.[18] Bislang liegen aber nur wenige Erfahrungswerte vor. In den öffentlichen Darstellungen von Pflegezusatzversicherungen liegt der Fokus nach wie vor auf dem Verhältnis von Prämie zu Tages-/Monatsgeld (vgl. Finanztest 02/2020). Assistance-Leistungen könnten angesichts des Nachfragepotenzials zu einem wesentlichen Leistungsbestandteil von Pflegezusatzversicherungen aufgewertet werden und so die ergänzende private Pflegevorsorge fördern.

Schließlich ist gerade für das stark altersabhängige Pflegerisiko die individuelle Ersparnis- und Vermögensbildung eine wesentliche Vorsorgeform, wie sie auch für die allgemeine private Altersvorsorge genutzt wird. Mit Blick auf die zukünftigen gesellschaftlichen Herausforderungen durch Pflegebedürftigkeit erscheint es unumgänglich, Teile der wachsenden privaten Sparguthaben und Vermö-

---

16 Die erste tarifvertragliche Pflegezusatzversicherung in Deutschland wurde kürzlich für die Chemieindustrie von der Industriegewerkschaft (IG BCE) und dem Arbeitgeberverband (BAVC) entwickelt und von einem ersten größeren Unternehmen zum Jahresbeginn 2020 als neue betriebliche Sozialleistung eingeführt.

17 Darüber hinaus wird Pflegeberatung unternehmensübergreifend durch ein vom PKV-Verband gegründetes Unternehmen angeboten (https://www.compass-pflegeberatung.de/).

18 Vgl. https://www.europ-assistance.de/geschaeftskunden/studien/assistance-barometer (Zugegriffen: 22 Januar 2020).

genswerte für Pflegefinanzierung einzusetzen, anstatt diese für Erbschaften zu schützen. Dies erscheint auch deshalb konsequent, weil andererseits Familienangehörige (als potenzielle Erben) zukünftig weniger zum Unterhalt Pflegebedürftiger herangezogen werden sollen (mit Inkrafttreten des Angehörigen-Entlastungsgesetzes zum Jahresbeginn 2020). Die im Vergleich zu den Einkommen deutlich weniger gleiche Verteilung von Geld- und Sachvermögen legt nahe, dass sich dieser Vorsorgeansatz nur auf Teile der Bevölkerung beziehen kann. Würde man aber auf die Nutzung dieser Form privater Vorsorge für die Pflegefinanzierung weitergehend verzichten, würde das solidarische Finanzierungssystem in nicht nachhaltiger Weise überdehnt und leistete überdies einer Zunahme der Vermögensungleichheit Vorschub.

Das subsidiäre Sicherungssystem der Sozialhilfe stellt in sehr konsequenter und effektiver Weise sicher, dass private Vermögen zur Pflegefinanzierung verwendet werden, bevor staatliche Mittel eingesetzt werden. Allerdings wird der Sozialhilfebezug in der politischen Diskussion stigmatisiert und im Zusammenhang mit Pflegebedürftigen als unzumutbar angesehen. Daher soll abschließend kurz auf mögliche alternative Ansätze eingegangen werden, mit denen Entsparen und Vermögensabbau zum Zweck der Pflegefinanzierung in zumutbarer Weise erreicht werden kann.

Eine spezielle Form betrifft die Nutzung von Immobilienvermögen zur Finanzierung individueller Pflegeaufwendungen. In mehreren OECD-Ländern gibt es Erfahrungen mit der Umwandlung von Immobilienbesitz in Geldleistungen für Pflege, teilweise unter den Bezeichnungen Umkehrhypotheken (*reverse mortgage*) oder Immobilienrenten (vgl. Colombo et al. 2011). Hierbei kann es sich sowohl um Angebote von Unternehmen der Finanzindustrie (Kreditinstitute, Versicherungen) als auch um öffentliche Programme (z. B. „Nursing Home Loan" in Irland) handeln. Eine wesentliche Zielgruppe sind Immobilienbesitzer mit geringen bzw. mittleren Einkommen (*asset rich but cash poor*).

- Bei einem Teil der Angebote ist die Monetarisierung des Immobilienwertes an die Beibehaltung des Wohnrechts bis zum Lebensende gekoppelt, bietet also den Schutz davor, sein Haus verkaufen zu müssen, um Pflegeleistungen zu bezahlen. Die damit verbundene Finanzdienstleistung umfasst Vorauszahlungen (Kredit) auf den späteren Erlös aus der Veräußerung der Immobilie. Dieser Veräußerungserlös wird nach dem Tod des Immobilienbesitzers für die (verzinste) Rückzahlung des Kredits verwendet. Wesentliche Risikokomponenten sind das Langlebigkeitsrisiko der Immobilienbesitzer sowie die Wertentwicklung der Immobilie.

- Als Nachteile dieser Form von Pflegefinanzierung gelten vor allem komplizierte und teilweise teure Verträge. In Deutschland hat es bislang nur vereinzelte Angebote gegeben, in der öffentlichen Wahrnehmung überwiegt bislang eine negative (anekdotische) Berichterstattung. Eine wesentliche Ursache hierfür dürfte ein fehlender Regulierungsrahmen für diese neuartigen Angebote sein, z. B. in Form von staatlichen Garantien bei Insolvenz oder Musterverträgen.[19]

- Im Rahmen eines öffentlichen Programms[20] können sich in Irland Pflegebedürftige bei der Zahlung der Kosten für Heimpflege unterstützen lassen, indem die staatliche Gesundheitsbehörde zinslose Darlehen gewährt, die später (auch nach dem Tod des Pflegebedürftigen) durch Veräußerungen von Vermögenswerten (u. a. Immobilieneigentum) zurückgezahlt werden. Schätzungsweise 10 % aller Pflegebedürftigen, die im Rahmen des „Fair Deal Scheme" staatliche Unterstützungsleistungen erhalten, nutzen diese Form der

---

19   So waren in den USA gemäß einer älteren OECD-Studie zwei Drittel der Produkte staatlich abgesichert (Colombo et al. 2011).

20   https://www2.hse.ie/services/fair-deal-scheme/nursing-home-loan.html (Zugegriffen: 23. Januar 2020).

Vermögensverwertung (vgl. Department of Health 2015).

Eine weitere, weniger spezifische Form, privates Geld- und Sachvermögen systematisch zur Pflegefinanzierung heranzuziehen, wäre eine vermögensabhängige Gestaltung von Eigenanteilen in der obligatorischen Pflegeversicherung. Hierbei ließe sich auf der Praxis der Vermögensprüfung im Rahmen der Grundsicherung (inkl. Regelungen zu Schonvermögen und Freibeträgen) aufbauen.[21]

Schließlich könnte ein Bundessteuerzuschuss an die SPV, mit dem eine Deckelung der Eigenanteile als Leistungsausweitung finanziert würde, einen indirekten Ansatz liefern, um privates Vermögen stärker in die Pflegefinanzierung einzubeziehen. Dies wäre z. B. dann der Fall, wenn die Höhe eines solchen Bundeszuschusses einem zusätzlichen Aufkommen der Erbschaftsteuer entspräche.[22]

15.4 Fazit

Pflegebedürftige müssen zunehmende Anteile ihrer Pflegekosten selbst tragen. Die pflegebedingte Inanspruchnahme von Sozialhilfe ist zwar im historischen Vergleich nach wie vor gering, aber die Finanzierungslasten in der Langzeitpflege werden in den nächsten Jahren aller Voraussicht nach stark zunehmen. Eine grundlegende Leistungsausweitung in der Sozialen Pflegeversicherung als Antwort hierauf wäre verteilungspolitisch fragwürdig, würde sie wie

bisher beitragsfinanziert: Geringe Einkommen würden überproportional belastet, private Vermögen und Erbmasse geschützt und damit soziale Ungleichheit tendenziell gefördert.

Auf Basis der bisherigen Erfahrungen ist es aber auch zweifelhaft, dass zukünftig in größerem Ausmaß Eigenvorsorge gegen Pflegerisiken durch private Zusatzversicherungen stattfindet. Sinnvoller als staatliche Subventionen ist es, durch Weiterentwicklung der Versicherungsangebote (betriebliche Pflegezusatzversicherungen, Assistance-Leistungen) die private Eigenvorsorge zu stärken.

Das eigentliche Potenzial ergänzender privater Vorsorge für den Fall der Pflegebedürftigkeit liegt aber in der Ersparnis- und Vermögensbildung im Rahmen der allgemeinen Altersvorsorge. Es kann langfristig nicht darauf verzichtet werden, die wachsenden privaten Sparguthaben und Vermögenswerte auch für die Pflegefinanzierung einzusetzen, anstatt sie durch Ausweitung solidarisch finanzierten Versicherungsschutzes für Erbschaften zu sichern. Hierfür gibt es eine Reihe möglicher Ansätze auch jenseits der Bedarfsprüfung in der Sozialhilfe.

Literatur

Ameriks J et al (2018) The long-term-care insurance puzzle: modeling and measurement. NBER Working Paper 22726

Breyer F (2016) Die Zukunft der Pflegeversicherung in Deutschland: Umlage und Kapitaldeckung. ZVersWiss 105:445–461

Brown JR, Finkelstein A (2011) Insuring long-term care in the United States. J Econ Perspect 25(4):119–142

Bundesministerium für Arbeit und Soziales (BMAS) (2017) Alterssicherung in Deutschland 2015 (ASID 2015). Endbericht, Forschungsbericht 474/Z

Bundesministerium für Gesundheit (2019) Zahlen und Fakten zur Pflegeversicherung

Colombo F et al (2011) Private long-term care insurance: a niche or a „big tent". In: Help wanted? Providing and paying for long-term care. OECD Publishing S 247–261

Department of Health (2015) Review of the nursing homes support scheme, A fair deal. https://assets.gov.ie/14095/f39a443d0a054c78a548d5fad8711df4.pdf. Zugegriffen: 23. Jan. 2020

---

[21] In England setzt die staatliche Unterstützung bei Pflegebedürftigkeit eine Vermögensprüfung voraus: Dort erhalten Personen mit einem bestimmten Vermögen (inkl. Wert eines selbstgenutzten Hauses) keine staatliche Unterstützung für die stationäre Pflege. Für die ambulante Pflege werden Gebühren erhoben, welche die jeweilige Gemeinde für Bedürftige ohne Vermögen übernehmen kann. In den Niederlanden sind die Eigenanteile in der stationären Pflege einkommensabhängig gestaltet (Wissenschaftliche Dienste 2019).

[22] Im Jahr 2018 betrug des Aufkommen der Erbschaftsteuer 6,8 Mrd. EUR (Quelle: Bundesfinanzministerium).

Deutsche Bundesbank (2019) Vermögen und Finanzen privater Haushalte in Deutschland: Ergebnisse der Vermögensbefragung 2017. In: Monatsbericht April 2019, S 13–44

Deutscher Bundestag (1993) Gesetzentwurf der Fraktionen der CDU/CSU und F.D.P. Entwurf eines Gesetzes zur sozialen Absicherung des Risikos der Pflegebedürftigkeit (Pflege-Versicherungsgesetz — PflegeVG). Drucksache 12/5262

Ehrentraut et al (2019) Langzeitpflege im Wandel, Pflegebedarfe, Pflegeberufe, Pflegefinanzierung. Bertelsmann, Gütersloh

Huchzermeier D, Rürup B (2018) Auswirkungen des Ersatzes der lohnbezogenen Arbeitgeberbeiträge zur Sozialversicherung durch eine an der Bruttowertschöpfung orientierte Finanzierungsbeteiligung. Handelsblatt Research Institute, Düsseldorf

Kochskämper S, Arentz C, Moritz M (2019) Zwei-Säulen-Strategie in der Pflegefinanzierung: Einführung einer Eigenanteilsversicherung. IW-Policy Paper 12/19. Institut der deutschen Wirtschaft (Eigenverlag), Köln

Leienbach V, Besche A (2014) 30 Jahre Pflegeversicherung. Gesellschaftspolitische Kommentare 1–3(14):1–10

Lejeune C, Gordo LR (2017) Vermögen und Erbschaften: Sicherung des Lebensstandards und Ungleichheit im Alter. In: Mahne K et al (Hrsg) Altern im Wandel. Springer VS, Wiesbaden, S 111–124

o. V. (2017) Guter Weg für manche Fälle, Pflegezusatzversicherung. Finanztest 11/2017, S 80–89

o. V. (2020) Später gut versorgt, Pflegetagegeldversicherung. Finanztest 02/2020, S 82–88

Verband der Privaten Krankenversicherung (PKV-Verband) (2019) Ein neuer Generationenvertrag für die Pflege, Vorschlag für eine Finanzierungsreform der Pflegeversicherung. https://www.pkv.de/w/files/veranstaltungen/2_pkv-verband_neuer-generationenvertrag-fuer-die-pflege.pdf. Zugegriffen: 21. Jan. 2020

Statistisches Bundesamt (2018) Pflegestatistik, Pflege im Rahmen der Pflegeversicherung. Deutschlandergebnisse 2017

Statistisches Bundesamt, Wissenschaftszentrum Berlin für Sozialforschung (WZB) (2018) Datenreport 2018. Ein Sozialbericht für die Bundesrepublik Deutschland. Statistisches Bundesamt, Wissenschaftszentrum Berlin für Sozialforschung (WZB), Bonn

Statistisches Bundesamt (2019) Anteil der von Armut und sozialer Ausgrenzung bedrohten Menschen in Deutschland stabil. Pressemitteilung Nr. 419 vom 30.10.2019. https://www.destatis.de/DE/Presse/Pressemitteilungen/2019/10/PD19_419_639.html. Zugegriffen: 22. Jan. 2020

Statistisches Bundesamt, Deutsche Bundesbank (2019) Sektorale und gesamtwirtschaftliche Vermögensbilanzen 1999–2018

Wissenschaftliche Dienste Deutscher Bundestag (2019) Sachstand Pflegevollversicherung. Zur Diskussion in Deutschland und zur Situation in einigen ausgewählten Ländern. WD 9-3000-035/19

Daten und Analysen

Inhaltsverzeichnis

Kapitel 16 **Pflegebedürftigkeit in Deutschland** – 239
*Sören Matzk, Chrysanthi Tsiasioti, Susann Behrendt,
Kathrin Jürchott und Antje Schwinger*

Pflegebedürftigkeit in Deutschland

Sören Matzk, Chrysanthi Tsiasioti, Susann Behrendt, Kathrin Jürchott und Antje Schwinger

16.1 Datengrundlage und Methodik – 240

16.2 Pflegeprävalenzen und Versorgungsformen bei Pflegebedürftigkeit – 240
16.2.1 Prävalenz der Pflegebedürftigkeit – 240
16.2.2 Versorgungsformen bei Pflegebedürftigkeit – 244
16.2.3 Ambulante Unterstützungs- und Entlastungsleistungen – 246

16.3 Kennzahlen zur medizinisch-therapeutischen Versorgung von Pflegebedürftigen – 253
16.3.1 Ambulante ärztliche Versorgung – 253
16.3.2 Versorgung mit häuslicher Krankenpflege in der ambulanten Pflege – 256
16.3.3 Stationäre Versorgung – 259
16.3.4 Versorgung mit Arzneimitteln – 264
16.3.5 Versorgung mit Heilmittelleistungen – 270

Literatur – 276

■■ Zusammenfassung

Der Beitrag liefert ein ausführliches Bild zum Stand der Pflegebedürftigkeit und der gesundheitlichen Versorgung der Pflegebedürftigen in Deutschland. Die Analysen basieren auf GKV-standardisierten AOK-Daten. Sie zeigen Prävalenz, Verläufe und Versorgungsformen der Pflege sowie Kennzahlen zur gesundheitlichen Versorgung der Pflegebedürftigen. Im Fokus stehen die Inanspruchnahme von ärztlichen und stationären Leistungen, Polymedikation und Verordnungen von PRISCUS-Wirkstoffen und Psychopharmaka. Die Ergebnisse werden der Versorgung der Nicht-Pflegebedürftigen gleichen Alters gegenübergestellt und differenziert nach Schwere der Pflegebedürftigkeit und Versorgungssetting ausgewiesen.

The article provides empirical insights on the scope and state of long-term care services in Germany. This includes health service provision for persons in need of care. The article lays out key figures regarding the prevalence, pathways and forms of care based on standardised AOK statutory health insurance data. An additional focus lies on the use of out- and inpatient health care services as well as on polypharmacy and prescriptions of PRISCUS medication and psychotropic drugs. Findings are contrasted with data on members of the same age group who are not in need of care and discussed in relation to the severity of the need of care and the care provision setting.

16.1 Datengrundlage und Methodik

Die Analysen basieren auf anonymisierten Abrechnungsdaten der AOK. Für die soziale Pflegeversicherung (SPV) steht dem Wissenschaftlichen Institut der AOK (WIdO) seit 2011 ein bundesweiter Datensatz zur Verfügung. Diese Daten können sowohl jahresübergreifend als auch in Kombination mit weiteren, im WIdO vorliegenden Abrechnungsinformationen der gesetzlichen Krankenver-

sicherung (GKV) analysiert werden. Für die Standardisierung der AOK-Routinedaten wurde die amtliche Statistik über die Versicherten der GKV (KM 6) mit dem Erhebungsstichtag 1. Juli eines Jahres verwendet. Die Darstellung der AOK-Routinedaten erfolgt demnach so, als würden die AOK-Versicherten bezogen auf 5-Jahres-Altersklassen die gleiche Alters- und Geschlechtsstruktur wie die gesamte gesetzlich krankenversicherte Bundesbevölkerung aufweisen. Verzerrungen der Ergebnisse durch Alters- und Geschlechtsunterschiede zwischen AOK- und Bundespopulation sind damit ausgeglichen und die Übertragbarkeit der Informationen ist erhöht. Für andere Einflussgrößen auf die Inanspruchnahme von Pflege- oder Gesundheitsleistungen gilt dies nicht. An einigen Stellen wird auf die amtliche Statistik PG 2 „Leistungsempfänger nach Pflegegraden, Altersgruppen und Geschlecht" des Bundesministeriums für Gesundheit zurückgegriffen. Diese ist Teil der Geschäfts- und Rechnungsergebnisse der SPV und umfasst alle pflegebedürftigen Leistungsempfänger. Als stichtagsbezogene Statistik ist die PG 2 von allen SPV-Trägern zum 30. Juni bzw. 31. Dezember zu erstellen und zu melden. Die statistischen Berechnungen und grafischen Aufbereitungen wurden mit Hilfe der Statistiksoftware R(3.5.3) unter Verwendung folgender Pakete RODBC(1.3-15), maptools(0.9-9) und ggplot2(3.2.1) erstellt.

16.2 Pflegeprävalenzen und Versorgungsformen bei Pflegebedürftigkeit

16.2.1 Prävalenz der Pflegebedürftigkeit

■■ Pflegebedürftige nach Alter und Geschlecht

Gemäß Sozialgesetzbuch XI gelten Personen als pflegebedürftig, wenn sie (dauerhaft) ihre körperlichen, kognitiven oder psychischen Beeinträchtigungen oder gesundheitlich bedingten

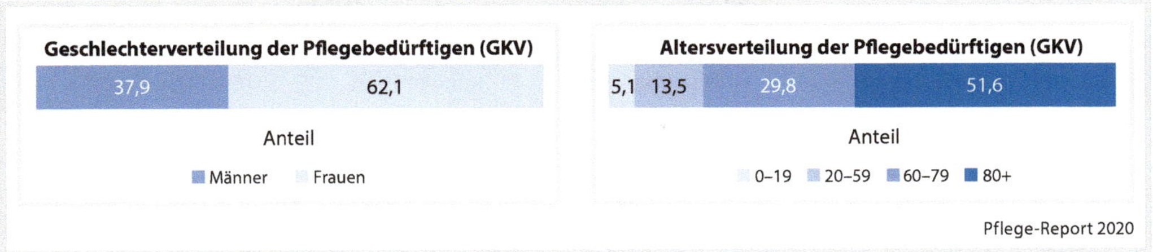

■ **Abb. 16.1** Pflegebedürftige in der GKV nach Alter und Geschlecht, in % (2018) (Quelle: Amtliche Statistik PG 2, Amtliche Statistik KM 6)

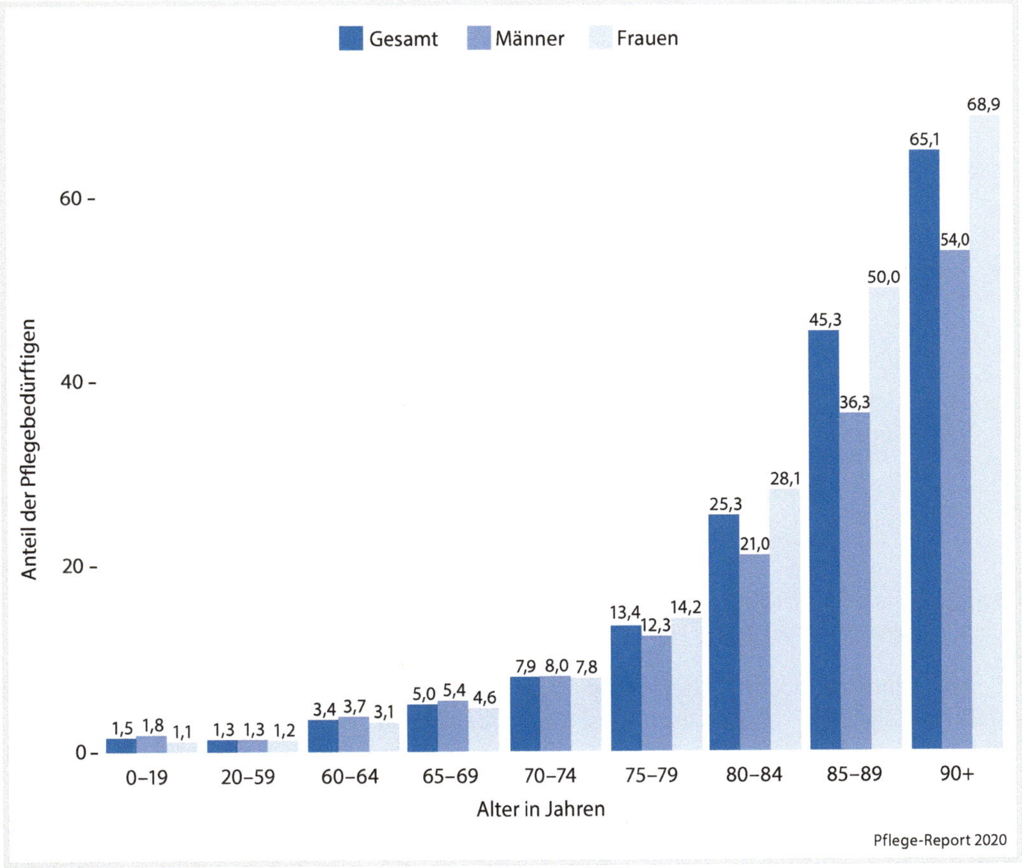

■ **Abb. 16.2** Anteil der Pflegebedürftigen an den gesetzlich Versicherten nach Alter und Geschlecht, in % (2018) (Quelle: Amtliche Statistik PG 2, Amtliche Statistik KM 6)

Belastungen oder Anforderungen nicht selbständig kompensieren oder bewältigen können (§ 14 SGB XI). Mit Ende des Jahres 2018 waren laut amtlicher Statistik der Sozialen Pflegeversicherung 3,7 Mio. Personen in diesem Sinne pflegebedürftig, davon rund zwei Drittel (62,1 %) Frauen (2,3 Mio. Pflegebedürftige). Mehr als die Hälfte der Pflegebedürftigen (51,6 %) sind 80 Jahre und älter (1,9 Mio. Pflegebedürftige). Rund ein Zwanzigstel der Pflegebedürftigen (5,1 %) sind Kinder und Jugendliche (190 Tsd. Personen) (■ Abb. 16.1).

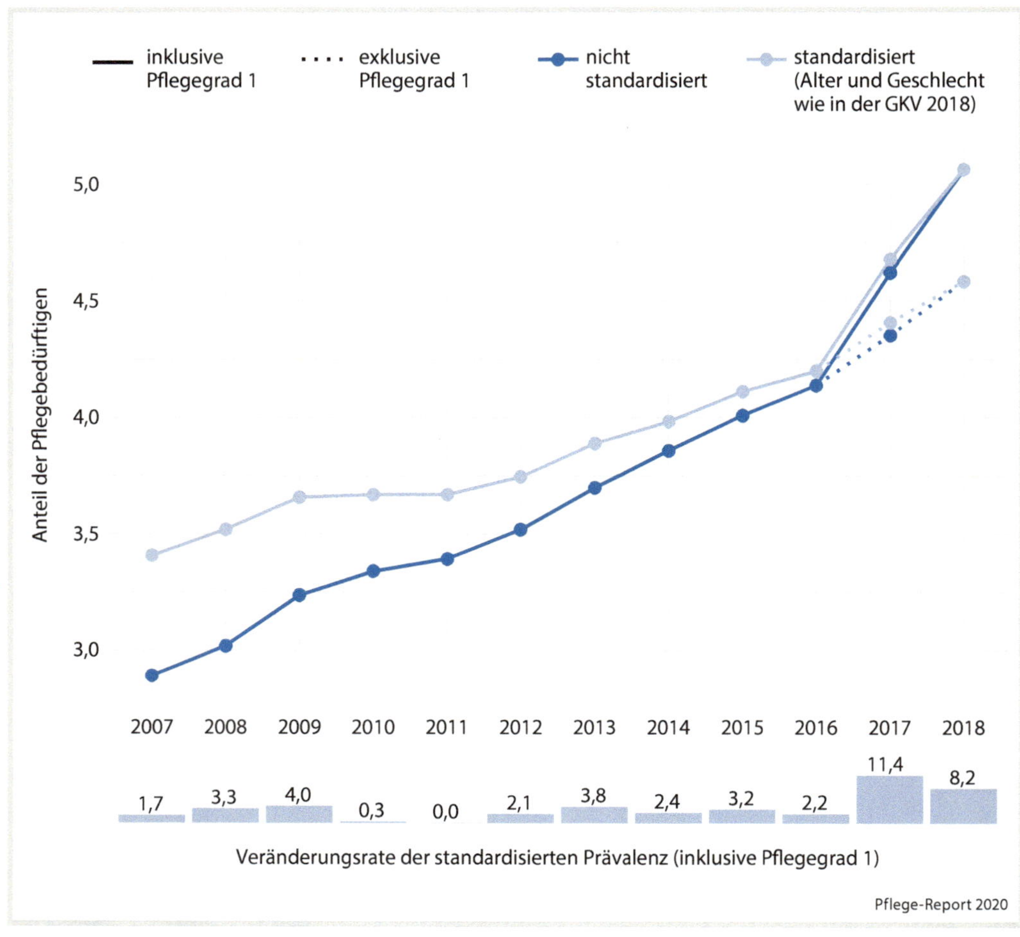

◘ Abb. 16.3 Anteil der Pflegebedürftigen an den gesetzlich Versicherten im Zeitverlauf, in % (2007–2018) (Quelle: Amtliche Statistik PG 2, standardisiert mit der Amtlichen Statistik KM 6)

Mit zunehmendem Alter steigt die Wahrscheinlichkeit, pflegebedürftig zu sein (◘ Abb. 16.2). Sind im Jahr 2018 bei Kindern und Jugendlichen sowie Personen im erwerbsfähigen Alter zwischen 1 und 2 von 100 gesetzlich Krankenversicherten pflegebedürftig, betrifft dies bei den 75- bis 79-Jährigen bereits jeden Siebten (13,4 %). In den höchsten Alterssegmenten vervierfacht sich diese Prävalenzrate auf 45 % bei den 85- bis 89-Jährigen. Bei den über 90-Jährigen sind zwei Drittel der Personen (65,1 %) pflegebedürftig.

Mit steigendem Alter unterscheidet sich zudem deutlich die Pflegeprävalenz zwischen Männern und Frauen (◘ Abb. 16.2): Während rund ein Drittel der 85- bis 90-jährigen Männer (36,3 %) von Pflegebedürftigkeit betroffen sind, betrifft dies die Hälfte aller Frauen (50,0 %) im gleichen Alterssegment. Bei den über 90-jährigen Männern ist schließlich jeder Zweite (54,0 %) pflegebedürftig, bei den gleichaltrigen Frauen hingegen sind es rund zwei Drittel (68,9 %). Innerhalb der unter 75-jährigen GKV-Population unterscheidet sich die Pflegeprävalenz zwischen den Geschlechtern je nach betrachteter Altersgruppe um maximal 0,8 Prozentpunkte.

▪▪ Pflegebedürftigkeit im Zeitverlauf

Die Zahl der Pflegebedürftigen ist innerhalb der letzten elf Jahre deutlich gestiegen: Im Jahr 2018 waren im Durchschnitt 5 % der gesetz-

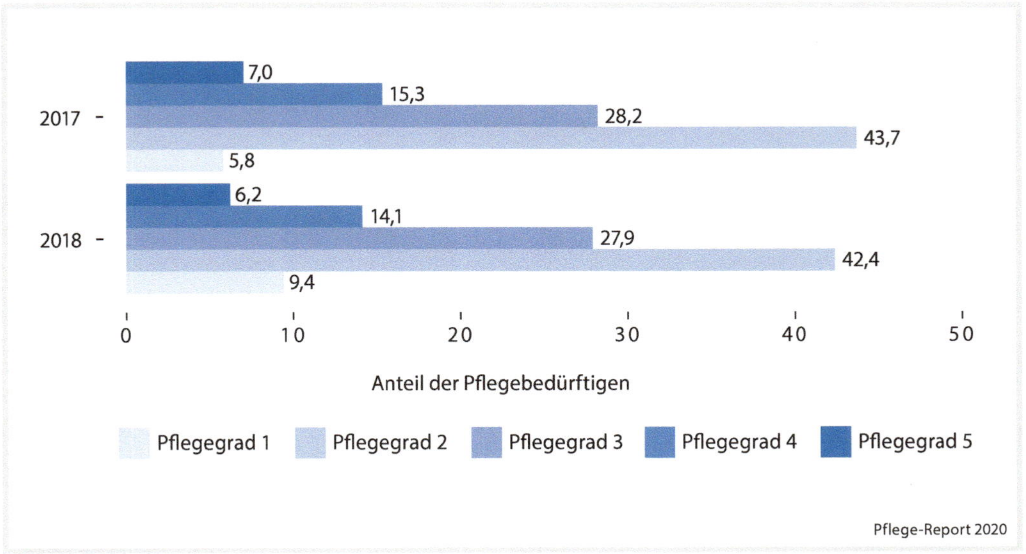

Abb. 16.4 Anteil der Pflegebedürftigen nach Schwere der Pflegebedürftigkeit 2018 im Vergleich zum Vorjahr, in % (Quelle: Amtliche Statistik PG 2)

lich versicherten Bundesbürger pflegebedürftig. Elf Jahre zuvor (2007) betraf dies noch 3 %, was einem Anstieg um 75 % entspricht. Bereinigt man die Werte um die fortschreitende Alterung der Gesellschaft und legt für alle Jahre die Alters- und Geschlechtsstruktur der GKV-Versicherten des Jahres 2018 zugrunde, dann fällt der Anteil deutlich schwächer aus (Abb. 16.3): Bereits 2007 waren demgemäß 3 % der gesetzlich Versicherten pflegebedürftig, der Anstieg bis zum 2018er Wert beträgt dann noch 50 %. Folglich lässt sich die beobachtete Zunahme der Pflegeprävalenz zwischen 2007 und 2018 nur zu einem Teil auf die Entwicklung der Alters- und Geschlechtsstruktur der Bevölkerung zurückführen. Die deutliche Zunahme der Pflegeprävalenz von 2016 auf 2017 ist mit der Einführung des neuen Pflegebedürftigkeitsbegriffs im Januar 2017 verbunden. Mit der Reform war u. a. die Erwartung verbunden, dass sich der Zugang zu Leistungen der Pflegeversicherung weiter verbessert. Abb. 16.3 zeigt für das Jahr 2018 eine Zunahme der Pflegeprävalenz um 20,6 % im Vergleich zum Jahr 2016. Deutlich wird durch Abb. 16.3 aber

auch, dass der Zuwachs an Pflegebedürftigen im Pflegegrad 1 den Anstieg überwiegend begründet (11,5 %).

■ ■ **Schwere der Pflegebedürftigkeit**
Seit Einführung des neuen Pflegebedürftigkeitsbegriffs im Januar 2017 unterteilt sich die Schwere der Pflegebedürftigkeit definitorisch in fünf Pflegegrade (zuvor drei Pflegestufen). Knapp die Hälfte der Pflegebedürftigen (42,4 %) wiesen im Jahr 2018 laut amtlicher Statistik PG 2 „erhebliche Beeinträchtigungen" (Pflegegrad 2) auf (Abb. 16.4). Im Schnitt ein Viertel der Pflegebedürftigen ist darüber hinaus von „schweren Beeinträchtigungen" (Pflegegrad 3; 27,9 %) bzw. von „schwersten Beeinträchtigungen" (Pflegegrad 4 und 5; 20,3 %) betroffen. Diese Verteilung der Schwere hat sich im Vergleich zum Vorjahr 2017 nur geringfügig verändert (Abb. 16.4). Lediglich bei Pflegegrad 1 zeigt sich ein Anstieg: Von geringen Beeinträchtigungen der Selbstständigkeit oder Fähigkeiten waren im Jahr 2018 rund 9 % betroffen, ein Jahr zuvor belief sich dieser Wert noch auf 6 %.

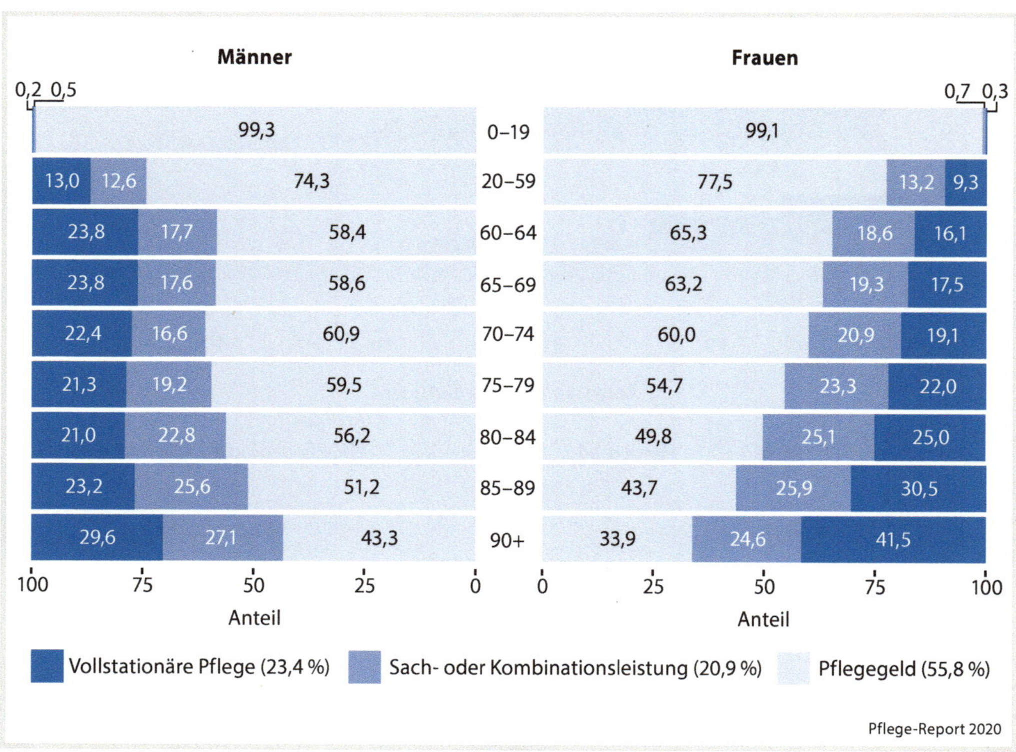

Abb. 16.5 Anteil der Pflegebedürftigen nach Versorgungsform, innerhalb der Alters- und Geschlechtsgruppen, im Durchschnitt der Monate, in % (2018) (ohne Pflegebedürftige, die Pflege in vollstationären Einrichtungen der Hilfe für behinderte Menschen nach § 43a SGB XI erhalten) (Quelle: AOK-Daten, standardisiert auf die gesetzlich Versicherten (Amtliche Statistik KM 6 2018))

16.2.2 Versorgungsformen bei Pflegebedürftigkeit

Versorgungsformen nach Alter und Geschlecht

Die folgenden Analysen vergleichen ambulant und vollstationär versorgte Pflegebedürftige (§ 43 SGB XI). Die Betrachtung der ambulant Gepflegten unterscheidet zwischen Empfängern reiner Geldleistungen (d. h. Personen mit Pflegegeldbezug (§ 37 SGB XI) ohne jegliche weitere Unterstützung durch einen ambulanten Pflegedienst (im Sinne des § 36 SGB XI) und solchen mit Sachleistungs- (§ 36 SGB XI) bzw. Kombinationsleistungsbezug (§ 38 SGB XI)). Im Jahr 2018 wurden rund drei von vier Pflegebedürftigen (76,7 %) in ihrer häuslichen Umgebung betreut: Die Hälfte aller Pflegebedürftigen (55,8 %) bezog ausschließlich Pflegegeld. Ein Fünftel (20,9 %) entschied sich entweder für eine Kombination aus Geld- und Sachleistung oder für den alleinigen Bezug von Sachleistungen. Nur knapp jeder vierte Pflegebedürftige (23,4 %) wurde in einem stationären Pflegeheim versorgt (**Abb. 16.5**).

Die Unterschiede zwischen den Versorgungsformen sind weniger geschlechts- als vielmehr altersabhängig: Leisten bei pflegebedürftigen Kindern und Jugendlichen nahezu immer die Angehörigen die Versorgung (Pflegegeld), trifft dies bei Personen im Alter von 20 bis 59 Jahren auf rund 74 % der Männer und 78 % der Frauen zu. Auch Pflegebedürftige zwischen 60 und 74 Jahren sind noch überwiegend reine Geldleistungsbezieher, ab 75 Jahren bei den Frauen und ab 80 Jahren bei den Männern sinkt dieser Wert deutlich. Komplementär steigt der Anteil von Pflegebedürftigen in vollstationären Pflegeeinrichtungen. Während

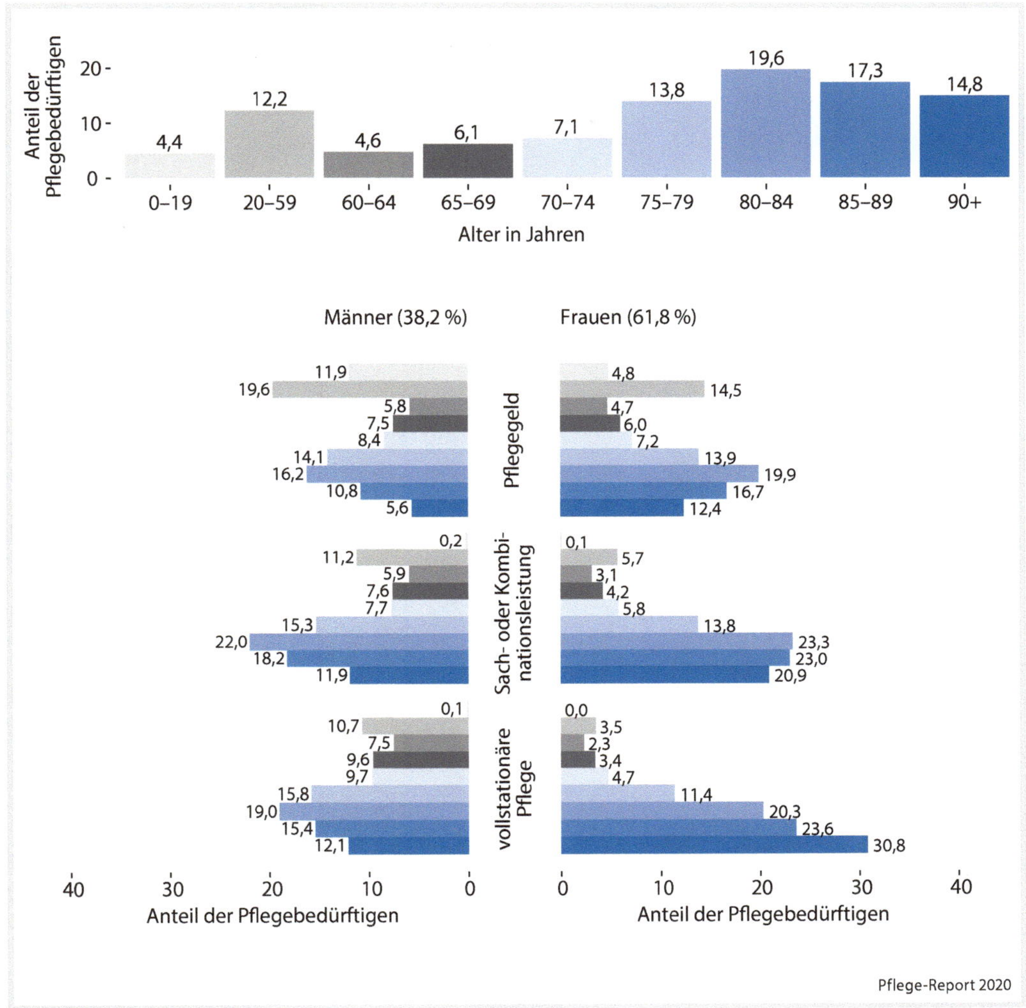

■ **Abb. 16.6** Anteil der Pflegebedürftigen nach Alter, innerhalb der Versorgungsform und Geschlechtsgruppe im Durchschnitt der Monate, in % (2018) (ohne Pflegebedürftige, die Pflege in vollstationären Einrichtungen der Hilfe für behinderte Menschen nach § 43a SGB XI erhalten) (Quelle: AOK-Daten, standardisiert auf die gesetzlich Versicherten (Amtliche Statistik KM 6 2018))

in jüngeren Jahren Männer wesentlich häufiger als Frauen vollstationär versorgt werden, kehrt sich dieses Verhältnis ab einem Alter von 75 Jahren um (■ Abb. 16.5).

Innerhalb der einzelnen Versorgungsformen variiert die Altersverteilung bei geschlechtsspezifischer Betrachtung ebenso (■ Abb. 16.6): Drei Viertel (74,7 %) der vollstationär gepflegten Frauen sind mindestens 80 Jahre alt, die Männer sind mit einem entsprechenden Anteil von 47 % hingegen im Durchschnitt deutlich jünger. Ein ähnliches Bild zeigt sich bei den ambulant gepflegten Empfängern von Pflegegeld sowie von Sach- oder Kombinationsleistungen. Der Anteil an Pflegebedürftigen in den obersten Altersdekaden ist in allen Versorgungsformen bei den Frauen deutlich höher als bei den Männern.

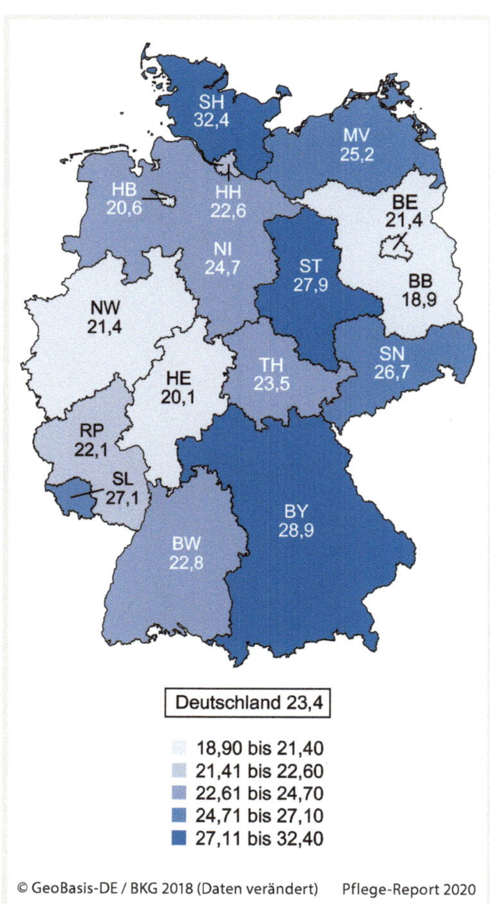

◘ Abb. 16.7 Anteil der Pflegebedürftigen in vollstationärer Pflege nach Bundesland im Durchschnitt der Monate, in % (2018) (ohne Pflegebedürftige, die Pflege in vollstationären Einrichtungen der Hilfe für behinderte Menschen nach § 43a SGB XI erhalten) (Quelle: AOK-Daten, standardisiert auf die gesetzlich Versicherten (Amtliche Statistik KM 6 2018))

▪▪ Versorgungsform stationär nach Bundesland

Der Anteil der vollstationär versorgten Pflegebedürftigen, der sich 2018 im Bundesdurchschnitt auf 23 % beläuft, variiert regional erheblich. ◘ Abb. 16.7 zeigt die Pflegeheimquoten je Bundesland bereinigt um länderspezifische Alters- und Geschlechtsunterschiede. Bundesländer, die trotz Alters- und Geschlechtsbereinigung deutlich überdurchschnittliche Quoten aufweisen, sind Schleswig-

Holstein (32,4 %), Bayern (28,9 %) sowie Sachsen-Anhalt (27,9 %). Die niedrigsten Anteile von Personen in vollstationärer Pflege finden sich in Brandenburg (18,9 %), Hessen (20,1 %) und Bremen (20,6 %).

▪▪ Schwere der Pflegebedürftigkeit nach Versorgungsformen

Die Schwere der Pflegebedürftigkeit ist zwischen den Versorgungsformen unterschiedlich verteilt. Während im Jahr 2018 56 % der reinen Pflegegeldbezieher Pflegegrad 2 aufwiesen, waren dies in der vollstationären Pflege nur 19 %. Gleichsam ist hier knapp jeder Zweite (48,1 %) von schwersten Beeinträchtigungen (Pflegegrad 4 und 5) betroffen, von den Geldleistungsempfängern lediglich 15 % (◘ Abb. 16.8a). In umgekehrter Aufschlüsselung – wie verteilen sich die Personen eines Pflegegrads auf die Versorgungsformen – zeigt sich: Zwei Drittel der Menschen mit Pflegegrad 2 (69,2 %) beziehen demnach ausschließlich Geldleistungen, nur jeder Zehnte (9,6 %) wird vollstationär versorgt. Mit Zunahme des Pflegegrades steigt der Anteil der Personen im Pflegeheim deutlich – schwerstpflegebedürftige Personen mit Pflegegrad 4 und 5 nehmen fünfmal häufiger die vollstationäre Versorgung in Anspruch als Personen mit Pflegegrad 2 (◘ Abb. 16.8b).

16.2.3 Ambulante Unterstützungs- und Entlastungsleistungen

Ambulant versorgte Pflegebedürftige haben die Möglichkeit, zusätzlich zum Pflegegeld bzw. parallel zur ergänzenden Versorgung durch einen Pflegedienst weitere Unterstützungsleistungen für Pflegebedürftige zu beziehen. Geld- und Sachleistungen können mit einer Tages- und Nachtpflege (§ 41 SGBXI) ergänzt werden. Der Pflegebedürftige kann hierdurch für Zeiten im Tagesablauf in einer entsprechenden teilstationären Einrichtung betreut und gepflegt werden. Neben den Leistungen zur

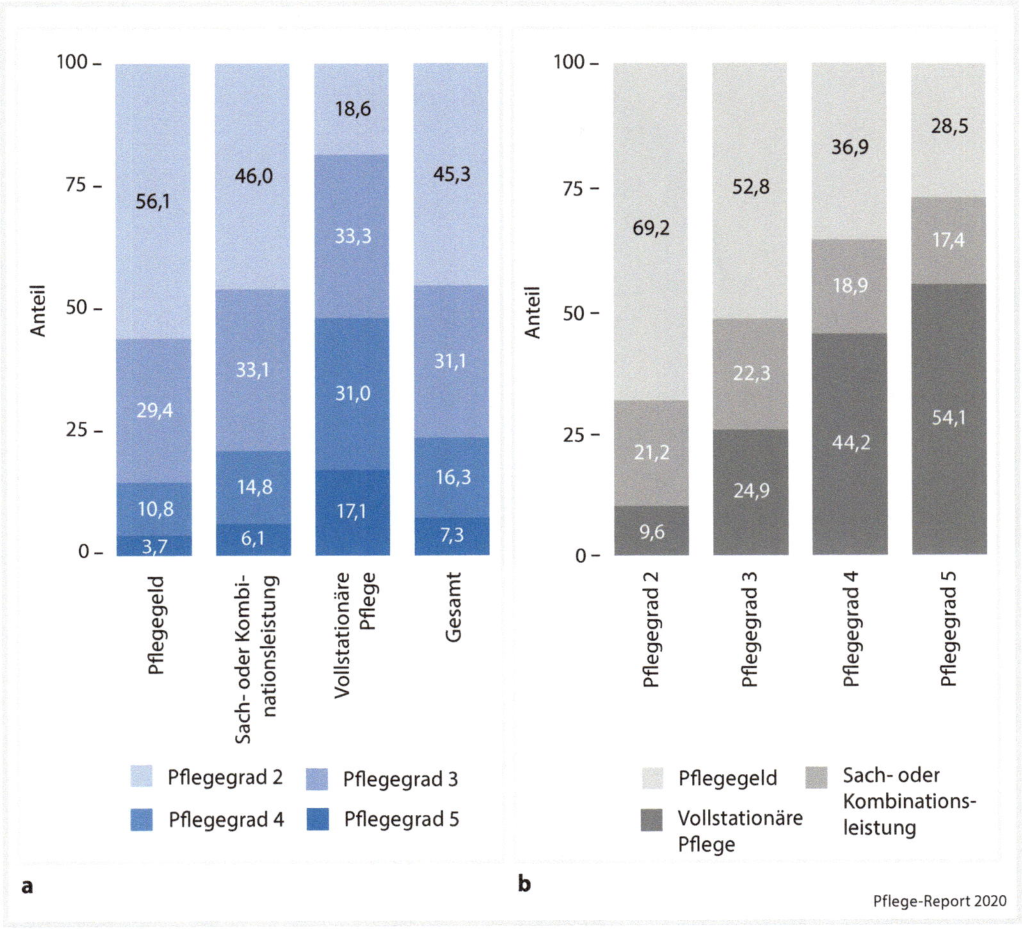

◻ Abb. 16.8 Anteil der Pflegebedürftigen differenziert nach Pflegegrad je Versorgungsform **(a)** sowie differenziert nach Versorgungsform je Pflegegrad **(b)**, im Durchschnitt der Monate, in % (2018) (ohne Pflegebedürftige mit Pflegegrad 1 sowie ohne Pflegebedürftige, die Pflege in vollstationären Einrichtungen der Hilfe für behinderte Menschen nach § 43a SGB XI erhalten) (Quelle: AOK-Daten, standardisiert auf die gesetzlich Versicherten (Amtliche Statistik KM 6 2018))

Abdeckung des täglichen Hilfebedarfs gibt es für ambulant versorgte Pflegebedürftige Angebote der Verhinderungs- (§ 39 SGB XI) und Kurzzeitpflege (§ 42 SGB XI), um die Hauptpflegeperson für einige Wochen im Jahr zu entlasten. Kurzzeitpflege kann darüber hinaus nach einem Krankenhausaufenthalt genutzt werden, um den Übergang in die weitere Pflege abzusichern, oder als Ersatzpflege in Krisensituation, in denen eine häusliche Pflege nicht möglich oder nicht ausreichend ist, zum Einsatz kommen. Pflegebedürftige in häuslicher

Pflege haben ferner Anspruch auf einen Entlastungsbetrag (§ 45b SGB XI) in Höhe von bis zu 125 € pro Monat zur Erstattung von Aufwendungen im Rahmen der Inanspruchnahme von Tages- oder Nachtpflege, Kurzzeitpflege, Leistungen der ambulanten Pflegedienste im Sinne des § 36 SGB XI und Leistungen der nach Landesrecht anerkannten Angebote zur Unterstützung im Alltag im Sinne des § 45a SGB XI. Pflegebedürftige, die in ambulant betreuten Wohngruppen mit mindestens zwei weiteren Pflegebedürftigen (im Sinne

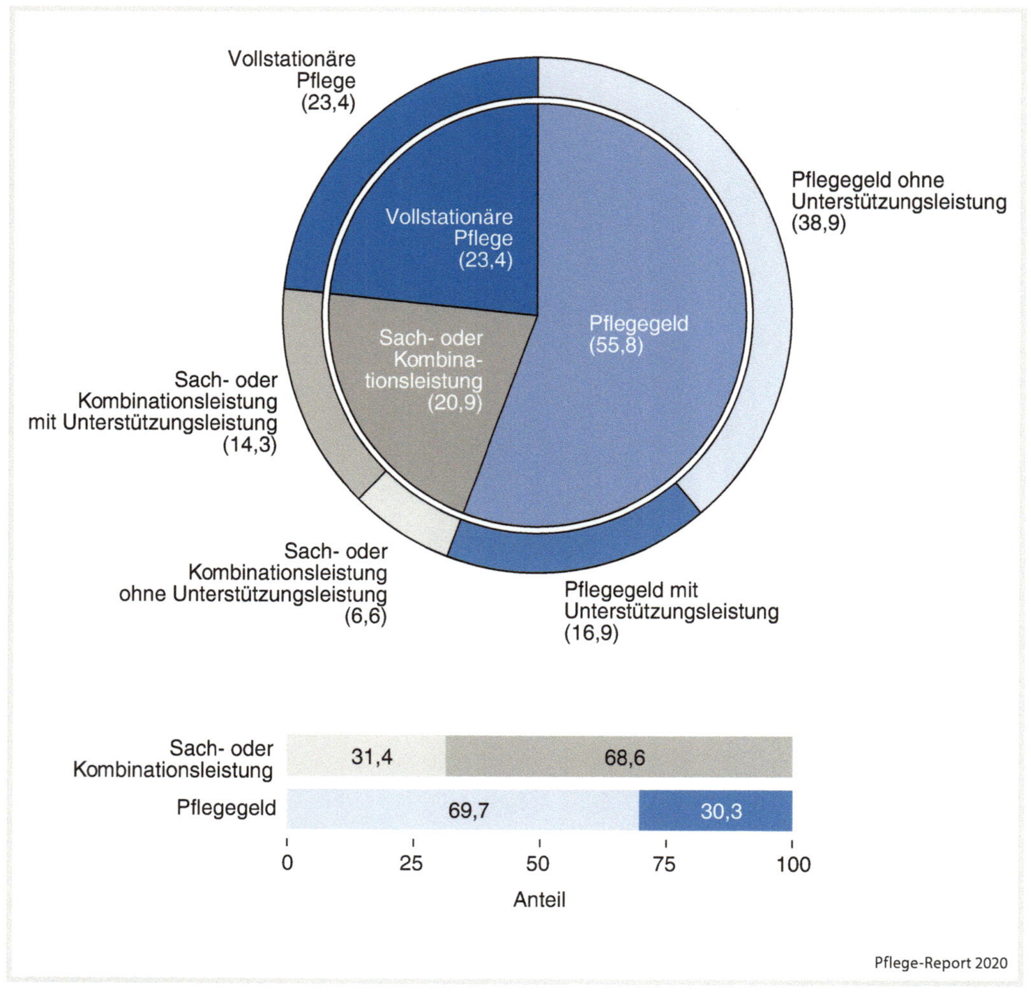

Abb. 16.9 Anteil der Pflegebedürftigen nach Versorgungsart mit und ohne zusätzliche Unterstützungs- und Entlastungsleistung, im Durchschnitt der Monate, in % (2018) (ohne Pflegebedürftige, die Pflege in vollstationären Einrichtungen der Hilfe für behinderte Menschen nach § 43a SGB XI erhalten) (Quelle: AOK-Daten, standardisiert auf die gesetzlich Versicherten (Amtliche Statistik KM 6 2018))

der §§ 14, 15) leben, können zudem unter bestimmten Voraussetzungen (u. a. im Hinblick auf die Größe der Wohngruppe) zum Zweck der gemeinschaftlich organisierten pflegerischen Versorgung einen pauschalen monatlichen Zuschlag (§ 38a SGB XI) beziehen.

▪▪ Übersicht zur Inanspruchnahme

Abb. 16.9 zeigt die Inanspruchnahme von ambulanten Unterstützungsleistungen. Besonders auffällig ist dabei die geringe Inanspruchnahme von Unterstützungsleistungen durch Pflegegeldbezieher: 70 % von ihnen nutzen keine einzige weitere ambulante Unterstützungs- und Entlastungsleistung (38,9 % aller Pflegebedürftigen). Ganz anders bei den Pflegehaushalten mit Einbindung eines ambulanten Pflegedienstes (Sach- oder Kombinationsleistung): Zwei Drittel (68,6 %) beziehen hier ergänzende unterstützende Leistungen. Gemessen an allen Pflegebedürftigen sind dies 14 %. Ein Viertel der Pflegebedürftigen befindet sich in vollstationärer Pflege.

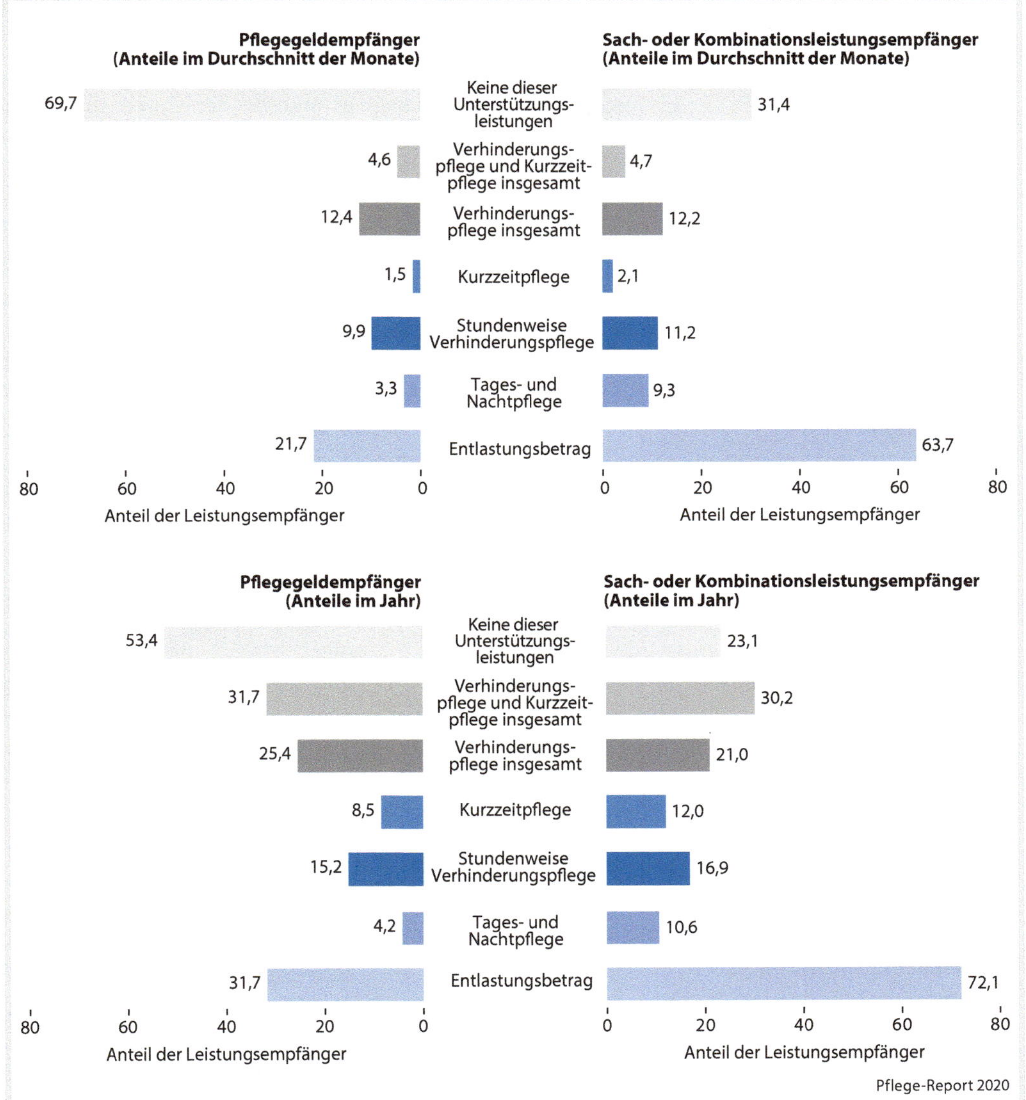

Abb. 16.10 Anteil der Empfänger von Pflegegeld bzw. von Sach- oder Kombinationsleistungen nach Unterstützungs- und Entlastungsleistungen, im Durchschnitt der Monate und im Jahr, in % (2018) (ohne Pflegebedürftige, die Pflege in vollstationären Einrichtungen der Hilfe für behinderte Menschen nach § 43a SGB XI erhalten) (Quelle: AOK-Daten, standardisiert auf die gesetzlich Versicherten (Amtliche Statistik KM 6 2018))

Abb. 16.10 stellt die Inanspruchnahme von ambulanten Unterstützungs- und Entlastungsleistungen durch ambulant versorgte Pflegebedürftige in der eigenen Häuslichkeit (mindestens in einem Monat) für das Jahr 2018 dar. Sie differenziert dabei zwischen der zeitpunktbezogenen (Durchschnitt der Monate) und der zeitraumbezogenen Betrachtung (Jahresdurchschnitt[1]). Die Jahresbetrachtung ermöglicht insbesondere eine genauere Darstellung der Inanspruchnahmeraten für die Nut-

---

[1] Die Jahresbetrachtung erfasst alle Pflegebedürftigen, die mindestens einmal im Gesamtzeitraum 2018 die entsprechende Unterstützung bezogen haben; jedoch nur, wenn sie im zugrunde liegenden Monat auch Pflegegeld- bzw. Sach- oder Kombi-

zer von Kurzzeit- und Verhinderungspflege, da diese Leistungen nicht durchgehend über das ganze Jahr in Anspruch genommen werden, sodass eine Darstellung im Durchschnitt der Monate diesen Anteil unterschätzen würde. Folglich ergibt die Jahresanalyse durchgängig höhere Inanspruchnahmeraten bei den in ◘ Abb. 16.10 gelisteten Leistungen als die Berechnung des jeweiligen Monatsdurchschnitts. Darüber hinaus fällt die häufige Nutzung der Verhinderungspflege, der Kurzzeitpflege sowie des Entlastungsbetrags auf. Unabhängig von der Bezugsgruppe und vom Betrachtungszeitraum dominieren diese Leistungsarten die Inanspruchnahme der ambulant Pflegebedürftigen: Im Jahresverlauf 2018 nutzte fast jeder Dritte von ihnen mindestens einmal eine Leistung aus der genannten Gruppe „Verhinderungspflege und Kurzzeitpflege" (31,7 % der Empfänger von Pflegegeld und 30,2 % jener von Sach- oder Kombinationsleistungen). Im Bereich der Verhinderungspflege kommt der stundenweisen Unterstützung die höchste Bedeutung zu (15,2 % bzw. 16,9 %). Kurzzeitpflege erhielt jeder Zehnte (8,5 % bzw. 12,0 %) mindestens einmal im Laufe des Jahres 2018.

▪▪ Inanspruchnahme auf Kreisebene

◘ Abb. 16.11 visualisiert die Inanspruchnahme der Tages- und Nachtpflege, Kurzzeitpflege und Verhinderungspflege im Jahr noch einmal kartographisch. Bei der teilstationären Pflege fallen in den Kreisen im Norden und Osten überproportionale Raten auf, während für die Verhinderungspflege andersherum eher in Westdeutschland – ausgenommen Bayern – höhere Inanspruchnahmeraten zu sehen sind. Bei der Kurzzeitpflege ist zu beobachten, dass die Raten in den Kreisen in Ostdeutschland weitaus niedriger ausfallen als im Rest der Republik.

▪▪ Unterstützungs- bzw. Entlastungsleistungen nach Schwere der Pflegebedürftigkeit

Die Inanspruchnahme der durch die Soziale Pflegeversicherung finanzierten Unterstützungsleistungen nimmt mit der Schwere der Pflegebedürftigkeit zu (◘ Abb. 16.12). Knapp jeder dritte Sach- oder Kombinationsleistungsbezieher mit Pflegegrad 5 (29,7 %) bzw. nahezu jeder zweite Geldleistungsbezieher (42,6 %) mit diesem Pflegegrad nutzt die Verhinderungspflege, im Pflegegrad 2 waren dies lediglich 15 % bzw. 19 %. Diese Verteilung über die Pflegegrade ergibt sich für alle hier unterschiedenen Unterstützungsarten. Jeder fünfte Pflegegeldempfänger und rund jeder sechste Empfänger von Sach- oder Kombinationsleistungen mit schwersten Beeinträchtigungen (Pflegegrad 5: 19,1 % und 15,9 %) nimmt Kurzzeitpflege in Anspruch.

Die umgekehrte Betrachtung in ◘ Abb. 16.13 zeigt, wie schwer pflegebedürftig die Bezieher der jeweiligen Unterstützungsleistung sind: Rund zwei Drittel der Pflegebedürftigen haben im Schnitt über alle Leistungen einen eher leichteren Pflegegrad 2 oder 3. Mit Blick auf die Nutzung des Entlastungsbetrags sind es sogar drei Viertel (76,9 %) der Empfänger von Pflegegeldleistungen und rund drei Viertel (72,9 %) bei jenen mit Sach- oder Kombinationsleistungen. Der Anteil der Pflegebedürftigen mit schwersten Beeinträchtigungen der Selbstständigkeit oder der Fähigkeiten (Pflegegrad 4 und 5) bei den hier zugrunde gelegten Unterstützungsleistungen fällt wesentlich geringer aus. Je nach betrachteter Leistung ist ihr Anteil dennoch hoch: So ist mehr als jeder Zweite (57,0 %) mit Sach- oder Kombinationsleistungen, der in einer ambulanten Wohngruppe lebt, von schwersten Beeinträchtigungen dieser Art betroffen. Rund ein Drittel der Pflegebedürftigen mit Tages- und Nachtpflege und mit Kurzzeitpflege sind Personen mit Pflegegrad 4 oder 5 – unabhängig davon, ob sie Pflegegeld bzw. Sach- und Kombinationsleistungen beziehen.

---

nationsleistungsempfänger waren. Somit wird ein Pflegebedürftiger, der bezogen auf das Jahr in einem Monat Pflegegeld, in anderen Monaten aber Sach- oder Kombinationsleistungen bezog, in beiden Gruppen mitgeführt.

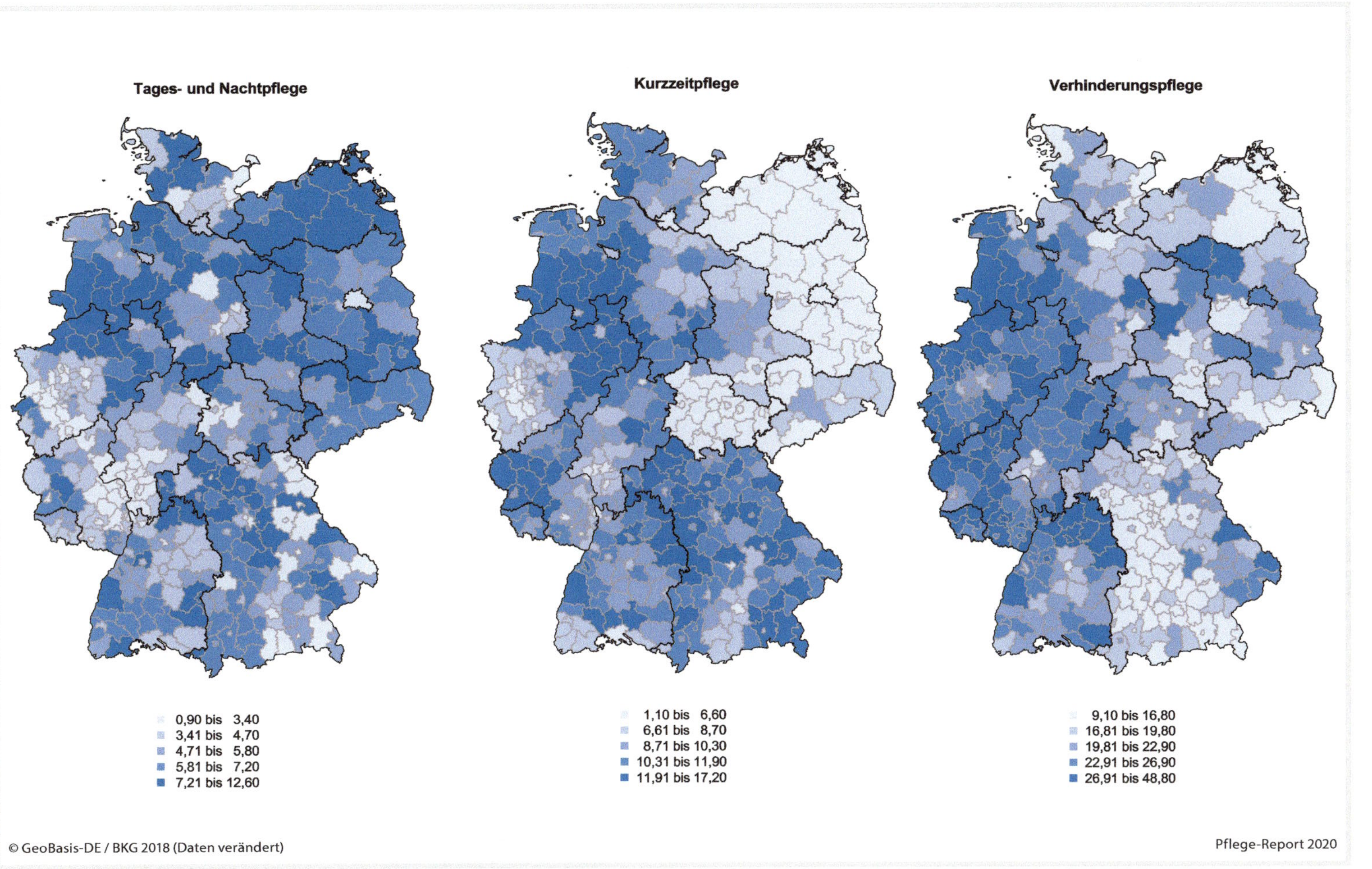

Abb. 16.11 Anteil der Pflegebedürftigen mit Tages- und Nachtpflege, Kurzzeit- oder Verhinderungspflege nach Geld- sowie Sach- oder Kombinationsleistungsempfänger und Kreisen, im Jahr, in % (2018) (ohne Pflegebedürftige, die Pflege in vollstationären Einrichtungen der Hilfe für behinderte Menschen nach § 43a SGB XI erhalten) (Quelle: AOK-Daten, standardisiert auf die gesetzlich Versicherten (Amtliche Statistik KM 6 2018))

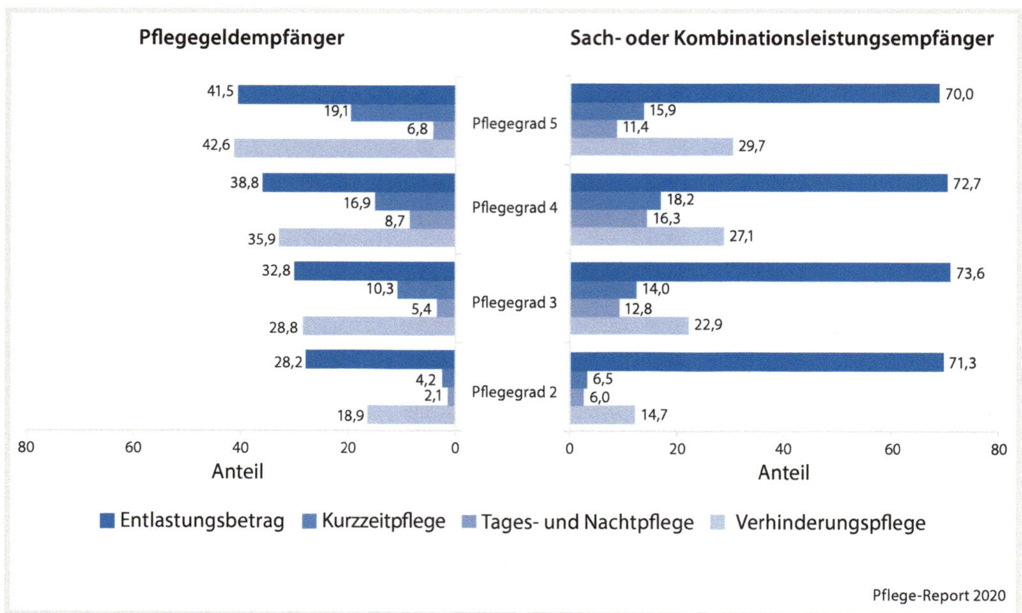

Abb. 16.12 Anteil der Empfänger von Pflegegeld- bzw. Sach- oder Kombinationsleistungen nach Unterstützungs- und Entlastungsleistungen und Pflegegraden im Jahr, in % (2018) (ohne Pflegebedürftige mit Pflegegrad 1 sowie ohne Pflegebedürftige, die Pflege in vollstationären Einrichtungen der Hilfe für behinderte Menschen nach § 43a SGB XI erhalten) (Quelle: AOK-Daten, standardisiert auf die gesetzlich Versicherten (Amtliche Statistik KM 6 2018))

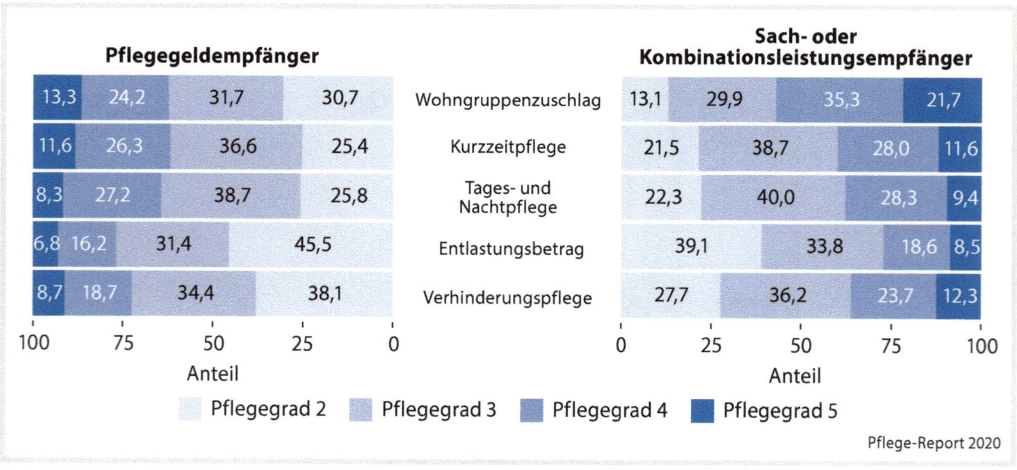

Abb. 16.13 Anteil der Empfänger von Pflegegeld- bzw. Sach- oder Kombinationsleistungen innerhalb der Unterstützungs- und Entlastungsleistungen nach Pflegegrad, im Durchschnitt der Monate, in % (2018) (ohne Pflegebedürftige mit Pflegegrad 1 sowie ohne Pflegebedürftige, die Pflege in vollstationären Einrichtungen der Hilfe für behinderte Menschen nach § 43a SGB XI erhalten) (Quelle: AOK-Daten, standardisiert auf die gesetzlich Versicherten (Amtliche Statistik KM 6 2018))

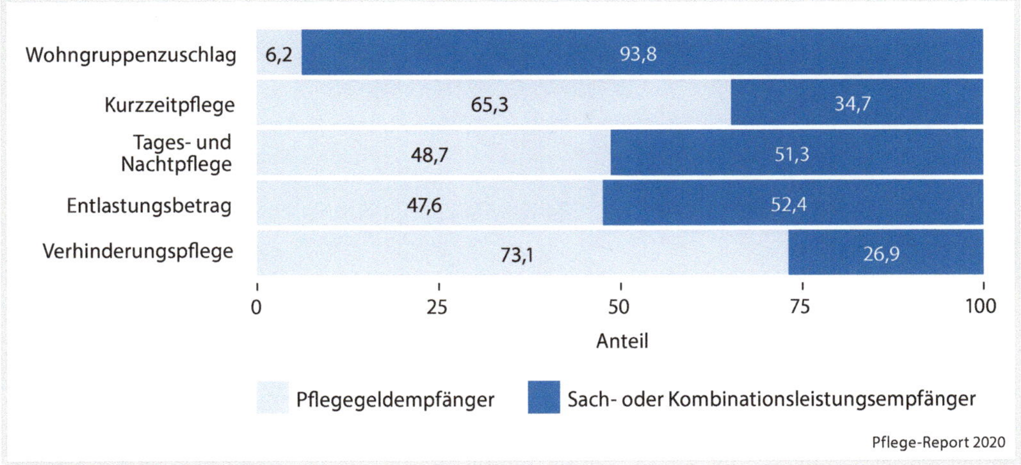

□ Abb. 16.14 Anteil der Empfänger von Pflegegeld- bzw. Sach- oder Kombinationsleistungen innerhalb der Unterstützungs- und Entlastungsleistungen, im Durchschnitt der Monate, in % (2018) (ohne Pflegebedürftige, die Pflege in vollstationären Einrichtungen der Hilfe für behinderte Menschen nach § 43a SGB XI erhalten) (Quelle: AOK-Daten, standardisiert auf die gesetzlich Versicherten (Amtliche Statistik KM 6 2018))

■■ Unterstützungs- bzw. Entlastungsleistungen nach Geld- und Sach- oder Kombinationsleistungsbezug

Neben einer Aufgliederung nach Alter, Geschlecht und Pflegegraden liefert auch die Differenzierung nach Geld- bzw. Sach- oder Kombinationsleistungsbezug einen Beitrag zur Charakterisierung der Bezieher von zusätzlichen Unterstützungs- und Entlastungsleistungen. □ Abb. 16.14 zeigt in dieser Hinsicht ein heterogenes Bild: Während die Kurzzeitpflege und Verhinderungspflege überproportional, d. h. von über zwei Dritteln der Pflegegeldbezieher, beansprucht (65,3 bzw. 73,1 %) wird, ist der Anteil beider Gruppen bei den Nutzern der Tages- und Nachtpflege wie auch des Entlastungsbetrags ähnlich hoch. Leistungen für Pflegebedürftige in ambulant betreuten Wohngruppen hingegen werden nahezu ausschließlich von Sach- oder Kombinationsleistungsbeziehern in Anspruch genommen (93,8 %).

16.3 Kennzahlen zur medizinisch-therapeutischen Versorgung von Pflegebedürftigen

16.3.1 Ambulante ärztliche Versorgung

Die folgende Darstellung der ambulanten ärztlichen Versorgung von Pflegebedürftigen in Deutschland orientiert sich an der Kontaktrate zu niedergelassenen Ärzten. Diese Kennzahl erfasst sogenannte Abrechnungsfälle (mindestens ein Kontakt je Quartal und Arzt), die der ambulante ärztliche Leistungserbringer abrechnet. Ein Fall kann dabei unbekannt viele Arztkontakte im Quartal umfassen. Die Zahl der Abrechnungsfälle wiederum ist auf kollektivvertragsärztliche Leistungsfälle im Sinne des § 73 SGB V beschränkt. Auf das konkrete Leistungsgeschehen und auf Versicherte, die an der hausarztzentrierten Versorgung nach § 73b SGB V und der besonderen ambulanten ärztlichen Versorgung nach § 140a SGB V teilnehmen, geht dieser Beitrag nicht ein.

▣ Tabelle 16.1 Inanspruchnahme von niedergelassenen Vertragsärzten durch Pflegebedürftige im Durchschnitt der Quartale, in % (2018) (Quelle: AOK-Daten, standardisiert auf die gesetzlich Versicherten (Amtliche Statistik KM 6 2018))

Arztgruppe	Pflegebedürftige insgesamt mit mindestens einem Kontakt	Pflegebedürftige in ambulanter Pflege mit mindestens einem Kontakt	Pflegebedürftige in stationärer Pflege mit mindestens einem Kontakt
Alle Vertragsärzte	96,1	95,5	98,5
Hausärzte[a]	89,6	87,7	96,6
Fachärzte	70,9	69,9	70,9
Gynäkologen (inkl. Fachärzte für Geschlechtskrankheiten)[b]	8,0	8,2	3,2
HNO-Ärzte	9,6	8,7	11,4
Internisten	15,5	18,0	7,0
Darunter			
Angiologen	0,5	0,6	0,2
Endokrinologen und Diabetologen	0,3	0,3	0,1
Gastroenterologen	0,9	1,0	0,3
Kardiologen	4,9	5,7	2,2
Nephrologen	2,7	3,2	1,5
Hämatologen und Onkologen	2,0	2,4	0,7
Pneumologen	3,2	3,7	0,9
Rheumatologen	0,9	1,1	0,2
Neurologen	18,4	14,5	30,1
Orthopäden	9,9	10,4	5,3
Psychiater	4,7	2,8	9,7
Urologen[c]	18,2	17,4	23,9
Sonstige	18,2	17,4	23,9

[a] inkl. hausärztlich tätige Internisten
[b] nur für Frauen berechnet
[c] nur für Männer berechnet; ohne Versicherte, die in Selektivverträge nach § 73b oder § 140a SGB V eingeschrieben sind; ohne Pflegebedürftige, die Pflege in vollstationären Einrichtungen der Hilfe für behinderte Menschen nach § 43a SGB XI erhalten
Pflege-Report 2020

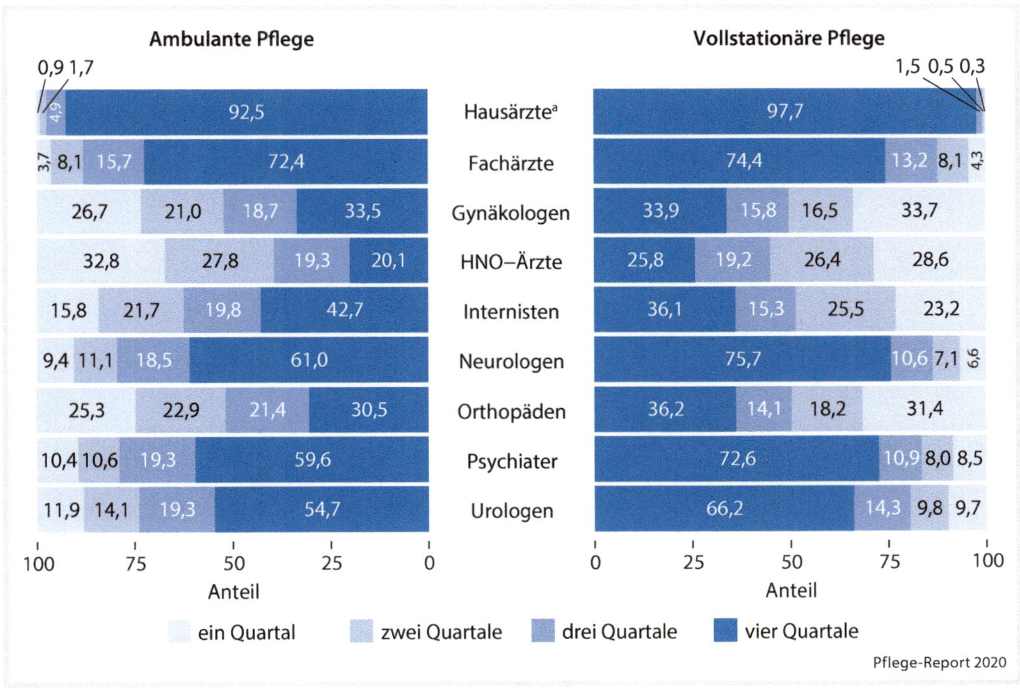

Abb. 16.15 Häufigkeit der Inanspruchnahme von niedergelassenen Vertragsärzten durch Pflegebedürftige nach Versorgungsform, in % (2018) (ohne Pflegebedürftige, die Pflege in vollstationären Einrichtungen der Hilfe für behinderte Menschen nach § 43a SGB XI erhalten; ^a inklusive hausärztlich tätige Internisten) (Quelle: AOK-Daten, standardisiert auf die gesetzlich Versicherten (Amtliche Statistik KM 6 2018))

■■ Übersicht zur Inanspruchnahme

Nahezu alle Pflegebedürftigen (96,1 %) hatten 2018 im Durchschnitt der Quartale mindestens einen Arztkontakt, d. h. generierten einen Abrechnungsfall. Gleichfalls sahen fast alle Pflegebedürftigen (89,6 %) im Quartal im Durchschnitt einen Hausarzt, 71 % mindestens einmal einen Facharzt. Facharztgruppen, die häufig im Quartal kontaktiert wurden, waren Urologen mit 18 % der Männer pro Quartal sowie Neurologen mit rund 18 % (beide Geschlechter pro Quartal) (■ Tab. 16.1). Deutliche Unterschiede zeigen sich zwischen Pflegebedürftigen, die ambulant (d. h. in der eigenen Häuslichkeit), und solchen, die in vollstationärer Pflege versorgt werden. Mit 97 % war die Inanspruchnahme von Hausärzten im vollstationären Kontext höher als im ambulanten Setting mit 88 % im Durchschnitt der Quartale. Weitaus auffälligere Unterschiede beziehen sich auf einzelne Facharztgrup-

pen: 18 % der ambulant versorgten Pflegebedürftigen hatten im Durchschnitt der Quartale mindestens einmal Kontakt zu einem Internisten. Bei vollstationär versorgten Pflegebedürftigen waren dies nur 7 %. Andersherum sah knapp jeder dritte Pflegeheimbewohner (30,1 %) einen Neurologen im Durchschnitt der Quartale, während dies in der ambulanten Versorgung nur bei 15 % der Fall war (■ Tab. 16.1).

■ Abb. 16.15 zeigt den Anteil der Pflegebedürftigen mit mindestens einem Arztbesuch differenziert nach Versorgungsform. Hierbei sind Unterschiede in der Häufigkeit der Inanspruchnahme zwischen ambulanter und stationärer Pflege zu beobachten. Im Jahresverlauf 2018 sahen mehr vollstationär Gepflegte regelmäßig, d. h. mindestens in zwei Quartalen, einen Neurologen (93,4 %) und/oder Psychiater (91,5 %) als die ambulant Gepflegten (90,6 % bzw. 89,5 %). Des Weiteren hatten 36,1 % der

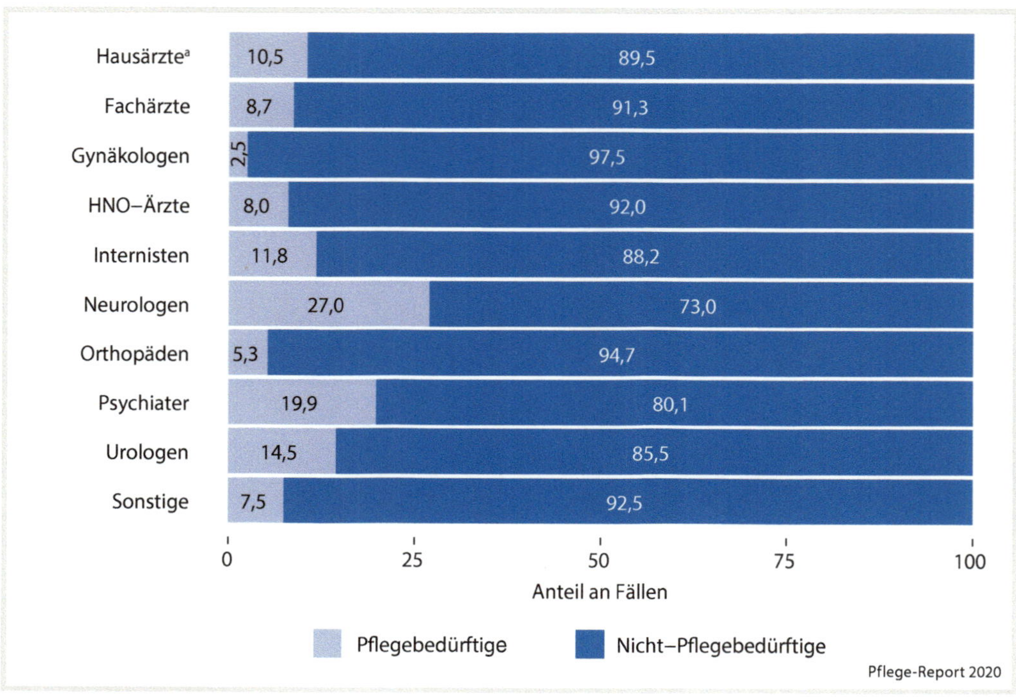

◘ **Abb. 16.16** Anteil Fälle* bei niedergelassenen Vertragsärzten, die sich auf Pflegebedürftige beziehen, im Durchschnitt der Quartale, in % (2018) (* Fälle im Rahmen von Selektivverträgen nach § 73b oder § 140a SGB V wurden nicht in die Analysen einbezogen; ª inklusive hausärztlich tätige Internisten) (Quelle: AOK-Daten, standardisiert auf die gesetzlich Versicherten (Amtliche Statistik KM 6 2018))

Pflegebedürftigen in der stationären Pflege in allen vier Quartalen jeweils einen Kontakt zum Internisten – im Vergleich zu 43 % in der ambulanten Pflege.

In ◘ Abb. 16.16 wird die Perspektive gewechselt: Dargestellt ist hier, welche Relevanz die Versorgung von Pflegebedürftigen in der ärztlichen Praxis hat – oder anders ausgedrückt: welcher Anteil der Fälle bei den niedergelassenen Ärzten 2018 auf Pflegebedürftige entfiel. Mit Ausnahme der Neurologen, Psychiater, Urologen sowie Hausärzten und Internisten liegt diese Rate allgemein unter 10 %. In der neurologischen Praxis bezieht sich hingegen mehr als jeder vierte Fall auf einen Pflegebedürftigen.

16.3.2 Versorgung mit häuslicher Krankenpflege in der ambulanten Pflege

Gesetzlich Krankenversicherte haben nach § 37 SGB V unter bestimmten Voraussetzungen Anspruch auf häusliche Krankenpflege (HKP). Voraussetzung für das Leistungsrecht ist vor allem, dass weder der Versicherte noch eine im Haushalt lebende Person die notwendigen und verordneten Pflegemaßnahmen leisten kann. Unterschieden wird bei der häuslichen Krankenpflege solche mit dem Ziel, Krankenhausbehandlung zu vermeiden (§ 37 Abs. 1 SGB V) bzw. bei akuter Verschlimmerung einer Krankheit – insbesondere nach einem Krankenhausaufenthalt – zu unterstützen (§ 37 Abs. 1a SGB V), und solcher, die dazu dient, die ärzt-

■ Tabelle 16.2 Übersicht zur Versorgung mit HKP-Leistung von Nicht-Pflegebedürftigen und ambulant Pflegebedürftigen, im Durchschnitt der Quartale, in % (2018) (Quelle: AOK-Daten, standardisiert auf die gesetzlich Versicherten (Amtliche Statistik KM 6 2018))

Anteil HKP-Leistungsempfänger unter Nicht-Pflegebedürftigen und ambulant Pflegebedürftigen in % (2018)

	Nicht-Pflegebedürftige	Ambulant Pflegebedürftige[a]
Mind. eine HKP-Leistung	0,4	29,1
Keine HKP-Leistung	99,6	70,1

Anteil Nicht-Pflegebedürftiger und Pflegebedürftiger unter den HKP-Leistungsempfängern in % (2018)

	Nicht-Pflegebedürftige	Ambulant Pflegebedürftige[a]
	23,9	76,1

[a] Pflegebedürftige, die Pflegegeld, Sachleistungen oder Kombinationsleistungen erhalten oder den Pflegegrad 1 haben
Pflege-Report 2020

liche Behandlung zu sichern (§ 37 Abs. 2 SGB V). Die häusliche Krankenpflege umfasst Grund- und Behandlungspflege, wobei Pflegebedürftige ab Pflegegrad 2 keinen Anspruch auf Grundpflege und hauswirtschaftliche Versorgung haben. Pflegebedürftige in vollstationärer Pflege erhalten Behandlungspflege regelhaft im Rahmen der Leistung der Pflegeversicherung (siehe hierzu auch Schwinger und Tsiasioti, ▶ Kap. 3 im gleichen Band). Bei besonders hohem Bedarf kann ausnahmsweise Behandlungspflege auch in stationären Pflegeeinrichtungen durch die Krankenversicherung finanziert werden. Die folgenden Analysen beziehen sich jedoch ausschließlich auf ambulant Pflegebedürftige; auf die Ausnahmeregelung für vollstationär Pflegebedürftige wird im Folgenden nicht weiter eingegangen.

■ Tab. 16.2 gibt einen Überblick zur Inanspruchnahme der häuslichen Krankenpflege (HKP) nach § 37 SGB V. Während diese Leistungsform bei Nicht-Pflegebedürftigen nur eine untergeordnete Rolle spielt – nur vier von 1.000 Nicht-Pflegebedürftigen haben innerhalb des Jahres 2018 mindestens eine HKP-Leistung in Anspruch genommen –, erhielten rund 29 % der ambulant versorgten Pflegebedürfti-

gen eine solche Leistung. Von den HKP-Leistungsempfängern wiederum waren drei Viertel (76,1 %) pflegebedürftig (■ Tab. 16.2).

■ Abb. 16.17 zeigt auf, dass pflegebedürftige HKP-Leistungsempfänger deutlich älter sind als die Nicht-Pflegebedürftigen. Während im Jahr 2018 beispielsweise 20 % aller Nicht-Pflegebedürftigen zwischen 20 bis 59 Jahre alt waren, fanden sich nur 8 % der Nicht-Pflegebedürftigen in dieser Altersgruppe. Andersherum waren fast 60 % der Nicht-Pflegebedürftigen über 80 Jahre alt, bei den Nicht-Pflegebedürftigen hingegen waren es knapp 37 %.

Betrachtet man die HKP-Inanspruchnahme bei den Pflegebedürftigen differenziert nach Pflegegrad, zeigt sich ein leichter Anstieg mit der Schwere des Unterstützungsbedarfs. Während im Pflegegrad 2 27 % eine Leistung erhielten, waren es in Grad 5 38 % (■ Tab. 16.3). Die Unterschiede sind jedoch erheblich, wenn man nach der Versorgungsform differenziert: Von den reinen Geldleistungsempfängern bezogen nur 15 % HKP, während der Anteil bei Personen mit Einbindung eines Pflegedienstes auch im Kontext der SPV (Sach- und Kombinationsleistung) mit 70 % fast um das Fünffache höher lag (■ Tab. 16.3).

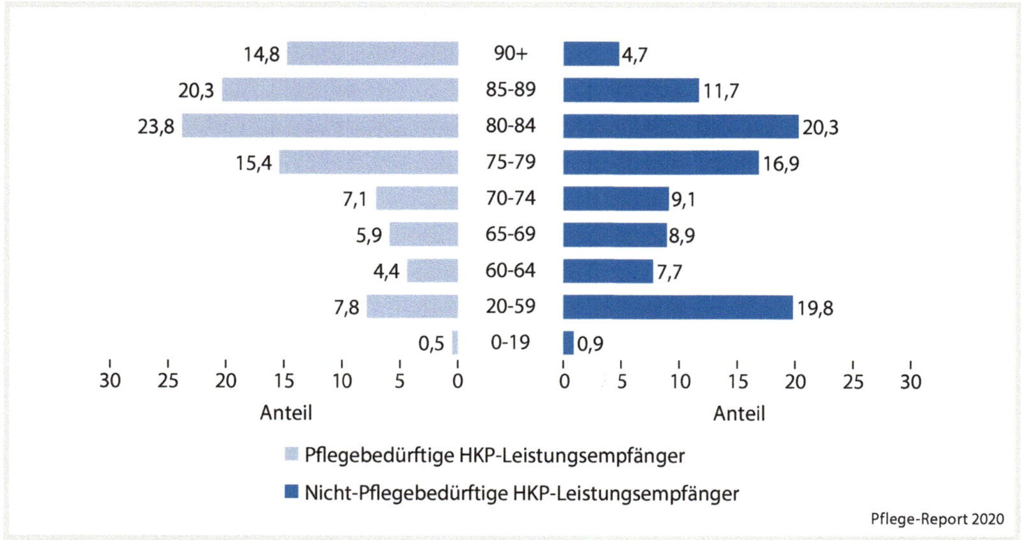

Abb. 16.17 Nicht-Pflegebedürftige und pflegebedürftige HKP-Leistungsempfänger nach Alter, im Durchschnitt der Quartale, in % (2018) (Quelle: AOK-Daten, standardisiert auf die gesetzlich Versicherten (Amtliche Statistik KM 6 2018))

Tabelle 16.3 Anteil pflegebedürftiger HKP-Leistungsempfänger nach Pflegegrad und Pflegeart, im Durchschnitt der Quartale, in % (2018) (Quelle: AOK-Daten, standardisiert auf die gesetzlich Versicherten (Amtliche Statistik KM 6 2018))

Pflegegrad[a]	Pflegegeld	Sach- und Kombinationsleistung	Alle ambulant Pflegebedürftigen[b]
Pflegegrad 1	–	–	22,2
Pflegegrad 2	15,5	65,7	27,3
Pflegegrad 3	14,7	72,9	31,9
Pflegegrad 4	13,8	72,6	33,8
Pflegegrad 5	16,1	73,4	38,2
Alle Pflegegrade	**15,1**	**69,7**	**29,0**

[a] Der dargestellte Pflegegrad bezieht sich auf den höchsten Pflegegrad, den der Pflegebedürftige im Quartal hatte.
[b] Pflegebedürftige, die Pflegegeld, Sachleistungen oder Kombinationsleistungen erhalten oder den Pflegegrad 1 haben
Pflege-Report 2020

Schaut man Innerhalb der Versorgungsformen, so zeigt sich, dass deutlich mehr als die Hälfte (57,1 %) der Pflegegeldbezieher mit HKP dem Pflegegrad 2 zuzuordnen waren, während dies bei den Sach- und Kombinationsleistungsempfängern lediglich 43 % waren (**Abb. 16.18a**). Andersherum sinkt folglich der Anteil reiner Geldleistungsbezieher mit HKP-Leistungsbezug mit der Schwere der Pflege. Waren von den HKP-Empfängern mit Pflegegrad 2 noch 44 % reine Geldleistungsempfänger, waren dies im Pflegegrad 5 nur noch 26 % (**Abb. 16.18b**).

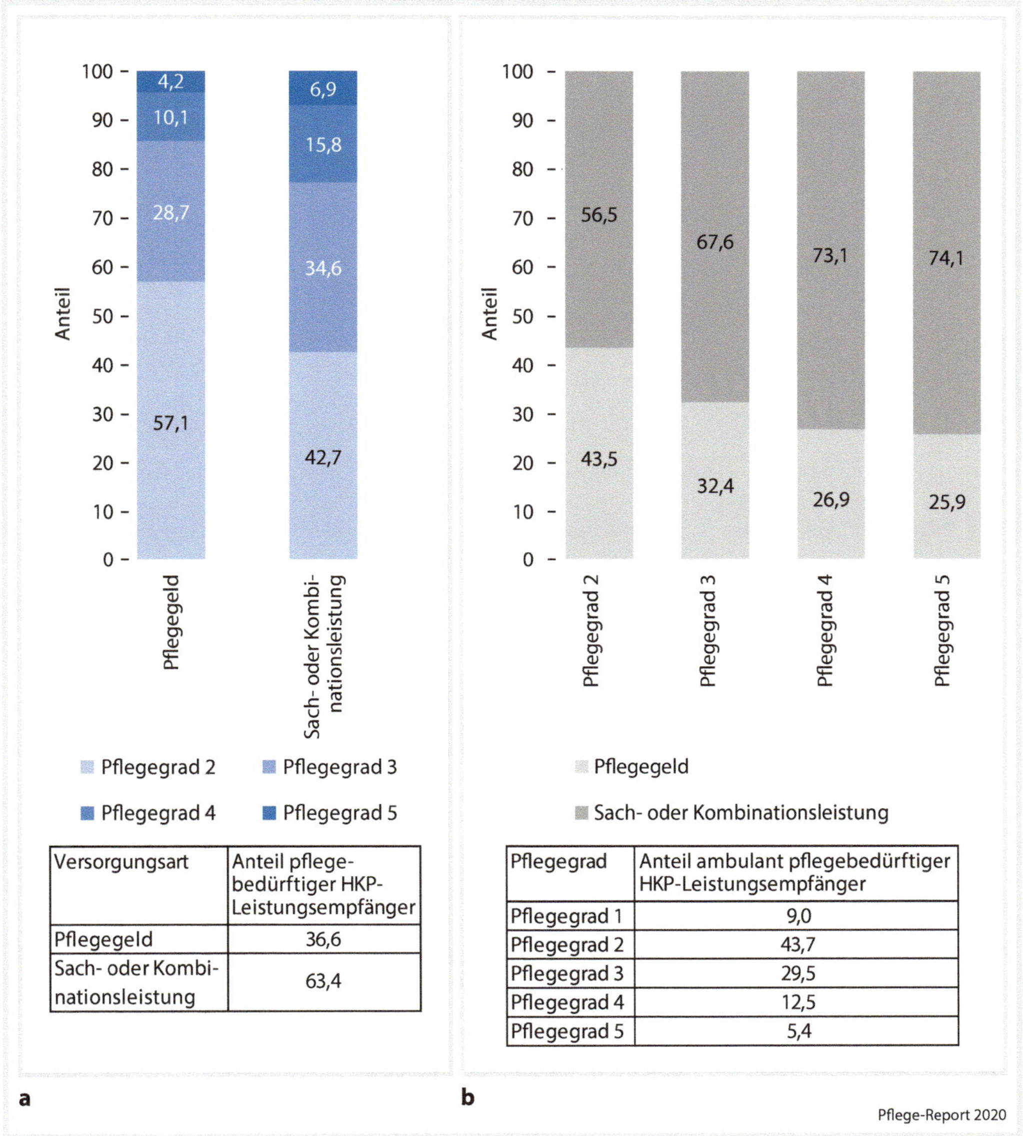

Versorgungsart	Anteil pflegebedürftiger HKP-Leistungsempfänger
Pflegegeld	36,6
Sach- oder Kombinationsleistung	63,4

Pflegegrad	Anteil ambulant pflegebedürftiger HKP-Leistungsempfänger
Pflegegrad 1	9,0
Pflegegrad 2	43,7
Pflegegrad 3	29,5
Pflegegrad 4	12,5
Pflegegrad 5	5,4

Abb. 16.18 Anteil pflegebedürftiger HKP-Leistungsempfänger differenziert nach Pflegegrad je Versorgungsform **(a)** sowie differenziert nach Versorgungsform je Pflegegrad **(b)**, im Durchschnitt der Quartale, in % (2018) (Quelle: AOK-Daten, standardisiert auf die gesetzlich Versicherten (Amtliche Statistik KM 6 2018))

16.3.3 Stationäre Versorgung

Die Darstellung der Krankenhausversorgung von Pflegebedürftigen bezieht sämtliche vollstationären Fälle im Sinne des § 39 SGB V ein. Teil-, vor- und nachstationäre (§ 115a SGB XI) sowie ambulante (§ 115b SGB XI) Fälle sind nicht Bestandteil der Betrachtungen. Zudem werden ausschließlich Fälle mit abgeschlossener Rechnungsprüfung ausgewertet.

■■ Übersicht zur Inanspruchnahme
Fast jeder fünfte Pflegebedürftige (18,7 %) hatte im Jahr 2018 im Durchschnitt der Quartale mindestens einen Krankenhausaufenthalt

▣ Tabelle 16.4   Pflegebedürftige mit Krankenhausaufenthalt nach Schwere der Pflegebedürftigkeit und Versorgungsform im Durchschnitt der Quartale, in % (2018) (Quelle: AOK-Daten, standardisiert auf die gesetzlich Versicherten (Amtliche Statistik KM 6 2018))

Pflegegrad[a]	Pflegegeld	Sach- und Kombinationsleistung	Vollstationäre Pflege	Alle Pflegebedürftigen[b]
Pflegegrad 1	–	–	–	17,4
Pflegegrad 2	16,4	18,2	20,6	16,9
Pflegegrad 3	18,2	21,9	21,4	19,5
Pflegegrad 4	20,2	25,5	22,1	21,8
Pflegegrad 5	20,5	26,3	19,6	21,0
Alle Pflegegrade	**17,5**	**21,0**	**21,1**	**18,7**

[a] Der dargestellte Pflegegrad bezieht sich auf den höchsten Pflegegrad, den der Pflegebedürftige im Quartal hatte.
[b] Pflegebedürftige, die Pflege in vollstationären Einrichtungen der Hilfe für behinderte Menschen nach § 43a SGB XI erhalten, sind ausschließlich in dieser Kategorie enthalten.
Pflege-Report 2020

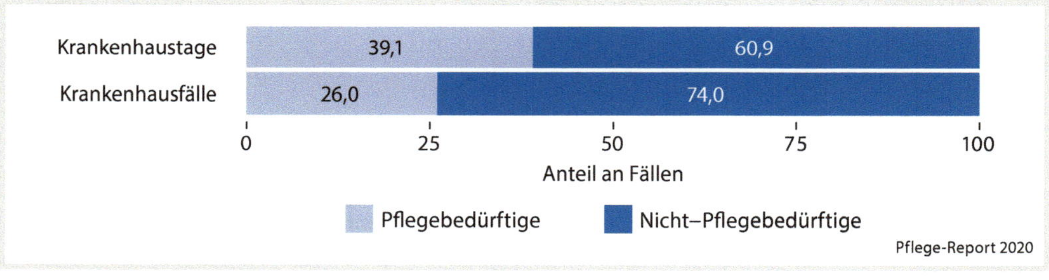

▣ Abb. 16.19   Anteil der Krankenhausfälle und -tage bei Pflegebedürftigen und Nicht-Pflegebedürftigen im Durchschnitt der Quartale, in % (2018) (Quelle: AOK-Daten, standardisiert auf die gesetzlich Versicherten (Amtliche Statistik KM 6 2018))

(▣ Tab. 16.4). Bezogen auf das Quartal hatten Pflegebedürftige 1,4 und im Jahresblick 2,1 Krankenhausbehandlungen (▣ Tab. 16.5). Die Mehrzahl der Pflegebedürftigen mit mehreren Krankenhausaufenthalten werden demzufolge innerhalb eines kurzen Zeitintervalls (d. h. innerhalb eines Quartals) mehrmals stationär behandelt. Je Aufenthalt sind Pflegebedürftige im Jahr durchschnittlich acht Tage und Nicht-Pflegebedürftige fünf Tage im Krankenhaus (▣ Tab. 16.5). Erwartungsgemäß hängt die Länge des Aufenthalts sehr stark vom Alter ab: Bei der jungen Kohorte der bis 19-jährigen Pflege

bedürftigen waren es im Jahr durchschnittlich sechs Krankenhaustage je Fall, ab einem Alter von 90 Jahren dagegen neun Tage und damit rund 50 % mehr. 11 % der Pflegebedürftigen und 2 % der Nicht-Pflegebedürftigen verstarben im Krankenhaus.

Bei jedem vierten Krankenhausfall (26,0 %) war der Patient ein Pflegebedürftiger (▣ Abb. 16.19). Die Analyse nach Krankenhaustagen unterstreicht die Bedeutung für den stationären Versorgungsalltag zusätzlich: Mehr als ein Drittel aller Krankenhaustage (39,1 %) entfielen 2018 auf pflegebedürftige Patienten.

◘ Tabelle 16.5 Übersicht zu den Krankenhausaufenthalten von Pflegebedürftigen und Nicht-Pflegebedürftigen, in % (2018) (Quelle: AOK-Daten, standardisiert auf die gesetzlich Versicherten (Amtliche Statistik KM 6 2018))

	Im Durchschnitt der Quartale		Im Jahr	
	Pflegebedürftige	Nicht-Pflegebedürftige	Pflegebedürftige	Nicht-Pflegebedürftige
Zahl der Fälle je Patient	1,4	1,2	2,1	1,5
Krankenhaustage je Fall:				
Insgesamt	9,2	5,0	8,4	5,1
Nach Altersgruppen:				
0–19	6,0	3,9	5,6	4,0
20–59	8,3	4,2	7,2	4,2
60–64	9,3	5,8	7,9	5,8
65–69	9,7	6,1	8,4	6,2
70–74	9,8	6,4	8,5	6,6
75–79	9,8	6,6	8,6	6,9
80–84	9,5	6,7	8,7	7,4
85–89	9,1	6,8	8,8	8,1
90+	8,3	6,8	8,6	8,9
Während des Krankenhausaufenthalts verstorben:				
Insgesamt			11,3	1,8
Nach Versorgungsform:				
Pflegegeld			12,0	
Sach- oder Kombinationsleistung			9,4	
Vollstationäre Pflege			13,2	

Ohne Pflegebedürftige, die Pflege in vollstationären Einrichtungen der Hilfe für behinderte Menschen nach § 43a SGB XI erhalten

Pflege-Report 2020

▪▪ Inanspruchnahme nach Altersgruppen und Geschlecht

Die Wahrscheinlichkeit eines Krankenhausaufenthalts variiert deutlich zwischen den Altersgruppen. War im Durchschnitt der Quartale jeder fünfte Pflegebedürftige (18,7 %) im Krankenhaus (◘ Tab. 16.4), betraf dies bei den unter 20-Jährigen rund jeden Zehnten (9,5 %), bei den Pflegebedürftigen im erwerbsfähigen Alter 20 bis 59 Jahre rund jeden Achten (12,0 %) und in der Altersgruppe der 70- bis 74- sowie der 75- bis 79-Jährigen schließlich fast jeden Vierten (22,7 % bzw. 22,5 %; ◘ Abb. 16.20). Vergleicht man dies mit Krankenhausaufenthalten Nicht-Pflegebedürftiger, zeigt sich eine ähnliche Verteilung über die Altersgruppen, jedoch auf einem erwartungsgemäß deutlich niedrigeren Niveau. Anders als bei den Pflegebedürf-

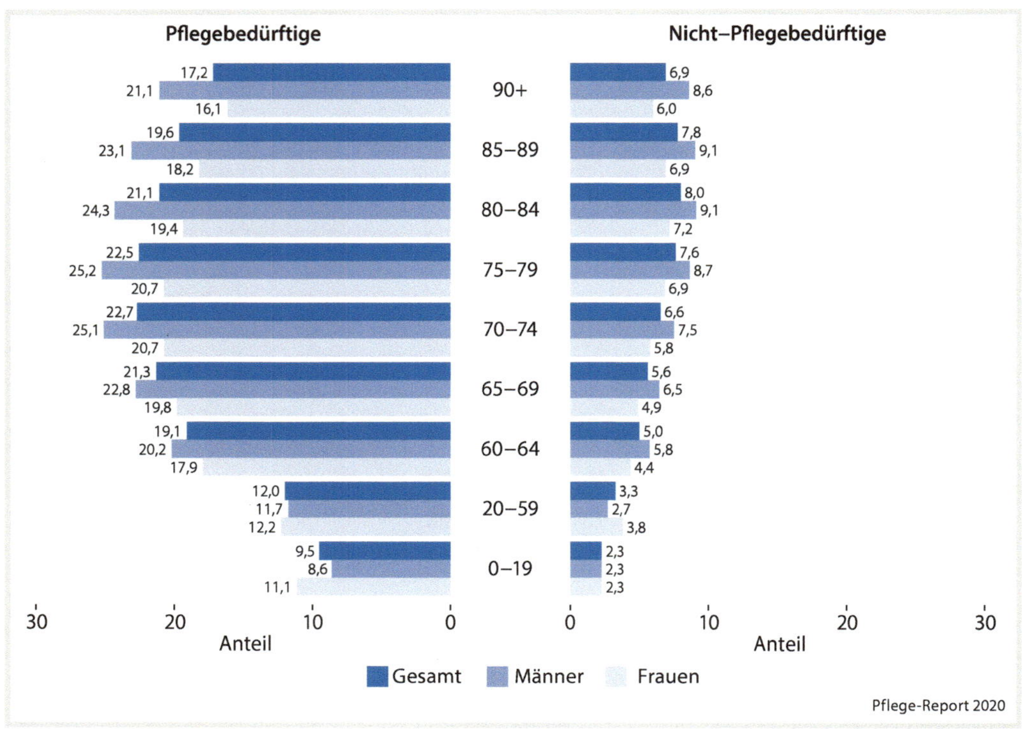

◘ Abb. 16.20 Personen mit Krankenhausaufenthalt bei Pflegebedürftigen und Nicht-Pflegebedürftigen nach Alter und Geschlecht im Durchschnitt der Quartale, in % (2018) (Quelle: AOK-Daten, standardisiert auf die gesetzlich Versicherten (Amtliche Statistik KM 6 2018))

tigen ist hier in der Altersgruppe der 80- bis 84-Jährigen die Wahrscheinlichkeit für einen Krankenhausaufenthalt am höchsten (8,0 %). Bei beiden Gruppen sinkt die stationäre Behandlungsrate in den folgenden Altersgruppen wieder – jene der Pflegebedürftigen jedoch stärker (◘ Abb. 16.20). Auch zwischen den Geschlechtern finden sich erhebliche Unterschiede: In den Jahrgängen unter 60 Jahren sind Frauen häufiger im Krankenhaus, ab 60 Jahre sind es dann die Männer. So wies 2018 beispielsweise rund jeder Vierte der 70- bis 74-jährigen pflegebedürftigen Männer (25,1 %) einmal im Quartal einen Aufenthalt im Krankenhaus auf, bei den Frauen betraf dies jede Fünfte (20,7 %). Die geschlechtsspezifischen Unterschiede in der Inanspruchnahme zeigen sich – wiederum auf einem niedrigeren Niveau – auch bei den Nicht-Pflegebedürftigen.

■■ Inanspruchnahme nach Schwere der Pflegebedürftigkeit und Versorgungsform

Die Hospitalisierungsraten je Quartal und nach Versorgungsform liegen relativ nah beieinander (◘ Tab. 16.4). Im Jahr 2018 wurden 18 % der Bezieher von ausschließlich Pflegegeld, 21 % der ambulant betreuten Pflegebedürftigen mit Pflegedienst sowie 21 % der stationär betreuten Pflegebedürftigen im Quartal mindestens einmal im Krankenhaus aufgenommen. Insgesamt steigt – auch hier erwartungskonform – der Anteil der Personen mit einem Krankenhausaufenthalt mit der Schwere der Pflegebedürftigkeit (von Pflegegrad 2 bis Pflegegrad 4) insbesondere bei Pflegebedürftigen mit ambulanten Pflegeleistungen an. Die vollstationär Pflegebedürftigen mit Pflegegrad 2 bis Pflegegrad 5 kennzeichnet ein relativ konstantes Niveau der Inanspruchnahme: Rund ein Fünftel waren im Quartal mindestens einmal hospitalisiert.

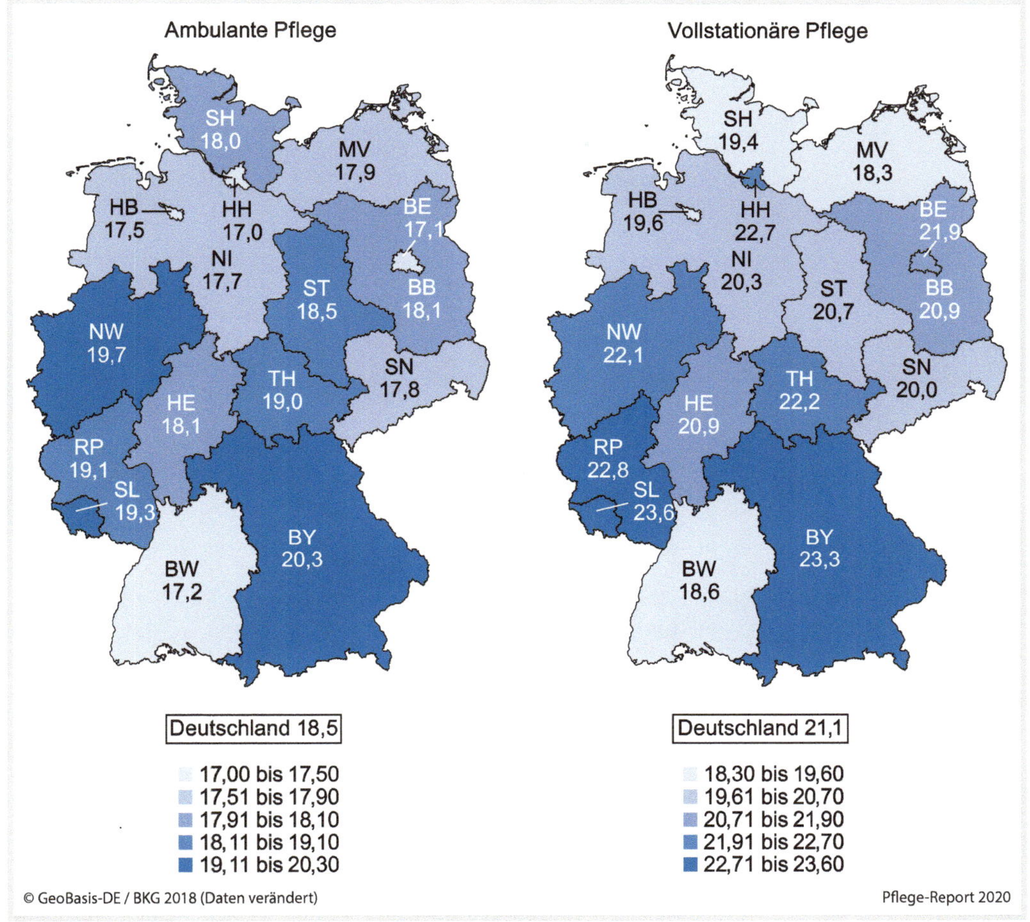

Abb. 16.21 Anteil der Pflegebedürftigen mit mind. einem Krankenhausaufenthalt nach Bundesland im Durchschnitt der Quartale, in % (2018) (ohne Pflegebedürftige, die Pflege in vollstationären Einrichtungen der Hilfe für behinderte Menschen nach § 43a SGB XI erhalten) (Quelle: AOK-Daten, standardisiert auf die gesetzlich Versicherten (Amtliche Statistik KM 6 2018))

■■ Inanspruchnahme nach Versorgungsform und Bundesland

■ Abb. 16.21 präsentiert je Bundesland über alle vier Quartale des Jahres 2018 den durchschnittlichen Anteil der Pflegebedürftigen mit mindestens einem Krankenhausaufenthalt nach Versorgungsform. Hierbei handelt es sich um Angaben, die um Alters- und Geschlechtsunterschiede zwischen den Bundesländern bereinigt wurden. Standardisiert wurde auf die Struktur der gesetzlich Versicherten. Wesentliche Unterschiede zwischen den Versorgungs-formen sind nicht erkennbar. In der vollstationären Pflege sind lediglich die Anteile der Pflegebedürftigen mit mindestens einem Krankenhausaufenthalt tendenziell höher als in der ambulanten Pflege. Die diesbezüglich regionalen Unterschiede in der ambulanten Pflege reichten von 17 % in Hamburg bis zu 20 % in Nordrhein-Westfalen und Bayern. In der vollstationären Pflege schwankten diese Anteile 2018 zwischen 18 % der Pflegebedürftigen in Mecklenburg-Vorpommern und knapp 24 % im Saarland (■ Abb. 16.21).

◘ Tabelle 16.6 Anteil Patienten mit Krankenhausaufenthalt mit einer als ambulant-sensitiv eingestuften Hauptdiagnose nach Versorgungsform und Schwere der Pflegebedürftigkeit im Durchschnitt der Quartale, in % (2018) (Quelle: AOK-Daten, standardisiert auf die gesetzlich Versicherten (Amtliche Statistik KM 6 2018))

Pflegegrad[a]	Pflegegeld	Sach- und Kombinations-leistung	Vollstationäre Pflege	Alle Pflege-bedürftigen[b]	Nicht-Pflege-bedürftige Gesamt
Pflegegrad 1	–	–	–	6,9	
Pflegegrad 2	7,4	7,9	9,8	7,9	
Pflegegrad 3	8,3	9,9	11,4	9,6	
Pflegegrad 4	10,2	12,6	14,3	12,5	
Pflegegrad 5	13,6	15,9	17,3	15,8	
Alle Pflege-grade	**8,4**	**10,1**	**8,3**	**9,7**	**4,9**

[a] Der dargestellte Pflegegrad bezieht sich auf den höchsten Pflegegrad, den der Pflegebedürftige im Quartal hatte.
[b] Pflegebedürftige, die Pflege in vollstationären Einrichtungen der Hilfe für behinderte Menschen nach § 43a SGB XI erhalten, sind ausschließlich in dieser Kategorie enthalten.
Pflege-Report 2020

▪▪ Krankenhausaufenthalte aufgrund einer als ambulant-sensitiv eingestuften Hauptdiagnose

Unter ambulant-sensitiven Hospitalisierungen werden jene Krankenhauseinweisungen gefasst, die – so die zugrundeliegende These – durch „Vorsorge oder rechtzeitige Intervention im ambulanten Sektor" (Sundmacher und Schüttig 2015) nicht erforderlich wären. Nach US-amerikanischem Vorbild existiert seit einigen Jahren ein spezifischer deutscher Katalog ambulant-sensitiver Behandlungsanlässe im Krankenhaus (ASK), basierend auf einer Kernindikationsgruppe (22 Krankheitsgruppen) und einer Gesamtindikationsliste (40 Krankheitsgruppen) (Sundmacher und Schüttig 2015; Weissman et al. 1992). ◘ Tab. 16.6 präsentiert den Anteil an Patienten mit einer als ambulant-sensitiv eingestuften Hauptdiagnose nach Versorgungsform und Schwere der Pflegebedürftigkeit. Erfasst werden nur jene Personen, die im Auswertungsjahr mindestens einen vollstationären Krankenhausaufenthalt aufgrund einer der als ambulant-sensitiv gewerte-

ten Diagnosen aufwiesen. 8 % der vollstationär gepflegten Personen sowie ebenso 8 % der Bezieher von Pflegegeld waren im Durchschnitt der Quartale gemäß dem oben genannten Ansatz von Sundmacher und Schüttig (2015) Krankenhauspatienten mit einer ambulant-sensitiven Hauptdiagnose. Demgegenüber betraf dies nur jeden zwanzigsten (4,9 %) Nicht-Pflegebedürftigen. Ferner zeigt ◘ Tab. 16.6 deutlich, dass mit der Schwere der Pflegebedürftigkeit der Anteil an Patienten mit einem ambulant-sensitiven Behandlungsanlass steigt.

16.3.4 Versorgung mit Arzneimitteln

Die Betrachtung der Arzneimittelversorgung von Pflegebedürftigen in Deutschland berücksichtigt die von niedergelassenen Ärzten verordneten Medikamente. Die Analyse konzentriert sich dabei auf potenziell risikobehaftete Arzneimitteltherapien, welche die Gefahr un-

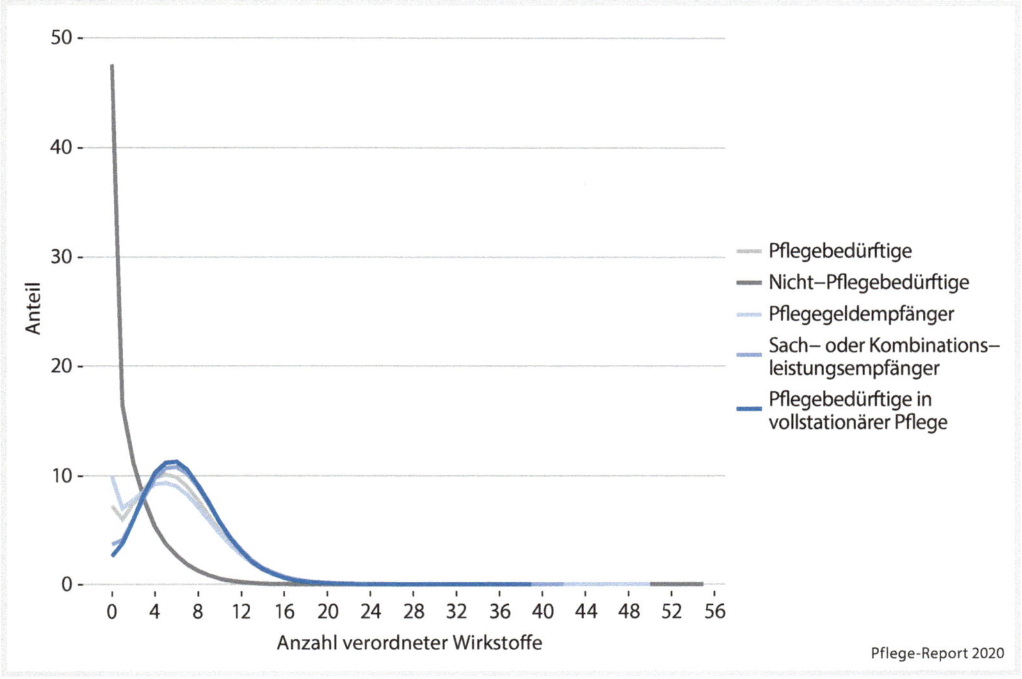

Abb. 16.22 Anzahl verordneter Wirkstoffe bei Pflegebedürftigen und Nicht-Pflegebedürftigen insgesamt und nach Versorgungsform, im Durchschnitt der Quartale, in % (2018) (* Pflegebedürftige, die Pflege in vollstationären Einrichtungen der Hilfe für behinderte Menschen nach § 43a SGB XI erhalten, sind ausschließlich in dieser Kategorie enthalten) (Quelle: AOK-Daten, standardisiert auf die gesetzlich Versicherten (Amtliche Statistik KM 6 2018))

erwünschter Arzneimittelereignisse erhöhen können. Im Speziellen sind dies Kennzahlen zur gleichzeitigen Verordnung von mehreren Wirkstoffen (Polymedikation) und zur Versorgung mit für ältere Menschen potenziell ungeeigneten Wirkstoffen gemäß der so genannten PRISCUS-Liste (s. u.). Ein vertiefender Blick widmet sich der Behandlung mit Psychopharmaka. Bei den Analysen werden die Arzneimittel nach Wirkstoffen unterschieden, wie sie im anatomisch-therapeutisch-chemischen (ATC) Klassifikationssystem gegliedert sind. Das ATC-System dient der Klassifikation von Arzneimitteln nach therapeutischen, pharmakologischen und chemischen Kriterien. Ausgenommen sind bei diesen Analysen die Wirkstoffe aus der anatomischen Gruppe V (Verschiedene).

■ ■ Polymedikation nach Alter

Mit zunehmender Morbidität bzw. zunehmendem Alter steigt das Risiko einer Polymedikation. Die Betroffenen weisen dann eine Vielzahl verschiedener Wirkstoffverordnungen auf. Mit dieser Verdichtung der pharmakologischen Therapie geht die Zunahme von unerwünschten Wechselwirkungen dieser Wirkstoffe einher. Rund zwei Drittel der Pflegebedürftigen (60,6 %), jedoch lediglich 11,6 % der Nicht-Pflegebedürftigen erhielten in jedem Quartal des Jahres 2018 fünf oder mehr Wirkstoffe. Gemäß ■ Abb. 16.22 war der Anteil der polymedikamentös (mindestens fünf Wirkstoffe) versorgten Pflegebedürftigen im Pflegeheim (vollstationär, 68,9 %) und bei den Sach- und Kombinationsleistungsempfängern (68,2 %) am höchsten, bei den Beziehern von ausschließlich Pflegegeld am geringsten (57,3 %). Die höchste Wirkstoffrate findet sich

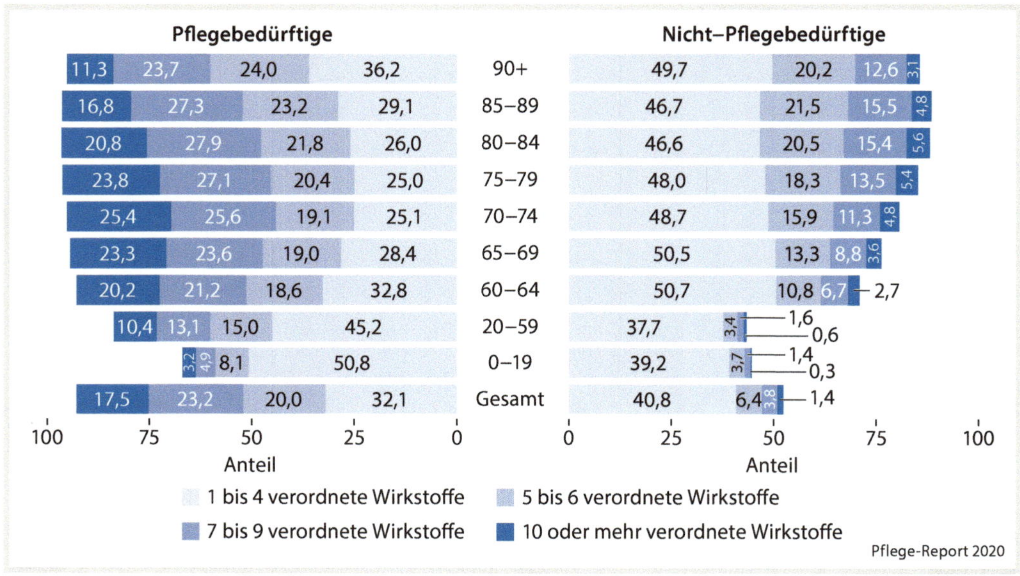

Abb. 16.23 Anzahl verordneter Wirkstoffe bei Pflegebedürftigen und Nicht-Pflegebedürftigen nach Alter, im Durchschnitt der Quartale, in % (2018) (Quelle: AOK-Daten, standardisiert auf die gesetzlich Versicherten (Amtliche Statistik KM 6 2018))

bei den pflegebedürftigen 70- bis 74-Jährigen (■ Abb. 16.23): Hier wiesen rund ein Viertel (25,4 %) der Betroffenen zehn oder mehr Verordnungen unterschiedlicher Wirkstoffe pro Quartal auf. Dieser Wert war rund fünfmal so hoch wie bei den Nicht-Pflegebedürftigen gleicher Altersgruppe (4,8 %).

■ ■ Verordnung nach Schwere der Pflegebedürftigkeit und Versorgungsform

Eine nach Schwere der Pflegebedürftigkeit differenzierte Betrachtung der Polymedikation (fünf Wirkstoffe) zeigt ein homogenes Bild. So schwankte der Anteil der polymedikamentös versorgten Pflegebedürftigen in Abhängigkeit vom Pflegegrad marginal zwischen 59 und 62 % (■ Tab. 16.7). Eine Ausnahme bildet hier der Pflegegrad 5: Bei Pflegebedürftigen mit schwersten Einschränkungen der Selbstständigkeit bzw. der Fähigkeiten verbunden mit besonderen Anforderungen an die Pflege sank dieser Anteil auf 56 %. Eine Variation der Polymedikationsrate zeigt sich jedoch in ■ Tab. 16.7 zwischen den unterschiedlichen Versorgungsformen: Pflegebedürftige im häuslichen Set-

ting ohne Einbindung von Pflegediensten (ausschließlich Pflegegeld) wiesen deutlich seltener Verordnungen von fünf und mehr Wirkstoffen auf als jene in anderen Versorgungsformen. In der vollstationären Pflege findet sich mit knapp drei Viertel (72,7 %) der Pflegebedürftigen im Pflegegrad 2 der höchste Anteil an polymedikamentös Therapierten.

■ ■ PRISCUS-Wirkstoffe

Die mit dem Alter einhergehenden physiologischen Veränderungen haben Auswirkungen auf die Wirkung und Verstoffwechselung von Arzneistoffen. Ältere Patienten sind aufgrund der veränderten Pharmakodynamik und -kinetik stärker von unerwünschten Effekten und Nebenwirkungen der Arzneimittel betroffen. Die nachfolgenden Untersuchungen betrachten die Wirkstoffe, die laut PRISCUS-Liste für ältere Menschen ab 65 Jahre als potenziell ungeeignet gelten (Holt et al. 2011).

■ ■ PRISCUS-Verordnung nach Alter und Geschlecht

Die Analyse von verordneten PRISCUS-Arzneien zeigt auf, dass Pflegebedürftige die-

◨ **Tabelle 16.7** Anteil der Pflegebedürftigen mit Polymedikation (Anzahl Wirkstoffe ≥ 5) nach Schwere der Pflegebedürftigkeit und Versorgungsform im Durchschnitt der Quartale, in % (2018) (Quelle: AOK-Daten, standardisiert auf die gesetzlich Versicherten (Amtliche Statistik KM 6 2018))

Pflegegrad[a]	Pflegegeld	Sach- und Kombi-nationsleistung	Vollstationäre Pflege	Alle Pflegebedürftigen[b]
Pflegegrad 1	–	–	–	58,9
Pflegegrad 2	60,0	68,2	72,7	61,1
Pflegegrad 3	55,6	69,4	71,5	61,2
Pflegegrad 4	52,1	68,2	69,4	61,5
Pflegegrad 5	46,7	62,5	59,7	55,8
Alle Pflegegrade	**57,3**	**68,2**	**68,9**	**60,6**

[a] Der dargestellte Pflegegrad bezieht sich auf den höchsten Pflegegrad, den der Pflegebedürftige im Quartal hatte.
[b] Pflegebedürftige, die Pflege in vollstationären Einrichtungen der Hilfe für behinderte Menschen nach § 43a SGB XI erhalten, sind ausschließlich in dieser Kategorie enthalten.
Pflege-Report 2020

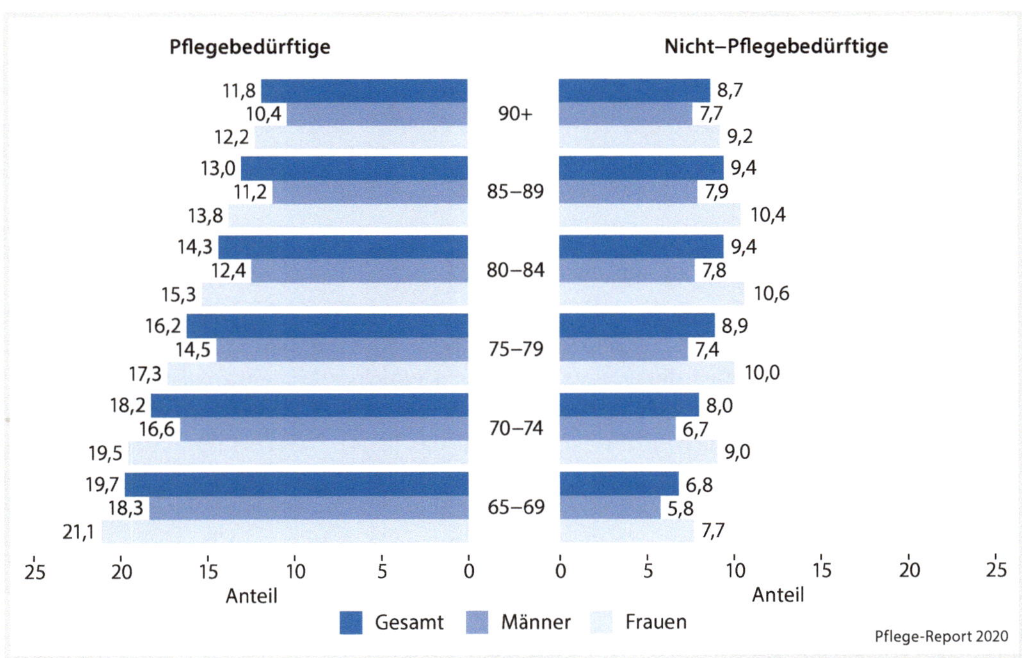

◨ **Abb. 16.24** Anteil der Personen ab 65 Jahre mit mindestens einer Verordnung eines PRISCUS-Wirkstoffs im Durchschnitt der Quartale, in % (2018) (Quelle: AOK-Daten, standardisiert auf die gesetzlich Versicherten (Amtliche Statistik KM 6 2018))

se deutlich häufiger verordnet bekommen als Nicht-Pflegebedürftige gleichen Alters. Etwas weniger als jeder siebte Pflegebedürftige (14,8 %) im Alter ab 65 Jahren erhielt 2018 mindestens einen Wirkstoff der PRISCUS-Liste (im Durchschnitt der Quartale). Bei den

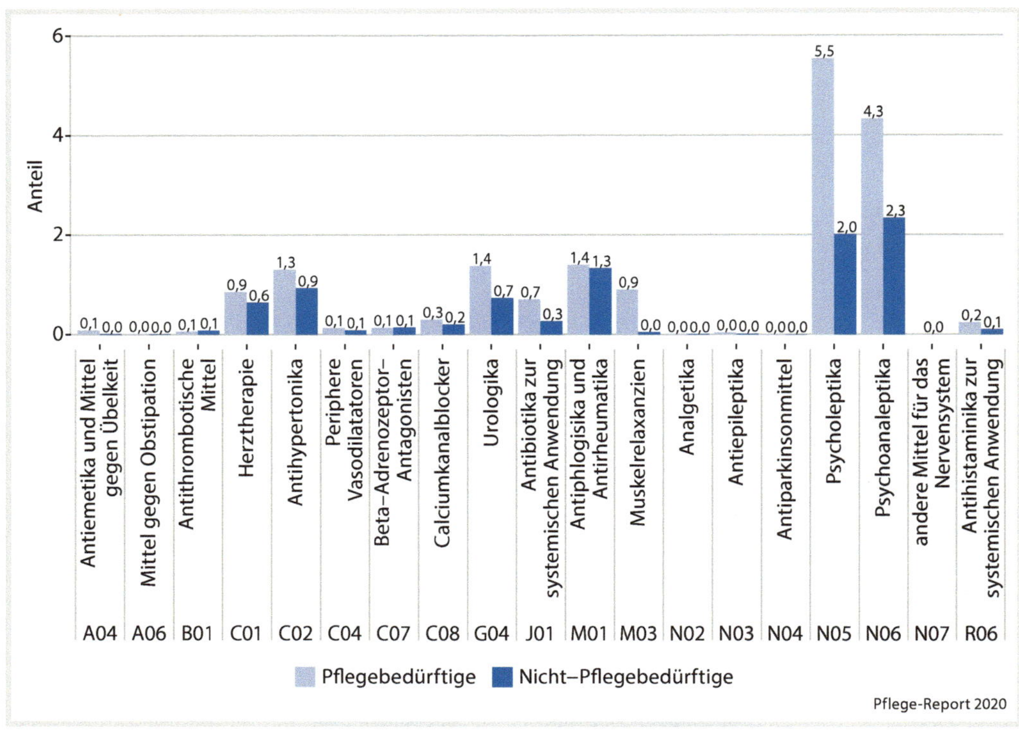

Abb. 16.25   Anteil der Pflegebedürftigen und Nicht-Pflegebedürftigen ab 65 Jahre mit PRISCUS-Wirkstoff nach Wirkstoffgruppen im Durchschnitt der Quartale, in % (2018) (Quelle: AOK-Daten, standardisiert auf die gesetzlich Versicherten (Amtliche Statistik KM 6 2018))

Nicht-Pflegebedürftigen ab 65 Jahren war dies jeder zwölfte (8,2 %). Das Risiko hierfür sinkt bei Pflegebedürftigen mit zunehmendem Alter (Abb. 16.24). Bei Nicht-Pflegebedürftigen hingegen ist der Anstieg dieser Rate wesentlich schwächer ausgeprägt und variierte in den höchsten hier betrachteten Alterssegmenten mit einem Anteil zwischen 9 und 10 % an PRISCUS-Verordnungsraten kaum noch. Die Spanne zwischen den Polymedikationsraten der Pflegebedürftigen und Nicht-Pflegebedürftigen verringert sich mit steigendem Alter sichtlich: Während die 65- bis 69-jährigen Pflegebedürftigen noch dreimal so häufig PRISCUS-Verordnungen erhielten wie die Nicht-Pflegedürftigen gleichen Alters, verblieben in der höchsten Altersgruppe der mindestens 90-Jährigen nur noch rund drei Prozentpunkte Unterschied zwischen Pflegebedürftigen und gleichaltriger Vergleichsgruppe

(11,8 % versus 8,7 %) (Abb. 16.24). Ferner zeigt sich ein deutlicher Unterschied zwischen den Geschlechtern: Sowohl bei den Nicht-Pflegebedürftigen als auch bei den Pflegebedürftigen erhielten Frauen in allen Altersgruppen häufiger PRISCUS-Verordnungen als Männer (Abb. 16.24). Dies korrespondiert damit, dass Frauen generell in bestimmten Altersgruppen mehr Arzneimittel als Männer verordnet bekommen (Schaufler und Telschow 2016).

PRISCUS-Verordnung nach Wirkstoffgruppen

Die nach Wirkstoffgruppen differenzierte Analyse des Einsatzes von PRISCUS-Wirkstoffen kennzeichnet die Psychopharmaka als mit Abstand häufigste verordnete Gruppe. Für 5,5 % der Pflegebedürftigen über 65 Jahre ließ sich im Durchschnitt der Quartale 2018 mindestens eine Verordnung von Psycholeptika und für

◘ Tabelle 16.8 Anteil der Pflegebedürftigen ab 65 Jahre mit Verordnung von Psycholeptika bzw. Psychoanaleptika im Durchschnitt der Quartale, in % (2018) (Quelle: AOK-Daten, standardisiert auf die gesetzlich Versicherten (Amtliche Statistik KM 6 2018))

Wirkstoff-gruppen	Nicht-Pflegebedürftige			Pflegebedürftige		
	Alle Arznei-mittel	PRISCUS-Wirkstoff	*Anteil mit PRISCUS-Wirkstoff*	Alle Arznei-mittel	PRISCUS-Wirkstoff	*Anteil mit PRISCUS-Wirkstoff*
Antipsychotika (N05A)	1,5	0,1	*7,4*	17,2	1,0	*5,7*
Anxiolytika (N05B)	1,4	0,8	*56,0*	5,3	1,8	*35,0*
Hypnotika und Sedativa (N05C)	1,5	1,1	*76,5*	4,6	2,9	*63,2*
Homöopatische und Anthroposophische Psycholeptika (N05H)	0,0	0,0[a]	*0,0*	0,0	0,0[a]	*0,0*
Antidepressiva (N06A)	6,8	2,2	*32,7*	19,8	4,0	*20,3*
Psychostimulanzien (N06B)	0,1	0,1	*94,8*	0,3	0,3	*97,1*
Psycholeptika und Psychoanaleptika in Kombination (N06C)	0,0	0,0	*0,0*	0,0	0,0	*0,0*
Antidementiva (N06D)	0,5	0,0	*3,1*	6,3	0,0	*0,5*

[a] kein PRISCUS-Arzneimittel definiert

Pflege-Report 2020

4,3 % von Psychoanaleptika feststellen – beide gelten als potenziell inadäquat bei älteren Menschen (◘ Abb. 16.25).

Ein detaillierter Blick auf die Wirkstoffgruppe der Psycholeptika zeigt, dass 17 % der Pflegebedürftigen über 65 Jahre 2018 ein Antipsychotikum erhielten (◘ Tab. 16.8). Von diesen verordneten Wirkstoffen ist jedoch lediglich 1 % in der PRISCUS-Liste aufgeführt; insgesamt 6 % der für 2018 beobachteten Antipsychotika-Verordnungen gelten dementsprechend als potenziell ungeeignet für die betagten Patienten. Anxiolytika (Beruhigungsmittel) sowie Hypnotika und Sedativa (Schlaf- und Be-

ruhigungsmittel) hingegen werden insgesamt deutlich seltener verordnet. Die Wahrscheinlichkeit, in diesem Fall ein Arzneimittel mit PRISCUS-Wirkstoff zu erhalten, ist den Analysen zufolge jedoch sehr hoch: Mehr als ein Drittel der Pflegebedürftigen über 65 Jahre mit einer Verordnung aus der Gruppe der Anxiolytika erhielten einen Arzneistoff der PRISCUS-Liste. Bei den Hypnotika und Sedativa traf dies sogar auf zwei Drittel (63,2 %) der Personen mit Verordnung zu. Unter den Psychoanaleptika haben die Antidepressiva die höchsten Verordnungsraten: Jeder fünfte (19,8 %) Pflegebedürf-

Tabelle 16.9 Anteil der Pflegebedürftigen ab 65 Jahre mit Verordnung von mind. einem Psycholeptikum[a] bzw. Psychoanaleptikum[a] nach Versorgungsform, in % (2018) (Quelle: AOK-Daten, standardisiert auf die gesetzlich Versicherten (Amtliche Statistik KM 6 2018))

Pflegebedürftige			
Pflegegeld	**Ambulante Sach- und Kombinationsleistung**	**Vollstationäre Pflege**	**Alle Pflegebedürftigen[b]**
28,7 %	34,4	56,2	36,3

[a] Darunter gefasst sind Antipsychotika (N05A) oder Anxiolytika (N05B) oder Hypnotika und Sedativa (N05C) oder Antidepressiva (N06A).
[b] Pflegebedürftige, die Pflege in vollstationären Einrichtungen der Hilfe für behinderte Menschen nach § 43a SGB XI erhalten, sind ausschließlich in dieser Kategorie enthalten.
Pflege-Report 2020

tige im Alter von über 65 Jahren wies eine Verordnung eines Antidepressivums auf – wiederum rund jeder Fünfte (20,3 %) hiervon einen auf der PRISCUS-Liste aufgeführten Wirkstoff. Lediglich 6 % der Pflegebedürftigen erhielten ein Antidementivum; PRISCUS-Arzneimittel kommen hier nur selten vor (**Tab. 16.8**). Verordnungen von Psychostimulanzien sind kaum zu beobachten (0,3 %) – werden sie verordnet, findet sich jedoch nahezu jeder Wirkstoff auf der PRISCUS-Liste wieder (97,1 %).

36 % der Pflegebedürftigen erhielten im Quartal mindestens einen der Wirkstoffe Antipsychotikum (N05A) oder Anxiolytikum (N05B) oder Hypnotikum und Sedativum (N05C) oder Antidepressivum (N06A) (**Tab. 16.9**). Bei den stationär Gepflegten traf dies mit 56 % auf über die Hälfte der Pflegeheimbewohner zu (**Tab. 16.9**), während dieser Anteil bei Beziehern von ausschließlich Pflegegeld nur etwas mehr als halb so groß war (28,7 %). Bei den Nicht-Pflegebedürftigen sind die Verordnungsraten insgesamt auf einem deutlich niedrigeren Niveau. Wird ein entsprechendes Mittel verordnet, ist jedoch die Wahrscheinlichkeit, dass es sich um ein Arzneimittel der PRISCUS-Liste handelt, höher.

16.3.5 Versorgung mit Heilmittelleistungen

Heilmittel werden eingesetzt, um Beeinträchtigungen durch eine Krankheit abzumildern, eine Krankheit zu heilen bzw. ihr Fortschreiten aufzuhalten oder um einer Gefährdung der gesundheitlichen Entwicklung eines Kindes frühzeitig entgegenzuwirken. Bei erwachsenen Pflegebedürftigen können Heilmittelverordnungen helfen, die Selbstständigkeit in Teilbereichen so lange wie möglich zu erhalten. Im Durchschnitt der Quartale 2018 wurden 28 % der Pflegebedürftigen mit mindestens einer Behandlung versorgt (**Tab. 16.10**). Die mit großem Abstand häufigsten Heilmittelbehandlungen der Pflegebedürftigen entstammen dem Maßnahmenkatalog der Physiotherapie. Je Quartal waren im Mittel 23 % der Pflegebedürftigen in einer physiotherapeutischen Behandlung. Maßnahmen der Ergotherapie, Sprachtherapie sowie Podologie nahmen zwischen 3 und 5 % der Pflegebedürftigen in Anspruch, wobei Männer ergo- und sprachtherapeutische Interventionen häufiger beanspruchten als Frauen. Die jeweilige Therapieintensität – gemessen in Behandlungen je Patient – unterscheidet sich zwischen den Geschlechtern nur marginal (**Tab. 16.10**). Die pflegebedürftigen Heilmittelpatienten besuchten im Durchschnitt der Quartale 16 physiotherapeutische, 13 sprachtherapeutische und

◻ Tabelle 16.10 Verordnungshäufigkeit nach Heilmittel-Leistungsbereichen im Durchschnitt der Quartale, in % (2018) (Quelle: AOK-Daten, standardisiert auf die gesetzlich Versicherten (Amtliche Statistik KM 6 2018))

	Anteil an Pflegebedürftigen mit mind. einer Verordnung			Anzahl Behandlungen je Patient		
Leistungsbereich	Männer	Frauen	Gesamt	Männer	Frauen	Gesamt
Physiotherapie	21,1	23,7	**22,7**	16,2	15,4	15,7
Podologie	3,4	3,3	**3,3**	3,3	3,3	3,3
Sprachtherapie	3,6	1,9	**2,6**	12,6	12,7	12,6
Ergotherapie	6,5	4,8	**5,4**	14,0	13,9	14,0
Gesamt	**27,4**	**28,6**	**28,1**	**14,1**	**13,9**	**14,0**

Pflege-Report 2020

◻ Tabelle 16.11 Physiotherapie – Pflegebedürftige mit mindestens einer Behandlung nach Pflegegrad und Versorgungsform im Durchschnitt der Quartale, in % (2018) (Quelle: AOK-Daten, standardisiert auf die gesetzlich Versicherten (Amtliche Statistik KM 6 2018))

Pflegegrad[a]	Pflegegeld	Sach- und Kombinationsleistung	Vollstationäre Pflege	Alle Pflegebedürftigen[b]
Pflegegrad 1	–	–	–	18,1
Pflegegrad 2	19,9	22,8	22,0	20,3
Pflegegrad 3	21,5	28,2	23,9	23,6
Pflegegrad 4	24,2	34,5	23,5	26,3
Pflegegrad 5	35,4	44,1	24,2	31,6
Alle Pflegegrade	**21,5**	**27,8**	**23,4**	**22,7**

[a] Der dargestellte Pflegegrad bezieht sich auf den höchsten Pflegegrad, den der Pflegebedürftige im Quartal hatte.
[b] Pflegebedürftige, die Pflege in vollstationären Einrichtungen der Hilfe für behinderte Menschen nach § 43a SGB XI erhalten, sind ausschließlich in dieser Kategorie enthalten.
Pflege-Report 2020

14 ergotherapeutische Behandlungen (einzelne Sitzungen), was rein rechnerisch etwas mehr als einer Sitzung pro Woche des Quartals entspricht.

◻ Abb. 16.26 zeigt die Verteilung nach Pflegebedürftigen sowie Nicht-Pflegebedürftigen ausgehend von den in Anspruch genommenen Heilmittelbehandlungen durch die Versicherten insgesamt im Jahr 2018. Ein Viertel aller physiotherapeutischen Behandlungen (26,9 %) war demnach Bestandteil der Therapie von Pflegebedürftigen. Bei der Ergotherapie wurde mehr als die Hälfte (53,6 %) der Behandlungen von Pflegebedürftigen durchlaufen. Knapp ein Drittel der Versicherten, die 2018 Maßnahmen der Podologie oder der Sprachtherapie in Anspruch nahmen, waren Pflegebedürftige.

■ ■ **Inanspruchnahme physiotherapeutischer Behandlungen nach Altersgruppen und Geschlecht**

In der Physiotherapie stehen eine Vielzahl von Maßnahmen wie Manuelle Therapie, Massagetechniken, Sensomotorische Aktivierung

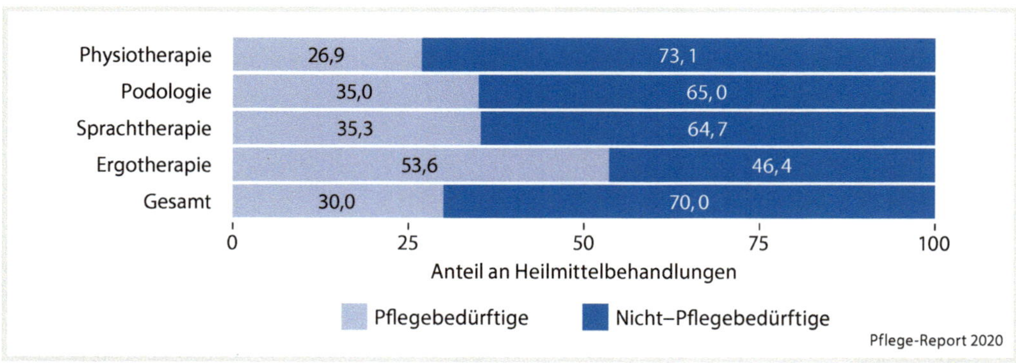

◘ Abb. 16.26 Anteil Heilmittelbehandlungen bei Pflegebedürftigen im Durchschnitt der Quartale, in % (2018) (Quelle: AOK-Daten, standardisiert auf die gesetzlich Versicherten (Amtliche Statistik KM 6 2018))

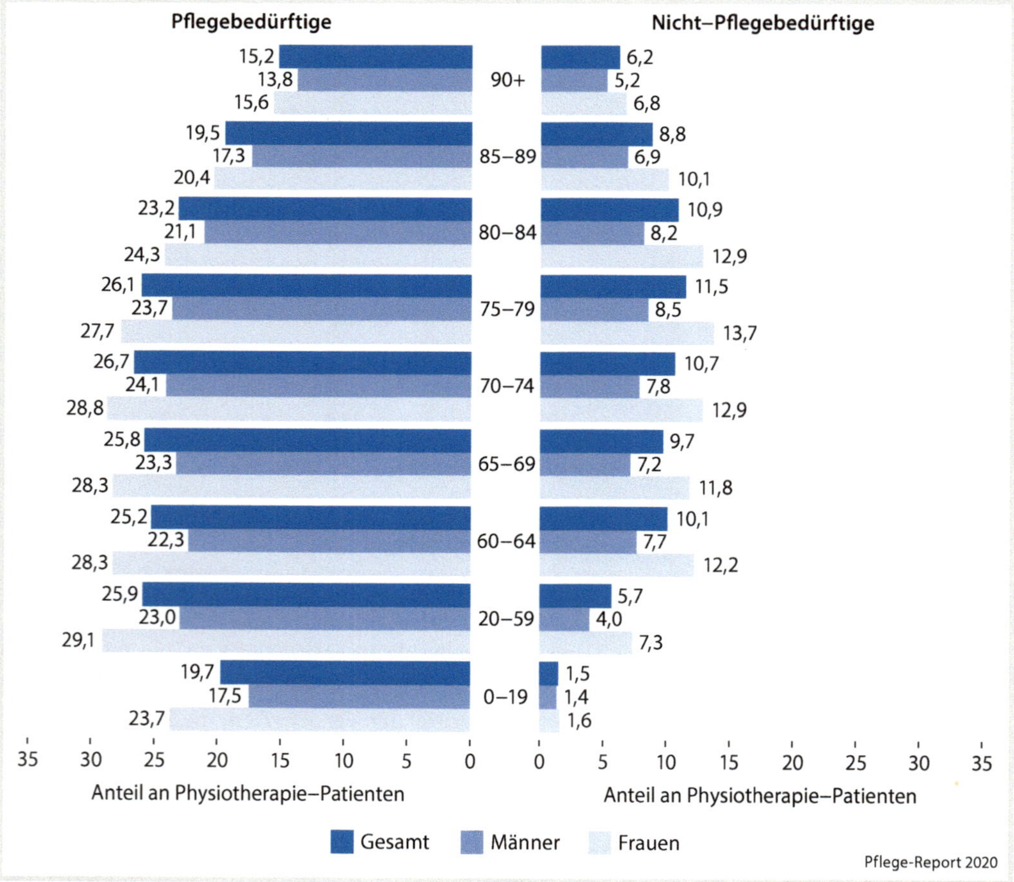

◘ Abb. 16.27 Anteil der pflegebedürftigen Physiotherapie-Patienten nach Alter und Versorgungsform im Durchschnitt der Quartale, in % (2018) (Quelle: AOK-Daten, standardisiert auf die gesetzlich Versicherten (Amtliche Statistik KM 6 2018))

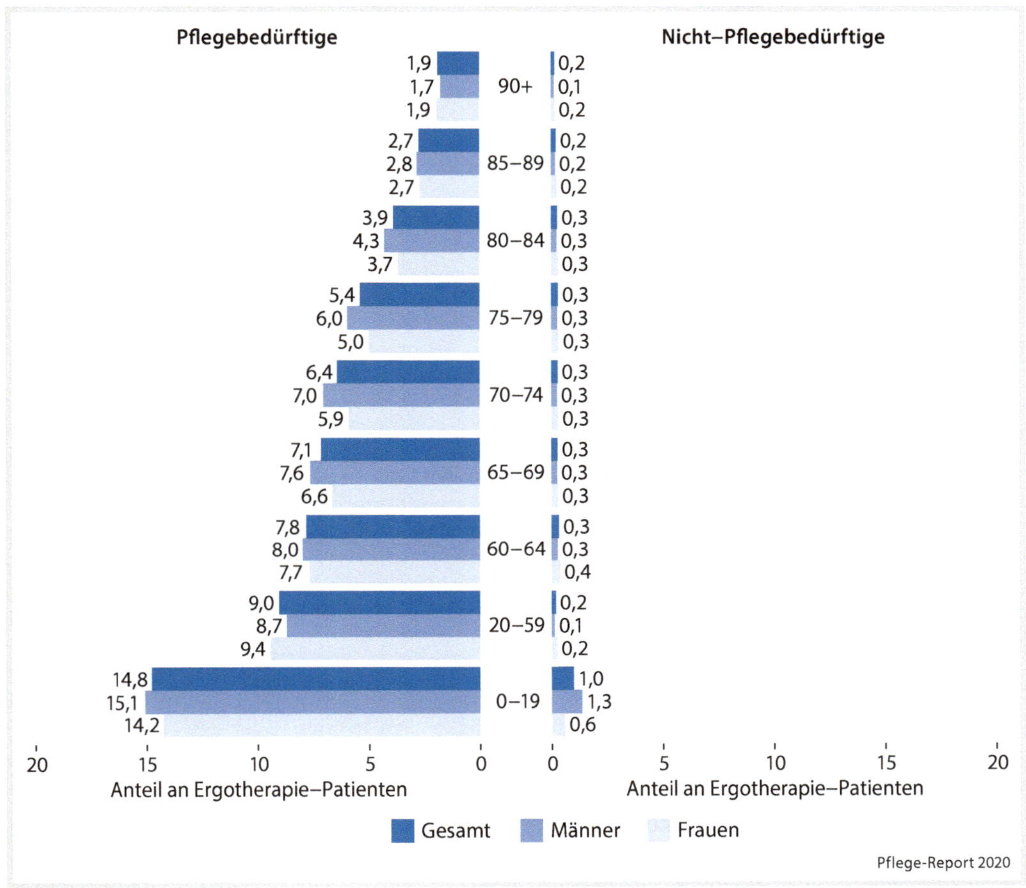

Abb. 16.28 Pflegebedürftige und nicht-pflegebedürftige Ergotherapie-Patienten nach Alter und Geschlecht im Durchschnitt der Quartale, in % (2018) (Quelle: AOK-Daten, standardisiert auf die gesetzlich Versicherten (Amtliche Statistik KM 6 2018))

und verschiedene Formen der Heilgymnastik zur Verfügung. Das Ziel physiotherapeutischer Maßnahmen sind die Förderung, Erhaltung oder Wiederherstellung der Beweglichkeit und Funktionalität des Muskel- und Skelettapparates und häufig auch die Schmerzreduktion. Durchschnittlich rund jeder fünfte Pflegebedürftige (22,7 %) erhielt im Mittel der vier Quartale 2018 Physiotherapie (■ Tab. 16.11).

Gemäß ■ Abb. 16.27 ist der Anteil der physiotherapeutischen Patienten bei den weiblichen Pflegebedürftigen in jeder Altersgruppe höher als bei den männlichen. Die Nicht-Pflegebedürftigen erhalten insgesamt deutlich weniger Physiotherapie verordnet. Auch hier überwiegt der Anteil der Frauen mit Verordnungen gegenüber den Männern. Die höchste Behandlungsrate findet sich mit 27 % bei den Pflegebedürftigen in der Altersgruppe der 70- bis 74-Jährigen und liegt damit erwartungsgemäß etwas früher im Lebenszyklus als bei den Nicht-Pflegebedürftigen.

■ ■ **Inanspruchnahme physiotherapeutischer Behandlungen nach Schwere der Pflegebedürftigkeit und Versorgungsform**

Die Verordnung von Physiotherapie entwickelt sich erwartungsgemäß entlang der sich in Pflegebedürftigkeit äußernden körperlichen

Tabelle 16.12 Ergotherapie – Pflegebedürftige mit mindestens einer Behandlung nach Pflegegrad und Versorgungsform im Durchschnitt der Quartale, in % (2018) (Quelle: AOK-Daten, standardisiert auf die gesetzlich Versicherten (Amtliche Statistik KM 6 2018))

Pflegegrad[a]	Pflegegeld	Sach- und Kombinationsleistung	Vollstationäre Pflege	Alle Pflegebedürftigen[b]
Pflegegrad 1	–	–	–	2,3
Pflegegrad 2	3,4	3,4	3,2	3,5
Pflegegrad 3	6,1	6,9	5,4	6,2
Pflegegrad 4	8,3	11,3	7,0	8,4
Pflegegrad 5	12,3	17,0	8,9	11,5
Alle Pflegegrade	**5,1**	**6,7**	**6,1**	**5,4**

[a] Der dargestellte Pflegegrad bezieht sich auf den höchsten Pflegegrad, den der Pflegebedürftige im Quartal hatte.
[b] Pflegebedürftige, die Pflege in vollstationären Einrichtungen der Hilfe für behinderte Menschen nach § 43a SGB XI erhalten, sind ausschließlich in dieser Kategorie enthalten.
Pflege-Report 2020

Einschränkungen. Vom Pflegegrad 1 (18,1 %) bis zum Pflegegrad 5 (31,6 %) nimmt der Anteil der Pflegebedürftigen mit physiotherapeutischer Unterstützung kontinuierlich zu (Tab. 16.11). Ausnahme ist hier die vollstationäre Pflege: Hier blieb dieser Anteil ab Pflegegrad 2 2018 auf dem konstanten Niveau von 22 bis 24 %. Die Analyse der Pflegesettings zeigt darüber hinaus, dass Pflegebedürftige mit ambulanten Sach- oder Kombinationsleistungen überdurchschnittlich häufig diese Intervention in Anspruch nehmen.

Inanspruchnahme ergotherapeutischer Behandlungen nach Altersgruppen und Geschlecht

Die Ergotherapie umfasst motorisch-funktionelle, psychisch-funktionelle und sensomotorisch-perzeptive Therapien sowie das sogenannte Hirnleistungstraining. Ziel der ergotherapeutischen Maßnahmen ist die Selbstständigkeit bei alltäglichen Verrichtungen und der Selbstversorgung bzw. deren Wiederherstellung. Bei Kindern kommt Ergotherapie u. a. bei motorischen Entwicklungsstörungen (UEMF) zum Einsatz, bei Erwachsenen stehen rehabilitative Maßnahmen nach Stürzen, Operationen und schweren Unfällen im Vordergrund, bei Senioren wird sie primär bei Vorliegen demenzieller Syndromen oder zur palliativen Versorgung verordnet. Abb. 16.28 unterstreicht, dass nur ein marginaler Anteil der Nicht-Pflegebedürftigen ergotherapeutische Leistungen in Anspruch nimmt. Eine Ausnahme bildet die Gruppe der Kinder- und Jugendlichen (0–19 Jahre): Hier ließen sich im Jahr 2018 1 % der nicht-pflegebedürftigen Jungen und Mädchen auf diese Weise behandeln. Demgegenüber erhielten rund 15 % der Pflegebedürftigen im gleichen Alterssegment eine Ergotherapie. Dieser Anteil sinkt mit steigendem Alter kontinuierlich und bei beiden Geschlechtern. Bei Pflegebedürftigen im Alter von 65 bis 69 Jahren hat sich dieser Anteil von 15 % schon mehr als halbiert (7,1 %). Bei den mindestens 90-Jährigen nahmen lediglich 2 % ergotherapeutische Leistungen in Anspruch (Abb. 16.28).

Inanspruchnahme ergotherapeutischer Behandlungen nach Schwere der Pflegebedürftigkeit und Versorgungsform

Betrachtet man die Inanspruchnahme der Ergotherapie wiederum differenziert nach Versor-

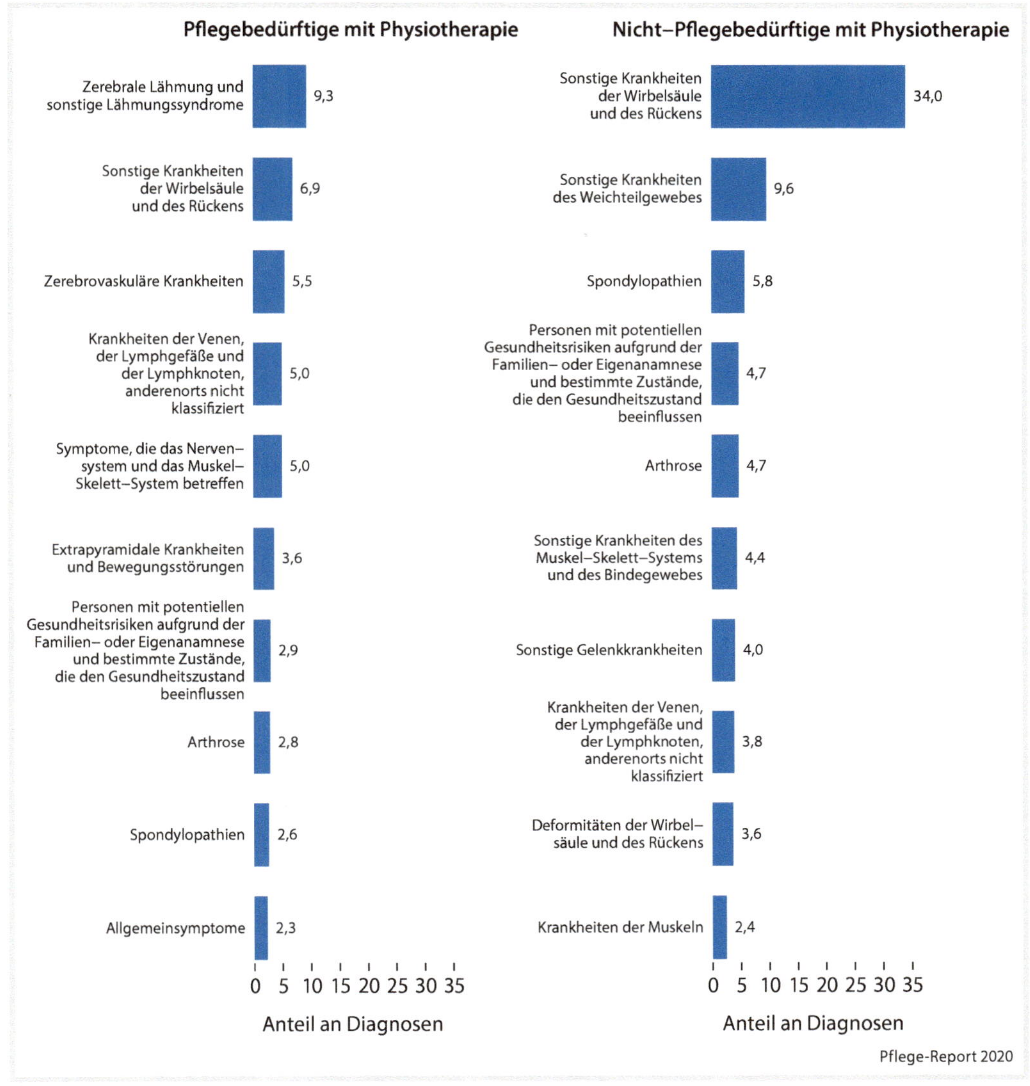

◘ Abb. 16.29 Pflegebedürftige und nicht-pflegebedürftige Physiotherapie- und Ergotherapie-Patienten nach den zehn häufigsten Diagnosen im Durchschnitt der Quartale, in % (2018) (Quelle: AOK-Daten, standardisiert auf die gesetzlich Versicherten (Amtliche Statistik KM 6 2018))

gungsbereichen, so wird deutlich, dass der Anteil der Ergotherapie-Patienten mit der Schwere der Pflegebedürftigkeit zunimmt. Auch hier zeigt die Analyse, dass Pflegebedürftige mit ambulanten Sach- oder Kombinationsleistungen etwas häufiger eine ergotherapeutische Behandlung erhalten (6,7 %) als Bezieher von ausschließlich Pflegegeld (5,1 %) und auch als vollstationär Gepflegte (6,1 %) (◘ Tab. 16.12).

▪▪ Diagnosen und physiotherapeutische sowie ergotherapeutische Behandlungen bei Pflegebedürftigen und Nicht-Pflegebedürftigen

◘ Abb. 16.29 gibt einen Überblick über die zehn häufigsten Diagnosen in der Physiotherapie und Ergotherapie bei Pflegebedürftigen und Nicht-Pflegebedürftigen. Für ein Drittel (34,0 %) der nicht-pflegebedürftigen

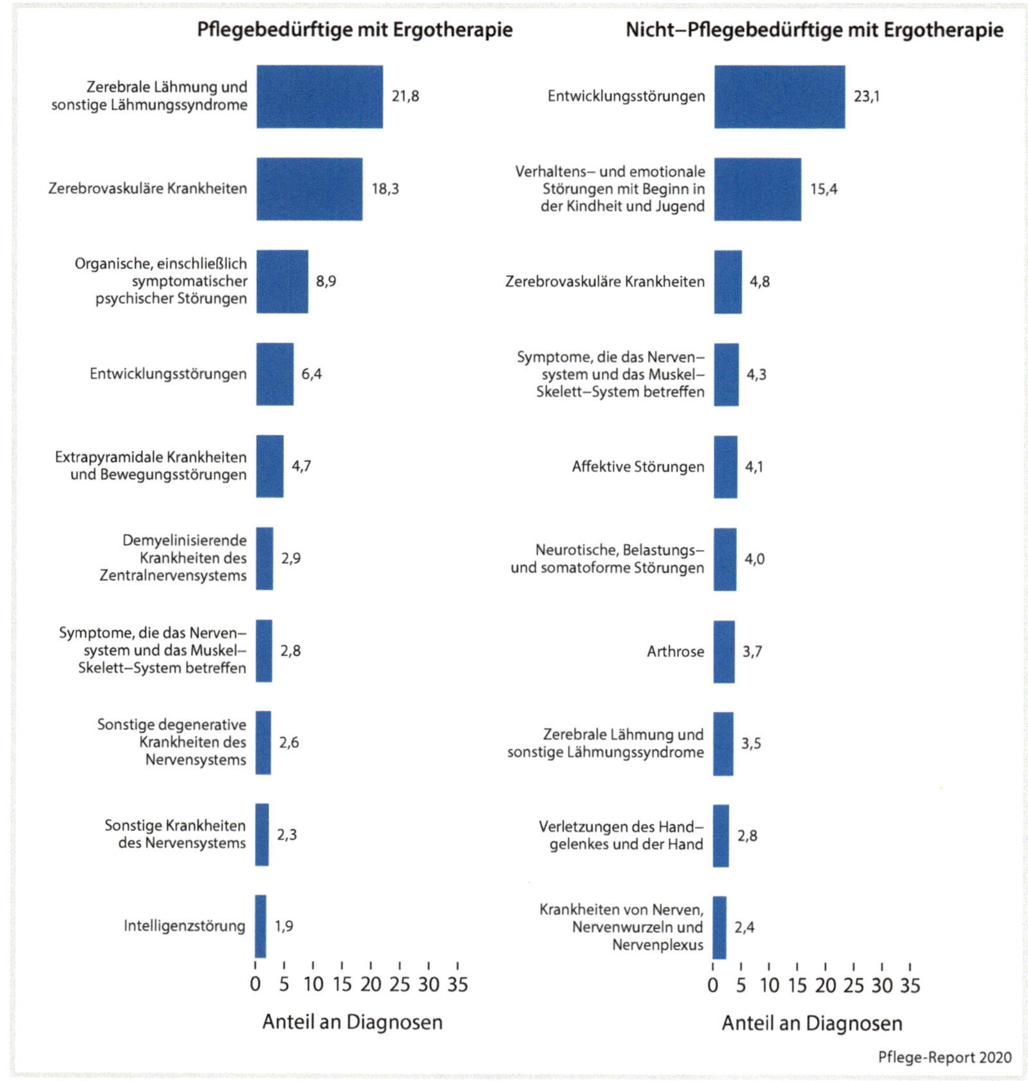

◼ **Abb. 16.29** (Fortsetzung)

Physiotherapie-Patienten waren „Sonstige Krankheiten der Wirbelsäule und des Rückens" (ICD 10: M50–M54) der Anlass für die Behandlung. Bei pflegebedürftigen Patienten waren „Zerebrale Lähmungen und sonstige Lähmungssyndrome" (ICD-10: G80–G83) der häufigste Grund für eine physiotherapeutische und auch für eine ergotherapeutische Behandlung (9,3 % bzw. 21,8 %). Knapp ein Viertel der nicht-pflegebedürftigen Patienten wurde aufgrund von Entwicklungsstörungen (ICD-10: F80–F89) ergotherapeutisch betreut (23,1 %).

Literatur

Holt S, Schmiedl S, Thürmann P (2011) Potenziell inadäquate Medikation für ältere Menschen: Die PRISCUS-Liste (Stand 01.02.2011). http://priscus.net/download/PRISCUS-Liste_PRISCUS-TP3_2011.pdf. Zugegriffen: 2. Apr. 2020

Schaufler J, Telschow C (2016) Arzneimittelverordnungen nach Alter und Geschlecht. In: Schwabe U, Paffrath D (Hrsg) Arzneiverordnungs-Report 2016. Springer, Berlin Heidelberg

Sundmacher L, Schüttig W (2015) Which hospitalisations are ambulatory care-sensitive, to what degree, and how could the rates be reduced? Results of a group consensus study in Germany. Health Policy 11:1415–1423

Weissman JS, Gatsonis C, Epstein AM (1992) Rates of avoidable hospitalization by insurance status in Massachusetts and Maryland. JAMA 268:2388–2394

Serviceteil

Die Autorinnen und Autoren – 280

Stichwortverzeichnis – 293

© Der/die Autor(en) 2020
K. Jacobs et al. (Hrsg.), *Pflege-Report 2020*, https://doi.org/10.1007/978-3-662-61362-7

Die Autorinnen und Autoren

Dr. Martin Albrecht

IGES Institut GmbH
Berlin

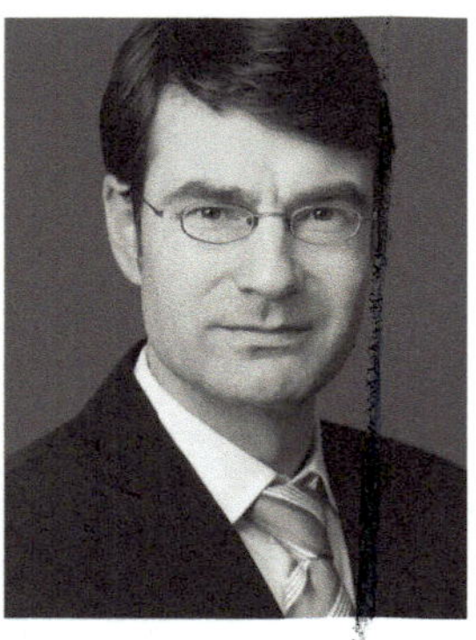

Martin Albrecht ist seit 2004 im IGES Institut tätig und seit 2007 dort Geschäftsführer und Leiter des Bereichs Gesundheitspolitik. Er befasst sich mit Fragen der Finanzierung, Organisation und des Wettbewerbs im Gesundheitswesen und ist Autor zahlreicher Studien und Gutachten zu gesundheitspolitischen Themen. Nach Abschluss des Studiums der Volkswirtschaftslehre an der Universität Trier und der Clark University (USA) war er wissenschaftlicher Mitarbeiter im Zentrum für Arbeit und Soziales (Trier). Es folgten Tätigkeiten im wissenschaftlichen Stab des Sachverständigenrates zur Begutachtung der gesamtwirtschaftlichen Entwicklung, in der Geschäftsstelle der Kommission für die Nachhaltigkeit in der Finanzierung der Sozialen Sicherungssysteme („Rürup-Kommission") und in der Volkswirtschaftlichen Abteilung der Deutschen Bundesbank.

Ramona Auer, MSc

AOK Baden-Württemberg
Stuttgart

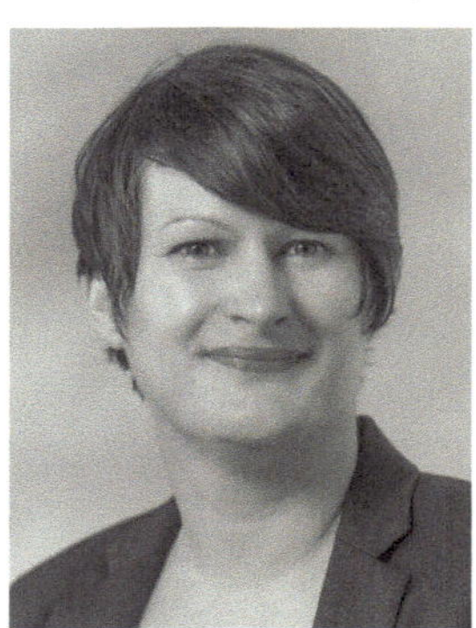

Ramona Auer studierte Politik- und Verwaltungswissenschaften an den Universitäten Konstanz und Wien. Nach dem Studium war sie als Referentin im Stabsbereich Gesundheits- und Sozialpolitik der AOK Baden-Württemberg für die Begleitung der aktuellen Gesetzgebung zuständig. Nach Abschluss ihres Masters in Public Health an der Heinrich-Heine-Universität Düsseldorf wechselte sie in den Bereich Versorgungsmanagement und übernahm dort die Leitung von Rehabilitationsprojekten. Seit 2016 leitet Frau Auer das Referat Rehabilitations- und Pflegeforschung bei der AOK Baden-Württemberg.

Prof. Dr. med. Jürgen M. Bauer

Geriatrisches Zentrum und Netzwerk Alternsforschung der Universität Heidelberg
Agaplesion Bethanien Krankenhaus
Heidelberg

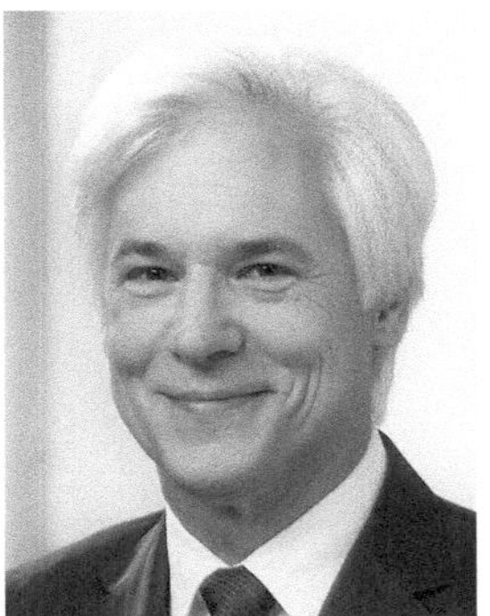

Seit 2016 Leiter des Geriatrischen Zentrums und Direktor des Netzwerks Alternsforschung der Universität Heidelberg. 2016–2018 Präsident der Deutschen Gesellschaft für Geriatrie. Seit 2018 Vorsitzender der Landesarbeitsgemeinschaft Geriatrie Baden-Württemberg. Seit 2020 Mitglied des Fachkollegiums Medizin der Deutschen Forschungsgemeinschaft. Wissenschaftliche Schwerpunkte: Ernährung des älteren Patienten, Training und Rehabilitation im Alter, Sarkopenie und Frailty, assistive Technologien für Ältere.

Prof. Dr. med. Clemens Becker

Klinik für Geriatrie und Geriatrische Rehabilitation
Robert-Bosch-Krankenhaus
Stuttgart

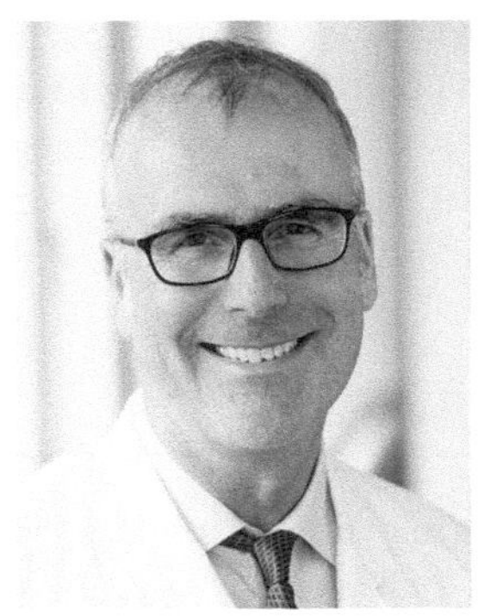

Studium der Medizin an den Universitäten Frankfurt und Gießen. Klinische Spezialisierung auf Innere Medizin und Geriatrie am akademischen Lehrkrankenhaus Tübingen. Leiter der Forschungsgruppe für Klinische Gerontologie und Chefarzt der Klinik für Geriatrische Rehabilitation am Robert-Bosch-Krankenhaus in Stuttgart. Forschungsschwerpunkte: Physische Mobilität, Sturzprävention, Rehabilitation, digitale Medizin, Klimawandel. Projekte: Mobilise-D, Farseeing, PreventIT, Profind.

Susann Behrendt

Wissenschaftliches Institut der AOK (WIdO)
Berlin

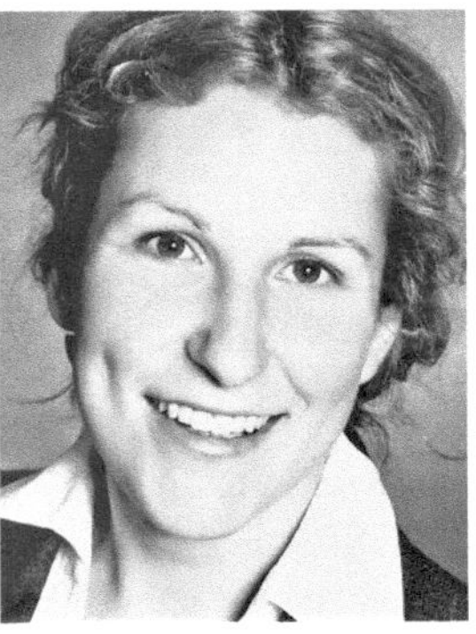

Studium der Kommunikationswissenschaft, Soziologie und Interkulturellen Wirtschaftskommunikation an der Friedrich-Schiller-Universität Jena, der Universidad de Salamanca und der University of Limerick. Wissenschaftliche Tätigkeiten am Europäischen Migrationszentrum, am Statistischen Bundesamt sowie am IGES Institut mit Schwerpunkt Versorgungsforschung, Qualitätsmessung und Sekundärdatenanalysen. Seit Dezember 2017 als wissenschaftliche Mitarbeiterin am WIdO befasst mit Themen rund um die Versorgungsqualität in der Langzeitpflege.

Marcus Bemsch

Landeszentrale für Gesundheitsförderung in Rheinland-Pfalz e. V.
Mainz

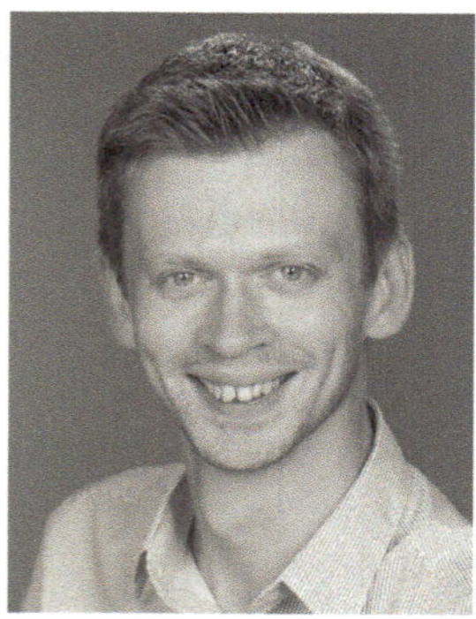

Nach Examen in der Gesundheits- und Krankenpflege Berufstätigkeit von 2010 bis 2018 in der Intensivpflege auf der interdisziplinären Intensivstation am Klinikum Worms gGmbH. Von 2012 bis 2017 Studium Allgemeine Pflege mit Schwerpunkt Management in Gesundheitseinrichtungen (B. Sc.) sowie Pflege- und Gesundheitsmanagement (M. A.) an der Frankfurt University of Applied Sciences. Seit 08/2018 Referent in den Bereichen „Gesundheit und Alter" und „Gesundheit und Sozialraumentwicklung" der Landeszentrale für Gesundheitsförderung in Rheinland-Pfalz e. V. (LZG), Mainz. Tätigkeitsschwerpunkte: Kommunale Pflegestrukturplanung und Sozialraumentwicklung, Angebote zur Unterstützung im Alltag und Initiativen des Ehrenamts in der Pflege, genossenschaftliche Medizinische Versorgungszentren (MVZ).

Prof. Dr. Uwe Bettig

Alice Salomon Hochschule
Berlin

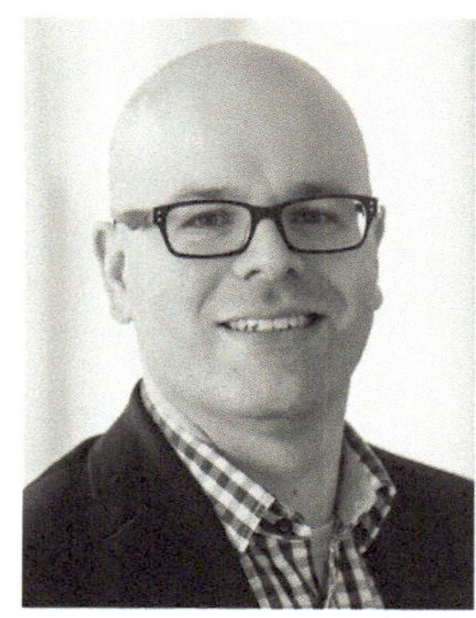

Uwe Bettig ist seit 2007 als Professor für „Betriebswirtschaft und Management gesundheitlicher und sozialer Einrichtungen" an der Alice Salomon Hochschule Berlin tätig. Schwerpunkte in der Lehre sind die Bereiche Rechnungswesen und Controlling in der Gesundheitswirtschaft. Zentrale Themen in der Forschung sind Prozessanalysen, z. B. im Bereich des Einsatzes digitaler Assistenzsysteme in der Pflege, und Kompetenzmanagementsysteme. Uwe Bettig war von 2014 bis 2018 Rektor der Alice Salomon Hochschule Berlin.

Prof. Dr. Andreas Büscher

Hochschule Osnabrück
Deutsches Netzwerk für Qualitätsentwicklung
in der Pflege (DNQP)
Osnabrück

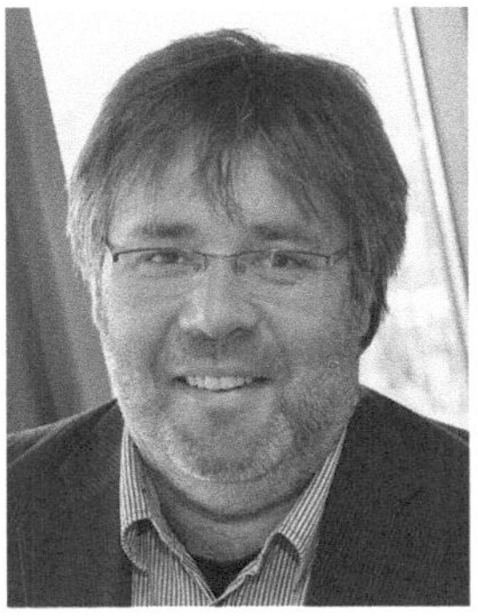

Prof. Dr. Andreas Büscher, Krankenpfleger und Pflegewissenschaftler. Promotion am Department of Nursing Science der University of Tampere/Finnland. Tätigkeit als wissenschaftlicher Mitarbeiter am Institut für Pflegewissenschaft der Universität Witten/Herdecke und am Institut für Pflegewissenschaft an der Universität Bielefeld. Seit 2011 Professor für Pflegewissenschaft an der Hochschule Osnabrück und seit 2012 wissenschaftlicher Leiter des Deutschen Netzwerks für Qualitätsentwicklung in der Pflege (DNQP).

Janet Cordes

Universität Bremen – SOCIUM
Bremen

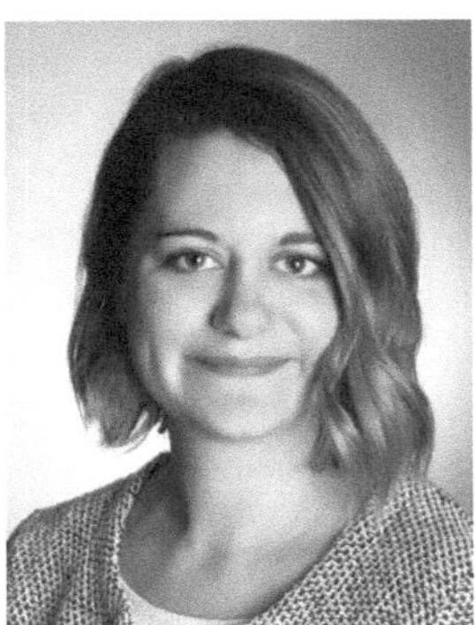

Gerontologin und examinierte Altenpflegerin. Janet Cordes war zuletzt als wissenschaftliche Mitarbeiterin am Institut für Public Health und Pflegeforschung (IPP) der Universität Bremen tätig. Seit 2018 ist sie wissenschaftliche Mitarbeiterin in der Abteilung Gesundheit, Pflege und Alterssicherung des SOCIUM. Ihre Arbeitsschwerpunkte liegen in der alternativen Ausgestaltung der Pflegeversicherung und der Entwicklung eines Instruments zur Personalbemessung in der stationären Langzeitpflege.

Prof. Dr. Bernhard Emunds

Nell-Breuning-Institut
Frankfurt am Main

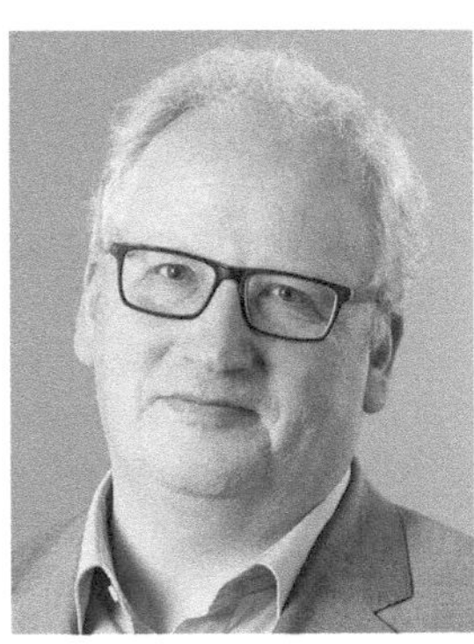

Dr. Bernhard Emunds ist Professor für Christliche Gesellschaftsethik und Sozialphilosophie sowie Leiter des Nell-Breuning-Instituts der Philosophisch-Theologischen Hochschule Sankt Georgen in Frankfurt am Main. Er studierte Katholische Theologie, Geschichte und Volkswirtschaftslehre in Bonn, Paris und Frankfurt am Main. Zu seinen aktuellen Forschungsschwerpunkten gehören Theorie und Ethik der Finanzmärkte, Ethik der Arbeit, insbesondere der Pflegearbeit und Ethik des Wohnungsmarkts.

Sophie Fößleitner

Forschungsgruppe Gesundheitsökonomie und Gesundheitspolitik
Institut für Höhere Studien (IHS)
Wien

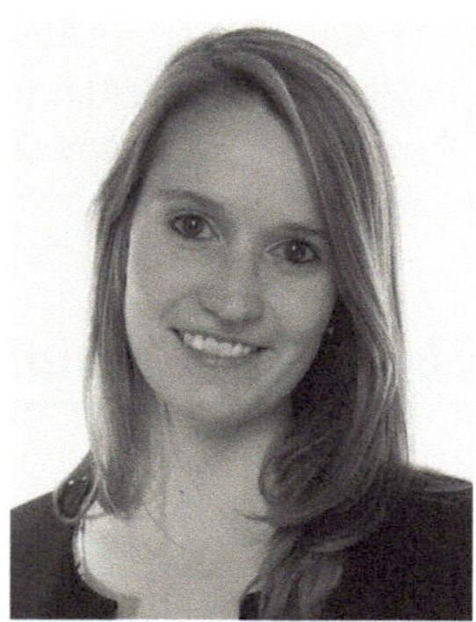

Studium der Volkswirtschaft an der Wirtschaftsuniversität Wien, seit 2017 am Institut für Höhere Studien (IHS) in der Forschungsgruppe „Gesundheitsökonomie und Gesundheitspolitik" als Junior Researcher tätig. Forschungs- und Arbeitsschwerpunkte umfassen gesundheitspolitische Fragestellungen und liegen zudem auch im Bereich der Ungleichheitsforschung in Gesundheitssystemen, der ärztlichen Qualitätssicherung sowie der Langzeitpflege.

Prof. Dr. Stefan Greß

Hochschule Fulda
Fachbereich Pflege und Gesundheit
Fulda

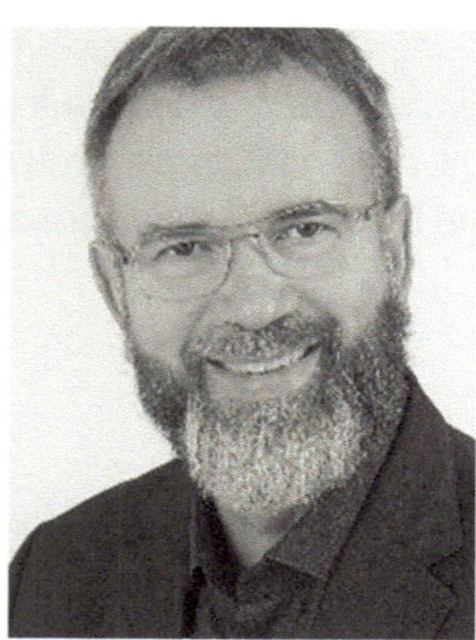

Professor für Versorgungsforschung und Gesundheitsökonomie und Dekan des Fachbereichs Pflege und Gesundheit der Hochschule Fulda. Forschungs- und Publikationsschwerpunkte: Krankenversicherungsökonomie, internationaler Gesundheitssystemvergleich, Gesundheitspolitik und Versorgungsforschung.

Dr. med. Stefan Grund, MPH

Geriatrisches Zentrum der Universität Heidelberg
Agaplesion Bethanien Krankenhaus
Heidelberg

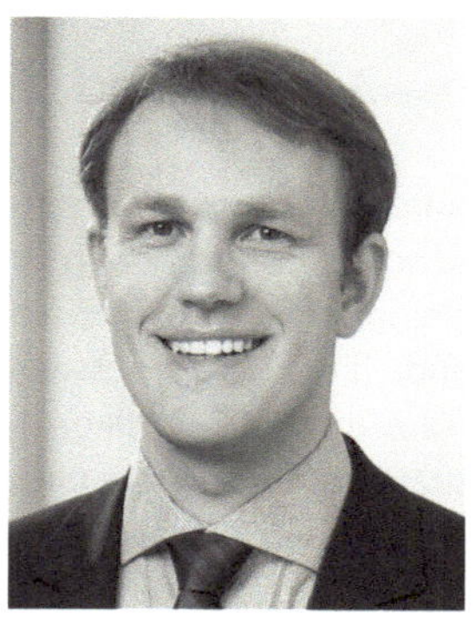

Dr. Stefan Grund ist als Oberarzt im AGAPLESION Bethanienkrankenhaus, Geriatrisches Zentrum der Universität Heidelberg tätig. Er ist Facharzt für Innere Medizin und Geriatrie und hat einen Abschluss als Master of Health Management. Seit 2018 ist er Habilitand im Fach Geriatrie an der Universität Heidelberg. Sein Forschungsschwerpunkt liegt im Bereich der Versorgungsforschung mit einem besonderen Interesse an der Geriatrischen Rehabilitation und der Kurzzeitpflege älterer multimorbider Menschen. Neben seiner Arbeit in der 2018 gegründeten europäischen Arbeitsgruppe „Geriatrische Rehabilitation" der Europäischen Gesellschaft für Geriatrische Medizin (EuGMS) ist er Reviewer internationaler Zeitschriften und Referent auf nationalen und internationalen Tagungen.

Simone Habel

Nell-Breuning-Institut
Frankfurt am Main

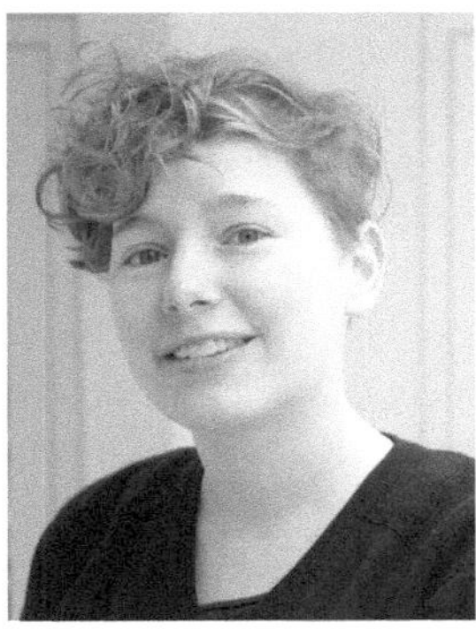

Simone Habel arbeitet als Wissenschaftliche Mitarbeiterin am Nell-Breuning-Institut. Sie studierte Soziologie und Politikwissenschaft in Heidelberg, Paris, Wien und Frankfurt am Main. Derzeit forscht sie zur Thematik der häuslichen Pflegearbeit mit einem Fokus auf der sogenannten 24-Stunden-Pflege. Ihre inhaltlichen Schwerpunkte liegen zudem auf den Themen der Care-Arbeit, feministischen und postkolonialen Theorien, Gender und Queer Studies sowie der Arbeitssoziologie.

Dietmar Haun

Wissenschaftliches Institut der AOK (WIdO)
Berlin

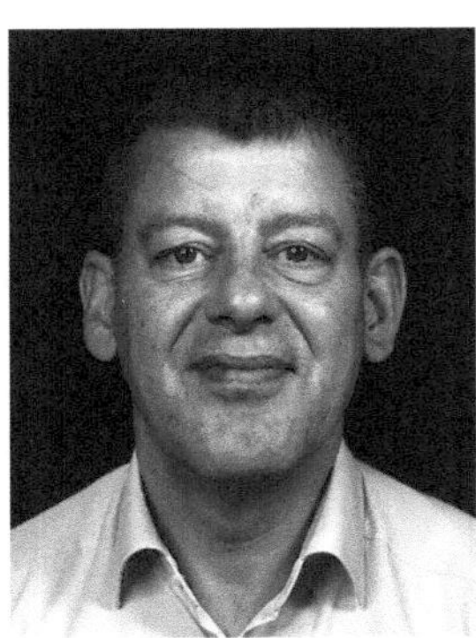

Diplom-Soziologe. Studium an der Universität Mannheim und der Indiana University, Bloom-

ington, USA. Anschließend wissenschaftlicher Mitarbeiter am Lehrstuhl für Methoden der empirischen Sozialforschung und angewandte Soziologie der Universität Mannheim. Seit 2001 für den AOK-Bundesverband, zunächst im Geschäftsbereich Change Management, anschließend als Referent für Risikomanagement im Geschäftsbereich Finanzen tätig. Seit 2012 wissenschaftlicher Mitarbeiter im Forschungsbereich Gesundheitspolitik und Systemanalysen des Wissenschaftlichen Instituts der AOK (WIdO).

Prof. Dr. Klaus Jacobs

Wissenschaftliches Institut der AOK (WIdO)
Berlin

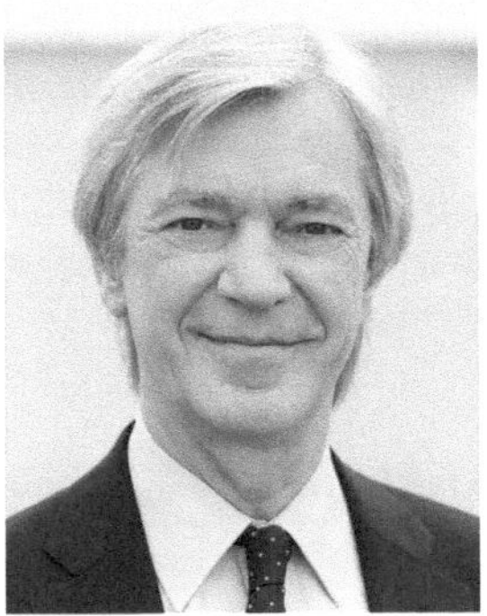

Studium der Volkswirtschaftslehre in Bielefeld. Promotion an der FU Berlin. Von 1981 bis 1987 wissenschaftlicher Mitarbeiter an der FU Berlin und am Wissenschaftszentrum Berlin für Sozialforschung (WZB). Von 1988 bis 2002 Gesundheitsökonom im Institut für Gesundheits- und Sozialforschung (IGES), Berlin. Seit 2002 Geschäftsführer des Wissenschaftlichen Instituts der AOK (WIdO).

Dr. Kathrin Jürchott

Wissenschaftliches Institut der AOK (WIdO)
Berlin

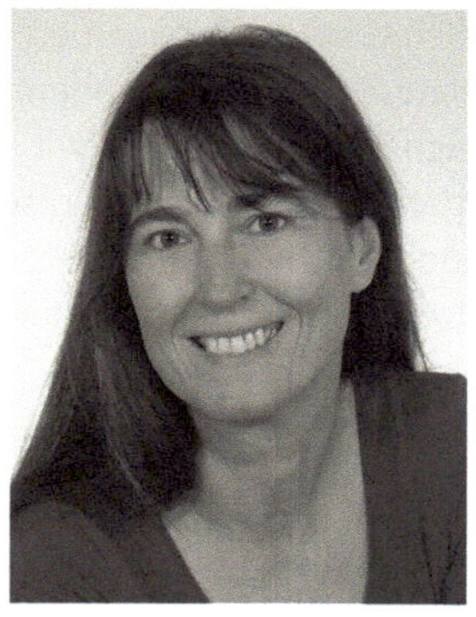

Studium der Biochemie und Molekularbiologie an der Humboldt-Universität zu Berlin. Danach mehrere Jahre in Forschung und Entwicklung tätig in Bereichen der Genomforschung und Bioinformatik. Seit 2013 Mitarbeiterin des Wissenschaftlichen Instituts der AOK (WIdO). Zuständig für Datenbankmanagement und Datenanalyse im Bereich Pflege.

Thomas Kalwitzki

Universität Bremen – SOCIUM
Bremen

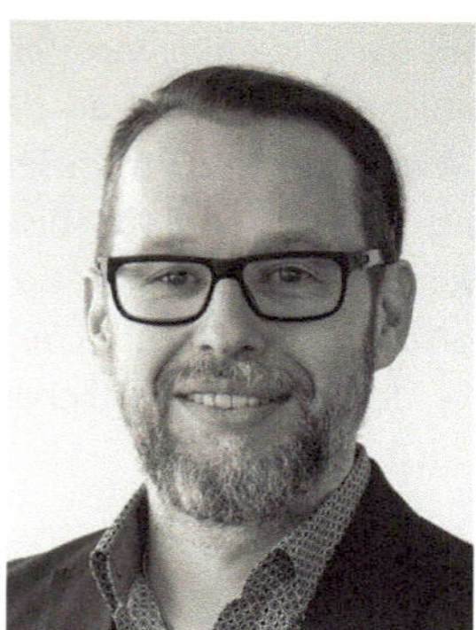

Thomas Kalwitzki ist Diplom-Gerontologe. Er war Mitarbeiter im zentralen Qualitätsmanagement für 16 Einrichtungen der stationären Altenhilfe, Alloheim Senioren-Residenzen AG Düsseldorf, anschließend wissenschaftlicher Mitarbeiter an den Universitäten Oldenburg und Wien. An der Universität Bremen arbeitet er seit 2013 in der Abteilung Gesundheit, Pflege und Alterssicherung des SOCIUM. Er war maßgeblich am Projekt Reha XI – Erkennen rehabilitativer Bedarfe in der Pflegebegutachtung des MDK; Evaluation und Umsetzung und der Evaluation des PNG und PSG I beteiligt. Aktuell liegen seine Arbeitsschwerpunkte in der alternativen Ausgestaltung der Pflegeversicherung als Vollversicherung mit Eigenanteilssockel und in der Ausarbeitung eines einheitlichen Instruments zur Personalbemessung in der Langzeitpflege.

Jürgen Klauber

Wissenschaftliches Institut der AOK (WIdO)
Berlin

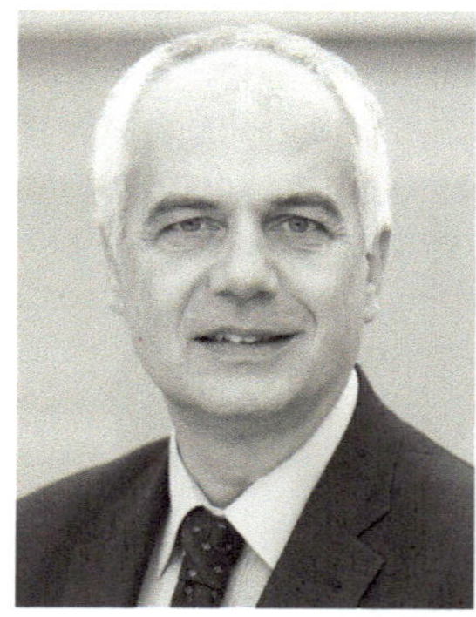

Studium der Mathematik, Sozialwissenschaften und Psychologie in Aachen und Bonn. Seit 1990 im Wissenschaftlichen Institut der AOK (WIdO) tätig. Von 1992 bis 1996 Leitung des Projekts GKV-Arzneimittelindex im WIdO, von 1997 bis 1998 Leitung des Referats Marktanalysen im AOK-Bundesverband. Ab 1998 stellvertretender Institutsleiter und ab 2000 Leiter des WIdO. Inhaltliche Tätigkeitsschwerpunkte: Themen des Arzneimittelmarktes und stationäre Versorgung.

Prof. Dr. Thomas Klie

Evangelische Hochschule Freiburg
Institut AGP Sozialforschung und Zentrum für
zivilgesellschaftliche Entwicklung (zze)
Freiburg im Breisgau

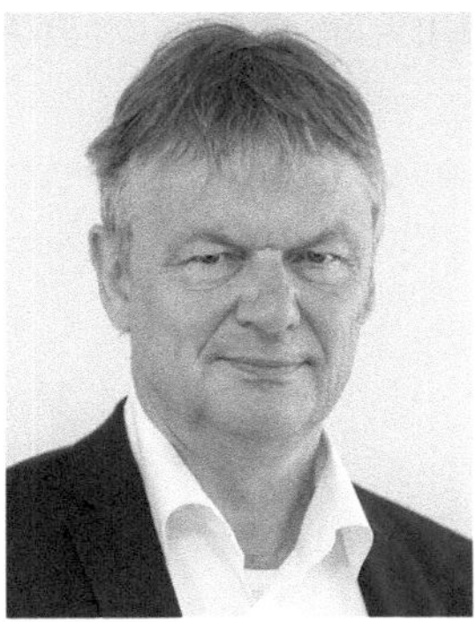

Prof. Dr. habil. Thomas Klie, Professor an der Evangelischen Hochschule Freiburg, Leiter des Instituts AGP Sozialforschung, zertifizierte Case-Management-Lehrkraft, forscht seit vielen Jahren unter anderem zu Care- und Case-Management-Strukturen und hat mit den Papieren Strukturreform Pflege und Teilhabe I (2013) und II (2020) Vorschläge für eine Care und Case Management integrierende Weiterentwicklung der Pflegeversicherung erarbeitet.

Dr. Markus Kraus

Forschungsgruppe Gesundheitsökonomie und Gesundheitspolitik
Institut für Höhere Studien (IHS)
Wien

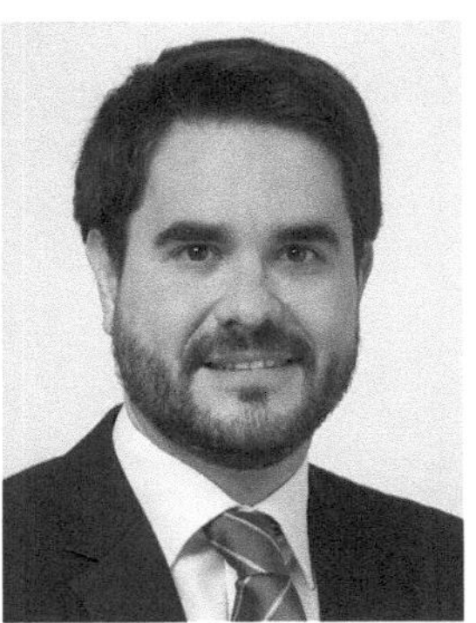

Dr. Markus Kraus ist Senior Researcher in der Forschungsgruppe Gesundheitsökonomie und Gesundheitspolitik am Institut für Höhere Studien in Wien. Er erwarb seinen Doktor in Sozial-und Wirtschaftswissenschaft (mit Auszeichnung) an der Universität Wien. Seine Forschungsschwerpunkte liegen im Bereich Gesundheits- und Pflegeökonomie und in der komparativen Analyse von Gesundheits- und Pflegesystemen. Er ist regelmäßig in Projekte für die Europäische Kommission involviert, wie z. B. AHEAD (6. Forschungsrahmenprogramm), ANCIEN (6. Forschungsrahmenprogramm) und SELFIE (Horizon 2020). Seine Forschungsarbeiten wurden u. a. in den folgenden Zeitschriften veröffentlicht: European Journal of Operational Research, Health Care Management Science, Socio-Economic Planning Sciences, Health Policy, BMJ and BMC Health Services Research. Er wurde mehrfach vom Ministerium für Wissenschaft und Forschung sowie der Österreichischen Forschungsgemeinschaft unterstützt, um seine Arbeit auf wissenschaftlichen Konferenzen zu präsentieren. Markus Kraus unterrichtet zudem an der Universität Wien und der Fachhochschule Campus Wien. Er ist Gründungsmitglied der Austrian Health Economics Association (ATHEA).

Prof. Dr. Adelheid Kuhlmey

Charité – Universitätsmedizin Berlin
Prodekanat für Studium und Lehre
Berlin

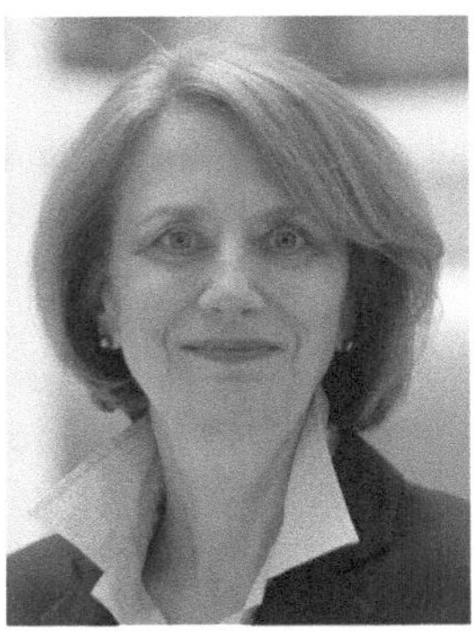

Seit 2012 Wissenschaftliche Direktorin des Centrums für Human- und Gesundheitswissenschaften der Charité-Universitätsmedizin Berlin. Seit 2002 Leiterin des Instituts für Medizinische Soziologie an diesem Ch010Centrum. Davor Professorin für Soziale Gerontologie und Medizinsoziologie an den Hochschulen Neubrandenburg und Braunschweig-Wolfenbüttel. Wissenschaftliche Arbeitsschwerpunkte: Alter und Altern, Gesundheitsentwicklung einer älter werdenden Bevölkerung und medizinische sowie pflegerische Versorgung. Seit Mai 2014 Prodekanin für Studium und Lehre der Charité – Universitätsmedizin Berlin.

Prof. Dr. Markus Lüngen

Hochschule Osnabrück
Fakultät Wirtschafts- und Sozialwissenschaften
Osnabrück

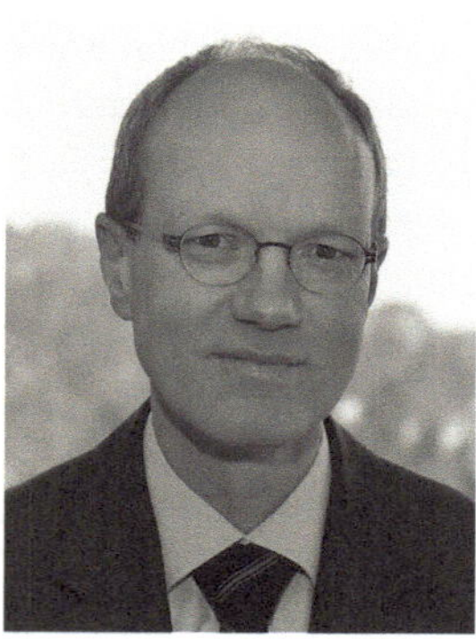

Studium der Volkswirtschaft und Soziologie an der Universität zu Köln. Anschließend Referent für Krankenhausorganisation bei der Krankenhausgesellschaft Nordrhein-Westfalen. Ab 1999 im Institut für Gesundheitsökonomie und Klinische Epidemiologie (IGKE) der Universität zu Köln. Habilitation im Fach Gesundheitsökonomie an der Wirtschafts- und Sozialwissenschaftlichen Fakultät. Ab 2005 kommissarischer Leiter des IGKE und Vertreter der Professur Gesundheitsökonomie. Seit Oktober 2011 Professor für Volkswirtschaft, insbesondere Gesundheitsökonomie, an der Hochschule Osnabrück. Arbeitsschwerpunkte: Gesundheitspolitik, Finanzierungs- und Verteilungsfragen des Gesundheitswesens sowie Kosten-Nutzen Analysen.

Sören Matzk

Wissenschaftliches Institut der AOK (WIdO)
Berlin

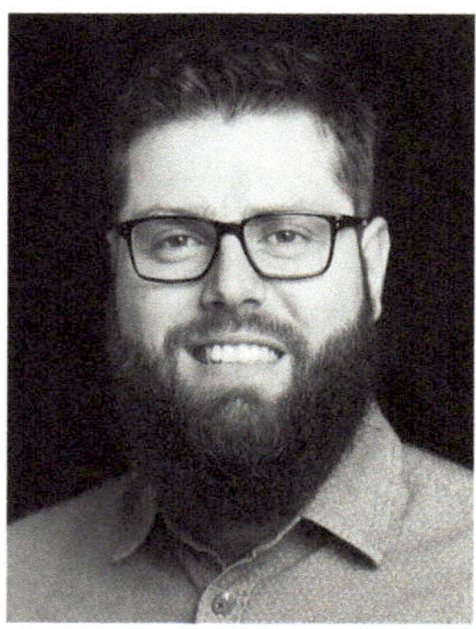

Studium der Bioinformatik an der Universität Potsdam. Danach tätig als wissenschaftlicher Mitarbeiter am Max-Planck-Institut für Molekulare Genetik und an der Martin-Luther-Universität Halle-Wittenberg. Seit 2018 Datenbank- und Softwareentwickler im Wissenschaftlichen Institut der AOK (WIdO).

Dr. Richard Ochmann

IGES Institut GmbH
Berlin

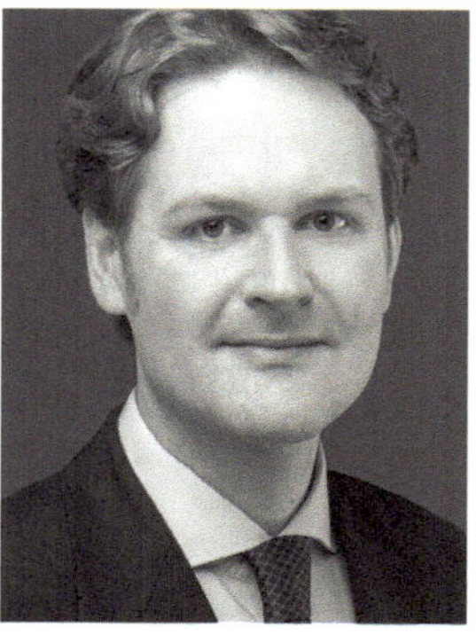

Dr. Richard Ochmann ist Projektleiter im Bereich Gesundheitspolitik des IGES Instituts. Er studierte zwischen 2000 und 2006 Volkswirtschaftslehre an der Universität zu Köln sowie der Budapest University of Economic Sciences and Public Administration. Anschließend promovierte er im Rahmen des Berlin Doctoral Program in Economics and Management Science 2011 an der Freien Universität Berlin zum Einfluss von Steuern auf das Sparverhalten privater Haushalte. Zwischen 2007 und 2014 war Herr Ochmann wissenschaftlicher Mitarbeiter der Abteilung Staat am Deutschen Institut für Wirtschaftsforschung (DIW Berlin) und arbeitete dort zu wirtschafts- und finanzpolitischen Themen. Seit März 2014 ist er Mitarbeiter des IGES Instituts im Bereich Gesundheitspolitik und schwerpunktmäßig auf den Gebieten der ambulanten Versorgung, der vertragsärztlichen Bedarfsplanung, der Finanzierung der gesetzlichen Krankenversicherung, der Finanz- und Sozialpolitik, Regionalanalysen, Bedarfsprognosen und Mikrosimulation tätig.

Dr. Robert Paquet

Berlin

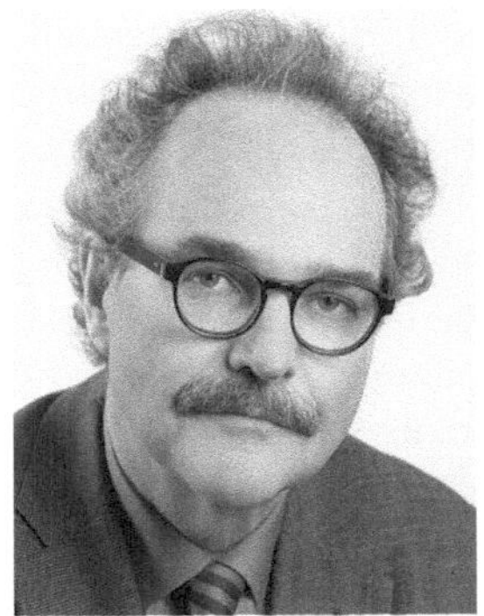

Seit 2008 freier Journalist im Gesundheitswesen; seit 2018 Mitarbeit beim OBSERVER-Gesundheit; von 2008 bis 2017 Redaktionsmitglied des gesundheitspolitischen Informationsdienstes gid; zuvor Leiter des Berliner Büros des BKK-Bundesverbandes, Vorstandsvorsitzender des BKK-Landesverbandes Niedersachsen

sowie Referent für Gesundheitspolitik der SPD-Bundestagsfraktion.

Thomas Pfundstein

Landeszentrale für Gesundheitsförderung in Rheinland-Pfalz e. V.
Mainz

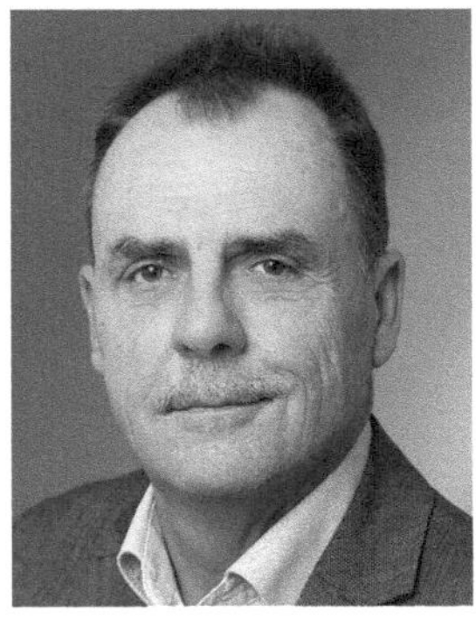

Diplom Sozialarbeiter. Referatsleiter Gesundheit und Sozialraumentwicklung an der Landeszentrale für Gesundheitsförderung Rheinland-Pfalz e. V. Zuständig für die Landesberatungsstelle „Neues Wohnen" und die Servicestelle für kommunale Pflegestrukturplanung und Sozialraumentwicklung

Dr. PH Miriam Räker

Wissenschaftliches Institut der AOK (WIdO)
Berlin

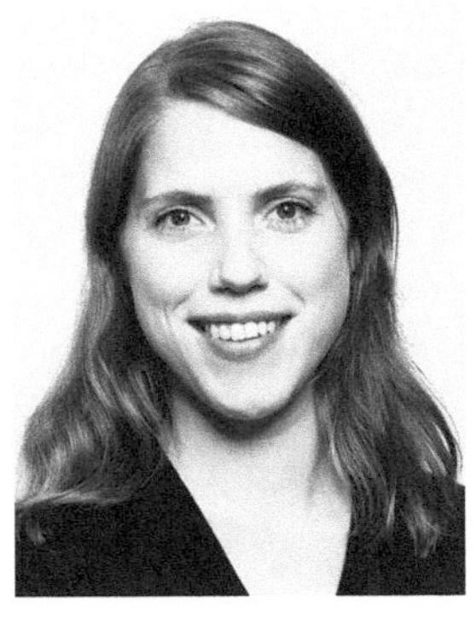

Dr. Miriam Räker ist als Gesundheits- und Politikwissenschaftlerin seit 2018 am Wissenschaftlichen Institut der AOK (WIdO) tätig. Sie war vorher u. a. als Wissenschaftliche Mitarbeitern, Projektkoordinatorin sowie Beraterin in Forschung und Praxis tätig und absolvierte ein Fellowship an der UCLA, USA. Sie hat in Bielefeld und Malmö (Schweden) Gesundheitswissenschaften sowie Politikwissenschaft studiert und wurde 2016 an der Universität Bielefeld promoviert. Ihre Arbeitsschwerpunkte liegen im Bereich der Gesundheitssystemgestaltung und der Versorgungssteuerung.

Prof. Dr. med. Kilian Rapp, MPH

Abteilung für Geriatrie und Klinik für Geriatrische Rehabilitation
Robert-Bosch-Krankenhaus
Stuttgart

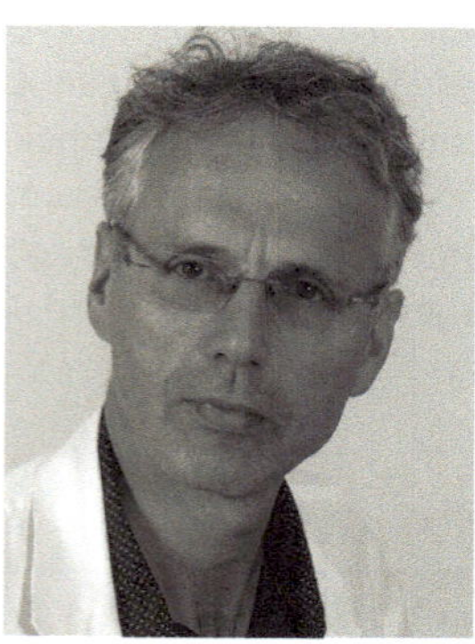

Facharzt für Innere Medizin mit Zusatzbezeichnung Geriatrie. Oberarzt und stellvertretender Forschungsleiter in der Klinik für Geriatrische Rehabilitation des Robert-Bosch-Krankenhauses Stuttgart. Apl-Professur an der Universität Ulm. Forschungsschwerpunkte: Sturzprävention, Epidemiologie sturzbedingter Frakturen; Krebsepidemiologie; Implementierungswissenschaften.

Dr. Monika Riedel

Forschungsgruppe Gesundheitsökonomie und Gesundheitspolitik
Institut für Höhere Studien (IHS)
Wien

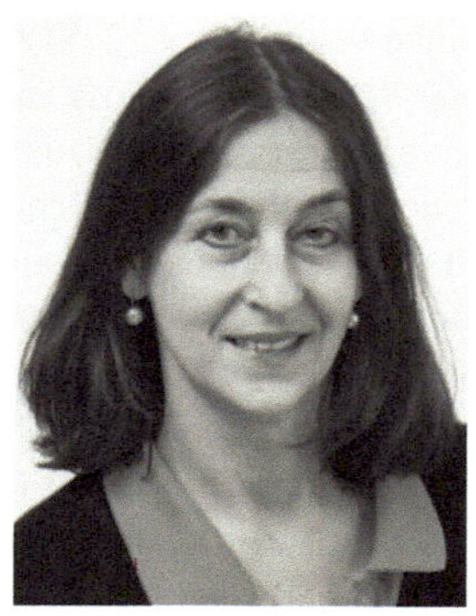

Dr. Monika Riedel ist Senior Researcher in der Forschungsgruppe Gesundheitsökonomie und Gesundheitspolitik am Institut für Höhere Studien (IHS) in Wien. Sie erwarb ihr Doktorat an der Universität Wien mit einer Analyse der branchen- und firmenbezogenen Mobilität arbeitsloser Personen. Seit 25 Jahren beschäftigt sie sich mit der Analyse des österreichischen Gesundheits- und Pflegesystems, wobei viele Anregungen aus internationalen Vergleichen gewonnen werden. Ihr Arbeitsschwerpunkt liegt auf nationalen Projekten für unterschiedlichste Stakeholder, daneben nimmt sie regelmäßig an europäischen Projekten teil. Beispiele für letzteres sind Projekte der Europäischen Kommission wie AHEAD (6. Rahmenprogramm), ANCIEN (7. Rahmenprogramm) und NEWJOBS (Horizon 2020), sowie das Mutual Learning Program der Europäischen Kommission als Expertin für Langzeitpflegesysteme. Monika Riedel ist Gründungsmitglied der Arbeitsgruppe Gesundheitsökonomie und Gesundheitspolitik am Institut für Höhere Studien (IHS) sowie der Austrian Health Economics Association (ATHEA).

Prof. Dr. Heinz Rothgang

Universität Bremen – SOCIUM
Bremen

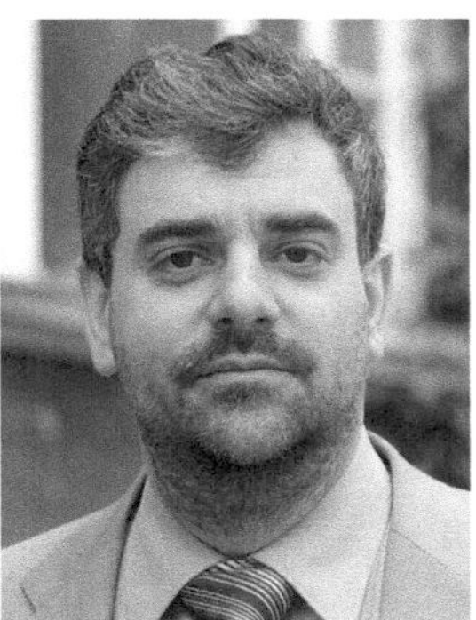

Studium der Volkswirtschaftslehre und Politikwissenschaft in Köln und an der University of
Sussex, Diplom und Promotion an der Universität Köln, Habilitation an der Universität Bremen. 2004–2005 Professur für Gesundheitsökonomie und Versorgungsforschung an der Hochschule Fulda, seit 2005 ordentlicher Professor
an der Universität Bremen. Seit 2006 Leiter
der Abteilung Gesundheitsökonomie, Gesundheitspolitik und Versorgungsforschung am Zentrum für Sozialpolitik bzw. seit dessen Fusion
zum SOCIUM Forschungszentrum Ungleichheit
und Sozialpolitik Leiter der Abteilung Gesundheit, Pflege und Alterssicherung. 2003–2014
Teilprojektleiter im DFG-Sonderforschungsbe-
reich „Staatlichkeit im Wandel" und 2004–2011
im vom BMBF geförderten Pflegeforschungsver-
bund Nord. „Field Chair" der im Rahmen der
Exzellenzinitiative geförderten Bremen International Graduate School of Social Sciences (BIGS-
SS), Mitglied im Wissenschaftlichen Beirat des
WIdO, des Leibnitz-Instituts für Präventionsfor-
schung und Epidemiologie (BIPS) und seit 2006
Mitglied im Beirat des BMG zur Überprüfung,
Ausgestaltung bzw. Einführung des Neuen Pflegebedürftigkeitsbegriffs.

Dr. Antje Schwinger

Wissenschaftliches Institut der AOK (WIdO)
Berlin

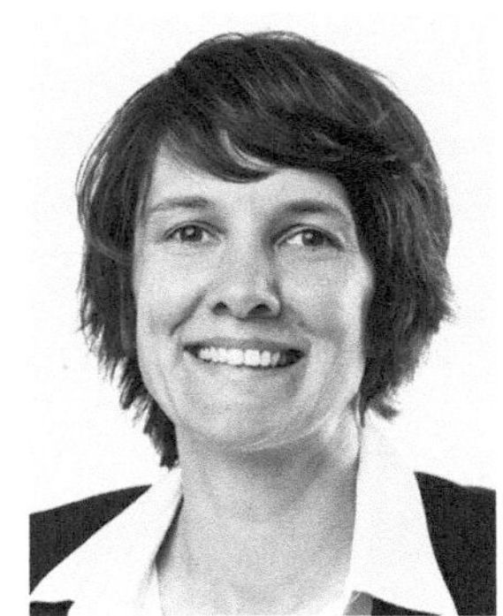

Pflegestudium an der Napier University Edin-
burgh und Studium der Gesundheitsökonomie
an der Universität zu Köln. Nach Tätigkeiten
im Wissenschaftlichen Institut der AOK (WIdO)
und im AOK-Bundesverband mehrere Jahre am
IGES Institut tätig mit den Themenschwerpunk-
ten vertragsärztliche Vergütung und Pflegeforschung. Leitung des Forschungsbereichs Pflege im WIdO. 2017 Abschluss der Promotion an
der Universität Bremen zum Thema Pflegekam-
mern.

Susanne Sollmann

Wissenschaftliches Institut der AOK (WIdO)
Berlin

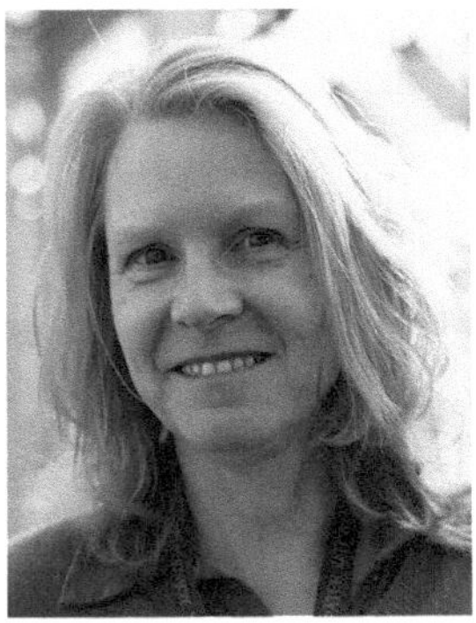

Susanne Sollmann studierte Anglistik und Kunsterziehung an der Rheinischen Friedrich-Wilhelms-Universität Bonn und am Goldsmiths College, University of London. Von 1986 bis 1988 war sie wissenschaftliche Hilfskraft am Institut für Informatik der Universität Bonn. Seit 1989 ist sie im Wissenschaftlichen Institut der AOK (WIdO) tätig, u. a. im Projekt Krankenhausbetriebsvergleich und im Forschungsbereich Krankenhaus. Verantwortlich für das Lektorat des Pflege-Reports.

Chrysanthi Tsiasioti

Wissenschaftliches Institut der AOK (WIdO) Berlin

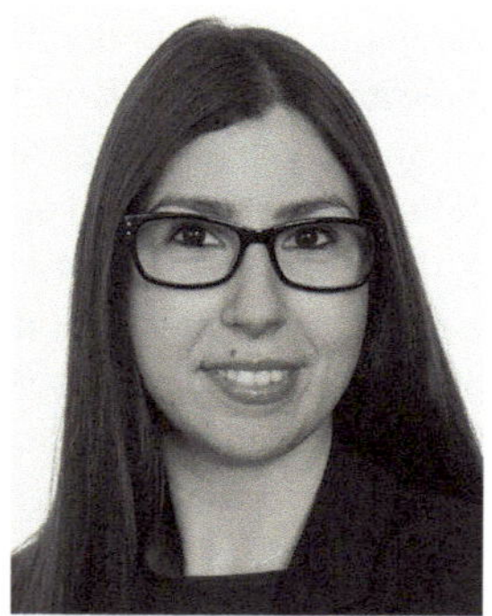

Diplomstudium der Volkswirtschaftslehre an der Freien Universität Berlin und Masterstudium Statistik an der Humboldt-Universität Berlin. Seit 2015 wissenschaftliche Mitarbeiterin im WIdO. Aktuelle Arbeitsschwerpunkte: Datenanalysen, Versorgungsforschung mit Routinedaten im Bereich Pflege, unter anderem mit Schwerpunkt auf Arzneimittelversorgung, ambulant-ärztliche und rehabilitative Versorgung.

Stichwortverzeichnis

24-Stunden-Pflege   75, 88, 89, 93, 113, 115

A

Alltagskompetenz, eingeschränkte   11, 61
Alltagsverrichtungen   62
Altenhilfe   159, 167
Altenpflege   182
Altersvorsorge   228
Ambulantisierung   13, 17
ambulant-sensitive Behandlungsanlässe im Krankenhaus (ASK)   264
Angehörigen-Entlastungsgesetz   17, 233
Anspruchsberechtigung   35
Arbeitgebermodell   115, 117
Arbeitsbedingungen, faire   120
Arbeitsschutz   114
Arbeitsschutzvorschriften   116
Arbeitszeitgesetz   116
Arztkontakte   253
Assistance-Leistungen   232, 234
Ausbeutung   120
Ausgleichsfonds   213

B

Beamtenversorgung   228
Bedarfsfeststellung   30, 105
Bedarfsprüfung   27, 32
Begutachtungsinstrument   105
Behandlungspflege, medizinische   40, 41, 43–45, 48
Behandlungspflegekosten   45, 49
Behandlungssicherungspflege   41
Beitragsbemessungsgrenze   215, 218
Beitragspflicht   230
Beitragssatzstabilität   15
Belastungssituationen   93
Bereitschaftszeit   115–117
berufsständische Versorgung   228
Betreuungsbedarf   30
Betreuungsleistungen   29
Betriebsrentenfreibetragsgesetz   230
Bewohnerstruktur   203
Bewohnerzufriedenheit   178

Bundesteilhabegesetz   156, 158
Bundeszuschuss   211, 216

C

Care Management   172
Case Management   105, 166, 168–173

D

Daseinssorge   154, 159, 160
Deckelungsmodell   156
Demenz   14, 60, 78, 137, 152, 173
Demographiefestigkeit   231
demographischer Wandel   157, 230

E

Effizienz, allokative   34
Ehrenamt   158, 161
Eigenanteil   18, 19, 43, 76, 99
– einrichtungseinheitlicher   193
Eigenanteile   4, 14, 16, 67, 192, 206, 211, 225, 230, 232
Einnahmen, beitragspflichtige   212, 216
Entlastungsbetrag   62, 247, 250, 253
Entsendeagenturen   115
Entsendemodell   114, 115, 117
Erbenschutz   230
Ergotherapie   270, 274
Erkrankungslast   47
EViS-Katalog   101

F

Fachkräftemangel   152, 153, 178
Familienpflegezeitgesetz   61
Familienversicherung   8
Fehlanreize   40, 131
Finanzierung, solidarische   124
Finanzierungszuständigkeit   40, 41, 49, 50
Frailty Intervention Trial (FIT)   144
Franchise-Zahlungen   29
Freie-Kassenwahl-Gesetz (GKV-FKG)   129
Funktionsverlust   143

G

Geldleistungen   27, 31, 32, 57, 60, 151
Gemeinkosten   102
Generationengerechtigkeit   230
Generationsvertrag   160
Geringverdiener   213
gesetzliche Krankenversicherung (GKV)   40
Gesundheitsfonds   212
Gesundheitsförderung   7, 183
Gesundheitsprüfung   228
Gesundheitsstrukturgesetz (GSG)   7, 127
Gruppenversicherungen, betriebliche   232

H

Hauptdiagnose, ambulant-sensitive   264
Hauptpflegeperson   69, 72, 79, 82
Häusliche Krankenpflege (HKP)   40, 45, 256
Häusliche-Pflege-Skala (HPS-k)   69
Hebesätze   102
Heilmittel   270
Heimträger   202–204, 206, 207
Helfer, informelle   79
Hilfe zur Pflege (HzP)   229
Hochaltrigkeit   152
Höchstarbeitszeit   115, 116
Hospitalisierungsrate   262
Hotelkosten   15

I

Immobilienrenten   233
Inanspruchnahmeverhalten   29
Individualprinzip   8
Investitionskosten   10, 18, 193, 202, 206

K

Kapitalrückstellungen   213, 214, 217
Kassenwahl, freie   127
Kassenwettbewerb   126, 127, 129, 130

Kinder-
    Berücksichtigungsgesetz   6
Kohorteneffekte   137
Kompetenzmanagement   178,
    181, 183
Kosten, pflegebedingte   192–194,
    202
Krankenhausaufenthalt   259, 262,
    263
Krankenhaussozialdienst   167
Kurzzeitpflege   9, 139, 144, 173,
    247, 250, 253
– rehabilitative   144, 146

L

Langzeitpflege   24, 100, 166, 169,
    224
– stationäre   192
Leiharbeitnehmerin   116
Leistungskatalog   101
Leistungsmanagement   106
Leistungsqualität   12
Leistungssteuerung   184
Leistungstransparenz   13
Leuchtturmprojekte   160
Liquiditätsreserve   214
Live-in-Pflege   113, 114, 117, 118
Live-in-Pflegekraft   88, 91, 113,
    115
Lohnfortzahlung   116

M

MDK-Reformgesetz   12
Mengensteuerung   44
Menschenwürde   117
Mindestlohn   115, 116
Mindestqualitätsstandards   125
Mindestruhepause   115, 116
Mitarbeiterzufriedenheit   178, 188
Mobilität   142
Mobilitätseinschränkungen   146
Modul- und
    Leistungskatalog   100, 101,
    105
Morbus Parkinson   137

N

Nachbarschaftsinitiativen   161
Nebenwirkungen,
    unerwünschte   266
Nicht-Nutzung
– Kurzzeitpflege   86
– Pflegedienst   86

– Tagespflege   86
– Verhinderungspflege   86

P

Palliativberatung   167
Personalbedarf   98
Personalbemessung   195
Personalmanagement   178, 179,
    181
Personalmangel   19
Personenzentrierung   167
Pflegearrangement   169
– häusliches   57–59
– individualisiertes   99
– privates   151
Pflegeaufwand   82
Pflegeausgaben   26, 32
Pflege-Bahr   228
Pflegebedürftigkeit   7, 137, 150,
    167, 192, 223, 240
Pflegebedürftigkeitsbegriff   9
– neuer   11, 12, 14, 42, 57, 61,
    152, 154, 243
Pflegebedürftigkeitsrisiko   8, 223
Pflegebegutachtung   12, 174
Pflegeberatung   93, 166, 168, 170,
    171, 173
Pflegeberatungsbesuche   60, 167
Pflegeberufegesetz   178
Pflegebudget   35, 62
Pflegebürgerversicherung   210,
    212, 213, 216
Pflegeeinstufung   12
Pflegegeld   10, 13, 60, 104, 244
Pflegegrade   11, 16, 178, 243
Pflegegradeinstufung   138
Pflegeheim   244
Pflegehilfsmittel   60
Pflegeinfrastruktur   9, 125
Pflegekompetenzzentren   175
Pflegekostenversicherungen   232
Pflegeleistungs-
    Ergänzungsgesetz   11,
    60
Pflege-Neuausrichtungsgesetz   61
Pflegepersonal-
    Stärkungsgesetz   152
Pflegepersonen, informelle   103
Pflegepersonenzuschuss   27
Pflegepflichtversicherung   124
Pflegeplanung   100, 106, 107
Pflegeprävalenz   242, 243
Pflegequalität   8, 14

Pflege-
    Qualitätssicherungsgesetz   12,
    60
Pflegerechtsberatung   61
Pflegerisiko   222, 232
Pflegestärkungsgesetz II   153
Pflegestärkungsgesetz III   153
Pflegestatistik   56, 159
Pflegestrukturplanung   155, 157
Pflegestufen   12, 178
Pflegestützpunkte   158, 167, 168,
    170, 171
Pflegetagegeldversicherung   226,
    228
Pflegeversicherung   4, 7, 14, 28,
    75, 98, 150–152, 154, 192, 223
– private   8
– soziale   6, 124
Pflegeversicherungsgesetz   5, 10,
    223
Pflegevollversicherung   210
Pflegevorsorgefonds   35
Pflege-
    Weiterentwicklungsgesetz   11,
    12, 43, 61, 168, 170, 174
Pflegewohngeld   155
Pflege-Wohngemeinschaften   9
Pflegezeitgesetz   61
Pflegezusatzversicherung   224,
    226, 227, 231
– betriebliche   234
Pflichtversicherung   8
Physiotherapie   143, 270, 271, 273
Podologie   270
Polymedikation   265, 266
Prävention   7, 36, 137
PRISCUS-Liste   265, 266, 269
PRISCUS-Verordnungen   268
Psychopharmaka   268
Public Governance   159

Q

Qualitätsprüfungen   12
Qualitätssicherung   31, 61, 106
– subjektorientierte   62
Qualitätsstandards   117, 154
Querfinanzierung   211

R

Rehabilitation   138
– ambulante   140
– ambulante geriatrische   141,
    146
– geriatrische   138, 141

– medizinische   138
– mobile geriatrische   142
– neurologische   141
– stationäre   140
– stationäre geriatrische   140, 146
Rehabilitationsbedarf   145
Rehabilitationsempfehlung   139,
   143
Rehabilitationspotenzial   138
Riesterrenten   229
Risikoausgleich   210, 212, 214, 217
Risikoselektion   228
Risikostrukturausgleich   127, 129,
   130
Rollenmuster   118

S

Sach- oder
   Kombinationsleistungen   250
Sachleistungen   10, 27, 30–32, 57,
   59, 151, 244
Sachleistungsprinzip   43
Scheinentsendung   115
Scheinselbständigkeit   115
Schlaganfallrehabilitation   141
Schnittstellenprobleme   167
Sektorengrenzen   43
Selbständigenmodell   115
Selbstbeteiligungen   27
Selbstkosten   193, 196, 199, 203,
   205, 206
– durchschnittliche   197
Selbstverwaltung   7, 17
Selektivverträge   128
Sicherstellung   125
Sicherstellungsaufrag   173

Skilled Nursing Homes Facilities,
   SNF   145
Sockel-Spitze-Tausch   15–17, 19,
   42, 43, 67, 93, 99, 193
Solidarität   213, 216
Sorgearbeit
– migrantische   119
– weibliche   118
Sozialberichterstattung   159
Soziale Pflegeversicherung
   (SPV)   40
Sozialhilfe   4, 6, 10, 15, 222, 229
Sozialversicherung   6, 33, 36
Sprachtherapie   270
Steueranteil   32
Steuerungsstruktur   33
Strukturreform   99, 106
Subjektförderung   155
Subsidiaritätsprinzip   28

T

Tages- und Nachtpflege   246, 253
Teilhabe   142, 143, 146
Teilleistungsprinzip   44, 49
Teilleistungsversicherung   192

U

Überlassungsmodell   116, 117
Umkehrhypotheken   233
Umlageprinzip   6
Umlageverfahren   230
Umverteilungswirkung   35
Unterstützungsbedarf   82, 93
Urlaubsanspruch   116

V

Verbeitragung   215–217
Verdienstunterschiede   195, 206
Vergütungsniveau   202, 207
Verhinderungspflege   60, 86, 250,
   253
Vermögensbildung   230, 232
versicherungsfremde
   Leistungen   18
Versorgungsengpässe   173
Versorgungsmanagement   167
Versorgungsnetzwerke   175
Versorgungsqualität   9
Verteilungsgerechtigkeit   34, 35
Vertragswettbewerb   126, 128,
   129, 131
Verweildauer   145
Vollversicherung   16, 18, 230

W

Wahlfähigkeit   131
Weisungsrecht   115, 116
Wettbewerbsordnung,
   Solidarische   126, 127, 131
Wirtschaftlichkeitsanreize   44, 45,
   50
Wirtschaftlichkeitsgebot   15
Wohlfahrtsstaatsmodell   26, 28, 33
Wohnen, barrierefreies   161
Wohngruppenzuschlag   248

Z

Zusatzversicherung   18
Zuzahlung   27, 29, 76, 79